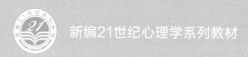

新编21世纪心理学系列教材

健康心理学

林丹华　主编

周广玉　任志洪　副主编

U0386107

Health
Psychology

中国人民大学出版社
·北京·

内容简介

健康心理学体现了心理学在健康领域的重要贡献和作用，是一门多学科融合交叉的心理学分支学科。《健康心理学》这部教材紧密结合我国本土文化，对健康心理学的发展历史、理论、健康相关行为的预防和促进、应激与应对、疼痛管理、医患关系、慢性疾病和终末期疾病中的心理社会因素以及该领域的未来展望等内容做了系统、全面的论述。

本教材既展现了健康心理学完备的知识体系，又突出了前沿研究的成果，同时还注重知识内容的实用性和应用性，呈现了大量国内外的生动案例，使读者能将健康心理学的知识与实际生活联系起来，达到学以致用的目的，充分体现了"水平高、内容新、重应用"的特点。

本教材的作者团队来自北京师范大学、北京大学、华中师范大学、陕西师范大学，拥有开阔且丰富的健康心理学教学和研究经验，这使本教材具有站位高和前瞻性的特点。本教材适合心理学、医学、公共卫生、医学人类学及其他相关专业的本科生、研究生使用，也可供对健康心理学感兴趣的读者阅读参考。

作者简介

林丹华（主编） 北京师范大学心理学部教授，博士生导师。教育部高等学校心理学类专业教学指导委员会副主任委员，中国心理学会学校心理专业委员会副主任委员，中华预防医学会行为健康分会副主任委员，*Applied Psychology: Health and Well-Being* 副主编。主持国家社会科学基金重大项目、国家自然科学基金项目等课题，发表中英文学术文章150余篇，其中3篇文章被ESI列为高被引论文。长期致力于健康心理学领域的基础和应用研究。获得中国学位与研究生教育学会研究生教育成果奖二等奖，主持的"社会实践与志愿服务"课程获首批国家级一流本科课程。

周广玉（副主编） 北京大学心理与认知科学学院研究员、博士生导师、临床与健康心理学系副系主任，北京大学博雅青年学者。研究领域是健康心理学，聚焦传染病患者心理健康、女性产后心理成长及婴幼儿情绪能力发展，旨在为"大健康"研究提供心理学视角。主持2项国家级科研项目。现担任中国心理学会行为与健康心理学专业委员会副主任委员，以及 *Frontiers in Psychology* 副主编、*Applied Psychology: Health and Well-Being* 编委。

作者简介

任志洪（副主编） 华中师范大学心理学院教授，博士生导师。教育部华中师范大学心理援助热线平台咨询业务负责人，中国心理学会临床与咨询心理学专业委员会副主任委员，《心理学报》和《心理科学进展》编委。主持国家社会科学基金重点项目、国家自然科学基金面上项目和国家社会科学基金青年项目等课题，在SCI/SSCI期刊和《心理学报》等发表学术论文80余篇。获霍英东教育基金会第18届高等院校青年科学奖一等奖等表彰。

黄四林（作者） 北京师范大学心理学部教授，博士生导师。主要从事儿童青少年社会认知发展、学生核心素养的发展与评价、大中小学生心理健康等研究。主持国家自然科学基金项目、国家社会科学基金项目和教育部人文社科规划项目等课题，获得北京市优秀人才培养资助项目，发表CSSCI/SSCI论文60余篇。现担任北京师范大学发展心理研究院副院长，《心理发展与教育》与《心理技术与应用》编委，中国教育学会学校教育心理学分会理事兼秘书长。

吕 薇（作者） 陕西师范大学心理学院教授、博士生导师，陕西省青年拔尖人才，陕西省高校青年杰出人才。中国心理学会行为与健康心理学专业委员会委员，中国心理学会人格心理学专业委员会委员。研究方向为儿童青少年人格和情绪、应激与身心健康。主持国家级和省部级项目多项，发表学术论文40余篇，出版学术专著1部。研究成果获教育部人文社科优秀成果二等奖、陕西省哲学社会科学优秀成果二等奖等。

朱 蕾（作者） 陕西师范大学心理学院教授，硕士生导师。研究方向为健康心理学，尤其在癌症患者心理调适、心理干预方面开展了大量研究。主持国家自然科学基金青年项目等多项国家级和省部级课题。兼任中国抗癌协会肿瘤心理学专业委员会委员、中国心理学会行为与健康心理学专业委员会委员、中国心理学会网络心理专业委员会委员、中国老年医学学会舒缓医学分会委员。

序言

纵观人类历史，无论东西方，有关心身关系的认识都经历了漫长的过程。在我国，《黄帝内经·素问》中就提到"形与神俱，而尽终其天年"；如今，心身和谐已成为大家对健康的共识。作为心理学在健康领域的运用，健康心理学的诞生和蓬勃发展具有重要的时代背景和意义。随着科学技术和医学的发展，过去百年中疾病谱和死亡原因发生了巨大的变化，与生活方式紧密关联的慢性疾病成为人们死亡的主要原因，而生物-心理-社会模式则直接引发心理学在健康和疾病中的重要作用深入人心。可以说，健康心理学虽然只有短暂的历史，但其在过去40多年中在健康促进、疾病预防和治疗、宏观健康政策制定中所发挥的重要作用以及在世界各国的蓬勃发展令人惊叹，健康心理学正越来越显示出在增加人类健康福祉方面独特的重要价值。

我国历来高度重视人民健康，党的二十大提出"把保障人民健康放在优先发展的战略位置，完善人民健康促进政策"，我国正朝着"以人民健康为中心"的目标大步迈进。面对"健康中国"建设的大战略目标，健康心理学生逢其时，心理学在健康领域大有作为！近年来，健康心理学在我国有了长足的发展，中国心理学会相继成立了情绪与健康心理学专业委员会、行为与健康心理学专业委员会，中华预防医学会成立了包括公共卫生、心理学、社会学和人类学等多学科的行为健康分会，越来越多的高校开始在本科生和研究生层面开设"健康心理学"课程并培养该方向的硕博士生，跨学科、高水平的健康心理学研究和国际合作也日益增多。尽管如此，与我国心理学的其他学科方向相比，独立的健康心理学人才培养和科学研究尚未成体系，与西方成熟的健康心理学学科体系、学术体系相比亦有一定的差距。面对急性传染性疾病对人类的威胁从未停止、慢性疾病对人们健康的危害日益增大的重要现实，我们需用前瞻性的眼光、脚踏实地的行动、百倍的勇气和信心开展"既扎根中国大地又具有国际视野"的健康心理学教学、研究和应用实践方面的创新和改革，使心理学在"健康中国"建设中的作用得以充分的发挥和彰显。

本教材正是在这样的时代背景下诞生的。具体来讲，本教材具有以下特点：

第一，充分体现教材知识体系完整性和前沿性的融合。健康心理学是一门正在发展的年轻学科，因国内起步较晚，目前影响力较大的健康心理学教材多是从国外引进的，基于我国文化实际的原创的健康心理学教材非常缺乏。本教材在借鉴和继承健康心理学多学科交叉、跨领域融合的最新理论进展和研究成果的基础上，系统梳理了健康心理学诞生发展的历史渊源和理论框架，并对健康促进/危险行为、应激及应对、医患关系、疼痛管理，以及癌症、心脑血管疾病等慢性疾病和终末期疾病的心理行为机制及预防和治疗等重要问题进行了系统的呈现，使整本教材的知识体系既体现完整性和科学性，又彰显健康心理学领域最新知识和研究成果的前沿性。同时在教材中引用了许多我国学者开展的最新研究，紧密结合我国本土文化实际特点进行创新与发展，是一部本土化且真正意义上的原创的健康心理学教材，体现了时代对健康心理学迫切且重要的需求。

第二，体现多学科的融合交叉。健康心理学本身兼具跨学科、多领域交叉融合的特点，其发展融合了公共卫生、行为医学、临床医学、医学心理学、临床心理学、医学社会学和人类学等多学科领域的理论与方法。本教材立足心理学视角，以心理学的理论和技术为核心，从概念的内涵和外延、理论的借鉴和融合、方法的继承与交叉、实践应用的创新与发展等不同角度，对教材目标和内容进行了科学、全面的梳理，创新性地呈现了心理学在健康领域的运用、发展和贡献。

第三，体现理论知识和实践相结合。在注重健康心理学完备的理论知识体系的同时，还非常强调知识内容的实用性、生动性和应用性，在每章开始以问题的方式设置"学习重点"，使学生能带着问题进行学习，增强学习者的主动性和参与性。采用国内外生动的案例，设置"实践与应用""健康心理学与生活"等专栏，使读者能将健康心理学的知识与实际生活联系起来，达到学以致用的目的，充分体现本教材"内容新、重应用"之特点。

本教材由北京师范大学、北京大学、华中师范大学、陕西师范大学等高校讲授"健康心理学"课程的教授们联合撰写，以博采各高校"健康心理学"课程教学之众长。整个作者团队拥有广泛且丰富的健康心理学教学和科学研究经验，在健康心理学领域颇有建树。本教材由我担任主编，北京大学的周广玉教授以及华中师范大学的任志洪教授担任副主编，北京师范大学的黄四林教授以及陕西师范大学的吕薇教授和朱蕾教授参与了撰写。具体分工如下：第一、十四章由林丹华执笔，第二、六和十一章由吕薇教授执笔，第三、四、五章由周广玉教授执笔，第八、九章由黄四林教授执笔，第七、十、十二章由朱蕾教授执笔，第十三章由任志洪教授执笔。最后，由我对全书进行统稿。在这里，衷心感谢所有作者所付出的辛苦劳动。为了写好本书，他们加班加点修改完善，使教材的质量不断提升。感谢作者们的敬业、努力和付出！也感谢中国人民大学出版社编辑张宏学女士对本教材出版所做的辛苦努力和工作！

本教材虽经过字斟句酌，但仍难免存在不足，敬请各位专家和读者不吝批评指正。

林丹华

2022 年 12 月于北京师范大学

目 录

【教学目标】

    1. 了解健康心理学的诞生与发展简史。

    2. 学习健康心理学的定义、目标和内容以及健康心理学与其他学科的关系。

    3. 掌握健康心理学的研究方法。

【学习重点】

    1. 哪些因素促进了健康心理学的诞生和发展？

    2. 什么是健康心理学？目标是什么？健康心理学家可从事哪些方面的工作？

    3. 健康心理学与其他学科的关系是什么？

    4. 能够体现因果关系的健康心理学研究方法具有什么特点？

【章节导读】

    健康心理学是心理学的分支学科，是心理学在健康与疾病中的应用，其主要目的是应用心理学的理论和技术促进健康行为的发生发展，减少或改变影响人类健康或导致疾病的危险行为，预防和治疗疾病，探索疾病和功能失调的病因和诊断，分析并促进卫生保健系统的发展与健康政策的制定。近百年以来，人类的疾病谱和死亡原因发生了根本性的变化，慢性疾病所导致的疾病负担越来越引起高度关注，在此背景下，心理社会因素在健康和疾病中的作用越来越受重视，传统的生物医学模式逐步被生物-心理-社会模式取代。健康心理学与心身医学、行为医学、医学心理学等其他学科相互交叉，尽管在研究内容和方法上这些学科之间存在一定的相似性，但侧重点有所不同。健康心理学综合运用心理学的理论以及研究方法和技术，在健康和疾病相关的理论研究和实际应用方面发挥了重要作用，在健康和疾病领域越来越显示出其造福人类的重要价值。本章对健康心理学的发展历史、目标和内容、学科位置和研究方法进行了较为深入的阐述。

第一节　健康心理学概述

　　随着人类社会经济文化的发展与医疗技术的不断提升，慢性非传染性疾病和心理疾病给人类健康造成了极大的负面影响。同时，过去百年中人类疾病谱的巨大转变、人们对疾病的重新认识以及传统生物医学治疗模式的弊端的不断凸显等，直接推动了**健康心理学**（health psychology）的诞生。

一、不断变化的健康

　　健康是每一个个体的基本权利和幸福源泉。同时，健康作为一种功能状态，也是个体和社会实现全部潜能的基础。健康是不断发展的概念，在不同的历史时期，人们对健康的认识围绕着"抵抗疾病"这一核心点，并随着生产、生活和社会结构的变化而不断发展变化。工业革命之前，受限于生产力和科技水平，同时受本体疾病观的影响，健康被认为由超自然力量主导，这种健康概念忽视了人的自然因素和社会因素。工业革命后，随着生产力的迅速提升以及生物学、医学等学科的发展，人们偏向于认为没有躯体疾病的正常状态即为健康，这种健康概念忽略了人的生物复杂性和社会性。到了 19 世纪末，随着自然科学疾病观的发展，人们认为保持病原微生物、人体和环境三者之间的生态平衡就能保持健康，而对疾病发生发展复杂性的认识仍然不足。

　　20 世纪初，随着医学的进步、心理学的快速发展和社会生态学理论的提出，人们逐步认识到疾病病因涉及生物、遗传、后天获得性、心理社会等多种复杂因素，从而使健康的概念延伸到心理因素、社会因素和个人行为，完整、综合的健康概念由此开始形成。1948 年，世界卫生组织（World Health Orgainzation，WHO）首次提出三维健康的概念，即"**健康**（health）不仅仅是没有疾病和衰弱的状态，而是一种在身体、精神和社会适应上的完好状态"。这一概念涵盖了生物、心理和社会适应三个方面，突破了仅关注医学的局限，认为健康是一种积极状态，是个人或者群体能够实现其愿望、满足需求以及改变或适应环境的程度，从而既强调机体的能力，亦强调社会和个人资源。这一概念拓展了人类几千年来对疾病、自身和生存环境的认识，具有划时代的意义。

　　对健康概念以及健康影响因素的认识的不断更新，与过去百年间疾病谱和死亡原因的重大变化紧密关联。19 世纪末 20 世纪初，传染性疾病一直是威胁人类健康的主要疾病，流行性感冒、肺炎、白喉、结核病、脑炎等急性传染性疾病的不断暴发和流行是死亡的主要原因。到了 20 世纪 50 年代，急性传染性疾病的暴发逐渐得到了有效控制，病死率明显下降。美国 2019 年的调查显示，心脏病、恶性肿瘤以及事故（意外伤害）等与生活方式紧密关联的慢性疾病成为死亡的前三位原因（Centers for Disease Control and Prevention [CDC]，2019；见图 1-1）。世界卫生组织的统计报告同样显示，过去二十年间随着全球人口寿命的不断延长、健康状况的不断改善，影响健康和死亡的因素也随之发生了大变化（WHO，2022a；见图 1-2）。其中，传染性疾病死亡人数所占比例从 2000 年的

30.7％下降至 2019 年的 18.4％。相比较而言，非传染性疾病死亡人数从 2000 年的 60.8％上升至 2019 年的 73.6％；2019 年排名前 10 位的致死因素中，有 7 个是非传染性疾病，因心脏病、卒中、癌症、阿尔茨海默病和糖尿病而死亡的人数明显多于 2000 年，非传染性疾病正在成为人类死亡的主要原因。

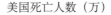
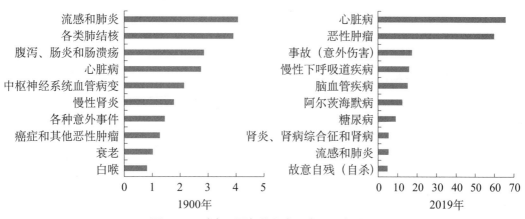

图 1-1　过去一百年美国人口主要死亡原因

来源：CDC，1999，2019。

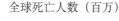
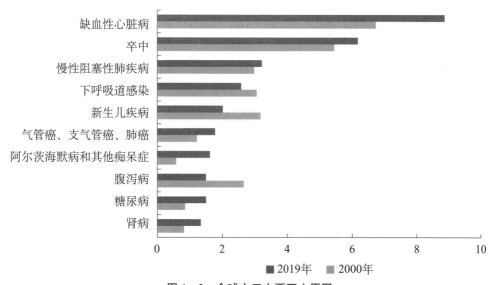

图 1-2　全球人口主要死亡原因

来源：WHO，2022a。

可见，随着疾病谱和死亡原因的变化，尤其是影响人们健康的各种传染性疾病得到有效的控制，慢性疾病以及意外伤害等非传染性疾病成为影响人们健康的主要风险因素，一些与人们生活方式和行为特征相关的疾病呈现不断上升的趋势，非生物致病因素的作用越来越突出，由此使人们对健康的认识不断加深。同时，随着生物医学和心理学等学科的巨大发展和进步，心理和社会文化因素与健康和疾病的关系越来越引起人们的重视，比如癌症患者的抑郁问题以及夫妻关系和亲子关系与疾病治疗的关系等。基于生物、心理和社会多角度促进和维护健康、治疗疾病、促进康复越来越成为人们健康需求的重要内容，亦因此催生了健康心理学。

学术前沿

中国人的健康生活方式和预期寿命

最近，我国研究团队在《柳叶刀·公共卫生》（*Lancet Public Health*）上首次考察了中国人的健康生活方式与预期寿命的关系（Sun et al.，2022a）。研究选取 30 岁及以上的中国人作为研究对象，聚焦健康生活方式的五个方面，即不吸烟/戒烟、不饮酒/适量饮酒、身体锻炼、健康饮食和身体质量指数（BMI）。研究发现，如果能够在 30 岁完全做到以上健康生活方式的五个方面，那么与那些五个方面都没有做到（或只做到其中一个方面）的同龄人相比，男性的预期寿命增加了 8.8 岁，女性的预期寿命增加了 8.1 岁（见图 1-3）。其主要原因是，这五个方面的健康生活方式降低了全因死亡风险，特别是来自心血管病、癌症和慢性呼吸系统疾病的死亡风险。

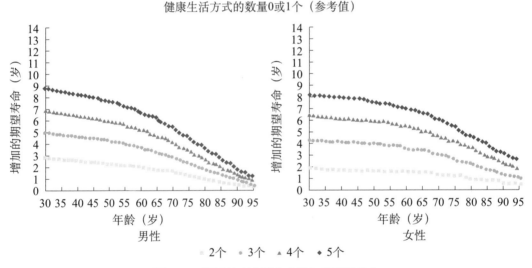

图 1-3　通过健康生活方式增加的预期寿命

来源：Sun et al.，2022a。

研究还呈现了不同年龄段的人群通过健康生活方式增加的预期寿命。一方面，健康生活方式越多，能够增加的预期寿命也越长。另一方面，随着年龄增长，可以通过健康生活方式增加的预期寿命逐渐下降。换言之，在年轻时采用健康生活方式带来的预期寿命收益更大。

二、健康心理学的发展历史

作为心理学的分支学科，健康心理学同样是一门古老又年轻的学科。人们对健康与疾病的思考和探索，远古时期就已开始和存在。随着科学技术和生产力的不断进步，尤其是受哲学（如对心身关系的研究和探索）、医学（预防、治疗以及医学模式的转变）等相关学科快速发展的影响，以及随着人们对健康-疾病连续体认识的不断深入，健康心理学应势而生，为人类的健康维护和疾病的预防治疗提供了重要的科学支撑。

（一）对心身关系的认识

可以说，健康心理学的诞生和发展过程始终伴随着人类对**心身关系**（mind-body relationship）认识的衍变，这一问题广泛涉及哲学、宗教、政治、文化、心理学和医学等众多领域。

早在原始社会时期，人们对心身关系的探讨与理解就已开始。当时人们认为心与身是一个统一体，生病的原因是邪魔或恶灵侵入体内，而治疗的目的是将邪魔驱至体外。在我国古代思想宝库中，亦是趋向于将心与身看成为一体，如《黄帝内经·素问》中就讲到"得神者昌，失神者亡"。建立在我国古代哲学整体观基础上的《黄帝内经》，将人的七情五志及社会生存环境失调与调节应用于疾病的病因分析、疾病治疗和养生等方面，如提出"精神不进，志意不治，故病不可愈"等观点，构建了心身同诊同治的心身疾病观。战国时期的荀子亦提出了"形具而神生"的心身观，明确了形体与精神的关系，体现了唯物一元论思想，即心与身是统一体。南北朝时期的思想家范缜在《神灭论》中以"形质神用"的观点进一步阐明了"形""神"二者不可分离的关系，坚持了唯物主义的一元论（引自王宁 等，2012；孙可兴，2015）。

同时，西方哲学和思想史中亦有诸多有关心身观的论述。与驱魔治病完全不同，古希腊文化中提到了不少心身关系思想，就生理学、疾病过程和心理等问题进行论述，认为疾病与身体因素和心理因素均有关系。一方面，这些思想家认识到了躯体因素在健康与疾病中的作用，提出了疾病体液学说。例如，希波克拉底提出了四种体液学说，认为四种体液（即血液、黑胆汁、黄胆汁、黏液）的不平衡，导致了躯体或精神疾病的发生。另一方面，他们也认识到了心理因素在疾病中的作用，将以上四种体液与不同的人格类型相联系，如把黑胆汁与忧伤相联系等。

但以柏拉图为首的一些希腊哲学家首先提出了"心理与机体是相互独立的实体"的假设，反映在体液说上则认为，疾病由体液失衡引起，心理因素被认为与机体的健康状况关系不大。这一观点在之后的 1 000 多年中对哲学家产生了深远的影响。例如，一些同时代的医生通过肢解很多动物，发现疾病可以通过在机体不同部位的病理表现进行定位，而且不同的疾病有不同的表现，从而使人们普遍认同疾病与病理表现之间的关系（引自 Sarafino，2008）。

到了中世纪，受宗教主义的影响，对心身关系的认识普遍以宗教为基础，神秘主义和鬼神论主导了对疾病的认识和治疗，疾病被看作上帝对罪恶的惩罚，对疾病的态度转向纯粹的二元论，疾病中有关恶魔的说法再次被加强。直到文艺复兴时期，宗教神权被摧毁，生产力和科技都取得了巨大的进步，人们对疾病的认识、诊断、预防和治疗才取得了巨大的突破。例如，显微镜和尸体检验令医学突飞猛进，无菌术和麻醉术的发明令外科得到了空前的大发展。同时，维萨里出版了《人体构造》，巴斯德和魏尔肖发展了现代实验医学等。自此人们发现越来越多的躯体性因素与疾病密切关联，形成了一种认识健康和疾病的理论，即**生物医学模式**（biomedical model），该模式逐渐深入人心。生物医学模式认为疾病仅仅是身体的痛苦，而完全没有考虑心理或社会活动的因素。医生们拒绝承认心理因素在疾病过程中的作用，而细胞和组织等病理学的变化则成为疾病诊断和治疗的唯一依据。

现代心理学的兴起和快速发展，使人们对心身关系的认识发生了巨大的变化。20世纪初，精神分析学派创始人弗洛伊德结合对转换性癔症的研究，认为被压抑的心理冲突导致了人体生理功能的失调和紊乱。20世纪30年代，亚历山大（Franz Alexander）在此基础上提出了消化性溃疡、溃疡性结肠炎、高血压等七大心身疾病，认为特殊的应激唤起了特定的无意识冲突，并导致了某种特定的躯体疾病。与此同时，有关心身相互关系的实验研究亦提供了大量的科学证据。例如，美国心理学家阿德（Robert Ader）于1975年进行了一项免疫抑制反应的研究，实验中小白鼠饮用含免疫抑制剂的糖水后，出现了免疫抑制反应。经过多次练习后，给它们饮用不含免疫抑制剂的糖水，这组小鼠同样出现了免疫抑制反应，建立了免疫机制的条件反射，由此揭示了心理和免疫系统之间的相互联系。阿德的研究开辟了"心理神经免疫学"（psychoneuroimmunology，PNI）这一新的领域，并逐渐拓展至内分泌系统。这一新领域的研究证明，心理、神经、内分泌和免疫等各个器官系统之间是相互联系的，也表明人们对心身关系的认识不断加深。

（二）生物-心理-社会模式的出现

近百年来，传染性疾病的致死率持续下降，个体的生活和行为方式在健康和疾病中的作用日益突出，慢性疾病成为健康威胁的重要原因。随着人们对维护健康和疾病防治的认识的深化以及对卫生保健需求的不断提升，医学发展与社会发展息息相关的观念不断深入人心，人们亦逐渐意识到传统生物医学模式的局限性。这种模式认为所有的疾病和身体不适都可以用生理机能的异常来解释，由此把疾病降低到异常的细胞或化学失衡等低水平的现象，完全忽略了其他可能对健康和疾病产生重要影响的心理和社会因素的作用。尽管生物医学模式是过去百年间健康和疾病模型的主导理论，但其本质上是一种将躯体和心理相分离的心身二元论。这种模式重视疾病胜于健康，关注导致疾病的异常现象，而忽略了促进健康的各种因素。

美国医生恩格尔（George Libman Engle）在分析传统生物医学模式弊端的基础上，指出生理指标只是诊断疾病的必要而非充分条件（引自Brannon et al.，2017），生理指标并不是疾病的唯一变量，致病性是多种复杂因素共同作用的结果，也即健康和疾病是生物、心理和社会因素共同作用的结果，由此提出了健康和疾病的**生物-心理-社会模式**（biopsychosocial model；见图1-4）。该观点很快便被医学界普遍接受，成为健康心理学的理论基石。

生物-心理-社会模式的理论基础是生物学的系统理论，是将系统论方法应用在健康和疾病的研究中。系统理论强调统一的整体性，系统中的每个层次都具有与众不同的性能和特征，所有层次均以整体形式体现等级关系间的相互联系和相互作用，其中任何一个层次的改变都会引起其他所有层次的改变。例如，微观过程的变化（如细胞、组织或

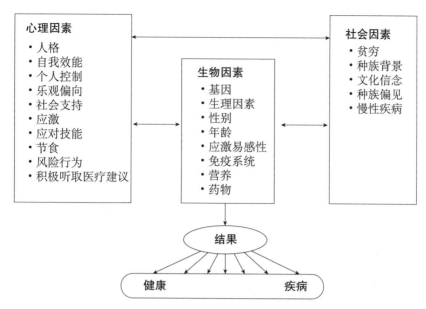

**图 1 - 4 生物 - 心理 - 社会模式：生物、心理、社会因素的相互作用
以及它们对健康和疾病的影响**

来源：Brannon et al.，2017。

器官的变化）会影响宏观过程（如社会文化信念）的变化，反之亦然。基于此系统理论，生物 - 心理 - 社会模式认为健康和疾病的影响因素不仅包括生理因素，更包括心理、行为和社会文化因素，以及个体在更高社会层面所带有的社会属性（如年龄、职业、教育等）的影响。健康和疾病由生理、心理、社会等多因素所致，这些因素相互联系、不可分割，健康和疾病状态是个体的宏观过程和微观过程相互作用的产物。

生物 - 心理 - 社会模式的提出在科学研究和临床实践上均具有非常重要的意义和价值。首先，该模式开阔了研究者对健康和疾病的认识的视野，包括医学、公共卫生学、心理学、社会学和人类学在内的多学科合作成为大势所趋，研究者们开始运用综合性、多水平、多变量的研究和统计方法开展相关的科学研究。其次，该模式在人们认识、预防和治疗疾病中亦具有非常重要的作用。在健康和疾病的诊断阶段，生物、心理和社会因素一体化的综合思路有助于找准病因、对症下药，多学科小组成为诊断的最佳方式之一。同时，始终考虑生物、心理和社会因素交互作用的视角可在最大限度上实现疾病的预防和有效治疗。例如，对癌症患者的治疗和康复不仅注重医学方面的放化疗方法，亦强调对患者心理健康的维护和社会支持的作用，从而增强患者对治疗方案的依从性，提高治疗效果和生活质量。最后，生物 - 心理 - 社会模式还有利于医学和健康工作者与患者之间建立良好的关系，患者不再是需要治疗的"机器"，而是有自己的思想情感和内心需要的"人"，从而使医患之间的沟通交流和合作更具人性化，对促进患者更好地利用医疗服务、遵医嘱和提高治疗效果具有重要作用。

（三）健康心理学的诞生和发展

在心理学发展的历史长河中，健康心理学的快速发展和影响是前所未有的。1976

年，美国心理学会（APA）特别小组报告认为，心理学应该同时致力于健康研究，在提升健康水平和预防疾病中发挥重大作用（引自 Conger，1977）。1978 年，美国心理学会健康心理学分会（Society for Health Psychology，第 38 分会）成立，这标志着健康心理学正式作为一门学科诞生。

健康心理学在建立后的短短几年里就获得了迅速的发展，吸引了来自许多领域的人们的广泛关注，在帮助人们改变不良生活方式和提高生活质量方面似乎具有无限的潜在力量，在此期间大量的健康心理学学术组织与机构不断地建立和发展。例如，1986 年国际应用心理学会（IAAP）成立了健康心理学分会，同年欧洲健康心理学会（EHPS）成立，将不同国家的健康心理学家和工作者联结到了一起。世界各国也纷纷成立了本国的健康心理学组织，如德国、英国、荷兰、日本、加拿大、新西兰等许多国家都建立了健康心理学机构。一些国家还建立了健康心理学家的资格认证体系，如奥地利于 1991 年正式设立"健康心理学职业"。在美国，几乎所有的医学机构均有正式的健康心理学家职位，他们从事健康心理学的科研、教学和临床工作。同时，健康心理学领域的学术期刊纷纷创立，直接推动了健康心理学的研究和学术交流工作的开展。1982 年，《健康心理学》（Health Psychology）杂志创刊，这是健康心理学领域的第一本学术期刊。之后其他健康心理学期刊也陆续创建，如英国心理学会（BPS）于 1996 年创刊《英国健康心理学杂志》（British Journal of Health Psychology），欧洲健康心理学会创刊《心理学与健康》（Psychology & Health）等，从而吸引越来越多的心理学家在健康心理学领域开展研究与实践工作。此外，健康心理学也越来越受到政府部门以及相关机构的重视，如澳大利亚政府提供专项研究资金开展健康行为和健康教育的工作，美国国立卫生研究院（NIH）每年均为行为和健康的相关研究提供巨额资金支持等。

在我国，健康心理学的思想源远流长，如《黄帝内经》中就论述了个性、情绪、生活方式等诸多心理因素与健康的关系。但作为一门学科，我国健康心理学的起步和发展较晚，尽管早在 20 世纪 20 年代就有心理学家进入医学单位工作，但人数极少。1993 年，国内创立了唯一一本以"健康心理学"命名的学术杂志，即《中国健康心理学杂志》，为我国健康心理学的研究与发展提供了平台。同时，在《心理学报》《中国临床心理学杂志》等期刊上也时有健康心理学领域的研究发表。但与心理学其他的学科方向相比，与健康心理学相关的基础和干预研究仍然较少，独立的健康心理学领域的研究尚未形成体系。

近十年来，我国健康心理学方向的学科建设与学术研究有了长足的进步和发展，中国心理学会相继成立了情绪与健康心理学专业委员会、行为与健康心理学专业委员会，通过专业的学术组织推进健康心理学领域的高水平科学研究，加强与国际、国内同行之间的学术研讨、交流和合作工作，并开展跨学科（如与公共卫生、社会学、人类学等学科）的学术研讨和合作，这些举措均有效地促进了健康心理学学科的发展。在教学和人才培养方面，越来越多的高校开始在本科生和研究生层面开设"健康心理学"课程，并培养我国自己的健康心理学方向的硕博士生。未来，我国的健康心理学学科发展应在师资队伍建设、教学、高层次的研究型和应用型人才培养，以及与临床医学、公共卫生等学科合作建立"健康心理学家"职业资格认证等方面做更多的纵深方向的工作，立足心理学的学科特色并充分汲取不同学科维护和促进人类健康的理论、思维、方法和技术，将健康心理学发展成融研究和实践于一体、以健康维护和疾病预防与治疗为中心的跨学科的应用性科学，更好地服务于我国全民健康战略的深度推动和实现。

三、健康心理学的定义、目标和内容

（一）健康心理学的定义

健康心理学是提高和维护健康，预防和治疗疾病，评估和诊断健康、疾病及相关的功能状态，分析和改进卫生保健系统，并协助制定有关卫生政策的一门心理学分支学科（Matarazzo，1980）。健康心理学是心理学在健康与疾病领域的应用，其主要目的是应用心理学的知识和技术改变与矫正影响人类健康或导致疾病的危险行为，促进健康行为的发生发展，探索健康、疾病和功能失调的原因，分析并促进卫生保健系统的发展与健康政策的制定。

（二）健康心理学的目标和内容

1. 健康心理学的目标

健康心理学关注个体成长发展中健康与疾病的所有方面（Maddux et al.，1986）。健康心理学的目标可以分成两个方面：一方面，理解、解释、发展并验证健康心理学相关理论。通过对不健康行为的预测（如对吸烟、酗酒行为的预测）、评价心理和生理因素对身心健康的相互影响、探究心理社会因素在疾病病因学和疾病治疗中的作用，健康心理学加深了对已有理论的理解和解释，创立新的理论并验证这些理论。另一方面，将理论运用于实践以促进健康并预防和治疗疾病。通过开展健康促进活动促进健康素养的普及和健康行为的养成，针对重点人群（如儿童青少年、女性、老年人等）开展疾病的预防和早期干预，以及面对重大慢性疾病（如心脑血管疾病、癌症等）开展辅助性的治疗与康复干预等，都是健康心理学的重要范畴。

2. 健康心理学的内容

健康心理学强调健康的促进和维护、疾病的预防和治疗、生活质量的提高、病因学的分析以及卫生保健体系的构建等问题，关注的是躯体健康和疾病问题，而非精神健康和病态问题，是心理学在健康和疾病领域的充分运用。具体来讲，健康心理学的内容主要包括：

首先，研究健康的促进和维护。健康心理学关注健康素养的提升，以及生活方式的改变和促进等。随着慢性疾病的发病率越来越高，与慢性疾病紧密关联的行为和生活方式成为影响健康和疾病的重要因素。因此，与健康和疾病有关的心理行为因素，包括健康信念、健康危险行为以及文化和环境等对健康的影响已成为健康心理学中重要的研究内容。同时，各种有助于健康提升的促进项目及效果评估也是健康心理学高度关注的内容。

其次，研究和探索心理行为因素影响健康和疾病的机制。例如，考察情绪诱发疾病的作用机制、积极应对方式在疾病预防和治疗中的作用、自我效能在疾病预防和治疗中的积极影响等，并探讨神经、内分泌、免疫、心理、行为因素间的相互影响和作用机制等问题。疾病的起源和原因不再仅仅是病理或毒素损害，而是由情绪波动和心理社会应激等因素引起的功能失调。

再次，研究心理学在疾病的治疗和康复中的作用。传统上，疾病的治疗不是心理学领域的问题，但随着生物-心理-社会模式的开展，疾病治疗与康复中的心理社会影响因素以及患者心理的调整等问题越来越受重视。同时，在开展健康预防和干预项目、遵医嘱、疾病管理和康复等方面，健康心理学亦能发挥一席之地。

最后，研究卫生保健体系和政策体系的建立和提升。健康心理学在健康服务体系的建立和健康政策的制定与完善方面发挥着重要的作用，同时通过开展个体、群体以及社区层面的健康促进项目，对健康项目进行深入的评估，可提升和完善现有的健康服务体系并提出新的健康政策。

四、健康心理学专业

健康心理学已经成为一门独立的学科，是一个快速发展的专业。1983 年，在美国纽约的阿登屋（Arden House）会议上，首次提出并讨论制定了健康心理学家的标准，包括需遵从科学家-实践者模式（scientist-practitioner model）以及相关伦理和法律准则等方面。同时，还讨论制定了健康心理学家的核心培养内容，包括生物学基础（生理学、解剖学、神经解剖学等）、心理学专业内容（心理测量、统计学以及实验设计等）以及行为的社会基础（社会学等）等三个层面。另外，包括诸如流行病学、生物统计学以及各种有关项目评估、干预策略的专业培训等，也是一名成熟的健康心理学家应当了解和掌握的。

总体来讲，健康心理学家主要从事四项工作，即教学、研究、管理和临床服务，但多数健康心理学家会同时从事以上 2～3 项工作。健康心理学家的工作场所是非常多元的，以研究为主的健康心理学家通常在高校或政府的研究机构工作，比如疾病预防和控制中心等，而以临床为主的健康心理学家主要在医院、疼痛诊所或社区诊所工作。工作内容包括直接或间接地为患者提供医疗解决方案、设计与评估健康促进或干预项目以及参与制定公共卫生政策等。

（一）作为教育者

健康心理学家一般主要在教学科研机构开展健康心理学的教学，传统的学术部门更有利于健康心理学家从事教学、研究以及与临床活动相结合的工作。在医学院和护士学校开展健康心理学教育教学工作更有价值，可以直接向卫生服务提供者传递心理社会因素与健康促进、疾病治疗以及医患关系方面的信息，有力地将心理学知识和技术教授给健康领域的工作人员。同时，除了高校和研究机构的课堂，社区、政府也是健康心理学家开展教育的重要场所，例如在社区保健机构中开展改变人们健康危险行为（如吸烟、酗酒和艾滋病高危行为等）的项目，设计和开展应激应对、培养良好生活方式的项目等。

（二）作为研究者

健康心理学家在本领域开展全面的研究，探索健康与疾病过程中生物、心理以及社会因素的相互作用；识别影响健康维护或增加疾病危险的心理过程或机制（如应激和免疫系统关系的研究）；探索如何设计并有效开展相关健康促进行为的干预项目，以及对治疗干预项目进行评估等。

（三）作为管理者

目前，越来越多的健康心理学家选择成为健康机构的管理人员，在医院、社区卫生系统、精神卫生部门等工作。他们利用自己的健康心理学专业知识担任管理决策角色，为高水准、高质量的健康服务负责，同时也建立决策部门、专业部门和支持部门之间高效的合作纽带。另外，职业健康心理学也是健康心理学中一个新兴的分支领域，它融合了工业与组织心理学等其他学科。在职业场景中，健康心理学家专注于研究工作场所、工作内容、工作人际关系等因素如何影响生理和心理疾病。除此之外，健康心理学家还可以在实践方面开展人力资源管理和企业咨询服务等工作，帮助企业提升员工工作和生活的品质，保护并促进员工身心健康。

（四）作为临床工作者

健康心理学家可以为患者提供直接的干预、评估以及诊疗咨询服务，例如疼痛管理、肿瘤患者的心理干预以及为亲人去世的人们提供心理帮助和支持等。另外，还可以通过评估和诊断技能为医疗团队提供间接的支持服务，例如为医疗专家提供有关患者焦虑、抑郁、惊恐和心理应激的咨询等。

第二节　健康心理学的学科位置

正如前面所言，健康与心理学的关系有着漫长的过去，却只有短暂的历史。随着人们对健康日益强烈的需求和当代科学的快速发展，健康领域也呈现出多学科均高度关注的态势。健康心理学作为一门正在迅速发展的健康科学，在其诞生与发展的过程中，**心身医学**（psychosomatic medicine）和**行为医学**（behavioral medicine）等多学科均发挥了重要的影响力，在此基础上逐步形成了健康心理学独具特色的理论和知识体系。

一、心身医学与健康

心身医学以探索心身关系为目的，主要研究心理、社会和生物因素的相互作用对健康和疾病的影响。

"心身"一词由精神病学家海因罗特（Johann Christian August Heinroth）于 1818 年首次提出。其中，"心"指心情、情绪或心灵，"身"则是指身体。20 世纪早期，心理学家弗洛伊德提出了精神分析学说，认为个体内在的心理冲突也可以导致某些疾病的发生发展，并用转换机制来解释心身疾病，系统地论述了心身之间的关系，由此成为心身医学产生的原动力。1935 年，美国精神病学家、心身医学的开拓者之一邓巴（Helen Flanders Dunbar）出版了《情绪和身体变化》（*Emotion and Bodily Changes*）一书，明确了心身医学的概念，勾勒了心身医学的科学知识体系。在此基础上，萨瑟兰（Halliday Sutherland）于 1937 年提出了"心身疾病"的概念，并归纳出心身疾病的六项临床特征，包括以情绪障碍作为发病因素、具有特殊的性格类型以及发病率表现出明显的性格差异等。1950 年，美国心理学家亚历山大提出了七种心身疾病，如溃疡性结肠炎、原发性高血压等，并认为这些疾病与特定的心理冲突有关。1980 年，这类躯体疾病被美国心身医学会（APS）正式命名为"心身疾病"，同时并列为三类疾病的还包括躯体疾病和精神疾病。

> **经典回顾**
>
> ### 精神分析与心身医学对健康心理学产生的贡献
>
> 20 世纪初，精神分析学派创始人弗洛伊德通过对癔症的早期治疗和研究，发现患者表现出的肢体麻痹没有明显的躯体原因，而是个体的心理状态，即特定的无意识冲突和被压抑的体验导致特殊的生理紊乱（主要是自主神经系统的表现），这些生理紊乱或躯体问题是被压抑的心理冲突象征性的表现。在此基础上，研究者提出专门探讨心理与身体过程相互关系的研究领域，即心身医学。心身医学认为，心理问题不仅可能由疾病引起，而且可能成为疾病产生的原因。
>
> 尽管精神分析和心身医学早期的研究存在许多局限和争议的方面，但其所提到的心身交互作用概念以及有关心理因素与疾病的联系等，都促进了健康心理学的快速成长。

心身医学的发展丰富了人们对心身交互作用概念的认识和理解。心身医学研究者首次向生物医学模式发出了挑战，生物-心理-社会模式由此得以产生和不断发展。尽管心身医学更侧重于身体疾病的发病机制以及心理社会因素带来的躯体生物学变化的研究，属于医学的分支学科，但心身医学对影响身体健康的心理问题的高度关注，无疑极大地推动了健康心理学的快速发展。

二、行为医学与健康

20 世纪初，美国心理学家华生提出并创立了行为主义心理学，认为心理学的研究对象应该是可以观察到的行为，行为的发生和发展是后天环境学习获得的过程。行为主义心理学的提出，不仅扩大了心理学的研究领域，其理论观点和方法也扩展到其他学科，并在应用领域（如行为矫正等）取得了巨大的成果。在此背景下，行为科学的概念得以提出，与之相关的学科领域包括生物学、心理学、社会学、经济学、人类学等。行为科学从一开始就扩展了行为主义心理学关于"行为"的内涵，在心理学之外的其他学科和领域产生了重要的影响。

行为科学的影响力促进了行为医学的产生和发展。医学研究者和临床工作者在临床实践中发现，生物因素不是唯一的致病因素，机体外界的各种因素在疾病发生发展中存在不同程度的影响作用。1973年，美国生物反馈专家伯克（Lee Birk）最早提出"行为医学"的概念，用来描述生物反馈技术在某些疾病中的治疗作用。1977年，美国耶鲁大学召开了首次行为医学大会，将行为医学定义为"研究和发展关于行为科学中与生理健康和疾病有关的知识和技术，以及把这些知识、技术应用于疾病的预防、诊断、治疗和康复的科学领域"，从而标志着行为医学的正式诞生。

在此基础上，研究者对第一个定义进行了修订，指出"行为医学是有关健康和疾病的行为与生物医学知识、技术相结合和发展的交叉学科领域"，从而凸显了行为医学与其他学科的合作，而行为医学的从业人员亦包括临床医生、精神科医生以及社会工作者等多专业的人士。行为医学从诞生之日起，就以行为科学为主体，行为医学的产生与发展不仅促进了医学模式向生物-心理-社会模式的转变，同时在保护和促进人们的健康方面，也发挥了越来越重要的作用。

实践与应用

行为医学与"健康中国"战略

行为医学对促进人民群众健康生活方式的建立，发挥着非常重要的作用。健康生活方式可以有效地促进人们的身体健康并预防各类疾病，如冠心病、糖尿病、肿瘤和过早死亡等。

党的十九大提出"健康中国"战略，强调"健康是促进人的全面发展的必然要求，是经济社会发展的基础条件"。同时，《国务院关于实施健康中国行动的意见》提出了健康中国行动的三大领域共15个专项行动，几乎涵盖了行为医学覆盖到的所有临床、研究和教育工作。

第一，全方位干预健康影响因素，包含6个专项行动：（1）实施健康知识普及行动；（2）实施合理膳食行动；（3）实施全民健身行动；（4）实施控烟行动；（5）实施心理健康促进行动；（6）实施健康环境促进行动。

第二，维护全生命周期健康，包含4个专项行动：（7）实施妇幼健康促进行动；（8）实施中小学健康促进行动；（9）实施职业健康保护行动；（10）实施老年健康促进行动。

第三，防控重大疾病，包含5个专项行动：（11）实施心脑血管疾病防治行动；（12）实施癌症防治行动；（13）实施慢性呼吸系统疾病防治行动；（14）实施糖尿病防治行动；（15）实施传染病及地方病防控行动。

综上，行为医学与健康心理学诞生和发展的年代、历史背景和研究任务等均较为相近，它们都诞生于20世纪70年代，且都是新兴的交叉学科。尽管在学科性质、理论基础、研究对象和专业人员等方面二者存在突出的差异，例如行为医学属于医学的分支学科，而健康心理学则属于心理学，但二者都认为健康与疾病是生物、心理、社会因素相互作用的结果，从不同的学科角度致力于促进健康、预防和治疗疾病。

三、健康心理学的其他相邻学科

无论是在心理学领域，还是在医学或其他学科领域，都存在着与健康心理学相关或相似的学科。尽管这些学科与健康心理学在研究内容和方法上具有一定的相似性，但其侧重点仍存在显著的差异，而健康心理学都从这些学科中汲取了重要的知识。

（一）医学心理学

医学心理学是研究心理因素与健康和疾病的相互关系、心理因素在疾病发生发展、预防诊断以及治疗中作用的科学。医学心理学关注解决医学领域有关健康和疾病的心理学问题，其目的在于运用心理、社会和生物医药等学科的知识，预防、评估和治疗各种形式的身体疾病，并通过与个体的能力、性格等相匹配的应对和管理技能，预防人们罹患疾病。而健康心理学则关注心理因素对生理健康的影响，包括健康促进和维护、疾病预防和治疗、健康与疾病的病因学分析以及卫生保健体系改进中的心理方面。可以说，健康心理学与医学心理学有一定的重叠，同时也共享很多目标。但医学心理学更偏重疾病的诊断和治疗，而健康心理学更注重疾病的预防以及健康的维护和促进。从这个角度讲，健康心理学对于健康的贡献更为积极主动。

（二）临床心理学

临床心理学旨在应用心理学的理论和方法来调整和解决人们的心理障碍和心理问题，通过改变和调整人们的心理行为模式，发挥个体的最大潜能。临床心理学是应用心理学的分支学科，它关注心身失调和身心失调，前者是由心理因素导致的躯体疾病，后者是由躯体疾患、酒精及药物等导致的心理或精神障碍。临床心理学侧重于心理咨询与治疗、心理诊断与评估，以及与此有关的研究和教学，其研究对象主要是心理疾患个体，关注的是心理障碍或者心理障碍的躯体化；而健康心理学侧重于健康群体和有躯体疾病的人，更关注促进和提升健康、预防和治疗疾病，以及修正公众对健康问题和生活方式的观点等。

（三）医学社会学

医学社会学是研究患者、医护人员和医疗保健机构的社会关系、社会功能及其与整个社会相互关系的一门社会学分支学科。与健康心理学相比，医学社会学主要运用社会学和社会心理学的一般理论与方法进行研究，所关注的主要内容包括社会关系对疾病的影响、疾病所引发的社会反应、医疗保障中的社会经济因素，以及医学领域的角色行为、角色关系、角色组织和流动等，同时探索医学与各种社会因素（如经济、政治、文化等）的相互作用，是有关健康与疾病的社会学的研究领域。

（四）医学人类学

医学人类学充分体现了社会和文化人类学理论与公共卫生和医学实践的系统融合，

将独特的人类学视角和研究方法运用在患者、健康、治疗、社会制度和文化之间复杂关系的研究中。医学人类学研究不同文化的健康与医疗的差异，探究为何不同文化对疾病的理解相差那么大，不同文化的人们如何面对疾病、如何治疗疾病等。医学人类学因其科学审慎又体现人文情怀的研究态度和风格，架起了连接社会科学和医学领域的重要桥梁，亦增强了医学从业者对生命本身的尊重和关怀。

可见，来自心身医学、行为医学、社会学、人类学和其他心理学分支学科的重要知识和研究方法，极大地丰富了健康心理学的理论体系和内涵，尤其是社会学和人类学的相关知识，为健康心理学家展现了社会和文化的广阔视角，提供了在解释和治疗疾病时更多元、更开阔的思路。这些学科共同描绘出了一幅完整、色彩斑斓的画面，生动地展现了健康、疾病和包括成长的人在内的社会系统的各个方面，亦为健康心理学作为一门独立有特色学科的快速发展奠定了坚实的基础。

第三节 健康心理学的研究方法

作为心理学的分支学科，健康心理学领域的研究方法首先要遵循心理学研究的一般原则，同时也要凸显健康心理学的学科性质和特点。鉴于健康心理学的核心任务之一是维护和促进健康以及预防和治疗疾病，其研究方法也应体现出不同于其他心理学分支学科研究方法的独特性。

一、心理学的研究方法

心理学研究是一种科学研究，旨在对心理和行为发生发展的特点和规律进行描述、解释、预测和控制。心理学研究的方法根据方法论不同，可以区分为实验取向、相关取向、临床取向以及发展取向等不同的研究方法（辛自强，2012）。

（一）实验取向的研究方法

实验取向的研究方法是指对变量进行系统的操纵以建立起因果关系。例如，实验者先操纵一个变量（同时控制无关变量），再测量它对另一个变量的影响，如果二者有关联，就可以推定为因果关系。实验法是心理学研究收集数据的主要方法之一，因其研究逻辑保证了能获得因果关系方面的知识，在整个心理学研究方法体系中具有重要的地位和作用。实验法不仅是一种数据收集方法，更是一种设计思路和形式，主要包括实验室实验法和自然实验法。实验法通常利用实验组和对照组的比较来观察变量的共变关系，用前测和后测来了解实验前后的情况，以决定变量发生变化的时间顺序，用各种控制手段排除无关因素的干扰，以确保自变量所带来的"纯粹"影响。根据无关变量控制的程度、被试随机选择和分配情况以及主动操纵实验变量的程度等，实验研究可以分为：（1）真实验设计，即能够随机地选择和分配被试，能够充分地控制各种无关因素的影响；（2）准实验设计，即能够控制一部分随机因素，但不能像真实验设计那样随机地选择被试和确保随机分组，不能完全主动地操纵变量；（3）根据分配被试接受实验处理的方法来区分的被试间设计和被试内设计。实验法可人为地创造条件对某些在自然情境中不易观测或不易集中观察到的现象进行研究，同时其严格缜密的研究程序，亦提高了结论的科学性。

（二）相关取向的研究方法

相关取向的研究方法通常使用调查方法收集数据，借助于统计方法分析变量之间的关联性。相关取向的研究方法具有以下特点：（1）相关研究借助于描述统计归纳来自样本的数据信息，进而以推论统计从样本信息推断总体特征；（2）与临床研究和个案研究不同，相关研究通常需要大量的被试数据；（3）相关研究只能获得变量间是否存在关联或者是否可以相互预测的信息，并不能得到因果结论的推断。尽管相关取向的研究方法很难得出因果结论，但其充分体现了实证科学量化的特色，对各种复杂统计方法的使用亦有助于解释变量间的关系，如变量的相关或预测关系、中介或调节关系等。尤其是近年来由于计算机技术和统计技术的发展，研究者可以借助现代化的统计手段对很多变量之间的关系进行理论建模和验证，因此在大多数心理学分支学科中此类研究方法被广泛使用。

（三）临床取向的研究方法

临床取向的研究方法是指以自然出现的行为术语或自然情境中产生的言语报告对个体进行深入、仔细考察的一种研究方法。临床取向的研究方法要求对个案（可以是个体、家庭、团体、机构、社区，甚至是某一项目或干预的调查）材料的收集齐全、详尽，可以综合运用观察、访谈等方法，有时也采用心理测量等方法，对所关心的问题提出中肯的意见。例如，《自然·通讯》（*Nature Communications*）在线发表的一项个案研究发现，新冠病毒检测呈阳性的母亲可能通过胎盘将病毒传染给婴儿（Vivanti et al.，2020）。该研究对某个感染新冠病毒的孕妇实施追踪观察，通过围产前其血检、鼻咽拭子和阴道拭子等指标的检测，证实孕妇体内存在新冠病毒"E"和"S"基因；在围产后1小时收集婴儿的鼻咽拭子和直肠拭子样本，并在之后的第3天和18天后再次收集样本，结果发现婴儿体内同样存在新冠病毒"E"和"S"基因。同时，该研究还观察到婴儿出现了与新冠病毒感染相关的神经学症状，且和成年患者报告的症状类似。而我们所熟知的经典精神分析、人本主义等心理学流派都主要采用临床取向的研究方法，其研究结果对整个心理学，甚至人类的思想文明都产生了深远的影响。

（四）发展取向的研究方法

发展取向的研究方法旨在探讨心理作为一个系统在不可逆的时间进程中演变的一般规律，通常包括横断研究设计、纵向研究设计以及聚合交叉设计等。

（1）横断研究设计是在某一特定时间同时对不同年龄的被试进行比较的研究设计，这种方法的优点是能够在短时间内获得同一年龄或不同年龄群体在某一心理特征方面的相似性和差异性。

（2）纵向研究设计是对同一研究对象在不同年龄或时间段进行反复的观察或测量的研究设计，也叫追踪研究设计。纵向研究设计能系统、详尽地了解某一心理特征发生发展的连续过程以及从量变到质变的规律。

（3）聚合交叉设计是将横断研究设计和纵向研究设计融合在一起的研究设计。横断研究设计中的研究被试只在某个时间点上接受测查，因此该设计无法获得发展趋势或发展变化的数据资料，而纵向研究设计则存在样本流失、花费大且耗时以及重复测量对被试带来影响等方面的局限。因此，聚合交叉设计选择不同年龄的群体作为研究对象，在短时间内重复观察或测量这些被试，将静态和动态相结合，既能缩短长期追踪的研究时间，又能获得大量的样本数据，从而了解心理发展的连续过程和特点。

二、流行病学的研究方法

健康心理学主要研究对象是与健康和疾病相关的问题，由此也凸显出健康心理学研究的独特性。为此，需要在心理学研究方法基础上，借鉴和引入医学和健康领域相关学科的研究手段。其中，流行病学研究方法就是健康心理学研究的重要组成部分。

流行病学是研究疾病与健康在人群中的分布及分布形成机制的科学，它从宏观的角度来认识疾病和健康状态，通过对人群疾病和健康状态的诊断、测量和比较，发现问题，查明病因，确定流行因素，并在此基础上制定预防和控制的策略和措施。流行病学的方法为健康心理学深入细致的研究提供了重要的基础，是健康心理学研究和实践的重要基石之一。

（一）流行病学研究的主要变量

流行病学研究经常用到一些心理学研究较少使用的测量指标，如**发病率**（morbidity）、**患病率**（prevalence rate）、**死亡率**（mortality）、**相对危险度**（relative risk ratio）等。

1. 发病率

广义上，发病率包括新感染发生率、临床症状或体征发生率、并发症发生率等。一般来讲，它是指一定时期内特定人群中某病新发生病例的频率。发病率可以作为疾病分布的描述，通过对比不同地域、不同时期以及不同人群的发病率，可探讨发病因素，评价防治效果，也可以预测疾病的发展速度等。

2. 患病率

患病率是指某特定时间内某地一定人群中罹患某种疾病的人所占的比例，又称流行率，包括时点患病率（如某一天内）和期间患病率（如某一段时间内）。

3. 死亡率

死亡率是指在总人群中特定疾病的死亡强度或比率，可反映人群中某种疾病所致的死亡水平。

4. 相对危险度

相对危险度是指个体罹患某种特定疾病的危险程度。计算相对危险度时，需要对暴露人群与非暴露人群患同样疾病的风险进行比较，从而帮助评估暴露人群患某种疾病的风险。例如新冠疫情期间，戴口罩人群与不佩戴口罩人群相比感染新冠的风险大大降低。有研究发现，"口罩可减少超过40％的每日新增确诊通报数"（Mitze et al.，2020）。

（二）流行病学的主要研究方法

流行病学研究采用观察法（如现况研究、生态学研究和队列研究等）、实验法（如临床试验、现场实验和社区干预实验等）以及数学建模的理论性研究三大类方法，又以观察法和实验法为主。其中，观察法按是否有事先设立的对照组又可进一步分为描述性研究和分析性研究。描述性研究主要是描述疾病或健康状态的分布，为找出病因提供线索；而分析性研究主要是检验或验证研究假设。实验法则注重确证假设，还可建立数学模型预测疾病的发生发展，并构建理论。下面简要介绍流行病学中的几种研究方法。

1. 现况研究

现况研究是描述流行病学中最常用的方法，指按照事先设定的要求，在某一群体中应用普查和抽样的方法收集特定时间内疾病的描述性资料，以描述疾病的分布并观察某些因素与疾病间的关系，又称为患病率调查。现况研究可以呈现疾病和健康状态的分布情况，为评价防治效果提供信息，并为疾病的检测和流行病学研究提供基础。

2. 生态学研究

生态学研究是在群体水平上研究相关影响因素与疾病关系的一种描述性研究方法，即为达到分析某因素与疾病关系的目的，采用描述不同群体中该因素的暴露情况与疾病频率的方法。生态学研究可划分为生态比较研究和生态趋势研究。生态比较研究通过比较某疾病的患病率或死亡率的差别，来了解某疾病在不同群体中的分布特点。而生态趋势研究是连续观察不同群体中某疾病的发生率或死亡率，了解其变化的趋势，并比较暴露水平变化前后疾病频率的变动情况以探索病因。

3. 队列研究

队列研究是流行病学研究的基本方法，指通过研究开始时人群在某一因素中的暴露情况，将人群分为暴露组和非暴露组，然后随访观察一定的时间，收集两组人群中疾病的发病情况，并计算两组人群的发病率或死亡率。如果所研究疾病的发病率情况是暴露组高于非暴露组，则认定为该暴露因素与该疾病间存在病因关系。

4. 流行病学的数学建模

流行病学的数学建模又称理论流行病学，指在已知某种疾病的流行过程、主要影响因素等信息的基础上，定量地阐述该疾病流行过程的特征，并以实际的数据对此加以检验和修正，在此基础上建立和发展流行过程理论，以预测各种可能发生的流行趋势以及疾病防治的措施。例如新冠疫情期间，兰州大学的新冠预测模型针对全球有疫情数据的180多个国家开展了可靠的逐日、逐月和季节预测，得到了国内外研究者的广泛关注和认可。该模型对2021年石家庄市、通化市、广州市、南京市、郑州市等地疫情的预测准确率均达到了95％以上（Zhao et al.，2022）。

三、确定因果关系

科学研究的核心特征是以观察、实验等实证研究方法获取实际经验，并对经验进行严密的逻辑推理，以推进人们对某一领域的认识水平。健康心理学的研究亦是如此。健康心理学的目的是促进和维护健康、预防和治疗疾病，这就需要通过科学的研究方法探索健康和疾病相关因素间的因果联系。那么，如何通过科学的方法确定因果关系呢？以下专栏呈现了因果关系确定的三个条件。而实验法因其研究逻辑框架，成为能获得因果关系的重要方法。

经典回顾

因果关系确定的三个条件

现在，大部分方法学的研究采用英国哲学家约翰·穆勒的观点来描述因果关系。一般而言，因果关系确定必须满足如下三个条件：

（1）共变性，即两个事件或因素必须是共变或一起变化的。

（2）时间顺序，即一个事件必须在另一个事件之前发生。

（3）排除其他可能的解释。

这三个条件同时满足，才能确定因果关系。如果只能确认两个变量共变，二者未必是因果关系，相关关系也表现为一种共变。

来源：辛自强，2012。

（一）实验法的典型成分

实验研究方法是健康心理学领域采用较多的一种研究方法，用来探索或验证心理社会因素与健康和疾病（如应激与健康、人格与健康等）的关系。实验研究方法是在控制严格的实验条件下，通过操纵健康或疾病情境中的一些变量来研究其效应的方法。在实验研究中，研究人员提出研究假设以确定一个变量是否改变以及如何改变。以下主要讨论几个重要成分及其概念（辛自强，2012）。

1. 自变量与因变量

实验设计的最大优势是研究者可以限定或操纵要研究的变量，即自变量或独立变量。例如在"吸烟与个体对感冒的易感性的关系"实验中，吸烟就是一个独立变量。通过对独立变量的筛选，研究者可以探索每个变量对研究结果的影响。研究的结果变量即为因变量，在上面的实验中，个体对感冒的易感性就是因变量。

2. 前测与后测

在实验设计中，通常对被试的因变量水平进行前测，然后让被试接受自变量不同水平的处理（例如接受某种操纵、某种干预等），最后对因变量进行后测。因变量前后两次施测结果的差异，反映了自变量的影响。

3. 实验组和对照组

为了消除或控制无关变量的干扰，实验研究通常包括实验组和对照组两组被试。实验组接受某种刺激，而对照组不接受该刺激，若两组在因变量后测时有差异则表明自变量存在影响。例如，一项研究探索了乳蛋白对于类风湿关节炎患者骨关节的疗效。研究者首先将被试分为实验组和对照组，在实验正式开始前，测量被试的骨关节功能，这就是前测。接着让实验组的被试连续八周摄入乳蛋白浓缩物，让对照组被试摄入安慰剂。在八周的治疗之后，再次测量被试的骨关节功能，这就是后测。通过前后测对比，发现后测中实验组被试的骨关节功能与对照组相比显著提高。由此，就可表明乳蛋白能够有效改善类风湿患者的骨关节功能（Ziegenfuss et al.，2019）。

4. 随机采样

健康心理学研究的目的是揭示个体或群体的健康行为或健康与疾病相关的结果。因此，即使研究者只研究了一个小样本人群，他们的真正目的亦是将研究结果拓展到其他人群，从而揭示或解释更普遍的健康或疾病的规律与特点。实际上，对所有群体都开展研究是不可能的，因此研究者只能使用一部分群体来研究或验证假设。这样就需要研究者在确定研究群体时，必须确保所选取的样本具有代表性，并确定所有被试拥有同等、独立的参加机会。研究者通常会采用随机采样的方法来选取被试，即从有同等机会的被试中随机选择可以代表目标群体的一组人，从而最大限度地降低研究者对被试选择的偏好或偏倚。

健康心理学中采用了大量的实验研究来探索心理因素与健康和疾病的关系，因为实验法具有突出的优势，包括研究者可以有计划地引起或改变某种心理现象，控制偶然因素，排除无关变量的影响，解释变量之间的因果关系，且该方法具有可重复性和可验证性等。当然，实验法也有其不足。例如，人为的操纵和对照使实验结果的代表性和适用性不够，缺乏外部效度，不一定能帮助我们理解真实生活中的行为等。

（二）干预法

干预法是健康心理学研究中非常重要的研究方法，经常被用于研究健康问题，例如探索某个干预项目（如基于特定健康改变理论的某个治疗或干预项目）对健康结果的促进程度，健康结果可包括知识、态度、技能和行为等可测量的变化。干预研究方法包括两个不同的设计过程，即干预研究设计和干预方案设计。干预研究设计即干预研究实施的系统化过程的设计，包括抽样和被试招募、被试群组数量的设置、实验组和对照组随机分配的方式、对干预过程和结果中效果的评估等。而干预方案设计着重于干预内容的开发，包括干预方案的目标、内容、活动和组织形式的开发和设计等。干预方案设计体现了干预实践活动内容及实施的创造性过程。

干预研究方法需要考虑三个方面的问题：第一，干预措施的性质和策略以及干预的规模大小；第二，效果评估和评估的方法；第三，与其他干预措施的比较等。在干预研究中，实验组和对照组被试都要进行基线测量，用以评估干预前被试的知识、态度或行为等身心状况，然后对实验组实施干预，对照组不实施干预或开展其他与干预内容无关的活动，之后再对两组进行后测评估。通过前后测设计比较两组被试干预后在各变量上的变化，以考察干预研究的整体效果。整个干预研究如表1-1所示。

表1-1 前测—后测干预设计

被试	第一阶段	第二阶段	第三阶段
实验组	实验前评估	干预	实验后评估
对照组	实验前评估	不干预或开展与干预内容无关的活动	实验后评估

但这样的前后测设计可能会导致一些伦理问题。在一些特殊的干预研究项目中，例如在针对某新型药物的干预实验研究中，研究者一方面需要确定该药物的有效性和安全性，另一方面也要考虑若对照组不给予干预，是否剥夺了被试最小延迟时间内得到治疗机会的问题。因此，另一种解决此类伦理困境的干预研究设计就是前测—后测—后后测设计，如表1-2所示。

表1-2 前测—后测—后后测干预设计

被试	前测	首次干预	后测	第二次干预	后后测
实验组	A	A	A	—	A
对照组	B	—	B	B	B

在这样的前测—后测—后后测设计中，实验组和对照组都接受干预，唯一的区别是干预的时间不同。如此能确保两组被试都得到干预的同时，仍然能实现干预的比较分析以揭示干预的有效性。

干预研究方法的大量使用是健康领域应用研究的重要发展。从20世纪70年代起，干预研究方法开始变得更规范和程序化，发展出了一系列干预指导方案和实施步骤，干预设计也越来越凸显随机对照试验（RCT）的特征。尤其是心理测量和统计分析方法的发展，进一步提高了干预过程和结果评估的精确性，从而使干预研究方法逐渐成为健康心理学领域被大量运用的一种重要方法。

四、健康心理学研究方法的新趋势

随着心理学科学研究的不断深入和现代科学技术的迅速发展，健康心理学领域的研究方法也呈现出新的趋势和特点。

（一）多层面和多学科研究的相互整合

健康心理学多层面研究的整合主要表现为多种研究方法和技术，如问卷调查、实验室实验、现代基因技术以及脑成像技术等的广泛应用。将遗传和基因分子层面、神经机制层面以及个体的心理、社会、行为层面的研究相结合，更有利于揭示健康与疾病相关因素以及因素间相互作用机制的规律和特点。例如，有研究结合脑电图技术（electroencephalography，EEG）在自然情境下探索应激源如何影响个体大脑额叶α不对称性、应激相关激素（皮质醇）及其与主观幸福感的关系（Lewis et al.，2007）；还有研究关注实验室情境（如蒙特利尔成像应激任务，Montreal Imaging Stress Task）下应激反应的个体差异（Dedovic et al.，2005）。健康心理学的研究自始至终存在多学科交叉和融合的趋势，尤其是脑认知神经科学技术、分子遗传学以及基因技术等的发展，为从基因-脑-心理-行为-社会的整合层面研究健康与疾病提供了可能。

（二）新的研究方法的广泛应用

过去几十年里，随着健康心理学的持续发展，将理论与实践紧密结合（例如关注干预以及长期行为改变）的需求不断扩大（Hilton & Johnston，2017），尽管传统研究设计和方法在探索因果关系方面仍是"一匹老马"，但这些设计无法解释人类健康行为和需求的复杂性以及个体差异性，同时也无法反映不同人群在一系列与健康有关方面的多样性。一些新兴的研究方法和模式已经逐渐被应用到健康心理学的研究中，其中包括个人特质研究设计（idiographic designs），生态瞬时评估（ecological momentary assessment，EMA）、生存分析（survival analysis）、元分析结构方程模型（meta-analytic structural equational modeling）和贝叶斯统计（Bayesian statistics）等。

例如，尽管新的技术和数据分析的新方法不断更新迭代，但仍有研究发现在日常情境中无法复制实验室情境下的研究结果。有心理学研究者指出，只有着眼于个体在日常情境中的现实行为以及自然发生的体验才能建立更有效的心理干预模式（Cooper et al.，2000）。生态瞬时评估正是基于心理学和生态学的方法论发展而来的（Shiffman et al.，2008），同时也体现了定性研究方法和定量研究方法的有机结合。生态瞬时评估通过在自然情境中对被试的体验、情绪或行为进行重复采集，获得尽可能反映被试真实状态的实时数据，这样的方式更具生态学效度。随着时间的不断推移，记录数据的方式已从"纸-笔"日记和录音等变成了使用平板电脑、手机等移动设备。在一些研究中，研究人员通过发送短信的方式让参与者在智能手机上完成数据应用，或佩戴医疗监测器记录健康数据（如心率等）（引自吴静 等，2017）。

另一些研究方法，如以个体为中心的个人特质研究设计可以有效帮助研究者更好地理解干预、治疗效果以及患者随时间的行为变化之间的关系。这些新兴的方法具有诸多优势，同时也存在一些挑战。例如，有研究者指出，使用智能手机采集日记数据的方式非常便捷，但是数据采集的有效性和可靠性仍有待探索（Modecki & Mazza，2017）。未来的研究需要将多种因素纳入考虑，更加谨慎、严谨地使用更新迭代的研究方法与技术。

（三）干预研究方法的不断创新

干预研究在医疗保健服务方面发挥了重要作用，并被应用到多个方面，包括治疗慢性疾病或提升心理健康、帮助患者缓解医疗症状（如疼痛）和心理共病、促进健康行为等（Nicassio et al.，2004）。传统的干预模式主要是基于行为改变的理论实施面对面的干预，如动机性访谈（Lundahl et al.，2013）、依从性训练（Kini & Ho，2018），或完成阅读及书写任务等（Harris et al.，2014）。然而，传统干预可能存在一些局限。例如，循证干预措施可能在可用性上受限，在偏远农村地区实施起来较为困难（Andrade et al.，2014）。随着科技的进步，一些心理学家开始基于互联网和移动设备实施干预（Internet- and mobile-based psychological interventions，IMIs）。IMIs可以通过诸多技术手段来实施，如：（1）提供线上、互动式的自助课程；（2）将虚拟现实技术融入暴露干预（exposure intervention）（Botella et al.，2017）；（3）结合电脑游戏开展心理策略的训练（Merry et al.，2012）；（4）使用应用程序、电子邮件、文本信息的提示将干预纳入参与者的日常生活（例如加强参与者的自动记忆和反馈）（Sun et al.，2022b）；（5）在干预中使用智能手机、可穿戴式传感器或可监测症状的应用程序来监测或激励参与者完成健康促进行为（Lin et al.，2015）。

IMIs具备诸多优势：一方面，不受时间和空间的限制，在一些疾病和心理问题的治疗上也能达到与传统面对面干预相当的效果（Andersson et al.，2014；Erbe et al.，2017）；另一方面，也有研究者指出，将IMIs的数字技术融入传统干预可以增强干预效果，或帮助参与者将健康促进策略融入日常生活（Kenter et al.，2015）。由此可见，IMIs的发展为优化及提升心理健康领域的干预提供了新的机会。与此同时，IMIs在应用中也面临一些新的挑战，例如数字化数据该如何保护以及质量监控的标准该如何设定等（Ebert et al.，2018）。目前，关于将IMIs和传统干预最佳整合的研究仍处于起步阶段（Kleiboer et al.，2016；Romijn et al.，2015），未来相关研究将为整合干预技术在心理健康提升和疾病治疗方面的潜力提供宝贵的依据。

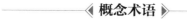

概念术语

健康心理学，健康，心身关系，生物医学模式，生物-心理-社会模式，心身医学，行为医学，发病率，患病率，死亡率，相对危险度

本章要点

1. 哪些因素促进了健康心理学的诞生和发展？

随着人类社会在过去百年间对健康、疾病和死亡谱认识的不断变迁，人们越来越关注心理社会因素在健康领域的作用。同时，百年来人们对心身关系认识的不断发展，传统的生物医学模式弊病的逐步凸显，以及生物-心理-社会模式的出现，直接推动了健康心理学的诞生和发展。

2. 什么是健康心理学？目标是什么？健康心理学家可从事哪些方面的工作？

健康心理学是提高和维护健康，预防和治疗疾病，评估和诊断健康、疾病及相关的功能状态，分析和改进卫生保健系统，并协助制定有关卫生政策的一门心理学分支学科。健康心理学的目标包括理解、解释、发展并验证健康心理学相关理论，以及将理论运用于实践以促进健康并预防和治疗疾病两个方面。健康心理学家可从事的工作包括教学、研究、管理和临床服务四个方面。

3. 健康心理学与其他学科的关系是什么？

健康心理学与心身医学、行为医学有着紧密的关系，同时又与这两个学科有着很大的差异。健康心理学的其他相邻学科包括医学心理学、临床心理学、医学社会学和医学人类学等。

4. 能够体现因果关系的健康心理学研究方法具有什么特点？

实验研究方法是能够体现因果关系的一种健康心理学研究方法。实验法包括自变量和因变量、前测与后测、实验组和对照组以及随机采样等典型成分。干预法是健康心理学研究中非常重要的研究方法，干预法需遵循严格的干预研究设计和干预方案设计过程。

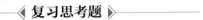

◀复习思考题▶

1. 过去百年间疾病和死亡谱的变化如何促进了健康心理学的产生和发展？
2. 举例论述生物-心理-社会模式的核心内容和意义。
3. 健康心理学的主要研究方法有哪些？当前呈现出哪些新的趋势？

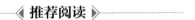

◀推荐阅读▶

World Health Organization（WHO）.（2022）. *Global health estimates：Leading causes of death*. https：//www.who.int/data/gho/data/themes/mortality-and-global-health-estimates/ghe-leading-causes-of-death

泰勒.（2012）. *健康心理学*(7 版；朱熊兆，唐秋萍，蚁金瑶译). 中国人民大学出版社.

第二章

人体的生理系统

【教学目标】

1. 了解人体生理系统的组成。
2. 了解各个分系统的结构和功能，形成概括性的认识。
3. 了解人体生理系统功能异常引起的各种疾病，明晰各种疾病的形成原因。

【学习重点】

1. 人体主要有哪些生理系统？基本构成包括什么？主要功能有哪些？
2. 人体生理系统异常会导致哪些疾病？

【章节导读】

多细胞生物体内许多器官联合在一起，共同实现某种连续的基本生理功能，这些器官就组成了一个系统。人体的生理系统主要包括神经系统、内分泌系统、心血管系统、呼吸系统、消化系统、免疫系统等。这些系统构成了人体和动物体，并且在神经和内分泌系统调节下，互相联系、互相制约，共同完成整个生物体的全部生命活动，以保证生物体个体生存和族群绵延。当某一个系统发生疾病时，往往伴随着其他系统的故障。

疾病是机体在一定的条件下，受病因损害作用后，因自稳调节紊乱而发生的异常生命活动过程。这是一个极其复杂的过程，许多情况下，从健康到疾病是一个由量变到质变的过程。当外界致病因素作用于细胞，达到一定强度或持续一定时间，也就是说，当致病因素有了一定量的积累时，细胞就会受损，进而出现功能和代谢紊乱。

第一节　神经系统

神经系统（nervous system）是一个由神经元构成的异常复杂的机能系统。根据结构和功能的不同，神经系统可以分为**中枢神经系统**（central nervous system，CNS）和**外**

周神经系统（peripheral nervous system，PNS）两部分。在神经系统中，中枢神经系统通过外周神经系统与全身的其他器官、系统相联系。一方面，它在各生理系统的机能活动中起主导作用，保证这些器官系统在活动中协调一致，从而使有机体成为一个统一的整体；另一方面，当有机体赖以生存的外界环境发生改变时，这种变化的信息通过感受器（感受器是动物体表、体腔或组织内能接受内、外环境刺激，并将之转换成神经冲动过程的结构）作用于有机体并传到神经系统，经过分析综合后，神经系统调节各个器官的活动，对环境变化做出相应的反应。神经系统的主要组成见图2-1。

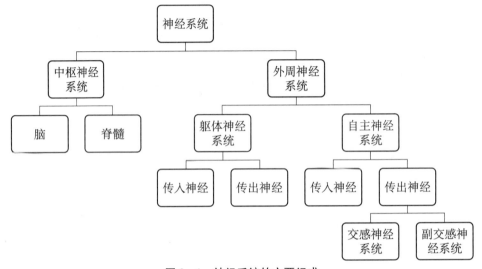

图2-1　神经系统的主要组成

来源：比奈尔，2017。

一、中枢神经系统

中枢神经系统由脑和脊髓组成。其中，脑（brain）位于颅骨内，脊髓（spinal cord）位于脊柱内。两者通常以椎体①交叉的最下端和第一颈神经的最上端为界。

（一）脑

脑位于颅腔内，由端脑、间脑、中脑、脑桥、延髓（也称延脑）、小脑组成，通常把延髓、脑桥、中脑合称为脑干。脑是躯体的指挥中心，接收来自周围神经末梢传入的感觉冲动，送出传出的运动冲动到达四肢躯干以及内脏器官，以完成必需的运动。脑的主要分区和结构见图2-2。

1. 小脑

小脑（cerebellum）是脑干背面一个大而复杂的结构。它调节着随意肌②的运动，具

---

①　椎体是椎骨负重的主要部分，呈短圆柱状，内部充满松质，表面的密质较薄，上下面皆粗糙，通过椎间纤维软骨与邻近椎骨相接。

②　指脊椎动物的受躯体神经系统直接控制、可随意运动的肌肉。

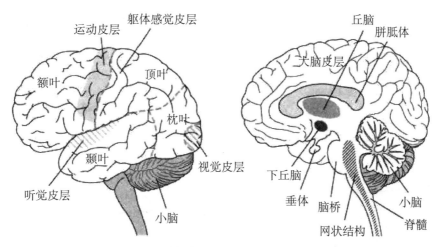

图2-2 脑的主要分区（左）及结构（右）

来源：泰勒，2012。

有保持平衡、保持肌肉的张力和姿势的作用，是重要的感觉运动结构。因此，小脑受损会导致自我控制运动的精准性降低以及适应环境变化的能力丧失（例如难以有效协调肌肉从而出现肌张力丧失、震颤、姿势异常或步态不稳等现象）。不仅如此，小脑损伤还会导致各种认知障碍（例如决策制定和语言运用上的缺失），这意味着小脑的功能不局限于对感觉运动的控制。

2. 后脑

后脑（metencephalon）有两个主要部分：延髓和脑桥。也有研究者将小脑纳为后脑的一个部分。延髓（medulla）是脊髓的延续，主要由神经束①组成。延髓在心率、血压和呼吸的调节中起重要作用。延髓接收有关心率的信息，并根据机体的要求调节心率。延髓也接收与血压有关的感觉信息，并根据这些反馈信息调节血管的收缩或舒张。躯体内二氧化碳和氧气含量的信息也被送到延髓，延髓会根据需要，把运动的冲动送到呼吸肌②，使呼吸速度发生改变。后脑拥有许多上行和下行的神经束以及部分网状结构（reticular formation）③，这些结构使得脑干的后侧形成凸起，称作脑桥（pons）。脑桥起着连接后脑与中脑的作用，也帮助控制呼吸。

3. 中脑

中脑（mesencephalon）由顶盖（tectum）和被盖（tegmentum）两部分组成，顶盖是中脑的背侧面，被盖是中脑腹侧到顶盖的部分。中脑是前脑和后脑之间感觉和运动冲动的主要传导通路，对视觉和听觉反射起着协调的作用。

4. 前脑

前脑（forebrain）由两个主要部分组成，即间脑和端脑。

---

① 由中枢神经系统内功能相同、起止点基本相同的神经纤维集合在一起形成的束状结构，又称传导束。
② 指与呼吸运动有关的肌肉，包括肋间肌、膈肌、腹壁肌、胸锁乳突肌、背部肌群、胸部肌群等。
③ 脑干中央部分的类似蜘蛛网的神经结构，由灰质和白质混合组成。

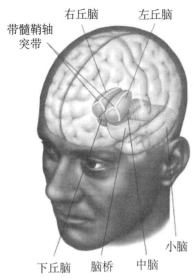

右丘脑　左丘脑

带髓鞘轴突带

下丘脑　脑桥　中脑

小脑

图 2 - 3　人类间脑结构

来源：比奈尔，2017。

（1）间脑。间脑（diencephalon）位于中脑和大脑半球之间并被两侧大脑半球覆盖，由丘脑和下丘脑组成（见图 2 - 3）。丘脑（thalamus）是一个大的两叶结构，构成了脑干顶部。丘脑的功能与感觉刺激的识别及传递感觉冲动到大脑皮层有关。

下丘脑（hypothalamus）位于丘脑的前下方。下丘脑是自主神经系统的较高级中枢，与内脏活动有密切关系。它帮助延髓调节心脏功能、血压及呼吸，调节体内的水平衡，对进食、睡眠和性行为等也起着调节作用。下丘脑是一个重要的转换中枢，能把在大脑皮层中产生的思维与思维对内脏活动的影响这两者联系起来。此外，下丘脑与垂体（pituitary）共同调节内分泌系统，通过释放一些激素影响全身各个靶器官的功能来实现调节功能。

（2）端脑。端脑（telencephalon）是人脑中最大的分区，由两个大脑半球的脑皮层（cerebral cortex）组成。它是中枢神经系统的最高级部分和心理活动的主要器官，调控复杂的认知过程，如记忆、问题解决等。

在每个半球的外侧面都有两个标志性的结构（见图 2 - 4）：中央裂（central fissure）和外侧裂（lateral fissure）。这些裂缝将每个半球分成四个叶（见图 2 - 5）：额叶（frontal lobe）、顶叶（parietal lobe）、颞叶（temporal lobe）和枕叶（occipital lobe）。在额叶、顶叶和颞叶中最大的脑回分别是中央前回（precentral gyri）、中央后回（postcentral gyri）和颞上回（superior temporal gyri）。每一叶都有各自的记忆存储区，通过这些复杂的网络，大脑能把近来的感觉与过去的感觉联系起来，给予大脑皮层强大的解释能力。此外，每一叶通常都与特殊的功能相联系。前额叶包含运动皮层，调节随意动作[①]。顶叶包含躯体感觉皮层，记录和解释躯体的触觉、痛觉、温度觉以及压觉。颞叶包含的皮层区负责听觉和嗅觉。枕叶包含视觉皮层，接收视觉冲动。

5. 边缘系统

边缘系统（limbic system）是指围绕丘脑中线结构而组成的一个环路。边缘系统参与调节动机行为（如逃跑、喂养、争斗以及性行为），在应激和情绪反应中起着重要作用。其中的杏仁核和海马体与警觉及情绪性记忆有关，扣带回、隔膜以及下丘脑区域与情绪功能有关。丘脑的前部和下丘脑内部的一些神经核团[②]在社交相关行为方面具有重要作用。

（二）脊髓

脊髓位于椎管内，呈扁圆柱状。在脊髓横切面上可以明显地看到其内部两个不同的结构（见图 2 - 6）：中间 H 形状的灰质以及周围环绕区域的白质。灰质（gray matter）主要由胞体和没有髓鞘的中间神经元组成，其背侧的两个角称为背角（dorsal horn），腹

---

① 受意识调节、具有一定目的和方向的运动。
② 神经元胞体在神经系统中枢部聚集在一起形成神经核，功能相似的神经核集合形成神经核团。

侧的两个角称为腹角（ventral horn）。而白质（white matter）主要由带有髓鞘的轴突组成，髓鞘赋予了白质光滑的白色光泽。

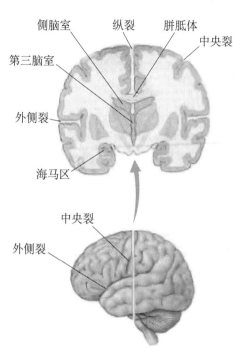

图 2-4　人类大脑皮层的主要脑裂
来源：比奈尔，2017。

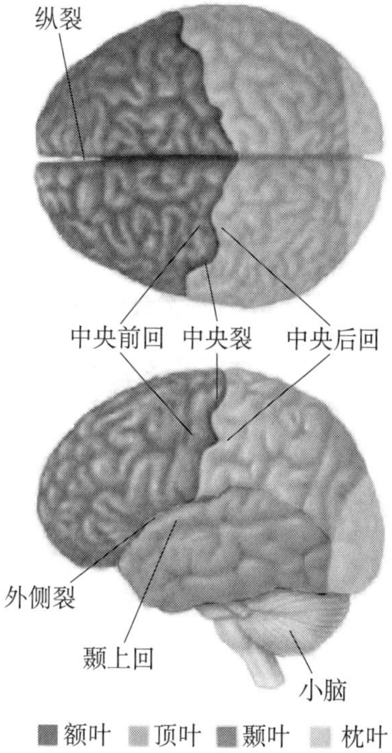

图 2-5　人类大脑半球的脑叶划分
来源：比奈尔，2017。

　　31 对脊神经分别与 31 节脊髓相连。脊神经在靠近脊髓的位置分开，其轴突通过腹根（ventral root）或背根（dorsal root）与脊髓相连。

　　无论是自主神经还是非自主神经，所有的背根神经轴突都是单极感觉神经元，其胞体在脊髓外部聚集成背根神经节（dorsal root ganglia），这些神经的突触终端大多位于灰质背角（见图 2-6）。与此相反，腹根神经元是多极运动神经元，其胞体位于腹角。属于躯体神经系统的部分投射到骨骼肌，属于自主神经系统的部分投射到神经节，然后经过突触传递到下一个神经元，继而投射到内脏器官（如心、胃、肝等）。

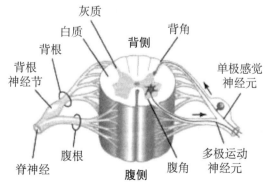

图 2-6　脊髓及背根和腹根横切面示意图
来源：比奈尔，2017。

脑子越大，就越聪明吗？

一直以来，都有"脑袋越大越聪明"的说法。这种说法有科学依据吗？答案是没有。

神经解剖学研究发现，当代人的平均脑重为 1 400g 左右，并且存在跨民族差异。德国人为 1 425g，澳大利亚人为 1 185g，中国人介于两者之间，但跨文化心理学研究发现，中国儿童的智商最高（引自李新旺 编著，2018）。

近来，有人针对脑容量与智力水平（如认知表现）之间的关系进行了大范围的统计性研究（Nave et al.，2019）。该研究以 13 608 位英国成年人为研究对象，样本量占先前关于该主题研究的所有样本量的 70% 之多，并且严格控制了身高和群体结构等因素对调查结果的影响。研究结果表明，灰质和白质体积都与一般智力有遗传相关性，脑容量和流体智力之间的关系与性别和年龄无关，但却与大脑中灰质体积相关。受教育程度会通过影响大脑中的灰质体积来提升智力，受教育程度越高，大脑中灰质体积越大，进而智力水平越高。但是，这一发现也需要进一步的理论解释，未来的研究可以通过探索认知能力和其他生物标记物（如功能性大脑测量）之间的联系，以及它们与环境的相互作用，进一步阐明大脑与认知能力之间的关系。

二、外周神经系统

外周神经系统由躯体神经系统和自主神经系统两部分组成。

（一）躯体神经系统

躯体神经系统（somatic nervous system，SNS）是外周神经系统对外界环境做出反应的部分。躯体神经系统包括：（1）传入神经（afferent nerve），它将来自皮肤、骨骼肌、关节、眼睛、耳朵等器官的感觉信号传到中枢神经系统；（2）传出神经（efferent nerve），它将中枢神经系统的运动信号传到骨骼肌。躯体神经系统分成脑神经（cranial nerve）和脊神经（spinal nerve）。

1. 脑神经

从脑部发出的神经共有 12 对。其中，第 X 对迷走神经分布到胸腹腔内脏器官，其他脑神经主要分布到头面部；第 I 、II 、VIII 对脑神经是感觉性质的，第 III 、IV 、VI 、XI 、XII 对脑神经是运动性的，第 V 、VII 、IX 、X 对脑神经是混合性质的。脑神经的运动纤维由脑干内运动神经核发出的轴突构成；感觉纤维由脑神经节内的感觉神经元的周围突构成，它的中枢突与脑干内的感觉神经元形成突触。脑神经的自主运动神经纤维属于副交感神经。

不同脑神经的功能是神经科医生临床诊断的基础。因为脑神经的位置和功能都是特定的，特定的脑神经被破坏后表现出的症状可以作为疾病诊断的有力依据。12 对脑神经的名称和功能见表 2-1。

表 2 - 1　12 对脑神经的名称和功能

序号	名称	性质	主要功能
Ⅰ	嗅神经	感觉	传导嗅觉冲动
Ⅱ	视神经	感觉	传导视觉冲动
Ⅲ	动眼神经	运动	眼部运动和瞳孔收缩
Ⅳ	滑车神经	运动	眼球向下、向外转
Ⅴ	三叉神经	混合	面部感觉、咀嚼运动
Ⅵ	外展神经	运动	眼球向外转
Ⅶ	面神经	混合	表情肌运动、舌头前三分之一味觉、腺体分泌（泪腺、唾液腺）
Ⅷ	前庭蜗神经	感觉	听觉与平衡觉
Ⅸ	舌咽神经	混合	舌头后三分之一味觉、唾液分泌、吞咽
Ⅹ	迷走神经	混合	咽喉和内脏器官运动及感觉、腺体分泌
Ⅺ	副神经	运动	肩部、颈部和头部运动
Ⅻ	舌下神经	运动	舌部运动

注：也有学者认为第Ⅲ、Ⅳ、Ⅵ、Ⅺ、Ⅻ对脑神经是混合性质的，因为每一根脑神经都包含一小部分感觉神经纤维，而感觉神经纤维能够把脑神经各自运动反应所必需的信息从感受器传递到脑。

来源：李新旺 编著，2018；比奈尔，2017。

2. 脊神经

从脊髓发出的神经共有 31 对，其中颈神经 8 对，胸神经 12 对，腰神经 5 对，骶神经 5 对，尾神经 1 对。脊神经在皮肤上呈节段性分布，这种现象在胸腹部最为典型。一个节段的脊神经支配身体一定节段的皮肤感觉和躯体运动。

（二）自主神经系统

自主神经系统（autonomic nervous system，ANS）是外周神经系统中调节机体内环境的部分，受中枢神经系统控制，使所有内脏器官与中枢神经系统相连接，包括携带来自体内不同器官感觉信号并传入中枢神经系统的传入神经，以及携带来自中枢神经系统运动信号并传输至体内器官的传出神经。一般来说，内脏器官的运动是不受人们的主观意志控制的。

自主神经系统包括两类传出神经，即交感神经和副交感神经。自主神经系统的调节功能是通过**交感神经系统**（sympathetic nervous system，SNS）和**副交感神经系统**（parasympathetic nervous system，PNS）来完成的，两者对内脏的控制往往相互拮抗、对立统一。

1. 交感神经系统

交感神经是从脊髓的腰椎和胸椎投射出去的自主运动神经。交感神经系统能动员躯体做好准备，以应对紧急情况、强烈情绪，例如愤怒和恐惧，以及艰苦的活动。因此，交感神经系统在应激反应中具有重要作用。由于它和能量消耗密切相关，又被称为分解代谢系统。

2. 副交感神经系统

副交感神经是从脑和脊髓的骶椎投射出去的自主运动神经。副交感神经系统控制正常状态下的内脏活动，对交感神经系统起拮抗作用。一个紧急事件过去后，副交感神经系统使躯体恢复到正常状态。由于它涉及躯体能量的存储，因此又被称为合成代谢系统。

3. 自主神经系统与神经递质

神经系统也会通过一些化学手段来执行其功能，这些化学物质被称为神经递质（neurotransmitters）。自主神经系统的兴奋与两种神经递质的大量分泌有关，这两种神经递质即肾上腺素和去甲肾上腺素，它们被称为儿茶酚胺（catecholamines）。神经递质进入血液中，被血流带到全身，执行交感兴奋的作用。

儿茶酚胺的释放促使躯体出现一系列重要的变化，包括心率提高、心脏的毛细血管扩张、血管收缩、血压增加。血液被输送到肌肉组织，呼吸加快，吸入肺部的空气增加。一般来说，儿茶酚胺的释放使消化功能减弱、排尿减少、瞳孔放大，并刺激汗腺分泌更多的汗液，这些变化类似于人们遇到强烈的应激事件或者强烈的情绪时的反应。自主神经系统的兴奋促使儿茶酚胺的产生与释放，在个体对应激情境的反应中起着重要作用。

一般认为，交感神经和副交感神经的功能遵循三个重要原则：（1）在危急的情况下，交感神经会激发，组织和调动机体的能量资源，而副交感神经则负责保留能量。（2）每个自主的靶器官[①]都受到来自交感神经和副交感神经的双重神经支配，其效应是相反的，靶器官的活动取决于交感神经和副交感神经活动的相对水平。（3）交感神经的变化意味着心理上的唤起，副交感神经的变化意味着心理上的放松。这三个原则在多数情况下是适用的，但是每个原则都有其适用条件和例外情况（Guyenet，2006），详见表 2 - 2。

表 2 - 2 交感神经和副交感神经的部分功能

器官	交感神经效应	副交感神经效应
唾液腺	减少分泌	增加分泌
心脏	提高心率	降低心率
血管	使大部分器官的血管收缩	使少数器官的血管扩张
阴茎	射精	勃起
虹膜径向肌	扩大瞳孔	无效应
虹膜括约肌	无效应	缩小瞳孔
唾液腺	无效应	刺激分泌
汗腺	刺激分泌	无效应
胃和肠	无效应	刺激分泌
肺	扩张支气管，抑制黏液分泌	收缩支气管，刺激黏液分泌
立毛肌	使毛发直立并产生鸡皮疙瘩	无效应

来源：比奈尔，2017。

三、神经系统障碍与疾病

（一）中枢神经系统退行性疾病

常见的神经系统疾病多表现为神经退行性的病变。**神经退行性疾病**（neurodegenera-

[①] 污染物进入机体后，在体内呈现毒作用，引起典型病变的主要部位，这一部位如为器官称作靶器官，如为组织则称作靶组织。

tive diseases）是以发作迟缓和选择性神经元的功能障碍为特征表现、由大脑和脊髓的神经元细胞丧失而引起的一类不可逆转的神经系统疾病。神经退行性疾病可分为急性神经退行性疾病和慢性神经退行性疾病，前者主要包括卒中（stroke）、脑损伤（brain injury）、癫痫（epilepsy），后者包括阿尔茨海默病（Alzheimer's disease，AD）、帕金森病（Parkinson's disease，PD）、亨廷顿病（Huntington's disease，HD）、肌萎缩性侧索硬化（amyotrophic lateral sclerosis，ALS）等（吴卉，靳翠红，2018；薛小燕 等，2015）。

随着对神经退行性疾病研究的不断深入，研究者发现越来越多的因素与神经退行性疾病发生和发展有关。首先，研究发现多种神经退行性疾病，如阿尔茨海默病、帕金森病、亨廷顿病等均表现出遗传倾向（Tanzi，2012；杨辉 等，2010）。其次，大脑中的某些金属离子（如钙、锌、铁和铜）水平失衡和有毒金属暴露都可能会导致许多生物学过程出现异常，进而导致一些神经退行性疾病的发生（Li et al.，2017b；薛小燕 等，2015）。除了上述机制，炎症机制、细胞自噬、免疫异常和病毒感染等也在神经退行性疾病的发病环节发挥着作用（Boucher et al.，2018；Jiang et al.，2018；Nixon，2013；Nussbaum et al.，2013）。综上所述的各种因素相互联系，错综复杂，迄今尚没有能完美地阐释神经退行性疾病发病机制的学说。

健康心理学与生活

脑海中的橡皮擦

阿尔茨海默病像是脑海里出现了一块橡皮擦，一点点地将患者人生珍贵的记忆、生命中重要的人从脑海里擦去，活着的每一天都意味着失去，直至生命终止。

阿尔茨海默病又名老年痴呆症，是目前最常见且分布最广泛的一种认知型神经系统退行性疾病。《2019 年世界老年痴呆症报告》显示，全球每 3 秒钟就有 1 例痴呆患者确诊，其中 2/3 痴呆患者将发展成 AD，到 2050 年全球患 AD 的人数将从 4 700 万上升至 1.31 亿。目前，我国每年平均有 30 万新发病例。流行病学研究显示，AD 是一种典型的老年疾病，其患病率跟人类的衰老关系密切，随着年龄的增长，AD 发病率也逐渐增高。AD 主要以 β-淀粉样蛋白（amyloid-β，Aβ）异常沉积形成老年斑（senile plaques，SP）和过度磷酸化的 tau 蛋白聚集形成神经纤维缠结（neurofibrillary tangles，NFTs）为主要病理特征；临床表现为认知功能障碍、渐进性记忆障碍、语言障碍和人格改变，严重影响患者的正常交流与生活能力，同时也给患者的家庭和社会带来了巨大的压力。AD 发病机制十分复杂，针对 AD 的病理机制，研究者们提出了多种假说，包括淀粉样蛋白级联假说、tau 蛋白过度磷酸化假说、胆碱能神经退变假说、免疫炎症假说、自由基损伤假说、线粒体功能障碍假说和细胞凋亡假说等。

阿尔茨海默病是一个不可逆的过程，它会不知不觉夺取患者脑海中的记忆，使之逐渐忘记这个世界，忘记身边的人的存在，最终把自己也遗忘。虽然目前还无法治愈阿尔茨海默病，但在日常生活中可以预防疾病的到来：

（1）树立积极乐观的生活态度，是预防阿尔茨海默病的基础。

（2）保持健康的生活方式，例如不吸烟、健康饮食、多运动等。

（3）主动及时治疗慢性病。如白内障、高血压、糖尿病、心脏病等慢性病，会削弱老年人的生活能力和获得信息的能力，加速认知衰退；要控制常见的引起动脉粥样硬化的因素，如血压、血糖、血脂、吸烟、高盐饮食等。

（4）改善居住环境。应居住在易于锻炼、易于接触人群、阳光充足、室内光线明亮和空气质量优良的地方。

（5）保持心理健康。随着年龄增长，老年人心理逐渐发生老化，出现失落、孤独、焦虑等情绪，长期孤独可能会增加罹患阿尔茨海默病的风险。

（6）避免头部外伤对头颅的撞击，这会加大阿尔茨海默病的发病可能性。

来源：Marx，2005；肖义军，陈莉莉，2020。

（二）外周神经疾病

外周神经疾病（peripheral neuropathy）是指周围运动、感觉和自主神经元的功能障碍和结构改变所致的一组疾病。周围神经疾病病因复杂，可能与营养代谢、药物及中毒、血管炎、肿瘤、遗传、外伤或机械压迫等原因相关。它们选择性地损伤外周神经的不同部位，导致相应的临床表现。由于疾病病因、受累范围及病程不同，外周神经疾病的分类标准尚未统一。外周神经疾病有许多特有的症状和体征，感觉障碍主要表现为感觉缺失、感觉异常、疼痛、感觉性共济失调；运动障碍包括运动神经刺激（异常兴奋）和麻痹症状。刺激症状主要表现为肌束震颤、肌纤维颤搐、痛性痉挛等，而肌力减退或丧失、肌萎缩则属于运动神经麻痹症状。另外，周围神经疾病患者常伴有腱反射减弱或消失。自主神经受损常表现为无汗、竖毛障碍及直立性低血压，严重者可出现无泪、无涎、阳痿及膀胱直肠功能障碍等。

健康心理学与生活

一种常见的外周神经疾病——三叉神经痛

三叉神经痛（trigeminal neuralgia，TN）是原发性三叉神经痛的简称，是一种脑神经疾病，表现为三叉神经的一个或多个分支产生突然的、单侧的、短暂的、反复发作的剧痛。在成年及老年人中多见，40 岁以上患者占 70%～80%，女性多于男性。发作时表现为面颊上下颌及舌部明显的剧烈电击样、针刺样、刀割样或撕裂样疼痛，持续数秒或 1～2 分钟，突发突止，间歇期完全正常。无论疼痛感如何分布，患者都可能因轻轻抚摸面部、洗脸、剃须、说话、刷牙、咀嚼、吞咽，甚至轻轻的微风，而引起阵发性发作。发作期间，疼痛可能引起面部肌肉短暂痉挛，从而产生抽搐。但流泪并不常见，而鼻漏则更罕见。患者口角、鼻翼、颊部或舌部为敏感区，轻触可诱发，称为触发点。患者可能因恐惧疼痛不敢洗脸、刷牙、进食，面部口腔卫生差、面色憔悴、情绪低落。原发性三叉神经痛病因尚未完全明了，周围学说认为病变位于半月神经节到脑桥间的部分，是多种原因引起的压迫所致；中枢学说认为三叉神经痛为一种感觉性癫痫样发作，异常放电部位可能在三叉神经脊束核或脑干。该病可通过药物进行治疗，绝大部分患者的症状可以有效控制。

来源：Truini et al.，2005。

第二节　内分泌系统

内分泌系统是由内分泌腺（脑垂体、松果体、甲状腺、甲状旁腺、胰岛、胸腺和肾上腺等）和分布在器官内的内分泌细胞组成的。它和神经系统共同调节机体的生长发育和各种代谢活动，以维持人体内环境稳态。

松果体位于间脑顶部，可以分泌褪黑素和多种肽类激素。其中，褪黑素可以抑制垂体促卵泡激素和黄体生成素的分泌，而肽类激素具有很强的抗促性腺激素作用，可以有效地抑制性腺的活动和两性性征的出现。甲状旁腺位于甲状腺两侧的后缘内，左右各两个，共四个，分泌起调节机体钙磷代谢作用的甲状旁腺素，其一方面抑制肾小管对磷的重吸收，促进肾小管对钙的重吸收，另一方面促进骨细胞释放磷和钙进入血液。胰岛是散在于胰腺腺泡之间的细胞团，主要作用是调节糖、脂肪及蛋白质的代谢，促进肝细胞合成脂肪酸，也可抑制脂肪分解。胸腺在个体胚胎期就是造血器官，在成年期可造淋巴细胞、浆细胞和髓细胞。胸腺的网状上皮细胞可分泌胸腺素，它可促进具有免疫功能的T细胞的产生和成熟，并能抑制运动神经末梢的乙酰胆碱的合成与释放。本节主要介绍内分泌系统中的**下丘脑—垂体—肾上腺轴**（hypothalamic-pituitary-adrenal axis，HPA 轴）。

一、下丘脑—垂体—肾上腺轴

（一）结构

下丘脑—垂体—肾上腺轴作为神经内分泌免疫网络的枢纽，主要作用是维持人体内环境的稳定，对外界环境的刺激做出生理心理反应，适应环境的刺激，并调节机体的衰老过程。应激反应时 HPA 轴功能增强，往往会导致各种身心疾病。

下丘脑位于大脑腹面、丘脑的下方，是调节内脏活动和内分泌活动的较高级神经中枢，本小节侧重介绍下丘脑的激素分泌以及它在 HPA 轴中起怎样的作用。下丘脑释放的激素有：促甲状腺激素释放激素（thyrotropin-releasing hormone，TRH），使垂体前叶细胞释放存储的促甲状腺激素（thyroid stimulating hormone，TSH）；促肾上腺皮质激素释放激素（corticotropin releasing hormone，CRH），促进腺垂体合成与释放促肾上腺皮质激素（adrenocorticotropic hormone，ACTH）；促性腺激素释放激素（gonadotropin-releasing hormone，GnRH），刺激或抑制垂体分泌促性腺激素（gonadotropins，Gn）；生长激素释放激素（growth hormone releasing hormone，GHRH），促进腺垂体释放生长激素（human growth hormone，HGH）；等等。但其中与 HPA 轴功能相关的只有由下丘脑室旁核（paraventricular nucleus，PVN）小细胞神经元合成和分泌的促肾上腺皮质激素释放激素。因此，下丘脑的室旁核是 HPA 轴活动的直接控制部位。

垂体位于大脑底部，分为前叶和后叶两部分。前叶分泌的激素主要包括：生长激素，调节骨骼、肌肉以及各种器官的生长发育；促甲状腺激素，控制甲状腺的生长、发育和分泌；促肾上腺皮质激素，控制肾上腺的生长与分泌；促性腺素，控制性腺（卵巢和睾丸）的生长和发育。后叶分泌的激素主要包括：催产素（oxytocin），促进乳腺分泌乳汁，影响分娩和哺乳过程中子宫的收缩，还可以影响个体的社交行为和心境；抗利尿激素（antidiuretic hormone），主要控制肾吸收水分的能力。其中，与 HPA 轴相关的是由垂体的促肾上腺皮质细胞分泌的促肾上腺皮质激素。

肾上腺（adrenal glands）位于两侧肾脏的上方，由肾上腺髓质和肾上腺皮质两部分组成。肾上腺髓质分泌的激素主要包括肾上腺素（adrenaline）、去甲肾上腺素（norepinephrine，NE）。肾上腺皮质分泌的激素主要有糖皮质激素（glucocorticoid，GC），它调节机体的发育、生长、代谢以及免疫功能，其分泌有利于机体动员能量和保持内环境的稳定。其中，糖皮质激素是与 HPA 轴功能有关的激素。

综上所述，HPA 轴的主要调节物质有促肾上腺皮质激素释放激素、促肾上腺皮质激素以及糖皮质激素。

（二）反馈调节

促肾上腺激素释放激素由丘脑室旁核小细胞神经元合成和分泌，并通过下丘脑—垂体门脉的毛细血管循环转运来控制腺垂体内促肾上腺皮质细胞分泌促肾上腺皮质激素，进而由促肾上腺皮质激素通过血液影响肾上腺皮质产生的糖皮质激素。同时，糖皮质激素又分别负反馈作用于垂体和下丘脑（长反馈），促肾上腺素也反馈抑制下丘脑（短反馈）。

糖皮质激素通过与糖皮质激素受体（glucocorticoid receptor，GR）和盐皮质激素受体（mineralocorticoid receptor，MR）结合来发挥作用。

（三）昼夜节律

皮质醇的峰值大约出现在早晨 6—8 点。随着时间的推移，皮质醇水平逐渐下降。随着睡眠的延续，会持续下降到最低点，这种平稳被称为静止期。皮质醇的最低点大约在午夜。而在睡眠开始后大约 2～3 小时，皮质醇水平开始上升，并持续上升到将要清醒时。皮质醇与海马体中的盐皮质激素受体和下丘脑、垂体中的糖皮质激素受体的结合调节个体的昼夜节律。相比糖皮质激素受体，皮质醇优先与盐皮质激素受体结合。盐皮质激素受体在夜间早期占主导地位，而此时皮质醇水平处于最低点。糖皮质激素受体在早上占主导地位，此时皮质醇水平最高（Buckley & Schatzberg，2005）。

（四）体内激素的影响

肾上腺素对基础状态和应激状态下 HPA 轴的功能维持均起着不可缺少的作用。肾上腺素减少时，HPA 轴功能增强；5-羟色胺（5-hydroxytryptamine，5-HT）、乙酰胆碱（acetylcholine，Ach）减少时，下丘脑促肾上腺皮质释放因子（corticotropin-releasing factor，CRF）释放减少，HPA 轴功能减弱，容易出现抑郁、自杀、各种慢性疼痛、强迫行为、焦虑惊恐发作、暴力冲动行为、嗜酒行为、人格障碍等。除了促肾上腺皮质激素释放激素，驱动垂体释放促肾上腺皮质激素的另一种重要激素是精氨酸加压素（arginine-vasopressin，AVP），它在下丘脑合成，是遭受慢性应激时促肾上腺皮质激素释放激素的一种代偿[①]激素。

二、HPA 轴功能异常与疾病

（一）HPA 轴功能异常的表现

HPA 轴功能异常主要表现为 HPA 轴中促肾上腺皮质激素释放激素、促肾上腺皮质激素以及皮质醇（cortisol，CORT）这三种主要物质的浓度增高或降低以及分泌节律的改变，从而影响机体的内环境稳定。促肾上腺皮质激素释放激素和促肾上腺皮质激素是与 HPA 轴的器官直接相关的，但皮质醇之所以也可以反映 HPA 轴异常与否是因为：皮质醇本身就是 HPA 轴分泌的一种糖皮质激素，在正常情况下，当血液中皮质醇下降时，个体通过 HPA 轴反馈调节，可使垂体、下丘脑通过释放促肾上腺皮质激素释放激素和促肾上腺皮质激素，使血液中皮质醇水平保持稳定。

（二）HPA 轴功能异常的原因

HPA 轴功能异常的原因有很多种，最常被学者研究的一种原因是应激。下面对应激影响 HPA 轴活动的过程进行详细的介绍，其作用机制如图 2-7 所示：当大脑检测到威胁时，一个涉及自主神经系统、神经内分泌系统、代谢系统和免疫系统的协调生理反应就会被激活。下丘脑室旁核内侧旁细胞区神经元释放促肾上腺皮质激素释放激素和精氨酸加压素，之后作用于垂体分泌促肾上腺皮质激素。HPA 轴对应激的反应部分取决于糖皮质激素对儿茶酚胺（肾上腺素和去甲肾上腺素）的"允许"（支持）作用，部分取决于糖皮质激素通过与糖皮质激素受体和类固醇受体结合来调节促肾上腺皮质激素和促肾上腺皮质激素释放激素释放的能力。应激系统激活后，一旦感觉到应激消退，就会在系统的各个级别（即从肾上腺到下丘脑）和其他大脑区域（例如海马体和额叶）触发反馈回路，以停止 HPA 轴激活状态并恢复稳态。然而，参与恐惧加工的杏仁核则会通过激活 HPA 轴

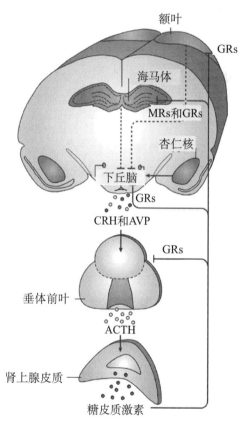

图 2-7　应激系统

注：GRs：糖皮质激素受体；MRs：盐皮质激素受体；CRH：促肾上腺皮质激素释放激素；AVP：精氨酸加压素；ACTH：促肾上腺皮质激素。

来源：Lupien et al.，2009。

[①]　代偿在生理学上指人体的一种自我调节机能，即当某一器官的功能或结构发生病变时，由原器官的健全部分或其他器官来代替补偿它的功能。

来应对应激。除了图中所示，对应激做出反应的其他主要系统和因素还包括自主神经系统、炎性细胞因子和代谢激素。所有这些都受到 HPA 轴活性的影响，进而影响 HPA 轴的功能，它们也参与了个体在早期应对慢性应激时发生的病理生理变化（Lupien et al.，2009）。

慢性应激是指一种持续时间较长的心理应激，它具有反复性、间歇性或持续性，构成了个体难以适应或解决的严重威胁。慢性应激会导致皮质醇长期分泌过多。皮质醇水平升高对大脑和认知功能有害。而在慢性应激中，被学者广泛研究的是早期生活应激。早期生活应激被定义为童年时期的创伤性事件（包括失去主要照顾者、长期住院、侵入性医疗程序、严重疾病或创伤、自然灾害等），以及身体、心理和性虐待或者身体和情感上的忽视。早期经历过生活应激的个体会在成年时拥有更高的皮质醇水平（Ceruso et al.，2020）。

（三）相关疾病

与 HPA 轴功能异常相关的疾病有很多种，比如记忆障碍、认知障碍、睡眠障碍、抑郁症、注意缺陷多动障碍、双相情感障碍等。目前的研究都没有明确证明 HPA 轴功能异常究竟是罹患这些疾病的一种风险因素、一种病理生理学机制，还是这些疾病所造成的一种后果（Murri et al.，2016）。

1. 记忆与认知障碍

皮质醇已被证明会影响神经认知能力，皮质醇对认知能力的影响呈倒 U 形剂量反应曲线（Cherian et al.，2019）。糖皮质激素通过增强记忆巩固和削弱记忆提取来影响认知过程，因为糖皮质激素受体密度最高的区域在海马体，这是对记忆和认知功能非常重要的区域；并且糖皮质激素在前额叶中密度也较高。记忆与认知障碍不仅和 HPA 轴有关，还和蓝斑-去甲肾上腺素能系统有着密切的联系。它们一起和大脑的多个层面（如杏仁核和海马体以及前额叶和颞区）相互作用，影响记忆功能。蓝斑-去甲肾上腺素能系统在情绪记忆和调节中特别重要，其中去甲肾上腺素能激活可引发记忆巩固增强以及恐惧条件反射增强（Wingenfeld & Wolf，2011）。

2. 睡眠障碍

睡眠时（尤其是慢波睡眠时），通常伴随着 HPA 轴激活减弱，而睡眠剥夺会增加 HPA 轴活性。当促肾上腺皮质激素释放激素水平升高时，睡眠时的脑电图频率会增加，从而减少慢波睡眠时间，增加轻度睡眠和觉醒时间；同时，促肾上腺皮质激素释放激素还会激活上行网状系统，从而增加个体的觉醒时间。由此可见，促肾上腺皮质激素释放激素水平升高以及 HPA 轴活性增强也会导致睡眠的中断；而睡眠的中断又会进一步导致促肾上腺皮质激素释放激素水平升高和 HPA 轴活性增强，进而提高皮质醇水平，形成一个恶性循环（Buckley et al.，2005）。同时，皮质醇的增加能诱导肝脏产生色氨酸吡咯化酶，降解血液中的色氨酸。色氨酸是 5-羟色胺的前体，而 5-羟色胺是能产生愉悦情绪的信使，色氨酸的降低可导致 5-羟色胺合成不足，进而降低褪黑素的分泌。褪黑素是松果体产生的一种吲哚类激素，其分泌量在夜间睡眠时最大、白天最小。褪黑素分泌降低会使个体出现睡眠障碍和胃肠运动减弱、消化不良、食欲减退、体重减轻等生理症状。

3. 注意缺陷多动障碍

注意缺陷多动障碍（attention-deficit/hyperactivity disorder，ADHD）主要表现为与年龄不相称的注意力易分散、注意广度缩小、不分场合的过度活动、情绪冲动，并常常伴有认知障碍和学习困难。ADHD 患者的 HPA 轴对应激呈现低反应性。ADHD 患者下丘脑分泌的促肾上腺皮质激素释放激素较正常人水平偏高，其通过垂体促肾上腺皮质激素的作用，使糖皮质激素分泌增加，引起一系列生物反应，如警觉、注意、学习记忆能力增强。但当 HPA 轴反应性低时，就不能有效促进糖皮质激素的分泌。而糖皮质激素在注意、学习、记忆等行为中起重要作用。同时，促肾上腺皮质激素释放激素和促肾上腺皮质激素分泌的降低也会导致低皮质醇水平，而低皮质醇水平被认为与注意缺陷、多动、冲动行为存在明显相关（陈燕惠 等，2009）。

4. 抑郁症

抑郁症与 HPA 轴功能亢进密切相关（左玲俊，徐俊冕，2001）。HPA 轴功能亢进一般被认为是 HPA 轴反馈调节异常所致，而 HPA 轴反馈调节异常可能是皮质类固醇受体功能减弱所致；而且，抑郁症患者的脑脊液中促肾上腺皮质激素释放激素水平较高，促肾上腺皮质激素分泌较多，导致皮质醇水平升高。

皮质醇水平升高会损伤海马体、蓝斑等，使个体产生认知功能障碍、情绪低落、失眠等症状。由于海马体的损坏，HPA 轴对多种应激源的敏感性增加，从而导致 HPA 轴功能亢进；同时海马体本身可抑制 HPA 的活性，并参与 HPA 轴应激反应的抑制调节，而海马体的损坏会导致抑制作用的减弱，使 HPA 轴功能更加亢进。所以目前认为，海马体的损坏和 HPA 轴的功能亢进互为因果关系。

皮质醇水平升高也会导致 5-羟色胺合成不足，进而引起抑郁症及其相关症状，包括自杀、强迫和慢性疼痛等。除此之外，皮质醇水平升高还会导致肝脏酪氨酸氨基转移酶增多，从而降解血液中的酪氨酸。酪氨酸是去甲肾上腺素的前体，其降低可减少去甲肾上腺素的合成，引发抑郁症及其相关症状，包括嗜睡、精神运动性迟滞、认知障碍和快感缺失等（李喆，孙学礼，2006）。

5. 双相情感障碍

双相情感障碍（bipolar disorder，BD）是一种以躁狂、轻躁狂、重症抑郁交替反复发作为特征的严重精神疾病，患者的社会和认知功能受损，并且有极高的自杀率。患者的 HPA 轴在整个昼夜都异常活跃，其特征是内在反馈机制的损害和皮质醇外周代谢的改变。患者抑郁时，始终表现出较高的皮质醇水平和较平缓的皮质醇昼夜节律；而患者躁狂时，其皮质醇水平下降的速度更快，并且比抑郁时表现出更严重的 HPA 轴功能异常（Aas et al.，2019）。

健康心理学与生活

皮质醇：减肥成功的重要因素之一

减肥不仅与胰岛素、瘦素、多巴胺和生长激素相关，还与皮质醇密切相关。首先，皮质醇作为糖皮质激素的一种，其本身就会使个体增加对富含脂肪和糖的食物的摄入量。其次，个体处于应激状态时，会分泌皮质醇以应对应激，而皮质醇一直维持在较高水平，会破坏脂肪细胞、肌肉细胞和肝细胞对胰岛素的正常反应（胰岛素是个体机体内唯一可以降低血糖的激素，同时可以促进糖原、脂肪、蛋白质合成）。而当细胞无法对胰岛素进行正常反应时，血液内糖含量会过高，从而导致糖分变为脂肪，造成脂肪堆积。最后，个体熬夜等作息不规律的行为会导致 HPA 轴节律紊乱，进而导致个体体内皮质醇水平紊乱。这些都会给个体的减肥造成障碍。而想要克服这些障碍，个体需要用积极的态度面对外界应激，减少应激对身心造成的影响，并且需要作息规律、健康饮食、经常运动。

来源：Hewagalamulage et al.，2016。

第三节　心血管系统

心血管系统（cardiovascular system）又称"循环系统"，主要由心脏（heart）、血管（blood vessel）组成。血管分为动脉（artery）、静脉（veins）、毛细血管（capillary）三种。其中，动脉将血液从心脏运至各组织，静脉将血液收集并使之流回心脏，毛细血管则位于动脉和静脉之间，是血液和组织交换的场所。血液沿着心血管系统按照一定的方向循环流动，不断地将营养物质和氧气输送到身体各器官组织和细胞，同时又将组织代谢产物运送至肺、肾和皮肤等器官排出体外，以保证机体内部环境的稳定、新陈代谢的进行和正常生命活动的维持。同时，心血管系统与呼吸系统、消化系统等其他系统协同工作，进行全身血液循环等工作，为身体各个器官提供良好的内部环境。

一、心脏

心脏是心血管系统的中心，为整个循环过程提供动力，主要由心肌细胞组成。心脏内部被间隔成左、右两半，每半又各自分为相通的心房和心室，即左心房、左心室、右心房和右心室（见图 2-8）。房室瓣在同侧的心房和心室之间，使血液只能从心房流向心室而不能倒流；动脉瓣保证血液只能从心室流向动脉而不能倒流。心脏做功，产生压力，推动血液在血管系统内流动，满足器官和组织对血流量的需求。心血管系统循环根据循环途径分为体循环（大循环）和肺循环（小循环）。在体循环中，血液由左心室泵出，经主动脉及其分支到达全身组织内的毛细血管，同时与周围的组织、细胞进行物质和气体交换，再通过各级静脉等返回右心房。在肺循环中，血液由右心室搏出，经肺动脉及其各级分支到达肺泡毛细血管进行气体交换，再经肺静脉进入左心房。

心脏通过心肌有节律的收缩和舒张不断地向各组织输出血液，同时维持血液循环。心脏每一次的收缩和舒张被称为心动周期（cardiac cycle），包括心房收缩、心房舒张、心室收缩和心室舒张四个过程。当心脏舒张时，血压下降，静脉血液回流入心脏；当心脏收缩时，血液从心脏泵出到动脉。

心脏在收缩和舒张的过程中会产生声音，称为心音（heart sound）。心音可作为心动周期时长的依据，心音的变化可用于心脏疾病诊断。

心率（heart rate）是指正常人在安静状态下每分钟心跳的次数，与心脏活动紧密相关，也会影响到心动周期。研究指出，心率在 70～90 次/min 的范围内，心率与收缩压和舒张压之间呈线性关系，且与收缩压之间的相关性大于与舒张压之间的相关性（引自刘国树，2004）。也就是说，当心脏收缩的力量增加时，心率会加快；反之，心率会减慢。

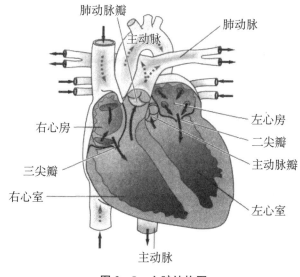

图 2-8　心脏结构图

来源：泰勒，2012。

二、血压

人的血液输送到全身各部位需要一定的动力，同时血管内血液对血管壁也会产生侧压力，即**血压**（blood pressure）。由于血管分动脉、毛细血管和静脉，所以也就有动脉血压、毛细血管压和静脉血压。通常所说的血压是指动脉血压，它又分为收缩压和舒张压。当心室收缩时，主动脉压急剧升高，在收缩中期达到峰值，这时动脉血压值称为**收缩压**（systolic pressure）；心室舒张时，主动脉压下降，在心舒末期动脉血压的最低值称为**舒张压**（diastolic pressure）。收缩压与舒张压的差值称为脉搏压，简称脉压（pulse pressure）。平均动脉压（mean arterial pressure）是一个心动周期中每一瞬间动脉血压的平均值，平均动脉压大约等于舒张压加上 1/3 脉压。我国健康青年在安静状态的收缩压为 100～120mmHg（13.3～16.0kPa），舒张压为 60～80mmHg（8.0～10.6kPa），脉压为 30～40mmHg（4.0～5.3kPa），平均动脉压为 100mmHg（13.3kPa）。

动脉血压存在个体差异，主要体现在性别和年龄这两个方面。一般来说，更年期前的女性动脉血压比男性低，更年期后比男性高。男性和女性的动脉血压都随着年龄增长而升高，并且收缩压的升高比舒张压的升高更加明显。新生儿的收缩压仅为 40mmHg（5.3kPa）左右。出生后第一个月内，收缩压很快升高，到第一个月末可达到 80mmHg（10.6kPa）

左右。之后，收缩压继续升高，到 12 岁约为 105mmHg（13.9kPa）。在青春期，收缩压又较快地上升，17 岁的男性青年，收缩压可达 120mmHg（16.0kPa）。青春期以后，收缩压随年龄增长而缓慢升高，至 60 岁时，收缩压约 140mmHg（18.62kPa）。

正常的血压是血液循环流动的前提，血压在多种因素调节下保持正常，给各组织器官提供足够的血量，以维持正常的新陈代谢。心排血量、外周阻力、心率、大动脉弹性和循环血量是影响血压的几个重要因素。具体来说，心排血量主要影响收缩压。如果心排血量增大，那么心缩期射入主动脉的血量增加，管壁所受的张力也更大，因此收缩期动脉血压的升高更明显。外周阻力的改变对收缩压和舒张压都有影响。如果心排血量不变而外周阻力增大，那么心舒期血液向外周流动的速度减慢，存留在主动脉中的血量增多，引起舒张压升高。心率主要影响舒张压。如果心率加快，心排血量和外周阻力不变，由于心舒期缩短，在心舒期流向外周的血液就减少，因此心舒期末存留于主动脉内的血量增多，舒张期血压升高。大动脉弹性具有缓冲动脉血压变化的作用，当动脉弹性降低时，收缩压增高，同时有小动脉硬化时舒张压也增高。循环血量的多少直接关系到血压的高低，例如人体在大失血的时候血压降低。

值得注意的一点是，以上都是在假设其他因素不变的前提下，分析某一因素发生变化时对血压可能发生的影响。实际上，在不同的生理情况下，上述各种影响血压的因素可能同时改变。因此，在某种生理情况下血压的变化，往往是各种因素相互作用的综合结果。

三、心血管系统疾病

心血管疾病（cardiovascular disease，CVD）被称为危害人类健康的"头号杀手"，它是全球最普遍的慢性疾病之一，包括心脏疾病（diseases of the heart）和血管疾病（diseases of blood vessels）（Celermajer et al.，2012）。一项对 1990—2019 年全球范围内 204 个国家人口的心血管健康状况进行的评估表明，心血管疾病患病人数从 2.71 亿增加至 5.23 亿，增长率高达 92.99%，死亡人数也从 1 210 万增至 1 860 万；其中，中国人群心血管疾病的病死率居首位（Roth et al.，2020）。近年来，随着传统生物医学模式向生物-心理-社会模式转变，对于心血管疾病这类心身疾病，研究者们不仅关注生物因素的致病作用，还开始探讨哪些心理社会因素与心血管疾病的发生发展密切联系，并试图通过一些干预技术在一定程度上降低个体罹患心血管疾病的风险，促进其身心健康。表 2-3 简单介绍了几种最常见的心血管疾病，具体内容可参见第十一章。

表 2-3　心血管疾病简介

疾病	症状	影响因素	预防与治疗
高血压	以体循环动脉血压增高为主要特征（收缩压≥140mmHg，舒张压≥90mmHg），会引起心、脑、肾、血管等器官结构功能异常并导致心脑血管事件或死亡	消极情绪和人格特征、负性家庭环境、应激、不良生活方式等	饮食疗法、药物治疗、认知行为疗法等
冠心病	冠状动脉血管发生动脉粥样硬化病变引起血管腔狭窄或阻塞，导致心肌缺血、缺氧或坏死		

续表

疾病	症状	影响因素	预防与治疗
卒中	大脑动脉阻塞或破裂引起脑组织缺氧，致使大脑受到损害		
心力衰竭	由于心脏的收缩功能和（或）舒张功能发生障碍，不能将静脉回心血量充分排出心脏，导致静脉系统血液淤积、动脉系统血液灌注不足	消极情绪和人格特征、负性家庭环境、应激、不良生活方式等	饮食疗法、药物治疗、认知行为疗法等
心律失常	激动传导缓慢、阻滞等导致心脏跳动节律和（或）频率异常		
心肌炎	心肌发生局限性或弥漫性的急性或慢性炎症		
心绞痛	冠状动脉供血不足引起心肌急剧的、暂时的缺血与缺氧，并伴随着阵发性的前胸压榨性疼痛		

第四节　呼吸系统

一、呼吸系统的结构与功能

（一）呼吸系统的结构

呼吸系统（respiratory system）由呼吸器官组成，包括鼻、咽、喉、气管、支气管和肺（见图 2-9）。其中，鼻、咽、喉、气管和支气管共同组成了呼吸道（respiratory tract），或称气道（airway）。呼吸道是外界环境与肺泡之间进行气体流动的通道。喉及其以上的部分在临床上被称为上呼吸道（upper respiratory tract），喉以下的部分被称为下呼吸道（lower respiratory tract）。

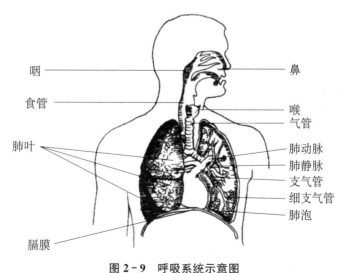

图 2-9　呼吸系统示意图

来源：泰勒，2012。

1. 鼻

鼻（nose）既是呼吸道的起点，也是嗅觉器官。它由三部分组成：外鼻（external nose）、鼻腔（nasal cavity）和鼻旁窦（paranasal sinus）。鼻中隔将鼻腔分为左右两腔，前有鼻前孔与外界相连，后有鼻后孔通向咽部。鼻腔的表面衬以黏膜。鼻旁窦是围绕鼻腔的含气骨腔的总称，有四对，即上颌窦（maxillary sinus）、额窦（frontal sinus）、筛窦（ethmoidal sinus）和蝶窦（sphenoidal sinus）。

2. 咽

咽（pharynx）是呼吸道和消化道的共同通路，它是一个漏斗状的肌性管道，其前部和后部略微扁平。咽上起自颅底，下至第 6 颈椎体下缘，全长约 12cm。咽的后壁与侧壁相对完整，前壁自上而下分别与鼻腔、口腔和喉腔相连。因此，咽可分为三部分：鼻咽（nasopharynx）、口咽（oropharynx）和喉咽（laryngopharynx）。

3. 喉

喉（larynx）不仅是呼吸气体的通道，而且是发音器官。喉的上部通过韧带与舌骨和咽相通，下部与气管相连。喉由软骨作为支架，软骨间通过关节与韧带相连，并附着有肌肉使关节运动。喉的内表面衬以黏膜，形成喉腔。

4. 气管和支气管

气管（trachea）位于食管前方，是一个后壁略扁平的圆筒状管道。上部与喉连接，向下进入胸腔，至第 4、5 胸椎交界处分为左右支气管。气管由 14～16 个半环状的气管软骨和连接在它们之间的环形韧带组成，成人的气管长 11～12cm。气管软骨环的缺口朝向后面，缺口之间有弹性纤维膜连接，其中包含平滑肌。

支气管（bronchus）分为左、右支气管。左支气管细而长，长 4～5cm，其上方有主动脉弓跨过。右支气管短而粗，长约 3cm，走形较陡直。因此，当有异物进入气管时，很可能会堕入右支气管内。支气管的结构与气管基本相似，左、右支气管在肺门处先分出肺叶支气管，然后经肺门进入肺。

5. 肺

肺（lung）是容纳和进行气体交换的器官，位于胸腔内纵隔的两侧，左右各一。肺组织呈海绵状，质软而轻，富有弹性。右肺因膈下有肝，较左肺宽而略短；左肺因心脏偏左，较右肺窄而稍长。左肺和右肺的形状均类似于圆锥，上端为肺尖，下端为肺底，外侧为肋面。肺被肺裂分为数叶，左肺被叶间裂分为上、下两叶，右肺被上方的副裂和下方的叶间裂分为上、中、下三叶。

（二）呼吸系统的功能

1. 气体交换功能

呼吸系统完成外呼吸的功能，即肺通气和肺换气。肺通气是肺与外界环境之间的气体交换过程，肺换气是肺泡与肺毛细血管之间的气体交换过程。呼吸道保证了气体的清洁、湿润和畅通；肺由许多肺泡构成，外面包绕着丰富的毛细血管和弹性纤维，肺泡的壁和毛细血管壁都很薄，只有一层上皮细胞，这些特点都有利于气体交换（Polgar & Weng，1979）。

2. 防御功能

成人每天进入呼吸系统的空气量达 1 万升以上，尚且不考虑致病微生物的有害作用，如果其中的尘埃颗粒全部沉积在肺内，很快会将呼吸道填塞。为保证肺脏正常气体交换功能的完成，整个呼吸系统有着复杂而完善的防御系统。防御功能是由呼吸道的三道保护屏障构成：一是鼻腔黏膜对通过的空气有加温、湿润和清洁的作用，而鼻毛则可阻挡细菌、病毒和灰尘进入呼吸道；二是气管上皮细胞有分泌黏液和纤毛摆动功能，可将进入呼吸道的灰尘粘住并随纤毛运动将其排出气道；三是肺泡内有一种特殊细胞可将进入肺泡内的灰尘吞噬。从上到下的这三道屏障可使较干净空气进入人体。咳嗽是呼吸道重要的保护性反射，有利有弊，利大于弊，通过咳嗽能清除外界侵入呼吸道的异物与分泌物，消除刺激因子，保持气道清洁通畅，抵御感染，阻止感染扩散（Polgar & Weng，1979）。

3. 通气功能

人体通过呼吸这套系统使空气不断进出，空气由呼吸道进入肺泡，而肺泡内气体通过呼吸道排出体外（Polgar & Weng，1979）。

二、呼吸系统疾病

（一）支气管哮喘

支气管哮喘（bronchial asthma）简称哮喘，是由多种细胞（如嗜酸性粒细胞、肥大细胞、T 淋巴细胞、中性粒细胞、气道上皮细胞等）及细胞组分参与的慢性气道炎症。气道炎症和气道损伤可导致气道对外界各种刺激的反应性增强，进而出现发作性喘息、呼吸急促、胸闷或咳嗽等症状，尤其是在夜间和（或）清晨更为明显。

哮喘受到遗传因素和环境因素的双重影响。研究资料显示，哮喘患者亲属的患病率显著高于群体患病率，并且亲缘关系越近，患病率越高。此外，哮喘患者的病情越严重，其亲属患病率也越高（Bjerg et al.，2007；Pirson et al.，1991）。除了遗传因素，一些环境因素在哮喘发作中也有着重要作用，诸如尘螨、花粉、动物毛屑、寄生虫、气候变化等都可能是哮喘的风险因素（Strachan，2000）。

（二）过敏性鼻炎

过敏性鼻炎（allergic rhinitis）也称变应性鼻炎，是指特应性个体接触变应原后，主要由免疫球蛋白 E（IgE）介导的介质释放引起，并有多种免疫活性细胞和细胞因子等参与的鼻黏膜非感染性炎性疾病。过敏性鼻炎是一种由遗传与环境相互作用而诱发的多因素疾病，该疾病的风险因素可能存在于所有年龄段。研究表明，有变态反应家族史的个体易患过敏性鼻炎，且患者家庭多有哮喘、荨麻疹或药物过敏史。环境因素主要是指一些变应原，例如开花植物的花粉或其他粉尘（Skoner，2001）。

预防过敏性鼻炎最本质的方法是了解导致自己过敏的物质，在平时的生活中尽可能避免接触它。例如春季的花粉、柳絮等都可能诱发过敏性鼻炎，这就需要我们在外出时佩戴好口罩。戴口罩既可以使口鼻保持温暖湿润，又可以减少干冷空气的刺激，还能有效阻挡花粉等过敏原。此外，还有必要通过多运动来增强机体的抵抗力，从而预防过敏性鼻炎。尤其是在春季，气候变暖，最适合户外活动，我们可以选择适合自己的体育活动，例如爬山、慢跑、骑自行车等来进行适当的锻炼，以提高身体免疫力并加强呼吸道的防御能力，从而预防过敏性鼻炎。

（三）病毒性感染

呼吸系统是感染和慢性疾病的好发部位。病毒性上呼吸道感染是指病原体入侵人体导致鼻、喉等上呼吸道产生炎症，主要表现为普通感冒、继发性细菌感染和支气管炎。感冒会造成患者浑身不适、呼吸不畅以及黏液分泌增多。继发性细菌感染可使病情变得复杂，这是因为病毒性感染会导致气管黏膜发炎，降低它们对继发性感染的抵抗力。支气管炎会造成肺内各级支气管黏膜发炎，导致气管内产生大量的黏液，使患者咳嗽不止。支气管炎在外界环境、气候骤变时更容易发生，其病原体多为病毒，占上呼吸道感染疾病的90%左右。患者会出现喷嚏、咳嗽、头痛、体温升高、食欲缺乏、全身不适等症状，严重者会出现声音嘶哑、胸痛等症状（Subbarao & Mahanty，2020）。对此及时就医治疗非常关键。

（四）细菌性感染

呼吸系统也是细菌性感染的好发部位，如链球菌性咽喉炎、百日咳和白喉。链球菌性咽喉炎是发生在咽喉和软腭的炎症，以红、肿为特征。百日咳发生在上呼吸道，并向气管和支气管蔓延。百日咳细菌在生长繁殖中产生大量黏液，使机体通过剧烈咳嗽排出这些黏液。它们的主要危害在于降低机体的免疫力，引起继发性感染，且会对心肌等其他组织造成永久性损伤。细菌性感染在小儿人群中较为常见，通常包括上呼吸道感染和脑膜炎等（Bosch et al.，2013）。患儿发生细菌性感染以后，若未获得及时有效的治疗，极可能导致多个器官系统出现病变，病情严重时可威胁患儿的生命安全（Wiertsema et al.，2011）。

（五）慢性阻塞性肺疾病

慢性阻塞性肺疾病（chronic obstructive pulmonary disease，COPD）是一种具有气流阻塞特征的慢性支气管炎和（或）肺气肿，可进一步发展为肺心病和呼吸衰竭等常见慢性疾病。COPD是最常见的慢性呼吸系统疾病，它与肺组织、气道对烟草、烟雾、化学物质、空气污染、职业粉尘和生物燃料等有害颗粒或有害气体的慢性炎症反应增强有关（Murray & Lopez，2013）。随着年龄增长，慢性呼吸系统疾病致死率呈现最明显的增长趋势。COPD的共患疾病有心血管疾病、骨质疏松、抑郁与焦虑、肺癌、代谢综合征和糖尿病、胃食管反流性疾病、支气管扩张及阻塞性睡眠呼吸暂停综合征等。吸烟是COPD病发的主要风险因素，但COPD不能根治，我们需要在平时通过锻炼身体等方法进行预防（Mcguinness & Sapey，2017）。

（六）肺结核

肺结核（pulmonary tuberculosis，PTB）也称"肺痨"，是一种由结核分枝杆菌感染引起的呼吸系统传染病，病灶主要发生于肺组织、气管、支气管和胸膜部位，属于乙类法定报告传染病[1]。肺结核主要经呼吸道飞沫传播。人体感染结核分枝杆菌是肺结核的基本病因，健康的人吸入带有结核分枝杆菌的飞沫即可能发生感染，并可能进一步发展为肺结核病，而感染或发病与否还取决于人体免疫力、结核分枝杆菌数量等因素。平时我们要注意开窗通风和消毒，通过锻炼身体来提高自身抵抗力来进行预防。

（七）胸膜炎

胸膜炎（pleurisy）是发生在胸膜腔内的炎症，又称为"肋膜炎"。胸膜位于胸部，是覆盖在胸壁内表面及胸腔脏器（如肺、纵隔）表面的一层浆膜。胸膜腔是胸膜围成的一个密闭腔隙，正常情况下呈负压状态，当各种致病菌（如细菌、结核菌）侵犯胸膜时，所产生的一系列炎症反应，即为胸膜炎。胸痛是胸膜炎最常见的症状，常突然发生，程度差异较大，可为不明确的不适或严重的刺痛，或仅在患者深呼吸或咳嗽时出现，也可持续存在并因深呼吸或咳嗽而加剧。

（八）肺癌

原发性支气管肺癌，简称肺癌（lung cancer），源于气管、支气管黏膜或腺体，是最常见的肺部原发性恶性肿瘤，伴有咳嗽、痰中带血或咳血、喘鸣、胸痛等症状。肺癌无传染性，但具有一定的家族聚集性和遗传易感性。肺癌主要是由吸烟、接触环境中的致癌物质或者在工作环境中接触致癌物质（如石棉）引起的（Rivera & Wakelee，2016）。我们可以通过禁止和控制吸烟、保护环境、科学饮食等方法进行预防（Bade & Dela Cruz，2020）。

第五节　消化系统

人体内与消化摄食有关的器官包括口腔、咽、食道、胃、小肠、大肠、肛门，以及唾液腺、胃腺、肠腺、胰腺、肝脏等，因此称它们为消化器官。所有的消化器官的总和称为**消化系统**（digestive system）。这些消化器官协同工作，共同完成对食物的消化和对营养物质的吸收。消化系统的功能与人的进食行为密切相关，当个体的进食行为发生异常时，例如进食障碍，个体的消化系统功能会受到严重影响，并伴发一系列疾病，严重时还会危及生命。

---

[1] 《中华人民共和国传染病防治法》将传染病分为甲类、乙类和丙类三类，其中乙类传染病包含传染性非典型肺炎、艾滋病、病毒性肝炎、脊髓灰质炎等类型。

一、消化系统功能

消化系统由消化道和消化腺两部分组成。消化道包括口腔、咽、食管、胃、小肠（十二指肠、空肠、回肠）和大肠（盲肠、阑尾、结肠、直肠、肛门）等部位。临床上常把口腔到十二指肠的这一段称为上消化道，空肠及以下的部分称为下消化道。消化腺有小消化腺和大消化腺两种。小消化腺分散在消化管各部位的管壁内，大消化腺有唾液腺（腮腺、下颌下腺、舌下腺）、肝脏和胰脏（见图2-10）。

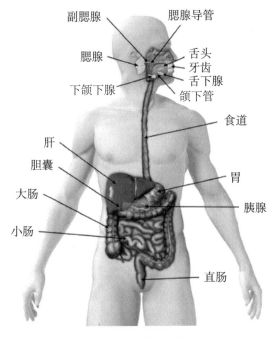

图2-10　消化系统

来源：Gurung，2018。

消化系统的基本生理功能是摄取、转运、消化食物和吸收营养、排泄废物，这些生理功能的实现依赖于整个胃肠道协调的生理活动。生理系统的功能与食物的化学成分有关：对于维生素、水、无机盐等营养物质，消化系统直接对其进行摄取、转运；而食物中的蛋白质、脂肪和糖类等生物大分子则不能被机体直接吸收利用，需在消化管内被消化为结构简单的小分子物质才能被机体吸收。消化是指食物在消化管内被分解成结构简单、可被吸收的小分子物质的过程。吸收是指这种小分子物质透过消化管黏膜上皮细胞进入血液和淋巴液的过程。食物的消化和吸收有物理性（机械性）和化学性两种方式，二者同时进行，共同完成消化吸收过程。物理性消化又称机械性消化，是指经过口腔的咀嚼、牙齿的磨碎以及胃肠肌肉的活动，将大块的食物变成碎小的，使消化液充分与食物混合，并从口腔推移到肛门的消化过程。化学性消化是指消化腺所分泌的各种消化液，将各种复杂的营养物质分解为肠壁可以吸收的简单的化合物，例如糖类分解为单糖，蛋白质分解为氨基酸，脂类分解为甘油及脂肪酸。然后这些分解后的营养物质被小肠（主要是空肠）吸收进入体内，进入血液和淋巴液。至于食物中的其他成分，由于不能被机体吸收，就通过肠胃蠕动形成粪便，之后，消化道通过大肠将其排出体外。

食物的摄取、转运、消化和吸收，保障了机体所需的物质和能量，而废物排泄则保障了体内平衡，避免机体中毒。

二、消化系统与进食障碍

（一）进食障碍

进食障碍（eating disorders，ED）是一组以进食行为异常为主的精神障碍。进食障碍主要包括**神经性厌食症**（anorexia nervosa，AN）、**神经性贪食症**（bulimia nervosa，BN）和**暴食障碍**（binge-eating disorder）三大综合征（见表 2 - 4）。患有进食障碍的个体由于不恰当的饮食行为，其身体健康会受到严重损害。

表 2 - 4　不同类型进食障碍的特征比较

特征	限制型神经性厌食症	暴食/清除型神经性厌食症	神经性贪食症	暴食障碍
体重	显著不足	显著不足	正常或超重	超重
体像	严重困扰	严重困扰	过分关注体重和体型	因超重而困扰
暴食	否	是	是	是
清除或其他代偿行为	否	是	是	否
对进食的失控感	否	在暴食期间	是	是

来源：诺伦-霍克西玛，2017。

1. 神经性厌食症

神经性厌食症（诊断标准见表 2 - 5）患者常常过分关注自己的身体形象，表现为对肥胖体型的强烈恐惧以及对苗条体型的狂热追求。因此，神经性厌食症患者通常采取不同的方法来控制自己的体重。根据使用的限制热量摄入的方法，神经性厌食症可分为两种亚型：一种是限制型（restricting type of anorexia nervosa），即只通过节食减少热量摄入，这种亚型的患者不仅严格限制摄食的数量，而且控制摄入食物的热量；另一种是暴食/清除型（binge/purge type of anorexia nervosa），即通过泻出行为限制热量摄入。暴食/清除型神经性厌食症患者一方面在饮食上控制摄入的热量，另一方面在摄食后采取泻出（purging）行为。患者通常采用的泻出行为包括自我引吐（self-induced vomiting）、滥用泻药和利尿剂等。由于神经性厌食症患者常常采取不同方法限制热量的摄入，慢慢地，该类型患者的平均体重常低于标准体重 25%～30%。

神经性厌食症的另一个特征是不能正确知觉自己的身体形象，这类患者把自己实际的体重看作标准体重，并且继续采用节食等各种方法来维持自身的体重。

神经性厌食症患者由于常常禁食来维持较低的体重，容易继发各种功能障碍，比如常常伴有内分泌失调。对于女性患者，容易出现闭经现象，而男性患者则是性欲和雄性激素水平降低。此外，神经性厌食症患者还容易出现一系列临床症状，表现为皮肤干燥，四肢和脸部长出软毛发，毛发或指甲脆硬，胃胀，便秘，食欲下降，经常产生疲倦、乏力、虚弱、眩晕的感觉。

神经性厌食症患者否认自己存在任何问题，常常拒绝主动求医。神经性厌食症危害巨大，患者可能由于长期禁食而产生严重的生理后果甚至死亡。

表 2-5　神经性厌食症的诊断标准

A. 相对于需求而言，在年龄、性别、发育轨迹和身体健康的背景下，出现了因限制能量的摄取而导致明显的低体重。明显的低体重被定义为低于正常体重的最低值或低于儿童和青少年的最低预期值。

B. 即使处于显著的低体重，也强烈害怕体重增加或变胖，或有持续的影响体重增加的行为。

C. 对自己的体重或体型存在体验障碍，体重或体型对自我评价存在不当影响，或持续地缺乏对目前低体重的严重性的认识。

现有亚型：

限制型：在过去 3 个月内，个体没有反复的暴食或清除行为（即自我引吐或滥用泻药、利尿剂或灌肠）。体重减轻主要通过节食、禁食和/或过量运动达成。

暴食/清除型：在过去 3 个月内，个体有反复的暴食或清除行为（即自我引吐或滥用泻药、利尿剂或灌肠）。

2. 神经性贪食症

与其他类型的进食障碍患者不同，神经性贪食症（诊断标准见表 2-6）患者通常根据自己的体重和体型来评价自己或维持自尊，这导致其和神经性厌食症患者一样，都非常害怕发胖。但与神经性厌食症患者不同，神经性贪食症患者的体重基本处于正常体重范围内，甚至有些患者还可能超重。

另外，神经性贪食症患者容易出现暴食（bingeing）现象。暴食行为通常被定义为：在一段固定的时间里比其他绝大部分人在同样条件下吃更多的东西（Barlow & Durand，1995）。这种进食行为不受个体主观意愿控制，当患者想停止进食时却无法让自己中止该行为。

在暴食行为发生之后，神经性贪食症患者还会对其采取一系列补偿行为，以防止体重增加。最常用的手段是泻出，即在进食后立即催吐、灌肠，或使用利尿剂、泻药或其他类似的药物。还有一些人会试图采用其他的补偿行为来降低体重，比如采取禁食的方法来减少能量摄入，采用过度运动或者服用甲状腺药物的方法以提高自身的新陈代谢率。

表 2-6　神经性贪食症的诊断标准

A. 暴食反复发作。暴食发作以下列 2 项为特征：

　1. 在一段固定的时间内（例如在任意 2 小时内）进食，进物量明显大于大多数人在相似时间段内和相似场合下的进食量。

　2. 发作时感到无法控制进食（例如感觉不能停止进食或者控制进食品种或进食数量）。

B. 反复出现不恰当的代偿行为以预防体重增加，例如自我引吐，滥用泻药、利尿剂或其他药物，禁食或过度锻炼。

C. 暴食和不恰当的代偿行为同时出现，并且出现频率维持在 3 个月内平均每周至少 1 次。

D. 自我评价受到体型和体重的过度影响。

E. 该障碍并非仅仅出现在神经性厌食症的发作期。

3. 暴食障碍

暴食障碍（诊断标准见表 2－7）与神经性贪食症类似，都存在暴食现象。但相比神经贪食症患者，暴食障碍患者可能每天没有固定的用餐时间，并且具有更高的进食频率，表现为间歇性地大量进食。在进食期间，暴食障碍患者的进食速度快，神情恍惚，对暴食行为产生明显的失控感。另外，与神经性贪食症患者不同，暴食障碍患者不会经常采取诸如泻出、禁食或过度锻炼等措施来弥补暴食行为产生的后果，这也导致暴食障碍患者通常明显超重，同时也让他们对自己的身体或暴食行为产生厌恶、羞耻等消极情绪。

表 2－7　暴食障碍的诊断标准

A. 暴食反复发作。暴食发作以下列 2 项为特征：
　　1. 在一段固定的时间内（例如在任意 2 小时内）进食，进物量明显大于大多数人在相似时间段内和相似场合下的进食量。
　　2. 发作时感到无法控制进食（例如感觉不能停止进食或者控制进食品种或进食数量）。
B. 暴食发作与下列 3 项（或更多）有关：
　　1. 进食比正常情况快得多。
　　2. 进食直到撑得难受为止。
　　3. 在没有感到身体饥饿时大量进食。
　　4. 因进食过多感到尴尬而单独进食。
　　5. 进食之后感到厌恶自己、抑郁或非常内疚。
C. 对暴食感到显著的痛苦。
D. 在 3 个月内平均每周至少出现 1 次暴食。
E. 暴食与神经性贪食症中反复出现的不恰当的代偿行为无关，也并非仅仅出现在神经性贪食症或神经性厌食症的病程中。

（二）进食障碍与消化系统的关系

食物进入消化道，会引发一系列生理过程来对食物进行消化吸收。食物进入消化道，引起胃扩张（gastric distension）以容纳食物，同时，通过迷走神经传入纤维的刺激产生饱腹感，刺激肠内分泌细胞（enteroendocrine cells）分泌胃肠激素（gut hormones）。随着胃排空的进行，机械性膨胀发出的信号逐渐减少，并移动到胃窦，然后进入小肠。胃窦在饱足感知和进食终止上起着至关重要的作用。同时，营养影响餐后胃肠道功能，如胃肠道运动和胃肠道激素释放，并影响食欲感知和随之产生的能量摄入。这些生理过程的失调会对饮食行为产生不利影响，或引发胃肠道症状，如餐后饱胀、恶心和腹胀。

进食障碍和消化系统功能失调存在紧密的联系，但是目前的研究尚未完全探明二者联系的机制。可以确定的是，进食障碍常常改变患者的饮食习惯，饮食习惯改变会引起消化系统功能失调并继发消化系统疾病。例如，催吐、滥用泻药和限制食物摄入等行为对胃肠道功能有很大影响；相反，胃肠道功能的丧失，如胃肠道运动障碍（disordered motility），可加重进食障碍的典型症状，如食欲减退、自发性呕吐、吞咽困难、便秘和腹胀（Abraham & Kellow，2013）。此外，进食障碍还可导致营养不良，并继发代谢性疾病，以及电解质紊乱等症状，这些症状可以显著影响胃动力、胃排空和肠道运输等消化系统功能（Norris et al.，2016）。众多学者总结了不同类型的进食障碍和消化系统症状或疾病的联系（例如 Hetterich et al.，2019；Santonicola et al.，2019），以下将分别做简要介绍。

1. 神经性厌食症与消化系统

神经性厌食症患者由于对自己的体重或体型存在感知障碍，常常使自己的体重严重低于标准体重最低值，这会带来严重的消化系统并发症，这些症状遍及消化道各个器官。研究发现，神经性厌食症患者常出现食管功能障碍，例如贲门失弛缓症或其他食管运动异常。其中，暴食/清除型神经性厌食症患者的食管可能会发展成巴雷特食管（Barrett's esophagus），其以胸骨后有烧灼感、胸痛及反胃为临床症状。另外，神经性厌食症还会继发不同的肠胃功能紊乱，例如胃扩张（症状包括腹痛、便秘和不能呕吐，甚至胃壁穿孔）、胃排空延迟（症状包括胃充满、腹胀、胃脘痛和恶心）、肠系膜上动脉综合征（腹痛、反复呕吐，并伴有恶心、呕吐）、乳糜泻、排便习惯改变、肠道运动障碍和肝脏损害（表现为转氨酶水平增高）等。

2. 神经性贪食症与消化系统

神经性贪食症患者由于常常采用各种手段来补偿暴食行为，也容易产生不同的消化功能障碍。神经性贪食症患者通常会出现食管症状，如食管撕裂（马洛里-魏斯综合征）、食管下括约肌松弛或痉挛。食管下括约肌的活动减弱常导致胃酸反流，产生轻度食管炎、黏膜红斑，严重的会产生食管癌。另外，神经性贪食症也会引起胃扩张、胃排空延迟、肠系膜上动脉综合征、功能性消化不良或肠易激综合征、腹胀和便秘等胃肠道症状。其最严重的并发症之一还包括电解质失衡，这是长期过度呕吐、滥用利尿剂而使体液流失的结果。因体液流失而产生的电解质失衡可能会继发心力衰竭等心血管疾病。

3. 暴食障碍与消化系统

暴食障碍患者常常由于暴食行为而明显超重，也会继发许多消化系统的症状。暴食障碍食管症状和其他两种进食障碍没有多大区别。暴食障碍患者也报告了胃扩张、胃排空、胃酸反流、胃灼热、腹胀和肠易激综合征等症状。另外，暴食障碍患者相对普通人饱腹感水平发生了改变，他们需要更多的食物来达到类似的饱腹感水平。

第六节　基因与疾病

基因（gene）是指包含遗传信息的核苷酸序列，也是遗传的基本功能单位。基因通过表达产生不同的核糖核酸和蛋白质，保障有机体功能的正常运行。基因在复制过程中可能发生变异，导致遗传信息改变，这有利于生物的多样性，并促进生物积极地适应环境，但是变异也可能导致有机体的结构功能发生变化而产生疾病。许多疾病都与基因和环境具有密切的联系，携带对某种疾病易感的基因的有机体受到不利环境的影响时，更容易产生疾病。

一、基因与遗传

基因是产生一条多肽链或功能核糖核酸（ribonucleic acid，RNA）所需的全部核苷酸系列。亲代的基因通过无性繁殖或有性繁殖的方式传递给子代，从而使子代获得其亲代信息的现象称为**遗传**（heredity）。人类遗传物质通过有性生殖方式进行亲子传递，即亲代首先通过减数分裂的方式产生两性生殖细胞（精子和卵子），后两者结合（受精作用），产生合子（如受精卵），再由合子发育成新个体，其中受精卵包含来自父母的遗传信息。遗传过程中可能会发生基因突变，从而导致遗传信息改变。基因突变是指基因在结构上发生了碱基对组成或排列顺序的改变，主要形式包括：基因中一对核苷酸被替换，一对或多对核苷酸被插入和（或）缺失，三核苷酸重复序列复制数目发生改变，等等。许多临床疾病都与基因突变有关。基因突变对于有机体是把双刃剑：当突变产生的性状（个体所有能够观测的特征的总和）适应环境时，这有利于有机体在竞争中取得优势而生存下来，但也可能因为突变使正常机体功能变得异常，从而产生疾病，甚至威胁生命。

二、基因、环境与疾病

（一）基因对疾病的影响

大量研究表明，不论是生理疾病还是精神疾病，遗传因素在疾病的发生发展中都具有重要的作用。例如，家庭研究表明，患者家属患有精神分裂症的概率远高于一般人群，并且与患者的血缘关系越近，患病的风险越高。收养研究表明，出生时被收养的精神分裂症患者，其亲属中而不是其收养家庭中的精神分裂症的发生率更高（Kety et al.，1994）。双生子研究表明，与异卵双生子相比，同卵双生子更有可能都罹患精神分裂症（Polderman et al.，2015）。

遗传病的产生正是由于人的生长、发育和机体功能受基因的控制，而基因会因为外界环境因素以及细胞复制时发生的差错而产生变异，其中一部分基因的变异可能对人体健康有害，并且遗传到下一代。遗传病包括单基因遗传病和多基因遗传病两类，其中**单基因遗传病**（monogenic diseases）是指由一对等位基因或者同源染色体中单个基因出现变异引起的遗传病，是临床中常见的疾病。目前已经确定的人类单基因遗传病超过7 000 种，例如红绿色盲、白化病、先天愚型、并指（趾）、多指（趾）、先天性聋哑、血友病等。针对单基因遗传病的治疗手段主要有宫内治疗、替代疗法、药物防治、代谢疗法和手术疗法。虽然单基因遗传病很难治愈，但随着科学技术的发展及生活水平的提高，它们逐渐为人们所熟知。人们也开始注重做好遗传病的防控工作，降低遗传病的发病率，并对已发生的遗传病采取针对性措施进行积极有效的治疗。

多基因遗传病（polygenic diseases）是指由多对基因控制的人类遗传病，其遗传效应较多受环境因素的影响。详细内容将在以下部分介绍。

（二）基因与环境对疾病的交互影响

环境因素对疾病的影响也不可忽视，越来越多的研究证明，基因和环境两者会共同对疾病产生影响。多基因遗传病的发生很好地证明了这一观点，即一些疾病不是只由遗传因素决定，而是遗传因素与环境因素共同起作用。目前已发现的多基因遗传病有 100 多种，包括人类的一些常见病，如冠心病、糖尿病、类风湿性关节炎、消化性溃疡以及某些先天畸形等。它们具有较高的发病率，因此做好预防工作至关重要。首先，多基因遗传病具有家族聚集倾向，因此要严禁近亲婚配。其次，应从环境因素着手，对环境因素起主要作用的多基因遗传病进行预防。例如，家族中有糖尿病患者的人应该减少进食含糖量高的食物，不吸烟，少喝酒，适量参加体育运动等，从而降低发病的风险。多基因遗传病的遗传模式复杂，常由多个基因的累加效应联合环境因素共同作用所导致，因而也被称为"复杂疾病"（complex diseases）。此外，研究发现改变环境可以在一定程度上延缓风险基因的表达。例如，在 20 世纪六七十年代，芬兰北卡是一个冠心病死亡率和家族性高胆固醇血症基因频率特别高的地区。然而，在长达 25 年的时间里，一项集中于减少吸烟、改变饮食习惯和促进公共卫生的社区干预计划，大大降低了心脏病发病率和冠心病死亡率（Puska et al. Eds. ，1995）。

基因和环境共同对疾病产生影响的例子还有很多。例如，在对阿尔茨海默病的研究中，研究者发现患阿尔茨海默病的风险不仅与载体蛋白 E（APOE4）等位基因有关（Plassman & Breitner，1996；Rubinzstein，1995），还与患者的头部损伤有关。马约等（Mayeux et al. ，1995）发现，在没有 APOE4 等位基因的情况下，头部损伤不会增加患病风险，仅有 APOE4 等位基因的个体患病风险增加 2 倍，但是具有 APOE4 等位基因和头部损伤的个体的患病风险增加 10 倍。又如，收养研究表明，和有反社会障碍、焦虑/抑郁问题、酗酒/吸毒问题的父母（不利的社会环境）具有血缘关系的后代产生这些问题的风险更高（Cadoret et al. ，1983，1995）。

健康心理学与生活 ——————————————————————————

儿童支气管哮喘

支气管哮喘是一种常见的心身疾病，也是儿童常见的一种慢性病。近 30 年来，儿童支气管哮喘等过敏性疾病的发病率明显上升，并有起病年龄逐渐变小的趋势，大多数患者在 12 岁以前起病，50％的患者可在发育期前后缓解或终止。哮喘最明显的症状是持续不断地咳嗽，尤其是晚上或运动之后咳嗽症状加剧，其他症状包括气急、胸闷、窒息感等。哮喘的发病机制在于：上呼吸道感染引发气道过度反应和呼吸性阻塞。

儿童支气管哮喘是由多种遗传因素和环境因素间复杂的相互作用引起的。目前多数学者认为，哮喘发病的遗传因素大于环境因素。如果父母都有哮喘，其子女患哮喘的概率可高达 60％；如果父母中有一人患哮喘，子女患哮喘的概率则降至 20％；如果父母都没有哮喘，子女患哮喘的概率只有 6％左右。同时，近亲中患哮喘的人越多，下一代越容易患哮喘。此外，如果家庭成员及其亲属患有过敏性疾病（如过敏性鼻炎、皮肤过敏或者食物、药物过敏等），后代患哮喘的可能性也会增加。除了遗传因素，环境因素（如暴露于病原微生物、空气污染、气候变化）以及其他潜在因素（如经济水平、文化程度、心理因素和饮食习惯等）均是哮喘发作的重要诱因。对于有哮喘家族史者来说，一方面可通过有意识回避接触引发哮喘的环境因素（如接触各种过敏物质、呼吸道病毒和细菌感染、吸烟等）进行源头预防，另一方面也可通过一些简便易行的方式（如遵循饮食禁忌、增强体质、合理膳食、药物控制、心理治疗等）进行预防。

来源：李丹，刘俊升，2014；王雪梅，王玲，2017。

第七节　免疫系统

免疫系统（immune system）是机体执行免疫应答及免疫功能的重要系统。它具有识别和排除抗原性异物、与机体其他系统相互协调，共同维持机体内环境稳定和生理平衡的功能。免疫系统是防卫病原体入侵最有效的武器，它能发现并清除异物、外来病原微生物等引起内环境波动的因素，但其功能的亢进会对自身器官或组织产生伤害。

一、免疫系统构成与功能

（一）免疫系统的构成

免疫系统由免疫器官、免疫细胞，以及免疫分子组成。免疫器官是免疫细胞发生、分化、成熟的场所，也是免疫细胞定居、增殖以及免疫应答发生的场所；免疫细胞可以产生和分泌免疫分子。

1. 免疫器官

免疫器官根据分化的早晚和功能不同，可分为**中枢免疫器官**（central organ）和**外周免疫器官**（peripheral organ）。

（1）中枢免疫器官。中枢免疫器官又称一级免疫器官，主要包括骨髓和胸腺，是免疫细胞发生、发育、分化与成熟的场所，同时对外周免疫器官的发育亦起主导作用。

骨髓（bone marrow）是人类和其他哺乳动物主要的造血器官，是各种血细胞的重要发源地。骨髓中的多能干细胞具有强大的分化潜力，它们可在某些因素作用下分化为不同的造血祖细胞，进而分化为形态和功能不同的髓系干细胞和淋巴系干细胞。淋巴系干细胞再通过胸腺、腔上囊或类腔上囊器官（骨髓），分别衍化成 T 细胞和 B 细胞，最后定居于外周免疫器官。

胸腺（thymus）是 T 细胞分化成熟的场所。胸腺可以产生细胞因子和胸腺激素，表达抗原受体和其他受体（如丝裂原受体、绵羊红细胞受体、细胞因子受体）、组织相容性复合体以及一些簇分化抗原，促进 T 细胞生长、分化，最终发育为 T 细胞亚群。该亚群自胸腺输出，定位于外周淋巴器官和组织，发挥细胞免疫功能，辅助调节体液免疫，建立并维持自身的免疫耐受性。

（2）外周免疫器官。外周免疫器官又称二级免疫器官，是成熟淋巴细胞定居的场所，也是这些细胞在外来抗原刺激下产生免疫应答的重要部位之一，包括淋巴结、脾脏、黏膜相关淋巴组织等。

淋巴结（lymph node）包括皮质区和髓质区。皮质区浅层又称为非胸腺依赖区，为B淋巴细胞区；皮质区深层为副皮质区，为T淋巴细胞区。髓质区聚集着大量的淋巴细胞，如B细胞、浆细胞、T细胞、巨噬细胞。淋巴结是免疫细胞栖息和增殖的场所，参与淋巴细胞再循环，同时也是监视、清除病原体异物的过滤监控站。

脾（spleen）是人体最大的外周淋巴器官，富含B细胞、T细胞、巨噬细胞和树突状细胞。巨噬细胞和树突状细胞捕捉、加工侵入血液的病原体等异物，呈递外来抗原信息，刺激B细胞、T细胞活化并产生免疫应答。这些B细胞、T细胞又随血液运出脾，分布全身进行再循环。脾亦是血液通路中的过滤器官，血液进入脾脏，脾窦内外巨噬细胞负责清除血液中的外来抗原以及发生突变和衰老的自身细胞。此外，脾还能合成干扰素、补体、细胞因子等免疫效应物质。

黏膜相关淋巴组织（mucosa associated lymphoid tissue）包括扁桃体、小肠派尔集合淋巴结和淋巴小结、阑尾等。这些淋巴组织内含有B细胞、T细胞、浆细胞、巨噬细胞，对局部侵入的病原体执行固有免疫应答，使B细胞分化为浆细胞，产生多种免疫球蛋白抗体。

2. 免疫细胞

免疫细胞（immune cell）是指参与免疫应答或与免疫应答相关的细胞。免疫细胞俗称白细胞，包括淋巴细胞、造血干细胞、固有免疫细胞、骨髓红细胞和白细胞、吞噬细胞等。

（1）淋巴细胞。淋巴细胞主要包括B细胞和T细胞。B淋巴细胞由哺乳动物骨髓或鸟类法氏囊中的淋巴样干细胞分化发育而来，在骨髓发育成熟。成熟的B细胞主要定居在外周淋巴器官的淋巴小结内。B细胞约占外周淋巴细胞总数的20%，其主要功能是产生抗体介导的体液免疫应答和提呈可溶性抗原。T淋巴细胞来源于骨髓中的淋巴样干细胞，在胸腺中发育成熟。成熟的T细胞主要定居在外周淋巴器官的胸腺依赖区。T细胞占外周淋巴细胞总数的70%～75%，其主要功能有抗原识别、细胞免疫和免疫识别。

（2）造血干细胞。造血干细胞是血液系统中的成体干细胞，是一个异质性的群体，具有长期自我更新的能力和分化成各类成熟血细胞的潜能。其主要功能是介导细胞免疫，在病理情况下，可参与迟发型超敏反应和器官特异性自身免疫性疾病。

（3）固有免疫细胞。固有免疫细胞主要包括中性粒细胞、单核吞噬细胞、树突状细胞、NKT细胞、NK细胞、肥大细胞、嗜碱性粒细胞、嗜酸性粒细胞、B-1细胞、γδT细胞等。固有免疫细胞主要发挥非特异性抗感染效应，是机体在长期进化中形成的防御细胞，能对侵入的病原体迅速产生免疫应答，亦能清除体内损伤、衰老或畸变的细胞。

（4）骨髓红细胞和白细胞。骨髓红细胞和白细胞都是在骨髓产生和成熟的。红细胞是脊椎动物体内通过血液运送氧气的最主要的媒介，同时还具有免疫功能。红细胞老化后，易导致血管堵塞，所以会自动返回骨髓深处，由白细胞负责销毁；或是在经过肝脏时，被巨噬细胞分解成为胆汁。

（5）吞噬细胞。人类的吞噬细胞有大、小两种。小吞噬细胞是外周血中的中性粒细胞。大吞噬细胞是血中的单核细胞和多种器官、组织中的巨噬细胞，两者构成单核吞噬细胞系统。当病原体穿透皮肤或黏膜到达体内组织后，吞噬细胞首先从毛细血管中逸出，聚集到病原体所在部位。多数情况下，病原体被吞噬杀灭。若未被杀死，则经淋巴管到附近淋巴结，在淋巴结内的吞噬细胞进一步把它们消灭。淋巴结的这种过滤作用在人体免疫防御上占有重要地位，一般只有毒力强、数量多的病原体才有可能不被完全阻挡而侵入血流及其他脏器。但是在血液、肝、脾或骨髓等处的吞噬细胞会对病原体继续进行吞噬杀灭。

3. 免疫分子

免疫分子（immunity molecule）是指一些免疫活性细胞或相关细胞分泌的参与机体免疫反应或免疫调节的蛋白质及多肽物质，通常包括免疫球蛋白、补体、细胞因子、细胞黏附分子等。

（1）免疫球蛋白。具有抗体活性或化学结构与抗体相似的球蛋白称为免疫球蛋白。免疫球蛋白可分为分泌型球蛋白和膜型球蛋白：分泌型球蛋白主要存在于血液及组织液中，具有抗体的各种功能；膜型球蛋白主要构成 B 细胞膜上的抗原受体。

（2）补体。补体是一个具有精密调节机制的蛋白质反应系统。其广泛存在于血清、组织液和细胞膜表面，是体内重要的免疫效应放大系统。其主要功能是对微生物和免疫复合物进行调理。

（3）细胞因子。细胞因子是由免疫原、丝裂原或其他因子刺激细胞所产生的低分子量可溶性蛋白质，具有调节固有免疫和适应性免疫应答，促进造血，以及刺激细胞活化、增殖和分化等功能。

（4）细胞黏附分子。细胞黏附分子是众多介导细胞间或细胞与细胞外基质间相互接触和结合分子的统称。黏附分子以受体-配体结合的形式发挥作用，使细胞与细胞间或细胞与基质间发生黏附，是免疫应答、炎症发生、凝血、肿瘤转移以及创伤愈合等一系列重要生理和病理过程的分子基础。

（二）免疫系统的功能

免疫系统的功能主要有以下三种。

1. 免疫防御

免疫系统具有识别和清除外来入侵的抗原的功能。这种防止外界病原体入侵和清除已入侵病原体及其他有害物质的功能被称为免疫防御，它能使人体免于病毒、细菌、污染物质及疾病的攻击。

2. 免疫监视

免疫系统具有识别和清除体内发生突变的肿瘤细胞、衰老细胞、死亡细胞或其他有害成分的功能。这种随时发现和清除体内出现的"非己"成分的功能被称为免疫监视。新陈代谢后的废物以及免疫细胞与病毒打仗时遗留下来的死伤病毒，都必须借由免疫细胞加以清除。

3. 免疫自稳

免疫系统具有识别、杀伤并及时清除体内突变细胞，防止肿瘤发生的功能。免疫细胞能修补受损的器官和组织，使其恢复原来的功能。

免疫系统通过识别和排除抗原性异物、发现并清除外来病原微生物，与机体其他系统相互协调，共同维持机体内环境稳定和生理平衡，保障机体生理功能正常运行。但机体的免疫功能需要维持在适度水平，当其功能羸弱（如先天性抗体缺陷、艾滋病等）时，就不能有效阻止外来病原微生物入侵和及时清除机体内突变的异常细胞。其功能亢进（如过敏性疾病、自身免疫性疾病等）则会对自身器官或组织产生伤害。

二、感染与免疫

（一）感染

感染是指细菌、病毒、真菌、寄生虫等病原体侵入人体所引起的局部组织和全身性炎症反应。感染的血液学症状包括白细胞增多、贫血、弥漫性血管内凝血和血小板减少。虽然感染因子没有侵犯中枢神经系统，但一些严重感染会导致精神异常，这种现象在老年人中多见且较为严重，症状包括焦虑、混乱、谵妄、僵呆、抽搐和昏迷。

1. 感染的来源

感染主要有外源性感染和内源性感染。

由宿主体外的病原菌引起的感染，称为外源性感染。传染源有患者、带菌者、病畜和带菌动物。

由体内的病原菌（正常菌群或处于潜伏状态的病原菌）引起的感染，称为内源性感染。机体免疫力低下或滥用广谱抗生素导致菌群失调时（如对于艾滋病患者、老年人、癌症晚期患者而言），易发生内源性感染。

2. 感染的途径

感染的途径主要有：

（1）呼吸道感染：患者体内的病原菌随飞沫、痰、唾液等分泌物排放在空气中，他人吸入污染的空气而感染，如肺结核、白喉、百日咳等。

（2）消化道感染：患者体内的病原菌随粪便或尿液排出体外，污染了周围的水源或食物，被他人食入而造成感染，又称为粪—口途径，如伤寒杆菌感染、痢疾杆菌感染等。

（3）创伤感染：因皮肤的破损而造成感染，如破伤风梭菌感染、金黄色葡萄球菌感染等。

（4）蚊虫叮咬感染，如鼠蚤传播的鼠疫耶尔森菌感染、虱传播的立克次氏体感染（流行性斑疹伤寒）等。

（5）性接触感染：通过人群中个体之间的性行为而引起感染，如淋病等。

（6）多途径感染：有些病原菌可以通过多种途径（呼吸道、消化道、皮肤创伤）侵入机体造成感染，如结核分枝杆菌感染、炭疽芽孢杆菌感染等。

（二）感染中的人体免疫防线

感染会对人体健康造成严重的威胁，人体主要通过免疫系统的免疫功能来消灭大部分感染源。免疫是人体的一种生理功能，感染源侵入人体，人体的免疫系统发生免疫反应，人体依靠这种功能识别"自己"和"非己"成分，从而破坏和排斥进入人体的抗原物质（如病菌等），抵抗或防止微生物或寄生物的感染，以维持人体的健康。为了有效阻止感染源对人体的侵犯，机体的免疫系统和其他系统共同组成三道防线。

1. 第一道防线

第一道防线由皮肤和黏膜构成，它们不仅能够阻挡病原体侵入人体，而且它们的分泌物（如乳酸、脂肪酸、胃酸和酶等）还有杀菌的作用。例如，呼吸道黏膜上的纤毛就可以清除异物。

2. 第二道防线

第二道防线由体液中的杀菌物质和吞噬细胞构成，这是人类在进化过程中逐渐建立起来的天然防御系统。它不针对某一种特定的病原体，而是对多种病原体都有防御作用，因此叫作非特异性免疫（又称先天性免疫）。多数情况下，这道防线可以防止病原体对机体的侵袭。

3. 第三道防线

免疫的第三道防线是指特异性免疫，主要由免疫器官（胸腺、淋巴结和脾脏等）和免疫细胞（淋巴细胞）构成。其中，B 淋巴细胞"负责"体液免疫，T 淋巴细胞"负责"细胞免疫。第三道防线是个体出生以后逐渐建立起来的防御系统，它只对某一特定的病原体或异物起作用，因而叫作特异性免疫。

健康心理学与生活

寒冷对免疫系统做了什么?

近日，国际著名期刊《细胞·代谢》（*Cell Metabolism*）刊登了瑞士一项新的研究成果，即暴露于寒冷环境可以预防并减少自体免疫性疾病的发作（Spiljar et al.，2021）。

人的免疫系统是一个覆盖全身的防卫网络，正常情况下，免疫细胞时刻监视着机体的异常情况，一旦发现病毒、细菌、肿瘤等敌对分子，就会奋勇作战。当免疫系统出现紊乱时，免疫细胞会开始攻击自身器官，进而诱发自身免疫性疾病，常见的有类风湿性关节炎、1 型糖尿病、多发性硬化症、强直性脊柱炎、部分甲状腺病变等。

在这项研究中，研究人员将患有基于人类多发性硬化症模型的自体免疫性脑脊髓炎的小鼠置于 10℃ 的较冷环境中，之后逐渐降低温度，使小鼠适应寒冷环境。研究人员发现，小鼠在适应寒冷环境方面未出现任何问题，且其疾病病情显著缓解，运动障碍症状明显改善，从后腿几乎瘫痪改善为只有尾巴轻度瘫痪。进一步分析发现，寒冷改变了炎症单核细胞的活性，促使小鼠的代谢进程加快，使在自体免疫中起关键作用的 T 细胞活性降低。为维持体温，身体会增加新陈代谢，使免疫系统忙于"应对"寒冷，而无暇攻击自体，病情随之得到缓解。这一研究揭开了寒冷环境改善自体免疫性疾病之谜，对其他免疫疾病的预防和治疗也具有重要的启迪意义。

◈ 概念术语 ◈

神经系统　中枢神经系统　外周神经系统　躯体神经系统　自主神经系统　交感神经系统　副交感神经系统　神经退行性疾病　外周神经疾病　下丘脑—垂体—肾上腺轴　注意缺陷多动障碍　双相情感障碍　心血管系统　心率　血压　收缩压　舒张压　心血管疾病　呼吸系统　支气管哮喘　过敏性鼻炎　慢性阻塞性肺疾病　肺结核　消化系统　进食障碍　神经性厌食症　神经性贪食症　暴食障碍　基因　遗传　单基因遗传病　多基因遗传病　免疫系统　中枢免疫器官　外周免疫器官　免疫细胞　免疫分子

◈ 本章要点 ◈

1. 人体主要有哪些生理系统？基本构成包括什么？主要功能有哪些？

人体的生理系统主要有神经系统（可分为中枢神经系统和外周神经系统）、内分泌系统（由脑垂体、松果体、甲状腺、甲状旁腺、胰岛、胸腺和肾上腺等内分泌腺和分布在器官内的内分泌细胞组成）、心血管系统（主要由心脏、血管组成）、呼吸系统（由呼吸器官组成，包括鼻、咽、喉、气管、支气管和肺）、消化系统（由消化道和消化腺两部分组成）、免疫系统（由免疫器官、免疫细胞，以及免疫分子组成）。

在神经系统中，中枢神经系统通过外周神经系统与全身的其他器官系统相联系。一方面，它在各生理系统的机能活动中起主导作用，保证这些器官系统在活动中协调一致，从而使有机体成为一个统一的整体；另一方面，当有机体赖以生存的外界环境发生改变时，这种变化的信息通过感受器作用于有机体并传到神经系统，经过分析综合后，神经系统调节各个器官的活动，对环境变化做出相应的反应。内分泌系统和神经系统共同调节机体的生长发育和各种代谢活动，以维持人体内环境稳态。心血管系统又称"循环系统"，心脏是心血管系统的中心，为整个循环过程提供动力；血管分为动脉、静脉、毛细血管3种，其中动脉将血液从心脏运至各组织，静脉将血液收集并流回心脏，毛细血管则位于动脉和静脉之间，是血液和组织交换的场所。呼吸系统具有气体交换功能、防御功能、通气功能。消化系统的基本生理功能是摄取、转运、消化食物和吸收营养、排泄废物，这些生理的完成依赖于整个胃肠道协调的生理活动。免疫系统是机体执行免疫应答及免疫功能的重要系统，其主要功能有免疫防御、免疫监视、免疫自稳。

2. 人体生理系统异常会导致哪些疾病？

神经系统异常会导致卒中、脑损伤、癫痫、阿尔茨海默病、帕金森病、亨廷顿病、肌萎缩性侧索硬化、三叉神经痛等疾病。内分泌系统中的下丘脑—垂体—肾上腺轴（HPA轴）功能异常可能会造成记忆障碍、认知障碍、睡眠障碍、抑郁症、注意缺陷多动障碍、双相情感障碍等。呼吸系统异常可能导致支气管哮喘、过敏性鼻炎、上呼吸道感染疾病、慢性阻塞性肺疾病、肺结核、胸膜炎、肺癌。消化系统异常可能导致进食障碍，包括神经性厌食症、神经性贪食症和暴食障碍。

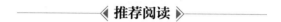

◀ 复习思考题 ▶

1. 简单描述大脑的脑区分布及各脑区的功能。
2. 简述内分泌系统是怎样调节人的正常活动的，并说说在实际生活中的体现。
3. 简述基因和环境如何交互影响疾病的发生发展。

◀ 推荐阅读 ▶

比奈尔．(2017)．*生物心理学*(9 版，杨莉等译)．机械工业出版社．
郭青龙，李卫东（主编）．(2019)．*人体解剖生理学*(3 版)．中国医药科技出版社．
李新旺（编著）．(2018)．*生理心理学*(3 版)．科学出版社．
孙庆伟等（主编）．(2021)．*人体生理学*(2 版)．科学出版社．

第三章

健康行为及其理论

【教学目标】

　　1. 了解健康行为及其分类。

　　2. 掌握目前主流的健康行为理论，包括连续理论和阶段理论。

　　3. 对健康行为理论有批判性思考，对理论的优势与不足有清晰的认识。

【学习重点】

　　1. 什么是健康及健康行为？健康行为包括哪些？

　　2. 健康行为的依从性是什么？

　　3. 健康行为理论有哪些？

【章节导读】

　　健康心理学关注影响个体健康的心理社会因素，并基于心理学理论，开发和验证疾病预防与治疗方案。健康行为在预防疾病、促进健康方面发挥着举足轻重的作用。国家卫生健康委员会制定并实施了《健康中国行动（2019—2030 年）》，从疾病治疗转向疾病预防和健康促进，以提高人民健康水平。专项行动包括合理膳食、运动习惯养成、控烟、心理健康促进、心脑血管疾病防治、癌症防治等方面。这说明我国健康主管部门充分认识到了健康行为在预防疾病和促进健康方面所起的重要作用。如何促进健康行为、提升依从性是健康心理学家们思考与探索的问题，为此，他们提出了诸多健康行为理论。健康行为理论旨在探究心理社会因素怎样解释和预测健康相关行为的改变，这些理论是健康行为促进的科学实证基础。本章我们将一起了解健康行为及其理论。

第一节　健康行为概述

　　健康心理学的核心目的之一在于促进人们的健康行为，预防疾病，改善健康。根据世界卫生组织的定义，**健康**（health）指的是个体在身体、心理和社会适应方面具有良好的功能。

　　健康行为（health behaviors）泛指与增进健康、预防或检测疾病有关的所有行为活动（Conner & Norman Eds.，2005）。也有人指出，凡与健康的保持、恢复和促进有关的明显的行为模式、行动或习惯都可以被称为健康行为（Gochman Ed.，1997）。

一、健康行为的分类

　　健康行为可细分为四类：健康促进行为、健康预防行为、回避危害健康的行为、与疾病治疗有关的行为（Gochman Ed.，1997）。

- 健康促进行为（health-enhancing behaviors），例如体育锻炼、健康饮食、规律作息、保持充足睡眠。
- 健康预防行为（health-protective behaviors），例如体检、免疫接种、使用避孕套和牙线。
- 回避危害健康的行为（avoidance of health-harming behaviors），例如戒烟、戒酒、少吃高油高盐食物、避免危险性行为、减少久坐。
- 与疾病治疗有关的行为（sick-role behaviors），例如按处方吃药、遵从复健方案、疾病定期复诊。

健康心理学与生活

塑造自主自律的健康行为

　　健康是促进人的全面发展的必然要求，是经济社会发展的基础条件。中共中央、国务院于2016年根据党的十八届五中全会制定了《"健康中国2030"规划纲要》，其中第五章为"塑造自主自律的健康行为"，提出要"引导合理膳食""开展控烟限酒""促进心理健康""减少不安全性行为和毒品危害"。

　　（1）引导合理膳食。制定实施国民营养计划，深入开展食物（农产品、食品）营养功能评价研究，全面普及膳食营养知识，发布适合不同人群特点的膳食指南，引导居民形成科学的膳食习惯，推进健康饮食文化建设。建立健全居民营养监测制度，对重点区域、重点人群实施营养干预，重点解决微量营养素缺乏、部分人群油脂等高热能食物摄入过多等问题，逐步解决居民营养不足与过剩并存问题。实施临床营养干预。……到2030年，居民营养知识素养明显提高，营养缺乏疾病发生率显著下降，全国人均每日食盐摄入量降低20%，超重、肥胖人口增长速度明显放缓。

　　（2）开展控烟限酒。深入开展控烟宣传教育。积极推进无烟环境建设，强化公共场所控烟监督执法。推进公共场所禁烟工作，逐步实现室内公共场所全面禁烟。……到2030年，15岁以上人群吸烟率降低到20%。加强限酒健康教

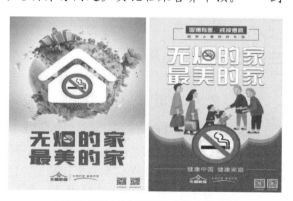

国家卫健委的无烟家庭建设宣传素材

育，控制酒精过度使用，减少酗酒。加强有害使用酒精监测。

（3）促进心理健康。加强心理健康服务体系建设和规范化管理。加大全民心理健康科普宣传力度，提升心理健康素养。加强对抑郁症、焦虑症等常见精神障碍和心理行为问题的干预，加大对重点人群心理问题早期发现和及时干预力度。加强严重精神障碍患者报告登记和救治救助管理。全面推进精神障碍社区康复服务。提高突发事件心理危机的干预能力和水平。到 2030 年，常见精神障碍防治和心理行为问题识别干预水平显著提高。

（4）减少不安全性行为和毒品危害。强化社会综合治理，以青少年、育龄妇女及流动人群为重点，开展性道德、性健康和性安全宣传教育和干预，加强对性传播高危行为人群的综合干预，减少意外妊娠和性相关疾病传播。大力普及有关毒品危害、应对措施和治疗途径等知识。加强全国戒毒医疗服务体系建设，早发现、早治疗成瘾者。加强戒毒药物维持治疗与社区戒毒、强制隔离戒毒和社区康复的衔接。建立集生理脱毒、心理康复、就业扶持、回归社会于一体的戒毒康复模式，最大限度减少毒品社会危害。

二、健康行为与疾病

健康行为可以增强体质，促进身心健康、社会适应，预防疾病，对于提升生命质量有重要意义。大量研究验证了健康行为与健康结果之间的关系。研究者识别出了健康生活方式的七个特点：不吸烟，适量饮酒或不饮酒，每晚睡 7~8 个小时，定期锻炼，维持合适的体重，不吃零食，吃早餐（Belloc & Breslow，1972）。而不健康的生活方式及行为是诱发许多生理疾病的风险因素。

随着经济发展和医疗水平的提高，高致死率的传染性疾病与急性疾病得到了有效控制，致人死亡的主要疾病已经由急性疾病转变为慢性疾病，这与现代人不良的生活方式密切相关。在我国，由吸烟、饮酒、不健康饮食、久坐、无保护性行为等不健康行为导致的健康问题日益突出。高血压、卒中、冠心病、糖尿病、癌症等慢性疾病已成为我国居民的主要健康问题，由慢性疾病引起的疾病负担占总疾病负担的近七成。此外，肺炎、结核病、艾滋病等重大传染病的防控形势依然严峻。一项关于全球疾病负担的研究指出，缺血性心脏病、糖尿病、卒中、慢性肾病、肺癌、HIV 感染、腰背痛等疾病是全球健康损失的主要原因（Murray et al.，2020）。

三、健康行为的依从性

（一）依从性的定义

健康行为的依从性（adherence to health behaviors）是指人们的行为与医疗或健康建议相一致的程度，不局限于遵循医嘱吃药，还包括维持健康的生活方式（如健康饮食、充足锻炼等）。现代慢性疾病发病率较高的原因正是人们对健康行为及健康生活方式的依从性较低，具体来看，三大主要原因是饮食不健康、缺乏体育锻炼以及使用烟草。例如，我国吸烟人数超过 3 亿，15 岁以上人群的吸烟率为 26.6%，其中男性的吸烟率高达

50.5％。每年有100万人由于吸烟而失去生命。饮酒是全球疾病负担的主要风险因素，在15～49岁人群中，近10％的死亡率可归因于饮酒。健康行为依从性的测量方式众多，包括询问医生、询问患者/被测者、询问他人（如家人）、监控药物使用、检测生物化学证据，以及综合使用上述方法。

> **实践与应用**

测测你的健康行为依从性

对于以下条目，请根据实际情况做"是"或"否"选择。

1. 我认为体育锻炼是重要的，但是每次我尝试锻炼的时候都不能坚持很长时间。
2. 如果我感觉我的处方药不太有效，我仍会继续服用。
3. 我不太需要做计划以改变我的健康习惯，因为我有良好的健康意向。
4. 如果开处方要花很多钱，我就不会去开。
5. 不管我的口腔有没有问题，我每年都至少看两次牙医。
6. 我吸烟并且我知道吸烟会导致心脏病或者肺癌，但是我认为其他吸烟者比我得这些病的可能性要大得多。
7. 我是女性，我不太担心我会患乳腺癌，因为我没有什么症状。
8. 我是男性，我不太担心我会患睾丸癌，因为我没有什么症状。
9. 人们一直建议我戒烟，但是我从未成功。
10. 我经常忘记吃药。
11. 当我计划改善我的健康时，我会仔细考虑每一个细节和每一种情况，并付诸实践。
12. 上次我生病时，医生给我的建议有些模糊，但是我没好意思详细问。

条目2、5和11代表良好的依从信念和习惯，选择"是"的条目越多，代表依从性越好；其他条目代表对于医疗建议或健康行为有不良依从风险，选择"否"越多，代表依从性越差。

来源：Brannon et al.，2017。

（二）依从性的影响因素

影响健康行为依从性的因素众多，包括社会经济地位、人格、认知等个体因素，疾病的严重性、药物的副作用、治疗流程的复杂程度等医疗相关因素，以及社会支持和国家关于烟草、酒精、危险药物的政策等外部社会因素。探讨这些影响因素可以对人们的健康行为进行解释、控制和预测，帮助政府制定政策与法规，从而提升人们的健康行为的依从性。

第二节　健康行为的连续理论

健康行为理论研究心理、社会、行为因素怎样解释和预测健康相关行为的改变，许多促进健康行为的方案均以健康行为理论作为基础。健康行为理论众多，大致可以分为两类：一类是连续理论，另一类是阶段理论。**连续理论**（continuum theory）认为健康相关行为的改变是一个连续过程，而**阶段理论**（stage theory）认为健康相关行为的改变可以划分为本质上不同的阶段。

健康信念模型、计划行为理论（理性行动理论）和保护动机理论可被视为连续理论（Weinstein et al.，1998）。这些理论认为人们采取健康行动的可能性位于一条连续轴上，干预的目的是让个体沿着连续轴朝行动的方向移动。它们假设个体的行为是有意识意向的结果，并将健康行为的可能预测因素整合至一个模型中，直接用于预测行为意向或做出行为的可能性。

一、健康信念模型

在20世纪50年代的美国，尽管结核病高发，但人们普遍不愿意接受预防性的结核病检测。为了应对这一局面，提升结核病检测率与预防效果，美国的社会心理学家们提出了**健康信念模型**（Health Belief Model，HBM；见图3-1）用以解释并预测人们的结核病检测行为（Hochbaum，1958；Rosenstock，1974）。HBM认为结核病检测行为与个体是否认为自身会被感染，以及是否认为检测行为有益存在关联。

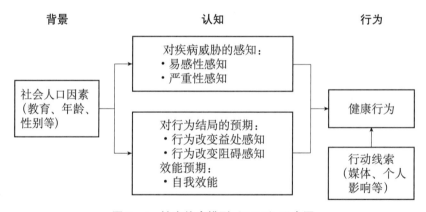

图 3-1 健康信念模型（HBM）示意图

来源：Rosenstock et al.，1994。

（一）HBM 的核心概念

HBM指出，健康信念是影响人们采取健康行动的重要因素。这一理论强调人们的主观看法而非客观现实会影响健康行为。HBM纳入了六种影响健康行为的因素，分别为：易感性感知、严重性感知、行为改变益处感知、行为改变阻碍感知，以及行动线索和自我效能。其中，前四种因素是HBM的核心概念。

易感性感知（perceived susceptibility）是指个体对自己感染某种疾病的可能性的评估，如："我的免疫力较低，容易感染结核病。"严重性感知（perceived severity）是指个体对患病后果严重程度的判断，包括医疗后果（如死亡、残疾或疼痛）和社会后果（如对工作、家庭、社会关系的影响）等层面，如："结核病是一种严重的疾病，感染结核病可能会致死，也会传染给家人。"

易感性和严重性感知是对疾病威胁的感知，而行为改变益处和阻碍感知则是对行为结局的预期。行为改变益处感知（perceived benefits）是指对某种健康行为预防疾病作用大小的看法，如："结核病检测可以帮助我早发现疾病并尽早治疗。"行为改变阻碍感知（perceived barriers）则是指对采取该健康行为所面临的困难的主观猜测和判断，包含身体、心理、经济、时间等多个层面的困难，如："去做结核病检测很麻烦，既要请假，又要花钱。"

（二）HBM 的结构

HBM 认为人们做出行为的前提是相信：（1）自己有可能被感染；（2）疾病有一定的严重性，患病会影响自己；（3）采取某种行动有助于减少感染风险或降低疾病严重性；（4）采取行动不存在巨大的障碍。易感性和严重性感知给个体提供了行动的动力，而行为改变益处和阻碍感知则提供了行动的路径。然而，仅有以上因素不足以驱使个体付诸行动，还需要有行动线索（action cues）提供行动所必需的刺激。行动线索可能源于内部（如症状），也可能源于外部（如大众媒体的信息、人际交往，或者健康工作者给出的提示性信息）。例如，大众媒体对结核病检测所做的宣传即是一种行动线索。不同程度的易感性和严重性感知需要不同程度的线索才能触发行动。假如个体不太相信自己会感染，就需要有更强烈的线索。

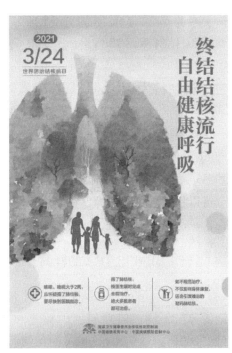

防治结核病宣传海报

自我效能（self-efficacy）是个体对自己采取健康行为能力的评估，即是否相信自己可以采取健康行为。最初，HBM 忽略了自我效能这一概念，因为模型最初是针对预防行为（如疫苗接种）提出的，而实施这些行为往往较为容易，所以大多数人的自我效能较高。但对于需要长期维持的健康行为，人们采取行为的信心便显得尤为重要。持有"我相信自己可以坚持锻炼保持身体健康"观点的个体有更大的可能性坚持锻炼。此外，人口统计学、社会心理学等变量（例如性别、人们对疾病的认识）也会影响信念，从而间接影响行为（见图 3-1）。

（三）HBM 的有效性及局限性

实证研究支持了 HBM 对健康行为预测的有效性。一项元分析表明，HBM 变量与疾病筛查、风险规避、遵医嘱等健康行为显著相关（Harrison et al.，1992）。另一项关于

HBM 预测未来行为的元分析发现，行为改变益处和阻碍感知是最强的预测因素，而易感性和严重性感知的效应则较小（Carpenter，2010）。HBM 自提出以来，被广泛用于指导戒烟、节食、系安全带、锻炼等健康行为的干预。一项针对 HBM 干预效用的系统综述指出，大部分的干预可以显著提高健康行为的依从性（Jones et al.，2014）。然而，只有约三成研究完全采用 HBM 模型。大部分干预针对行为改变益处感知和易感性感知，其次是行为改变阻碍感知和严重性感知，很少针对行动线索；大部分干预使用多项行为改变技术，包括提供健康信息和线索。

HBM 存在一定的局限性。首先，其变量定义和测量方式都较为模糊，缺乏对变量之间关系的说明，这可能是 HBM 预测效度较弱的主要原因（Armitage & Conner，2000）。其次，HBM 忽略了某些社会因素（如同伴压力、经济因素）对人们行为的影响。

二、计划行为理论

计划行为理论（Theory of Planned Behavior，TPB）的前身是理性行动理论（Theory of Reasoned Action，TRA）。TRA 由美国学者菲什拜因和阿耶兹（Fishbein & Ajzen，1975）提出，关注认知信息在态度形成中的关键作用。该理论认为人是理性的，个体完全可以控制自身的行为，在做出某一行为前会综合各种信息评估自身行为的意义及后果。在这一前提下，行为意向由态度和主观规范决定，行为意向进而决定行为。

（一）HBM 与 TRA 的异同

温斯坦（Weinstein，1993）对 HBM 和 TRA 的异同进行了比较，指出虽然两种理论的建构不同，但它们的内核是相近的。HBM 的严重性感知与 TRA 的负面评价、HBM 的易感性感知和 TRA 的预期，都是相同的概念。与 HBM 不同，TRA 会明确衡量社会影响对意向的作用，强调主观规范对健康行为的预测作用。事实上，行为不仅受个人主观看法的影响，也常受外部因素影响，例如所需的技能、金钱、别人的帮助等。因此，阿耶兹和马登（Ajzen & Madden，1986）提出计划行为理论（TPB），在 TRA 的基础上，加入行为控制感知，如图 3 - 2 所示。

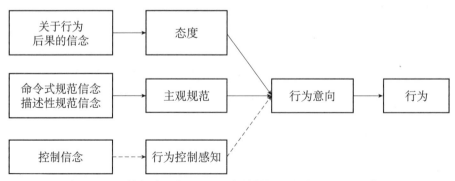

图 3 - 2　理性行动理论（TRA）与计划行为理论（TPB）示意图

注：实线部分为理性行动理论的内容，虚线部分为计划行为理论补充的内容。

（二）TPB 的核心概念与结构

TPB 主张行为意向决定行为，而态度、主观规范和行为控制感知决定行为意向。

- 态度（attitudes）指个体对某健康行为的评价，由个体关于行为后果的信念所产生。例如："系安全带可以保护我的生命安全，是有益的行为。"
- 主观规范（subjective norm）指个体对某行为所感知到的社会压力。社会压力来自两种规范信念：
  - ◆ 命令式规范信念：个体预期环境里某群体认可或反对某行为。例如："出租车司机要求我系好安全带。"
  - ◆ 描述性规范信念：个体预期重要他人的典型做法。例如："爸爸开车时会系好安全带。"
- 行为控制感知（perceived behavioral control）指个体认为做出某种行为的难易程度以及行为会否带来理想结果。行为控制感知产生于控制信念，后者是指个体认为有多大概率出现促进或阻碍行为的因素。行为控制感知反映经验和预期困难，此概念与自我效能相近。例如："坐车时系好安全带对我而言是一件容易的事情。"

（三）针对 TPB 的实证研究

大量实证研究采用 TPB 考察与健康有关的各种行为，包括身体活动（Zhang et al.，2019）、饮食行为（Malek et al.，2017）、安全性行为等（Andrew et al.，2016）。一项元分析发现，TPB 解释了行为意向 41% 的变异和行为 34% 的变异，态度和行为控制感知是行为意向的重要预测因素，而行为意向是行为的重要预测因素（Godin & Kok，1996）。另一项元分析表明，中等至较高程度的意向改变会带来行为改变（Webb & Sheeran，2006）。意向会影响行为，但其影响比相关研究所计算出的要小。TPB 能预测多种健康行为，但预测效度不一：能较好地预测身体活动和饮食行为，但在安全性行为和戒毒方面的预测作用较弱（McEachan et al.，2011）。

目前基于 TPB 的干预集中于促进健康的生活方式，例如体育锻炼和改善膳食营养（Steinmetz et al.，2016）。干预对行为改变影响的效应量为中等水平。公共干预或小组干预相对于个人干预效果更好。最常使用的基于 TPB 的行为改变技术包括提供信息、增强技能、劝说、计划、社会支持、订立目标、自我监督和提升动机等。不同的行为改变技术会使干预产生不同的效果。

学术前沿

关于计划行为理论的争论

有研究者质疑 TPB 是否仍适用于现时的健康行为研究。例如，斯尼霍塔等（Sniehotta et al.，2014）指出，尽管 TPB 被广泛研究，但现存的大量研究为相关研究，缺乏实验证据，因此 TPB 的假设缺乏实证支持。他们引用过去的研究结果表示，意向改变并不能带来行为改变。他们提出 TPB 主要有两点不足：首先，TPB 的效度不足以解释行为的变异。TPB 以外的其他变量能比 TPB 更有效地预测行为；其次，TPB 无法在实验中被证明。他们甚至主张应尽快让 TPB "退休"。

此主张激起众多讨论。特拉菲莫（Trafimow，2015）不反对让 TPB "退休"，但建议吸取 TPB 的优势（例如态度和规范对行为的影响），补足它的劣势（例如不根据相关研究做因果推论）。阿米蒂奇（Armitage，2015）认同 TPB 缺少实验支持，但认为这不等同于理论存在缺陷。哈格（Hagger，2015）指出大量研究采用相同的相关研究方法应用于不同健康行为领域，使方法论变得机械化，没有聚焦于理论本身，令理论变得僵化和静止。施瓦泽（Schwarzer，2015）认为虽然要 TPB "退休" 这一激进的措辞能引发研究者对健康行为研究的反思，但完全不必让 TPB "退休"，只需意识到理论的弱点，延伸研究意向—行为鸿沟。哈格（Hagger，2015）总结性地表示，应认可 TPB 对健康行为研究的贡献，该理论阐明了信念如何促成意向，继而影响行为。TPB 可作为一个先驱引导研究，持续驱动更多新理论。

阿耶兹（Ajzen，2015）对其他研究者的评价做出回应：关于 TPB 的低预测效度，从意向到行为之间的事件可能会影响意向，这些不可预测的因素会阻止个体做出行为。此外，TPB 没有排除添加其他预测因素的可能性。他表示，尽管 TPB 不是一种严格的健康行为理论，但它既可以用于解释和预测个体意向和行为，也可以作为健康行为促进的理论指导框架。

三、保护动机理论

保护动机理论（Protection Motivation Theory，PMT）认为，人们采取健康行为是出于保护动机，即意图（Rogers，1983）。保护动机受两个评估过程的交互影响，分别是威胁评估和应对评估。威胁评估主要评估对消极结果严重性的看法（严重性感知）和自身易感性（易感性感知）；应对评估则主要评估采取某行为以降低风险的有效性（反应效能）、成本（反应成本）以及自身的执行能力（自我效能）。该理论被广泛应用于行为改变干预方案的设计。

（一）PMT 的结构

基于该理论，为了改变行为，人们需要感知到自身对某一消极结果的易感性，并且识别出一种新的可以有效降低威胁风险的行为，这种行为自己有能力执行并且成本较低（见图 3-3）。例如，为了促进人们的锻炼行为，干预方案可以引发人们对心血管疾病的重视，并且呈现锻炼对于降低心血管疾病的益处，强调其低成本与可执行性。

（二）针对 PMT 的实证研究

PMT 已被成功地应用于预测众多健康行为（Norman et al.，2015）。一项针对 PMT 的元分析指出，保护动机与自我效能是行为最有力的预测因素，自我效能和反应成本与保护动机的关联最为密切（Milne et al.，2000）。一项在中国开展的、针对城乡流动人口高危性行为的研究发现，高危性行为风险与高水平的感知内外奖赏以及反应成本（采取

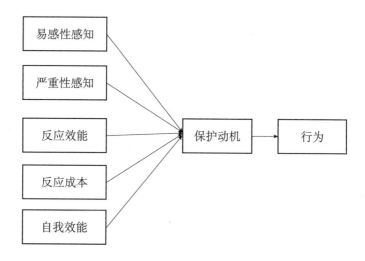

图 3 - 3 保护动机理论（PMT）示意图

保护性措施，例如使用安全套）有关，与低水平的严重性感知、易感性感知以及自我效能、反应效能有关（Li et al.，2004）。

相比 HBM 与 TPB，PMT 得到了更多实验研究（而非相关研究）的检验与支持。例如，基于 PMT 开展的艾滋病预防干预方案在中国城乡流动的女性群体中取得了良好的效果，包括增加了其艾滋病相关知识，提升了其安全套使用意识以及使用技能；在干预后的四个月，干预效果仍然得到了维持（Lin et al.，2010）。这些实验研究有助于识别真正造成改变的因素，而非只是与行为关联密切的影响因素。所有的威胁评估和应对评估变量（除了反应成本）都可以采用表达性书写的形式进行操纵或干预。

（三）PMT 的局限

然而，PMT 也存在一些局限。尽管目前对该理论的实验检验数量众多，但多数实验仅关注威胁评估和应对评估对保护动机的影响，较少关注对行为改变的影响。此外，尽管该理论对正在进行的行为具有良好的预测效力，但对人们在未来会如何行动的预测不佳。威胁评估对保护动机与行为的预测效力较低，而应对评估则是二者较好的预测因子。威胁评估可能会引发回避、否认等过程，从而损害行为改变。因而对某些个体而言，施加威胁可能不是行为改变干预的理想成分。

第三节　健康行为的阶段理论

健康行为的连续理论假设个体行为改变的可能性处于一条连续轴上，并整合可能的影响因素预测行为意图及行为发生的可能性。因此，依据连续理论的假设，对所有需要改变的个体均可以采用相同的干预方法以增加个体改变行为的可能性。但连续理论可能忽略了个体在行为改变过程中的阶段性，例如想法的变化：不愿进行体育锻炼的人与决定要开始体育锻炼的人，可能从本质上讲并不相同。此外，连续理论也忽略了意向不一定直接促成行动，中间存在"黑箱"，即存在意向—行为鸿沟（Schwarzer，2008）。健康行为理论不能只关注动机阶段，忽略后续的行为阶段，后者对于行为改变可能更为关键。更为高阶的连续模型应当包含联结意向与行为的因素，如自我效能、计划。这就暗示行为改变至少存在两个过程：一个是以意向为结果的动机阶段，另一个是以成功的行为为结果的意志阶段。因此，对传统连续理论在这一方面的扩展意味着内隐地接受了健康相关行为的改变包含相互独立的过程或阶段的观点，这与阶段理论的思想相一致。

阶段理论有四个特点（Weinstein et al.，1998）：第一，拥有界定每阶段的分类标准，阶段之间的个体差异大于阶段内的个体差异；第二，阶段发展存在顺序，但阶段顺序并非不可逆，在任何阶段，都可以终止、逆转或跳过某过程；第三，同一阶段的个体面临类似的改变困境，因此可以从同一种干预中获益；第四，处于不同阶段的个体面对不同的改变障碍。阶段理论认为，处于不同改变阶段的个体需要不同的干预才能改变行为。跨理论模型、行动阶段模型和健康行动过程模型均属于阶段理论。跨理论模型提出六个改变阶段；行动阶段模型认为存在四个阶段；健康行动过程模型则将行为改变简化为两个阶段，第一阶段涉及动机和意向，第二阶段关乎能否成功改变行为。以下将详细介绍。

一、跨理论模型

跨理论模型（Transtheoretical Model）最初是基于对戒烟的研究而提出的，它整合了各种心理治疗方法及行为改变理论，包括行为主义和人本主义，故名为"跨理论模型"（DiClemente & Prochaska，1982）。

（一）行为改变六阶段

跨理论模型提出行为改变包含六个阶段（见图 3 - 4；Prochaska et al.，1992）：

- 前意向阶段（pre-contemplation）：个体在未来六个月内没有改变的意向。个体不觉得自身存在问题，或者经多次尝试改变，未果后放弃。

- 意向阶段（contemplation）：个体未来六个月内有意改变。个体意识到问题并思考改变，但没有承诺改变，认为改变的利弊相仿。个体可能长期处于此阶段。

- 准备阶段（preparation）：个体打算在一个月内改变，他们通常已经做出一些尝试。

- 行动阶段（action）：个体已改变行为，时长少于半年。多数情况下，个体的行为需达到某些标准才能被认可为进入行动阶段。

- 维持阶段（maintenance）：个体改变行为的时长已多于半年，个体需要预防复发并巩固改变的成果。

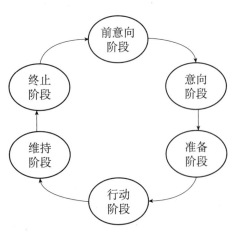

图 3 - 4 跨理论模型示意图

- 终止阶段（termination）：个体绝对不会再做有害健康的行为。在某些情况下，个体会到达终止阶段，但在另一些情况下，他们则可能一直停留在维持阶段，甚至出现旧行为复发的情况。

戒烟行为示例

长期吸烟的老烟民老王并不认可"吸烟有害"的科学结论，认为吸烟不会损害自己的健康，从未打算戒烟，此时的他处于前意向阶段。老王听说同为老烟民的老李得了肺癌，看望老李时老李对其忠言相劝不要再吸烟，老王这才觉得吸烟可能真的有害，要考虑一下戒烟了，但是自己的身体比老李好，或许不容易得病，这时的老王处于意向阶段。老王近来开始频繁咳嗽，被老伴拉去医院看了医生，医生拿出拍的片子，黑化的肺吓坏了老王。老王立刻下定决心要戒烟了，并且和老伴做了保证，这时老王处于准备阶段。在老伴的鼓励与监督下，老王从最初的一天一包烟减少到了一天一支烟，尽管戒烟的过程不太容易，但是为了自己的健康，老王还是坚持了下来，此时老王处于行动阶段。老王现在已经戒烟半年多了，可以做到一根烟也不抽，但是有时候看到别人抽烟，自己心里还是有些痒痒，背着老伴偷偷抽一根别人递来的烟，这时的老王处于维持阶段。几年过去了，老王已经完全戒烟了，屋里有别人抽烟甚至会觉得反感，还会拿自己当年的经历告诉别人"吸烟确实对肺不好"，老王的戒烟之旅也进入了终止阶段。

（二）行为改变的策略

除了这六个阶段，模型还提出了促成改变所进行的认知、情感或评价方面的活动或采取的策略。这些活动或策略包括：

- 意识唤起（consciousness raising）：提供关于自身、疾病或健康行为的知识，提升健康意识。
- 自我解放（self-liberation）：认识到实施健康行为是可行的，在此基础上承诺改变。
- 社会解放（social liberation）：意识到自己周围的社会环境支持自己改变行为。
- 自我再评价（self-reevaluation）：评估自己对问题行为的感受和想法，意识到健康行为是自己想成为的人的一部分。
- 环境再评价（environmental reevaluation）：评价自己不良行为对环境的影响，意识到自己的不健康行为对别人产生了不良影响。
- 反条件作用（counter-conditioning）：用健康行为或想法替代有问题的行为或想法。
- 刺激物控制（stimulus control）：管理会引发问题行为的刺激，增加支持和鼓励健康行为的提示物或线索，移开提示不健康行为的线索。
- 强化管理（reinforcement management）：奖励健康积极的行为，移开对不健康行为的奖励。
- 帮助关系（helping relationships）：寻求社会支持帮助自己改变行为。
- 情感唤起（emotional arousal）：唤起对健康行为的积极情绪或对不健康行为的消极情绪。

跨理论模型认为，个体的行为改变呈螺旋形递进（Prochaska et al.，1992）。个体在改变行为过程中无可避免会出现旧行为的复发。因此，个体可能游走于各个阶段之间，经历几次循环后才成功改变行为。在不同改变阶段，个体着重使用不同的改变过程（Prochaska & DiClemente，1983）。在前意向阶段会经历最少的改变过程；准备阶段会着重意识唤起；行动阶段使用更多的自我再评价和刺激物控制。为此，应针对不同阶段提供特定干预方案。例如，对处于前意向阶段的个体提供问题行为的信息，可以帮助他们进入意向阶段。而对于维持阶段的个体，应着重采用刺激物控制和强化管理。

（三）跨理论模型的应用

跨理论模型起初被用于戒烟治疗，后来被广泛应用于对其他健康相关行为的干预，如物质滥用、饮食和运动模式、疾病筛查与预防和药物依从性等。该阶段模型在一些研究中得到了验证。一项关于身体活动和饮食行为的研究支持阶段模型，并区分出处于不同改变阶段的人群（Lippke et al.，2009）。但亦有学者基于戒烟研究的数据提出跨理论模型不符合阶段模型标准（Weinstein et al.，1998），认为改变阶段不存在本质上的不同（Herzog，2008）。另有学者用潜在类别分析无法得出与阶段模型一致的分类结果（Richert et al.，2013），这也表明该阶段理论存在一定的局限。首先，理论忽略了行为改变发生的社会环境，如社会经济地位。其次，阶段之间的界限划分比较主观与武断，没有明确的标准界定某个阶段个体的特征，从而导致划分行为阶段的问卷并不总是标准化和有效的。最后，对于个体在每个阶段会停留多长时间目前没有清晰的认知。做出不同健康行为的周期也存在不同，例如接种疫苗的周期往往以季或年计，而运动或饮食的周期以天或周为单位。对此，部分学者认为应采用心理行为变量（例如习惯化、意图、行为等）取代时段（"开始行动后一年"）以区分各个改变阶段（Lippke et al.，2009）。

二、行动阶段模型

行动阶段模型（Model of Action Phases，MAP）也是一种阶段模型，认为目标获取的过程包括四个阶段，分别为决定前阶段、行动前阶段、行动阶段以及行动后阶段。

（一）MAP 的阶段含义

在决定前阶段（predecisional phase），人们置身于冲突的愿望、想法当中，或是缺少充足的时间执行全部的行动。例如，既想健康饮食，又想吃可口的食物。在该阶段，人们会基于可行性与渴望度评估各种行为选项，并且产生行为选项的优先级。

当人们将愿望转化为行动意图后，会进入行动前阶段（pre-actional phase）。计划何时、在哪里、怎样执行行为以及该行为会持续多久在这一阶段十分重要，因为在这一阶段存在各种阻碍，妨碍通往下一阶段。

在行动阶段（actional phase），人们将行动意图转化为行动。启动行动需要一定程度的"意志力"，即需要个体对行动有充分的承诺。除了充分的承诺，环境的支持对意图转化为行动也十分重要。例如，我们决心在连续工作一段时间后休息片刻，但急迫的截止日期却不允许休息。因而，在情境不容乐观或难以掌控的情况下，进行有针对性的计划可以起到帮助作用。

在行动后阶段（postactional phase），人们评估行动是否达成了目标。通过评估当下状态是否达成预期指标，或者达到初始对结果的预期，个体决定是否继续采取该行动。如果认为实际的结果未达到最初预期，个体继续朝向目标采取行动的可能性就会降低。

（二）MAP 的优势

MAP 的优势在于加入了计划（行动前）以及行动后阶段。计划可以缩小意向—行为鸿沟。同时针对动机与计划进行干预，比单独干预动机或计划都更有效。行动后阶段可以解释为什么有的行为可以重复执行，而有的行为会中途间断。该理论的争议类似于跨理论模型。其阶段的划分较为武断，每个阶段背后的构念以及过程需要详细阐述，并需要实验证据支持。MAP 的有效性有待于未来更多实证研究的检验，比如，检验阶段匹配的干预效果是否优于阶段不匹配的干预。理论在干预中的实际应用方式也需要进一步指明（Prestwich et al.，2018）。

三、健康行动过程模型

健康行动过程模型（Health Action Process Approach，HAPA；Schwarzer，2008）将行为改变的过程区分为两个阶段（见图 3-5）。第一个阶段是产生行为动机（即意向）的前意向阶段（pre-intentional phase），又称动机阶段（motivational phase）；第二个阶段是做出行为的后意向阶段（post-intentional phase），又称意志阶段（volitional phase）。

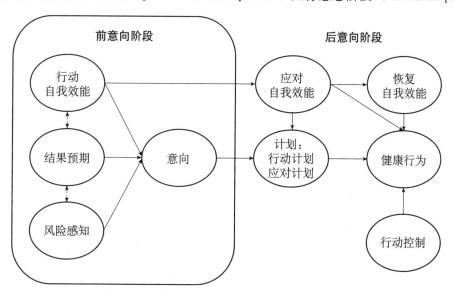

图 3-5 健康行动过程模型（HAPA）示意图

（一）HAPA 的核心概念及结构

在动机阶段，风险感知、结果预期和行动自我效能可以预测意向。风险感知（risk awareness）是远因，指个体预期存在的风险，如："我有摄取过多糖分的风险。"为了形成意向，还需要对行为有结果预期（outcome expectancy），即认为行为改变能带来正面结果，如："如果我注重健康饮食，我摄入过多糖分的风险将大大减少。"行动自我效能（action self-efficacy）指个体相信自己有能力立即开始目标行为，如："我相信我可以立刻开始管理饮食。"

个体形成意向后进入第二阶段，即后意向阶段。这一阶段的影响因素包括应对自我效能、恢复自我效能、行动计划、应对计划和行为控制。其中，应对自我效能（coping self-efficacy）指个体认为自己有能力维持健康行为，处理采取健康行为过程中的各种阻碍，如："我相信我可以坚持健康饮食，即使家里的健康食品不足，我也可以出门采购。"恢复自我效能（recovery self-efficacy）指当不健康行为复发或健康行为中断时，个体相信自己能重新做出行为改变，如："即使有几天我没有遵循健康饮食，我也相信自己可以很快继续健康饮食的行动。"

此外，HAPA 认为计划可以解释意向—行为鸿沟，即意向促使个体产生计划，从而推进行为改变。计划分为行动计划和应对计划。行动计划（action planning）包括想象特定的情境，规划一系列达成目标的准备策略，如："我打算在家庭外出野餐的时候多带点蔬菜水果。"应对计划（coping planning）则是个体预期在采取健康行为的过程中会发生的障碍，并计划应对方案，如："如果有人邀请我今晚出去吃烧烤，我要拒绝他。"

HAPA 在意志阶段还纳入了行动控制（action control）。行动控制是一种自我调节策略，用于监控健康行为的实施。计划是在行动开始之前实施的策略，而行动控制则是与行动同时进行的策略。个体在进行行动控制时，会将当下的行为与健康行为标准不断进行比对，以使当下行为不断向目标行为靠近。

（二）HAPA 的优势

HAPA 对自我效能做出了详细区分，因为不同阶段的个体需要拥有不同类型的自我效能才能达成目标。如果个体相信有能力少吃不健康食品，但不相信自己有能力应付在维持此行为过程中可能遇到的障碍（例如不相信参加同学聚会时可以控制住自己），则其健康饮食行为就不能很好地维持下去。HAPA 的优势在于区分了阶段特定的自我效能，指出处于不同阶段的个体需要相应的效能感以改变行为。

（三）针对 HAPA 的实证研究

已有实证研究支持 HAPA 的假说。例如，一项针对 2 型糖尿病患者的研究发现，行为的改变确实分动机和意向两阶段，且糖尿病患者可按其意向和行动水平的不同分为前意向者、意向者和行动者（Lippke & Plotnikoff, 2014）。研究还发现，阶段特定的变量能区分个体所处的阶段，而阶段匹配的干预能比阶段不匹配的干预更好地推动个体的改变；中介分析结果显示，意向和计划的确可以促使意向者做出改变（Lippke et al.,

2010)。元分析也表明，行动自我效能可以通过提升意向水平和自我效能来促进健康行为，从而支持了 HAPA 的有效性（Zhang et al.，2019）。

对于第二节介绍的连续理论以及本节介绍的阶段理论，目前也存在一些普遍的质疑。首先，这些理论通常被设计用于预测行为，而非行为改变。例如，一项以 TPB 为理论支持的元分析发现，过去的行为可以解释未来行为 26％的变异，而意图仅能解释额外 7％的变异（Sheeran，2002），也就是说，意图仅能解释行为改变中较小的变异。其次，这些理论的设计初衷是解释尽可能多的行为变异，因而大多基于相关研究的证据，缺少实验研究支持。相关研究证据也较难推翻模型，因为构念间关联的临界值并不清晰。此外，极少有研究阐述这些模型可以如何应用于行为改变，或者哪些行为技术可以用于改变模型中的构念。最后，这些模型都不是综合的，模型中往往可以加入其他的构念以增加对行为变异的解释。但同时考虑到理论的简洁性，这些理论在对健康行为的解释中占据着重要地位。

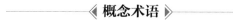

◈ 概念术语 ◈

健康　健康行为　健康行为的依从性　连续理论　阶段理论　健康信念模型　计划行为理论　保护动机理论　跨理论模型　行动阶段模型　健康行动过程模型

◈ 本章要点 ◈

1. 什么是健康及健康行为？健康行为包括哪些？

健康指的是个体在身体、心理和社会适应方面具有良好的功能，并非只是没有疾病。而健康行为泛指与增进健康、预防或检测疾病有关的所有行为活动。健康行为可以细分为四类：健康促进行为、健康预防行为、回避危害健康的行为、与疾病治疗有关的行为。

2. 健康行为的依从性是什么？

健康行为的依从性是指人们的行为与医疗或健康建议相一致的程度，不局限于遵循医嘱吃药、复健，还包括维持健康的生活方式（如健康饮食、充足锻炼等）。现代慢性疾病发病率较高的原因正是人们对健康行为及健康生活方式的依从性较低。

3. 健康行为理论有哪些？

健康心理学家们提出了健康行为理论用于描述、解释和预测健康相关行为的改变，包括连续理论和阶段理论。连续理论包括健康信念模型、计划行为理论（理性行动理论）和保护动机理论，阶段理论包括跨理论模型、行动阶段模型和健康行动过程模型。

◈ 复习思考题 ◈

1. 什么是健康？什么是健康行为？二者之间有什么关系？

2. 健康行为的连续理论与阶段理论之间的差异是什么？

3. 简述健康信念模型与理性行动理论之间的异同。

4. 简述健康行动过程模型中不同阶段自我效能的差异。

5. 理论的提出并非一蹴而就，需要经由实证的检验和不断的修正。目前的健康行为理论也存在不完善之处，需要在理论修正和新理论提出时加以注意。请根据本章内容和你的思考，挑选两个本章所介绍的模型，阐述其存在的不足之处，以及未来可以深入研究的地方。

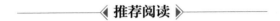

◀ 推荐阅读 ▶

Brannon，L.，Updegraff，J. A.，& Feist，J. (2021). *Health psychology：An intro-duction to behavior and health*（10th ed）. Cengage Learning.

奥格登．（2007）.健康心理学（3版，严建雯等译）. 人民邮电出版社.

第四章

健康促进行为

【教学目标】

1. 了解锻炼的益处，掌握规律锻炼的影响因素，识别促进锻炼的有效干预元素。

2. 掌握健康饮食的特点，关注健康饮食的影响因素，并针对性地设计干预方案。

3. 了解睡眠的生理特征及生理机制，了解睡眠障碍的类型，掌握改善睡眠质量的干预方法。

4. 了解意外事故的主要类型，掌握交通意外、儿童意外事故及老人跌倒的风险因素，学会设计预防意外的干预方案。

5. 了解疫苗犹豫的多层面原因，掌握疫苗犹豫的定义、范围及影响因素模型；了解癌症筛查的主要方式，认识癌症筛查低依从性问题。

【学习重点】

1. 哪些因素影响人们规律锻炼？

2. 健康饮食的影响因素有哪些？

3. 睡眠的生理基础是什么？如何促进睡眠？

4. 意外事故的风险因素有哪些？如何设计事故预防的干预方案？

5. 疫苗犹豫的常见影响因素模型有哪些？癌症筛查依从性低的原因有哪些？

【章节导读】

随着经济的发展与医疗的进步，急性传染性疾病的发病率和死亡率大幅下降，但是，不健康生活方式所致的慢性非传染性疾病的发病率与致死率上升。心血管疾病、呼吸系统疾病、糖尿病等慢性疾病已经成为影响我国居民身体健康的主要疾病类型。这些慢性疾病可以通过增加运动量、合理膳食、规律作息等健康促进行为加以预防和改变。《健康中国行动（2019—2030年）》提出了合理膳食行动、全民健身行动，并针对心脑血管疾病、癌症、慢性呼吸系统疾病以及糖尿病提出了具体的防治行动计划与目标，计划实现居民健康素养水平提高、肥胖增长率下降，经常参加体育锻炼的人数比例高于 40%，人均健康预期寿命显著提高。癌症防治也是"健康中国"行动计划的重要组成部分。中国的癌症负担正在呈现逐年加重的趋势。疫苗接种可以对包括癌症在内的重大疾病进行提前预防，癌症筛查可以提高癌症的早诊率，实现对疾病的尽早诊疗，提高存活率。除了疾病引发的死亡，意外事故也是生命安全的一大杀手。意外事故（如交通事故、意外跌落等）由不可抗力或无法预见的原因引起，但并非完全不可避免。在事故发生前进行干预、加以注意，可以减少意外事故带来的人身、经济方面的损害。

本章将关注锻炼、健康饮食、睡眠、防止意外事故、疫苗接种和癌症筛查这些健康促进行为，探究这些行为背后的影响因素，普及健康生活方式。

第一节　锻　炼

锻炼（physical activity）是个体为了维持和增强体能而进行的有计划且重复的身体活动。锻炼能够促进个体身心健康，提升认知能力，增强心血管系统功能。2016 年，全球 18 岁及以上的成年人中，28%（男性 23%，女性 32%）身体活动不足，即未能达到每周至少 150 分钟中等强度或 75 分钟高强度身体活动的建议；全球 11～17 岁的青少年中，81% 身体活动不足，不能达到每天至少 60 分钟中等强度至高强度身体活动的建议（WHO，2020b）。国家体育总局 2020 年的数据显示，我国 7 岁及以上居民中经常参加体育锻炼人数的比例为 37.2%，这也意味着全国有超过一半的居民体育锻炼不足。2014 年，国务院提出将全民健身上升为国家战略，以加强国民对锻炼的重视，提高锻炼参与度。2019 年国家卫健委发布的《健康中国行动（2019—2030 年）》将锻炼作为提高国民健康水平的重点推进内容。

一、锻炼的益处

适当锻炼不仅能降低罹患心血管疾病、糖尿病、癌症等多种身体疾病的风险，而且可以促进心理健康，预防抑郁、焦虑等精神障碍，提高幸福感和生活满意度。

（一）情绪健康

锻炼通过神经递质、大脑可塑性、内分泌系统、HPA 轴等生理路径，通过提升自我效能、控制感、注意转移等心理机制，以及通过提供社会交往机会、增加社会支持等社会机制，对情绪产生影响（Kandola et al.，2019；蒋长好，陈婷婷，2014）。目前关于锻炼的情绪益处的研究主要集中于三个方面，包括将锻炼作为治疗手段缓解情绪问题、预防情绪问题、促进积极情绪。

1. 锻炼能够缓解情绪问题

锻炼不仅能够缓解一般人的抑郁、焦虑情绪，还可以帮助临床上被诊断为抑郁症和焦虑症的人。抑郁已经成为全球主要健康问题之一，其影响范围波及世界上近五分之一的人口。锻炼能够有效缓解各个年龄段抑郁症患者的抑郁情绪。将锻炼纳入抑郁治疗还能够产生额外的好处：抑郁人群的心血管疾病风险普遍高于一般人群，锻炼能减轻抑郁症患者的心血管疾病风险。锻炼还可以应对广泛性焦虑障碍、社交恐惧症、创伤后应激障碍等焦虑和应激相关障碍患者的病理性焦虑问题。

抑郁和焦虑常常与其他精神疾病共病，抑郁和焦虑的存在又会进一步恶化病理症状，影响治疗的效果和预后。研究发现，锻炼还能够显著缓解双相障碍、神经性贪食症、酒精和物质使用障碍、神经性厌食症患者的抑郁和焦虑情绪（Ashdown-Franks et al.，2020）。适度的锻炼可以减轻生理疾病患者，如癌症患者和终末期疾病患者的焦虑。除抑郁和焦虑情绪外，锻炼还能缓解其他情绪问题。例如，锻炼不仅能够缓解精神分裂症患者的阳性症状，还能对药物治疗难以缓解的阴性症状（如情绪淡漠）起到治疗效果（Dauwan et al.，2016）。

2. 锻炼能够预防情绪问题

锻炼能够预防抑郁、焦虑等不良情绪的产生。研究发现，身体活动水平较高的儿童和青少年（6～18 岁）抑郁、应激、心理痛苦指数较低（Rodriguez-Ayllon et al.，2019）。缺乏锻炼是焦虑的风险因素之一。还有研究发现，相较于锻炼较少的人群，经常锻炼的个体产生焦虑症状的可能性更低，焦虑情绪出现的频率和严重程度更低（Kandola et al.，2018）。一项针对 47 个国家居民的调查发现，在控制了人口统计学、抑郁、国家等变量后，锻炼较少的人群存在焦虑问题的概率仍比经常锻炼的人群高 1.32 倍（Stubbs et al.，2017）。然而也有研究并未发现锻炼对焦虑情绪的预防作用，未来仍需要高质量的追踪研究来探明。

> **学术前沿**
>
> ### 锻炼对抑郁症的缓解及预防
>
> 锻炼可以缓解抑郁症患者的抑郁情绪。研究者对 23 个针对抑郁症患者进行锻炼干预的随机对照试验（random control trial，RCT）进行了元分析，结果表明锻炼能够显著缓解抑郁症状，且其干预效果显著优于无干预和常规护理，与心理治疗或药物治疗的效果相比没有显著差异（Kvam et al.，2016）。
>
> 锻炼还可以预防抑郁症的发病。研究者对包含 266 939 名成人被试、平均追踪年限为 7.4 年的 49 个前瞻性纵向研究进行了元分析，发现运动较多的个体罹患抑郁症的概率比运动较少的成人低 17%（Schuch et al.，2018）。

3. 锻炼能够促进积极情绪

21 世纪以来，积极心理学的蓬勃兴起使得研究者们认识到情绪问题的减少并不完全等同于积极情绪的促进。研究者们开始着手探索积极情绪产生与维持的影响因素，锻炼在其中占据了一席之地。锻炼能够提升情绪障碍患者的积极情绪。研究发现，抑郁症患者进行为期4周、每周3次、每次35分钟的有氧或无氧锻炼后，其抑郁症状得到了改善，睡眠质量和幸福感也有了显著提升（Gerber et al.，2019）。除了抑郁症患者，锻炼还能够提高焦虑症患者的生活质量和幸福感、减少其心理痛苦，提高精神分裂症患者的整体功能和生活质量，提高进食障碍患者的幸福感，缓解物质使用者的睡眠问题、提升其自我效能和自我实现感，提高孤独症儿童和注意缺陷多动障碍（ADHD）儿童的生活质量。

除了帮助存在情绪问题的个体获得更积极的情绪体验，锻炼还能够提升一般人群的积极情绪。一项元分析和系统综述整合了114个针对儿童和青少年的研究，发现锻炼能够提高儿童和青少年的自我意象、生活满意度、快乐和幸福感（Rodriguez-Ayllon et al.，2019）。对于成人而言，单次30分钟的锻炼能提高个体的愉悦感和积极心境（Mothes et al.，2017），规律运动可以提升个体的总体生活满意度和幸福感（Grant et al.，2009）。针对老年人的研究同样发现，锻炼可以帮助健康衰老，提高生活质量和幸福感（Cunningham et al.，2020）。

（二）认知效益

锻炼能够增强儿童和青少年的认知功能，尤其是执行功能。相比有氧体能（aerobic fitness，用以衡量个体有氧锻炼的积累）较差的儿童，体能较好的儿童在抑制控制任务中表现更好（Chaddock et al.，2012）。除了行为实验，来自脑成像的研究同样发现，有氧体能更好的儿童前额叶等支持执行功能的脑区激活程度更高（Voss et al.，2011）。锻炼还能够增强孤独症儿童和ADHD儿童的认知功能，仅仅5分钟的高强度运动就能够显著提高ADHD儿童的执行功能表现。

身体活动对成人期的大脑活动十分有益，尤其是前额叶主导的认知过程，例如计划、调度、抑制以及工作记忆。已有大量研究表明，锻炼对老年人的认知功能有积极影响。有氧运动尤其对老年人的执行功能有益。由于执行功能随年龄增长而减弱，体育活动对于延缓认知老化、维持认知功能具有重要意义。横断和纵向研究一致表明，经常锻炼的人认知老化更缓慢，罹患阿尔茨海默病、帕金森病等神经退行性疾病的风险更低（Engeroff et al.，2018），而缺乏锻炼则是神经退行性疾病的风险因素（Norton et al.，2014）。

> 学术前沿

锻炼对老年人认知的促进效益及其机制

一项前瞻性研究对3 714名健康的60岁以上老人进行了为期10年的追踪，发现较少运动的老人罹患痴呆症的风险显著更高（Tan et al.，2017）。RCT研究表明，单次短时间中等强度的运动（例如10～30分钟的步行）就能够对老年人的认知表现和脑功能起到短期促进作用（Wheeler et al.，2020），而为期数周以上的长期干预更能够延缓认知老化（Maffei et al.，2017）、增强认知功能（Feys et al.，2019）、运动能力（Shimada et al.，2018），并对阿尔茨海默病患者起到治疗作用（De la Rosa et al.，2020）。

动物研究和人类研究均表明，这种效益主要通过脑结构和脑功能的可塑性实现

（Bangsbo et al.，2019），尤其是对海马体的选择性作用（Erickson et al.，2011）。在痴呆等神经退行性疾病中，海马体是受损害最为严重的脑区之一，而海马体与空间、情景记忆和学习等认知能力有关，是对认知老化十分敏感的脑区（Fan et al.，2017）。随着老化，海马体的体积每年会减少 1%～2%，而一年期的锻炼干预能够使老年人海马体的体积增加 2%，补偿甚至逆转认知老化所带来的影响，而这种脑结构的改变与空间记忆的增强显著相关（Erickson et al.，2011）。锻炼影响海马体的主要路径是：通过诱导产生糖基化磷脂酰肌醇特异性磷脂酶 D1（GPLD1），促进海马体神经元的生成和脑源性神经营养因子（BDNF）、胰岛素样生长因子 1（IGF-1）等神经营养因子的产生（Choi et al.，2018；Horowitz et al.，2020）。

二、规律锻炼的影响因素

尽管锻炼的健康效益众多，但仍有很多人锻炼不足。科技和互联网的进步使得人们久坐的频率与时长增加。因此，明晰促进与阻碍规律锻炼的影响因素，对于改善锻炼行为、开发针对性的干预方案尤为重要。

实践与应用

你的锻炼时长达标了吗？

世界卫生组织关于 18～64 岁的成年人健康身体活动的建议是每周进行 150 分钟中等强度的活动，并以跨多个领域的身体活动进行综合衡量，包括工作（有偿和无偿，包括家务工作）、通勤（步行和骑自行车）和娱乐（包括运动）。对于青少年，建议每天进行 60 分钟中等至高强度的运动。

中国疾病预防控制中心建议，每周要有 5～7 天进行运动，其中每天要累计 3 000 步或进行 30 分钟以上中等强度锻炼。《健康中国行动（2019—2030 年）》提到，到 2030 年，我国城乡居民经常参加体育锻炼的人数比例达到 40% 以上。其中，经常参加体育锻炼是指每周参加体育锻炼 3 次及以上，每次体育锻炼的运动强度达到中等及以上。中等运动强度是指在运动时达到最大心率的 64%～76% 的运动强度（最大心率＝220－年龄）。

（一）健康素养

健康素养（health literacy）是指个体了解和应用健康知识、技能和态度以维持和促进自身健康的能力。健康素养是一系列能使个体有动机和能力去获得、理解并应用健康信息，从而促进和维持健康的认知和社会技能。受教育程度是健康素养的重要影响因素，受教育程度低的个体往往健康素养也较低。但受教育程度较高的个体在健康领域获取或理解相关知识也可能存在困难，例如大学教授也有可能不明白医生的诊断结果。

低健康素养会给人民整体健康状况以及国家卫生系统带来负面影响。较低的健康知识水平限制了对健康促进行为的认识与实施，减少了对健康风险行为的警惕，降低了民众对自身健康的管理能力，也阻碍了良好的医患沟通。健康素养较低的人往往缺乏对锻炼益处的了解，难以启动并维持锻炼。只有当个体足够相信锻炼能使自身健康获益时，才会考虑进行持续性的规律锻炼（Stonerock & Blumenthal，2017）。在患者群体中，更高的健康素养也能预测诊断后更多的体育锻炼（Plummer & Chalmers，2017）。

（二）动机

动机是产生行为的关键要素，对于锻炼也同样如此。根据社会认知理论，自我效能是动机产生的重要影响因素。在锻炼促进领域，锻炼的自我效能是指个体相信自己能够进行并维持锻炼的程度，而这种自我效能主要来源于对自己运动能力的觉知（Peers et al.，2020）。当个体对自己的运动能力有信心，相信自己能够达成锻炼目标时，会更愿意进行锻炼。社会认知理论中的其他因素，如结果期待（outcome expectation）和目标设立（goal-setting）也能够有效促进锻炼。

（三）社会支持

社会支持对锻炼有积极影响，处于不同年龄段的个体对不同群体支持的重视程度不一。对于儿童而言，来自父母的影响十分重要。父母的锻炼水平与儿童的锻炼水平显著相关。父母的榜样行为能够激发儿童做出相似行为。认识到锻炼重要性的父母会支持并鼓励儿童锻炼，从而促进儿童的规律锻炼。对中国台湾家庭进行探究后发现，父母对锻炼的支持包含三个因素，除了与西方相似的榜样作用（modeling，如父母经常锻炼）和后勤支持（logistic support，如父母为儿童购买锻炼设备、接送儿童到锻炼场所），还有第三个具有文化特异性的因素——管教（regulation，如教导或敦促儿童减少久坐）（Lin et al.，2020）。对于青少年而言，父母的影响作用减少（Edwardson & Gorely，2010），同伴的作用显著提升（Shaffer & Kipp，2014）。对于老年人而言，相比同伴的作用，家人的支持更为重要（Smith et al.，2017）。

三、如何促进锻炼

（一）个体层面

健康教育可以提升个体的健康素养，从而促进规律锻炼。通过材料宣传、讲座等方式告知锻炼的有效方法及益处，能够提升老年人锻炼的意愿，从而促进锻炼。借助网络对偏远地区进行远程教育可以成功提高当地人的健康素养，促进体育锻炼。此外，当普及信息的方式更加适合和贴近目标群体时，干预的效果会更好。

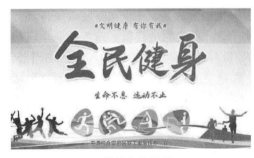

锻炼宣传材料

尽管健康教育有助于促进个体锻炼，但仅提高健康素养仍不足以最大限度地促进锻炼，还需要激发个体锻炼的动机，提升个体的实施意愿。研究者根据自我决定理论，采用动机性访谈（motivational interview）的方式提高个体的自主感，激发锻炼的内在动机，这有效提高了个体的锻炼水平（Ehret et al.，2015）。在产生动机之后，个体是否能将目标转化为切实可行的计划、是否能应对困难也决定了锻炼行为能否有效实施。**执行意向**（implementation intention）是将环境线索与具体行动建立联结的行动计划，为具体行动设定实施的锚点，从而促进自动化行动（Hagger & Luszczynska，2014）。执行意向可以帮助在特定环境下回忆起锻炼意向，通过设定具体行动减少阻碍，进而促进锻炼。

给予及时反馈也能促进个体的锻炼行为。计步器是最常使用的反馈工具，能够显著提高个体的锻炼水平。随着电子产品的普及，锻炼可以通过穿戴式电子设备和智能手机给予更加准确和多样化的反馈。**移动健康**（mHealth）即以智能手机等移动端设备为基础而开发的健康技术，已成为经常采用的锻炼干预手段。

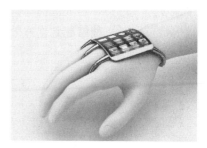

穿戴式电子设备

提供奖赏和强化能够促进锻炼的维持。根据锻炼次数和步数给予被试少量金钱回报均能够显著提高锻炼干预的依从性和锻炼水平。将持续性的金钱回报变为抽奖，只有达到锻炼目标的被试才有资格参与抽奖，这可以成功提高个体的锻炼参与度和锻炼水平（Li et al.，2019）。在长期干预中，短期抽奖（如每周抽奖）对被试的吸引力会随时间降低，而额外设置长期抽奖（如完成整个干预项目后抽奖）能够增加被试的依从性，维持被试参与的热情（van der Swaluw et al.，2018）。

监督也能够提升锻炼依从性。研究者将被试随机分配到受监督锻炼组或无监督组，相比无监督组，受监督组的锻炼水平更高，锻炼产生的效果更好（Minetama et al.，2019）。监督的作用可能部分来自安全性感知：由于锻炼对老年人、儿童和青少年等群体具有一定的潜在危险，如果认为锻炼的危险系数较高，个体便不易参与锻炼，而监督和健康教育等方式能够显著提高个体对锻炼安全性的感知，促进其锻炼（Kwarteng et al.，2018）。

（二）人际层面

家长对于儿童的体育锻炼发挥着重要作用，因此在设计针对儿童的锻炼干预方案时，将父母纳入项目之中并加强父母之间的合作能够更好地帮助儿童进行锻炼。同伴对于青少年实施健康行为的影响较大。通过设置同伴指导（peer mentor，如对干预组提供相似年龄的志愿者予以指导和动员），能够提高青少年锻炼的依从性和锻炼水平（Smith & Petosa，2016）。除了青少年，同伴支持和指导对于年长儿童（Spencer et al.，2014）、成人（Buman et al.，2011）、老年人（Bouchard et al.，2021）同样能起到显著效果。

（三）社区、机构和政策层面

社区周边环境与设施会对居民的锻炼行为产生影响。一项对美国 20 745 人进行的调查发现，居住地周围锻炼设施与锻炼水平显著正相关（Gordon-Larsen et al.，2006）。在搬入设施更为丰富的社区后，个体的步数显著增加。幼儿园、学校、企业等机构的锻炼设施也能够促进锻炼。幼儿园的室内娱乐室和操场能够减少幼儿的久坐（Barbosa et al.，2016），在幼儿园操场上贴上吸引幼儿的贴画、添加玩具能够提高幼儿在操场上活动的频率（Escalante et al.，2014）。在学校中，学校老师对锻炼益处的认知、体育老师教学质量、校园大小、校园中的锻炼风气、锻炼项目数量和设施都与锻炼水平显著相关（Lu et al.，2017）。在企业中，改变企业设施（如采用站坐结合的办公桌）能够显著减少员工久坐时间（Shrestha et al.，2016）。

政策层面的措施也能够促进锻炼。促进区域之间锻炼设施的共享能够在增加资源利用率的同时促进体育锻炼。减少空气污染可以提高人们步行和骑车的积极性，还能进一步减少空气污染，形成双向促进。在设施方面，提供自行车安全停放场所、增加公共绿地等锻炼场所也能够起到促进效果（Kramer et al.，2019）。

> **健康心理学与生活**

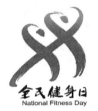

每年的 8 月 8 日为
我国的全民健身日

《全民健身计划（2021—2025 年）》节选

到 2025 年，全民健身公共服务体系更加完善，人民群众体育健身更加便利，健身热情进一步提高，各运动项目参与人数持续提升，经常参加体育锻炼人数比例达到 38.5%，县（市、区）、乡镇（街道）、行政村（社区）三级公共健身设施和社区 15 分钟健身圈实现全覆盖，每千人拥有社会体育指导员 2.16 名，带动全国体育产业总规模达到 5 万亿元。

四、结语

锻炼不仅能帮助个体减少情绪问题，提高幸福感，促进认知并减缓认知老化，还能提高国民整体健康水平，延长预期寿命，其益处不一而足。然而，当下国内的锻炼水平整体较低，大部分人未达到推荐的锻炼水平。因此需要融合个体、人际、社区、组织与政策等多方力量进一步促进全民锻炼。

第二节　健康饮食

健康饮食（healthy diet）是指以适当的比例摄入大量营养素（macro-nutrients）为人体提供能量并满足生理需要，同时提供足够的微量营养素（micro-nutrients）和水合作用（hydration），以更好地满足身体需要。《中国居民膳食指南（2022）》指出，近 30 年来，我国居民营养状况得到明显改善，但膳食不平衡引发的相关疾病问题日趋严重。不同的饮食模式（即饮食选择）与高血压、高胆固醇、炎症、肥胖等直接相关，影响心血管疾病、癌症、慢性呼吸疾病、认知受损等非传染性疾病的发病率，甚至会进一步引发残疾或死亡。

一、合理膳食的标准

合理膳食是保证健康的基础。世界卫生组织对"健康饮食"的定义为：平衡能量摄入，增加水果和蔬菜摄入，限制饱和脂肪和反式脂肪摄入，以及限制糖类和盐类摄入。健康的饮食模式指摄入有益健康的食物，包括植物性食物、新鲜的水果和蔬菜、抗氧化剂、大豆、坚果和 omega-3 脂肪酸，以及低饱和脂肪、动物源蛋白质和添加/精制糖。

学术前沿

自然地域饮食模式和循证设计饮食模式

健康的饮食模式分为自然地域饮食模式和循证设计饮食模式（Cena & Calder，2020）。

自然地域饮食模式是一些固定的饮食模式，它们自然地出现在世界的某些地区。常见的自然地域饮食模式包括地中海饮食、传统亚洲饮食和北欧饮食。其中，传统亚洲饮食模式又有三种模式被广泛研究，分别是传统韩国饮食、传统中国饮食以及传统日本饮食。

循证设计饮食模式是对现有的饮食模式进行改良后人为形成的饮食模式，比如终止高血压饮食方法（Dietary Approaches to Stop Hypertension，DASH；Appel et al.，1997）和延缓神经衰退的地中海饮食干预方法（Mediterranean-DASH Intervention for Neurodegenerative Delay，MIND；Marcason，2015）。

中国营养学会的调查和检测结果显示，我国居民普遍存在油盐糖摄入过多、全谷物和深色蔬菜摄入不足、饮酒行为较为普遍的问题。根据"中国居民平衡膳食宝塔（2022）"（见图 4-1），我国居民最好每日摄入 12 种（每周 25 种）以上食物：以谷薯类为主的碳

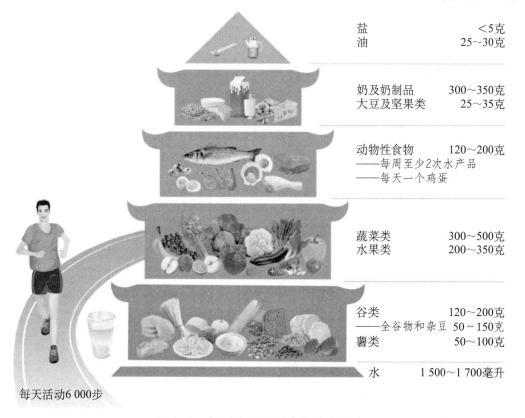

盐	<5克
油	25~30克
奶及奶制品	300~350克
大豆及坚果类	25~35克
动物性食物	120~200克
——每周至少2次水产品	
——每天一个鸡蛋	
蔬菜类	300~500克
水果类	200~350克
谷类	120~200克
——全谷物和杂豆	50~150克
薯类	50~100克
水	1 500~1 700毫升

每天活动6 000步

图 4-1　中国居民平衡膳食宝塔（2022）

水化合物应占摄入总能量的50％以上，蔬菜摄入300～500克（深色蔬菜占1/2），水果摄入200～350克；对于蛋白类食物，每日坚持摄入各类奶制品和豆制品，平均摄入鱼、禽、蛋和瘦肉总量120～200克。同时，水作为维持身体活动的重要成分，建议成年人每天7～8杯（约1 600毫升），并减少盐、油、糖、酒精的摄入。

▶ 实践与应用

快来制定你的专属"膳食宝塔"

美国农业部和卫生与公众服务部发布的《美国居民膳食指南（2020—2025）》涵盖各年龄段的人群，并对健康人群及有疾病风险的人群提出了4条核心建议（见图4-2）。

第一，在全生命周期的各阶段，都应该遵循健康的膳食模式。0～6月龄，推荐母乳喂养，并建议持续至1岁；6～12月龄，增加富含铁和锌的辅食摄入；12月龄至成年期，遵循健康膳食模式以维持健康体重，减少罹患慢性疾病的风险。

第二，合理膳食应使人愉悦而非增加负担。因此在优选和享用高营养密度的食物和饮品的同时要结合个人饮食偏好、文化传统和成本，即根据自身需要和喜好来选择食物，倡导个性化健康饮食。

第三，应特别关注饱含维生素、矿物质等高营养密度的食物和饮品，以满足食物需求和能量适宜限制。例如，选择深绿色、红色和橙色蔬菜，从海鲜和坚果中摄取油分。

第四，减少添加糖、饱和脂肪酸和钠含量较高的食物和饮品，限制酒精饮品。

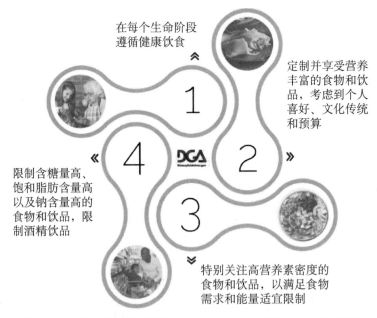

图4-2 《美国居民膳食指南（2020—2025）》提出的4条核心建议

因此，合理膳食并非一种负担，它可以是个性化且乐在其中的。通过选择并平衡你喜欢的健康食物，建立一座"为自己代言"的膳食宝塔！

二、健康饮食的影响因素

健康饮食的影响因素与饮食者自身的特征或周围环境的特征有关，主要包括反思决定因素、自动化-情感因素、自我调节因素和环境因素。

（一）饮食者自身因素

1. 反思决定因素

反思决定因素指人们与健康饮食相关的倾向性与准备性，是需要花费一定的心理资源并进行加工的过程。知识、动机、意愿和自我效能在该因素的背后起决定性作用。与营养学相关的知识同健康饮食行为关系最为密切。但相反的证据表明，仅知道健康饮食的组成部分并不一定可以帮助人们避免食用不健康的食品（Spronk et al.，2014）。此外，人们的健康饮食动机也可以预测健康饮食行为。动机或承诺会影响人们关于行为结果的信念：当人们感知到遵循某饮食模式有收益时，或者感知到违背某健康饮食指南有风险时，人们的健康饮食行为就会增加。此外，承诺也被证明与个体的社会认同有关，即个体在多大程度上认为自己是一个"健康饮食者"（Strachan & Brawley，2009）。意愿在健康饮食中也同样重要，人们的饮食意愿与饮食行为具有中高程度的相关（$r=0.44$；McEachan et al.，2011），且能够预测个体 6 年内健康饮食行为 9% 的变异（Conner et al.，2002）。尽管饮食意愿与饮食行为之间存在预测关系，但也有学者提醒要重视这种关系的有限性，在饮食意愿和饮食行为之间存在鸿沟（Webb & Sheeran，2006）。只有知识、动机和意愿是不够的，个体也需要有足够的自我效能来确信自己有能力实施健康饮食行为。高水平的自我效能在众多的被试样本中都被证明与更健康的食品摄入相关（Fitzgerald et al.，2013）。而低水平的自我效能可能与缺乏必要的技巧来准备健康餐食、健康食品供应不足、健康食品价格高昂、烹饪时间不足等因素有关（Glasson et al.，2011）。

2. 自动化-情感因素

与需要占用心理资源才能被加工的反思决定因素相比，自动化-情感因素不涉及加工，而是由情感驱动的、快速自动的过程。目前，有三种自动化-情感因素被广泛研究，它们分别是习惯、内隐偏好以及情绪。习惯是健康饮食行为的强预测源。元分析指出，仅仅是"习惯"这一个变量就可以解释 20% 的营养相关行为的变异（Gardner et al.，2011）。

📎 **学术前沿**

疫情隔离对饮食习惯的影响

在 2020 年席卷全球的新冠疫情大背景下，增加社交距离、居家隔离等政策限制了人们的社交与出行，对生活方式产生了影响。在对饮食习惯的影响方面，隔离政策产生的影响既有积极的一面，也有消极的一面（Flanagan et al.，2021）。一方面，人们的整体健康饮食得分显著提高，表现为更多地在家做饭，外出就餐或打包外带明显减少，不吃早餐的频率下降，更少吃快餐或油炸食品，更经常吃水果。另一方面，人们对甜食和含糖饮料摄入增加，这反映了饮食习惯的消极变化。疫情前后人们对蔬菜的摄入量变化不大；25.8%的人报告自己在正餐间吃零食的情况变好，43.5%的人报告变差。整体来看，20.7%的人认为自己吃得更健康了，但35.6%的人认为自己的饮食变得不如以前健康。

饮食习惯的变化与久坐行为、身体活动以及睡眠健康、心理健康有共变关系。报告饮食习惯变差的个体出现了更多的久坐行为、身体活动减少、入睡时间延迟，他们报告的焦虑增加水平是报告饮食健康人群的两倍。而报告饮食习惯更健康的个体更多参与身体活动，这类人群中由于新冠疫情居家工作的比例也最高。

3. 自我调节因素

虽然自动化-情感因素对健康饮食行为起重要作用，但是人们也有能力调用执行控制资源或使用自我调节策略调节这种自动化的冲动，这类因素就是自我调节因素。已有研究证明，与其他类型的行为相比，特质性的自我控制在饮食行为中能起到一定程度的作用（$r = 0.17$；De Ridder et al.，2012）。自我调节策略包括计划、监控、刺激控制等。人们参与制订行为计划的程度与健康饮食的摄入相关。自我监控饮食摄入能够有效减少食量和降低体重。对不经常使用自我调节策略的个体教授自我调节策略对促进健康饮食有积极效果。

（二）环境因素

人们的健康饮食行为同时受到社会环境和物理环境的影响。

1. 社会环境因素

常见的社会环境影响因素包括家庭传统、同伴关系、社会支持系统等。青少年在快餐上的消费与他们的朋友有关。一项元分析也证明了健康饮食行为的榜样效应，被试或多或少都基于同伴的进食行为来行动（Vartanian et al.，2015）。根据描述性规范，当人们知觉到别人在吃什么时会影响自己的饮食选择，这在总体上调节着饮食行为。除此之外，有社会支持系统的减脂项目也取得了成功。

2. 物理环境因素

物理环境包括食物的可获得性、易接近性和分量，它对人们健康意识的影响更为直接。健康食品的可获得性与健康饮食行为相关；人们摄入非健康食品的行为和个体与食品的距离有关，当购买某种食物相对便利时，个体会增加对该食物的摄入量。此外，食品的分量及容器的大小也会影响进食量。与普通的碗相比，人们在使用可以在不被发现的情况下加汤的特制碗时所喝的汤多73%（Wansink et al.，2006）。一项研究发现，将食品放在透明容器里比放在不透明容器里，会导致被试更大的进食量（Painter & Lee，2006）。另一项研究也证明，一个2倍容量的容器会使进食量提高35%（Zlatevska et al.，2014）。

三、如何促进健康饮食

如上四种因素影响人们的健康饮食行为，针对这些影响因素，研究者们也设计出了相应的干预方式促进合理膳食（见图 4-3）。

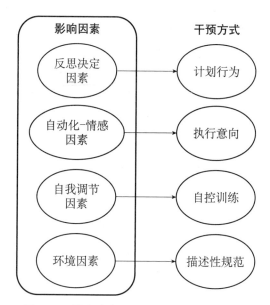

图 4-3　健康饮食的影响因素及其干预方式

（一）计划行为——反思决定因素

通过反思决定因素促进合理膳食是常用的方法。思想教育干预（或纯粹提供知识）被认为无效，或仅仅能起到微弱的作用，而基于理论的干预方法则具有一定的效果。饮食健康教育与意愿提升干预方法的共同实施能够有效影响健康饮食行为。

（二）执行意向——自动化-情感因素

在自动化-情感因素领域，也有少量的干预方法可以改善健康饮食行为。例如，基于执行意向的干预对增加健康饮食有较好的效果（$d=0.51$），而对降低非健康饮食行为则效果一般（$d=0.29$）（Adriaanse et al.，2011）。

（三）自控训练——自我调节因素

许多与自控训练相关的干预方法被证明是有效的（$d=0.42$；De Ridder et al.，2017）。提高人们的自控技巧可以有效影响健康饮食行为。相比纯粹提供知识，在提供知识的基础上辅以自控训练可以有效提高健康食品的摄入量，且长期有效。相比自我效能提升训练，自我效能提升训练辅以行为计划训练可以有效提高水果和蔬菜的摄入量。

（四）描述性规范——环境因素

提供描述性规范的信息对增加水果摄入有积极的效果（$d=0.59$；De Ridder et al.，2017）。来自社会支持系统的改变在改善人们的健康饮食中起重要作用。需要注意的是，对于儿童健康饮食而言，社会支持仅在来自父母和家庭成员支持的条件下有效，而在来自同伴和老师支持的条件下效果不显著。此外，"致胖环境"是非健康饮食行为的重要环境，不少干预关注调整个体直接的物理环境。助推（nudging）作为一种行为改变策略，已经被应用于健康饮食领域。它通过提高环境中健康食物的供应度、可及性以及可视性，减少对不健康食物的接触，改变人们做出选择的结构，帮助人们更加容易地做出理想选择。具体方法包括：将水果放在收银处而不是糖果区，打包健康的零食；在食物上贴上类似红绿灯的标签；改变盘子的大小；等等。

第三节 睡 眠

睡眠是人类日常生活中的重要活动。人一生中大概有三分之一的时间用于睡眠。睡眠时的意识状态与清醒时的意识状态不同。纵观古今，对睡眠的思考和科学研究层出不穷。古代中国与西方对睡眠都有类似的解释，其主流观点认为睡眠和心脏、胃等脏器有关，提出"心主神明"；也有一些人持不同看法，他们认为睡眠与意识和脑有关。直至脑电技术出现后，人类对睡眠的生理本质才有了较为科学的认知。睡眠有助于调节个体的身心功能。了解并探究睡眠与健康之间的作用机制、学习并掌握改善睡眠质量的方法，能够降低疾病风险，改善健康状态。

一、睡眠与健康

（一）睡眠的生理特征

睡眠包括**非快速眼动**（NREM）**睡眠**和**快速眼动**（REM）**睡眠**两个过程（见图 4-4）。NREM 睡眠由三个阶段组成：阶段一是从清醒到睡眠的过渡，阶段二是真正睡眠的开始，阶段三是深度睡眠。NREM 主要发生在睡眠开始后的 3 小时，个体通过 NREM 进入睡眠状态，依次从第一阶段开始过渡到第三阶段，最后进入 REM 睡眠。每个睡眠周期（持续 90~110 分钟）是由经历 NREM 睡眠的三个阶段和快速眼动睡眠所需的时间组成的。随着周期的递进，NREM 持续时间减少，REM 持续时间增加。

在 NREM 睡眠的第一阶段，脑电图模式从清醒状态下的 α 波转变为与睡眠相关的 θ 波（更低频率），个体处于强烈的嗜睡状态，有时会出现催眠幻觉和/或短暂的不自主肌肉收缩。真正的睡眠开始于 NREM 睡眠的第二阶段，与脑电爆发性变化有关的睡眠纺锤波与钾离子波在此阶段出现，个体对外界刺激的意识减少，肌肉活动减少。在 NREM 睡眠的第三阶段（深度睡眠），δ 波（高幅低频波）出现，此时个体对外部刺激的反应最

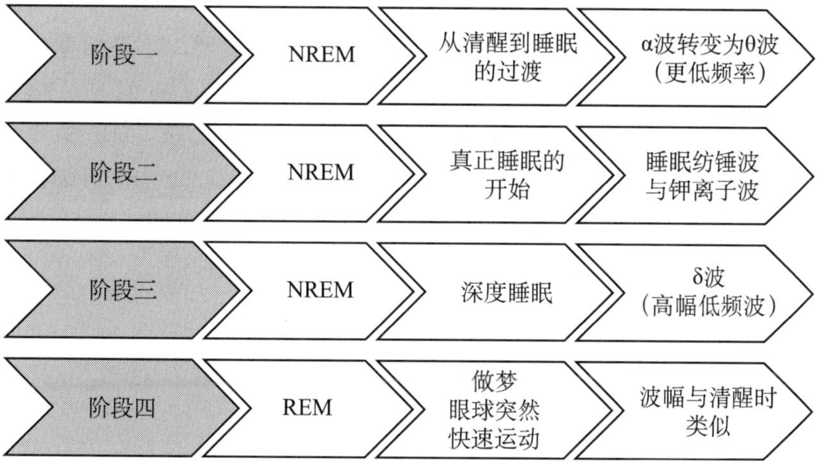

阶段一	NREM	从清醒到睡眠的过渡	α波转变为θ波（更低频率）
阶段二	NREM	真正睡眠的开始	睡眠纺锤波与钾离子波
阶段三	NREM	深度睡眠	δ波（高幅低频波）
阶段四	REM	做梦眼球突然快速运动	波幅与清醒时类似

图 4-4　睡眠的四个阶段

弱。大多数的睡眠障碍，如夜惊、梦游和夜间遗尿症发生在深度睡眠期间。REM 睡眠最有可能发生在昼夜节律的体温低谷期，此时人会做梦，其特点为眼球突然快速运动、大脑代谢率高、心率多变、外周肌张力受到主动抑制。

在系统层面，睡眠由两个相似但不同的系统调节，分别是昼夜节律系统和睡眠/觉醒稳态系统。昼夜节律系统在 24 小时内循环同步生物节律，包括睡眠，并根据外部因素进行调节。昼夜节律过程由位于下丘脑腹侧视交叉上核的昼夜节律钟驱动，生物节律包括睡眠-觉醒周期、体温周期、激素（如褪黑激素和皮质醇）分泌的每日周期和血压调节。睡眠/觉醒稳态是指身体内在的神经生理驱力，或者睡眠或者觉醒。长时间清醒后人们会有一种入睡的神经生理驱力，长时间睡眠后则有一种醒来的驱力。这个模型假设睡眠动力随着清醒时间的增加而增加，中枢神经系统（CNS）中称为睡眠原的促眠物质积累增多。清醒时睡眠原的增加会驱使身体进入睡眠，随后睡眠时睡眠原消散，导致睡眠驱力降低。

（二）睡眠的生理机制

除以上两个系统外，不同脑结构和神经递质在睡眠-觉醒状态的调节中也起关键作用。在脑结构方面，基底前脑区的损伤会导致严重的失眠。位于视前外侧核和正中核的神经元可以促进睡眠。视前腹外侧核是"产生睡眠"的中心，具有对抗后丘脑唤起的功能。在脑干部分，对脚桥被盖核的刺激会促进 REM 睡眠，而它的损伤会减少 REM 睡眠。在神经递质方面，γ-氨基丁酸是大脑中主要的抑制性神经递质，催眠药便是与它结合而发挥药效。乙酰胆碱在 REM 睡眠调节中起积极作用。此外，细胞因子和激素、腺苷、前列腺素与大麻素等对睡眠也有一定的调节作用。

（三）睡眠的功能

NREM 睡眠有保存和恢复的功能，为阻止大脑损伤、修复脑细胞提供了机会。对于婴儿，REM 睡眠是其视觉系统和其他感觉运动系统功能发育所必需的条件；对于成年人，REM 睡眠对记忆及学习巩固具有重要作用。

睡眠剥夺范式被广泛用于认知功能相关的探究。研究发现，睡眠剥夺对认知的影响主要集中于学习记忆下降、注意力降低、警惕性受损等方面。这也印证了睡眠对人类认知功能的重要作用。除认知功能外，睡眠对情绪也有重要的影响。睡眠剥夺会在情绪识别与情绪调控两个方面影响个体的情绪能力（麦子峰 等，2021）。在情绪识别方面，经历睡眠剥夺的个体对消极情绪的感受能力下降，他们通常会将效价模糊的刺激误判为效价程度更高的刺激。在情绪调控方面，经历睡眠剥夺与睡眠抑制的个体会更加易怒，产生更多抑郁、焦虑等消极情绪。

> **学术前沿**
> ───────────────────────────────
>
> ### 最佳入睡时间
>
> 最近，一项发表在《欧洲心脏杂志》（*European Heart Journal*）上的研究通过分析约 8.8 万名成年人（43～79 岁）六年来的睡眠和心脏模式（以佩戴手环的方式收集和记录志愿者的睡眠状况、生活状况、健康状况等），发现 23：00—24：00 入睡个体和 24：00 之后入睡个体的心血管疾病风险，比 22：00—23：00 入睡个体分别高出 12％和 25％；更为惊人的是，22：00 前入睡的成年人，其心血管疾病风险并未降低，反而要高出 24％（Shahram，2021）。
>
> 因此，人们最佳入睡的时间是相对固定的，过早或过晚入睡都会对健康产生威胁。《健康中国行动（2019—2030 年）》倡议，成年人的入睡时间应在晚上 10：00—11：00，且每日睡眠需达到 7～8 小时。

（四）睡眠障碍

睡眠障碍在人群中非常普遍。美国疾病控制与预防中心的调查显示，2018 年约有 5 000～7 000 万美国人患有慢性睡眠障碍。我国的睡眠障碍人群基数也比较大。据我国卫健委的调查结果，2018 年我国各类睡眠障碍患者约占总人口的 38％，超出 27％的世界平均比例。中国睡眠研究会发布的《2021 年运动与睡眠白皮书》显示，当下我国有超 3 亿人存在睡眠障碍。睡眠不足和睡眠障碍与显著的发病率和死亡率相关，其不良后果包括体重增加、肥胖、心血管疾病、糖尿病、事故和伤害、应激、疼痛、神经认知功能障碍、精神症状等。

在《精神障碍诊断与统计手册》（第 5 版）（DSM-5）中，与睡眠有关的障碍归属于睡眠-觉醒障碍大类，包括如下分类：失眠障碍（入睡困难，频繁醒来，无法再入睡）、过度嗜睡障碍（反复陷入睡眠，睡眠时间过长，觉醒后难以清醒）、发作性嗜睡（猝倒，下丘脑激素分泌减少，REM 时间短）、与呼吸相关的睡眠障碍（阻塞性睡眠呼吸暂停低通气综合征、中枢性睡眠呼吸暂停、通气不足、昼夜节律性睡眠障碍），以及异常睡眠（NREM 睡眠-觉醒障碍、梦魇障碍、REM 睡眠行为障碍、多动腿综合征、物质/药物所致睡眠障碍）。每一项障碍的诊断标准都包括由障碍引起的显著痛苦，以及对社交、工作或行为等方面的消极影响。

睡眠与特定群体的心理健康

近年来，研究多聚焦于在特定群体中睡眠与健康之间的关系。大学生的睡眠质量对心理健康有显著影响，低质量的睡眠会导致焦虑、抑郁等情绪，对学生的身体机能有消极影响（Dinis & Braganca，2018）。产前孕妇的睡眠时长、睡眠质量和失眠症状等与焦虑、抑郁、应激水平有显著关联，婚姻地位、社会经济地位等人口学变量调节这种关联（Pauley et al.，2020）。女性绝经期睡眠障碍发生率逐年上升，主要症状表现为多梦早醒、入睡困难以及中途易醒等，严重影响女性的身体和心理健康，进而影响其生活质量（陆文婷，2020）。对中国中老年人睡眠时间与高血压患病率关系的追踪研究发现，夜间睡眠时长不超过 5 小时可能是高血压患病的独立风险因素，其中男性夜间睡眠时长少于 5 小时会增加高血压风险（段思宇 等，2021）。

（五）睡眠评估

睡眠质量的监测与评估可以采用客观或主观手段。在客观层面，**多导睡眠监测仪**（polysomnography，PSG）是临床上睡眠监测的金标准，可以测量受试者睡眠过程中的神经生理、心脏呼吸和睡眠阶段等参数，包括脑电图、眼电图、下颌肌电图、口/鼻呼吸气流、胸/肺呼吸运动、动脉血样饱和度和心电图，有的仪器还可以测量鼾声、腿动、体位等参数。通过呼吸紊乱指数（RDI）、呼吸暂停低通气指数（AHI）以及血氧饱和度识别在夜间较危险的睡眠呼吸暂停综合征。然而，PSG 的技术与设备要求较高，需要专门的技术人员参与。便携式的智能手表或手环也可以通过体动、心率、血氧饱和度等参数实现居家睡眠监测，但其精确度远不如 PSG。

人们还可以主观报告自己的睡眠质量。最常采用的测量工具是匹兹堡睡眠质量指数（PSQI），其简单易用且与 PSG 的测试结果有较高的相关性。PSQI 衡量睡眠质量的七个维度，包括主观睡眠质量、入睡时间、睡眠时间、睡眠效率、睡眠障碍、催眠药物以及日间功能。其中，睡眠效率是指总睡眠时间占总卧床时间的比重。入睡后清醒时间（睡眠开始到开灯时间内清醒的总时长）、觉醒次数等指标也常用于衡量睡眠质量。此外，睡眠日记常用于检测睡眠状况，失眠严重程度指数（ISI）常用于失眠筛查，埃普沃斯嗜睡量表（ESS）用于评价日间嗜睡程度。

二、如何干预睡眠障碍

睡眠障碍的干预方式主要包括心理治疗、药物治疗、物理治疗以及中医治疗（中华医学会神经病学分会，中华医学会神经病学分会睡眠障碍学组，2018）。心理治疗主要包括睡眠卫生教育和**针对失眠的认知行为治疗**（cognitive behavioral therapy for insomnia，CBT-I）。经临床试验证实，药物治疗失眠具有良好的短期效果，但长期使用会产生药物成瘾、药物不良反应等潜在后果。由于缺少可靠性强的对照试验，物理治疗（光照疗法、经颅磁刺激、生物反馈治疗、经颅微电流刺激疗法等），以及饮食疗法、芳香疗法、按摩、顺势疗法等，只能被视为备选的辅助治疗手段。此外，中医能够通过调理身心治疗失眠，但它的个案化治疗模式与现代医学中的大规模实证和评估标准存在差异。

（一）药物治疗

长期以来，失眠的治疗以药物为主，其优点为快速起效，但长期服用抗失眠药物会出现药物耐受性、依赖性变化，甚至引发其他副作用。因而选用药物时应当权衡收益与风险，并统筹药物的易得性、经济性以及患者的依从性。

目前临床上具有催眠作用的药物种类众多，主要包括**苯二氮䓬类受体激动剂**（benzodiazepine receptor agonists，BZRAs）、褪黑素受体激动剂、食欲素受体拮抗剂和具有催眠效应的抗抑郁药物。

1. BZRAs

BZRAs 包括苯二氮䓬类药物（BZDs）以和非苯二氮䓬类药物（non-BZDs），两者的催眠疗效相似。BZDs 具有镇静、催眠、抗焦虑、肌肉松弛和抗惊厥的药理作用，但会产生一定的不良反应（如日间疲惫、头昏、肌张力降低、跌倒、认知功能受损等），在停药时可能会出现戒断症状和反跳性失眠。Non-BZDs 具有催眠作用，不良反应较 BZDs 轻（日间疲惫和药物依赖的可能性低），具有安全性和有效性，已逐渐被视为治疗失眠的临床常用药物。

2. 褪黑素受体激动剂

褪黑素参与调节睡眠-觉醒周期，可以改善时差变化所致的睡眠-觉醒障碍、睡眠-觉醒时相延迟障碍等昼夜节律失调性睡眠障碍，但使用普通褪黑素治疗失眠的效果并未得到一致性结论。雷美替胺是一种褪黑素受体激动剂，具有减少入睡时间、提高睡眠质量的作用，一般用于治疗以入睡困难和昼夜节律失调为主的睡眠障碍。此外，雷美替胺因其不存在药物依赖性，可以作为治疗长期失眠的有效药物。

3. 食欲素受体拮抗剂

食欲素又称下丘脑分泌素，具有促醒的功能。苏沃雷生是一种针对食欲素双受体的拮抗剂，具有良好耐受性，常作为治疗成人失眠的有效药物。

4. 抗抑郁药物

抗抑郁药物因具有镇静的功效，针对失眠伴随抑郁、焦虑症状时应用更加有效。三环类抗抑郁药物具有良好的耐受性和无戒断反应的特点，能够有效提高慢性失眠患者的睡眠质量。此外，曲唑酮、米氮平均能缓解失眠症状。选择性 5-羟色胺再摄取抑制剂（SSRIs）虽无明确的催眠作用，但可以通过治疗抑郁和焦虑障碍改善失眠症状。

（二）心理治疗

睡眠障碍患者常有不良睡眠习惯、与失眠相关的错误认知及不恰当的行为，因而对其进行睡眠卫生教育，促其养成良好的睡眠卫生习惯，实施 CBT-I，纠正其错误睡眠认知与行为，可以消除其心理和生理上的高觉醒，并提高入睡驱力，改善失眠的临床症状。

1. 睡眠卫生教育

睡眠卫生教育旨在帮助失眠症患者认识不良睡眠习惯以及其在失眠发生与发展中的作用，并帮助其建立起有利于睡眠的行为习惯。教育内容主要包括：保持睡眠环境的安静与舒适，合理调整光线、声音等；睡前 4～6 小时内应避免接触咖啡、浓茶等兴奋性物质，睡前不饮酒，规律锻炼，睡前 3～4 小时避免剧烈运动，睡前不宜暴饮暴食，睡前 1 小时内不做容易引发兴奋感的活动。

2. CBT-I

认知行为疗法（CBT）对于改善失眠症患者的睡眠质量具有重要的促进作用。相较于药物治疗，针对失眠的认知行为治疗（CBT-I）具有更好的风险收益比，已经成为治疗失眠的一线方法（Uyumaz et al.，2021）。CBT-I 包括睡眠卫生教育、刺激控制、放松训练、睡眠限制、认知调控等成分（见表 4-1），帮助个体养成良好的睡眠习惯、改变不良睡眠认知，对于原发性失眠和共病性失眠都有积极作用。

表 4-1 CBT-I 各干预成分的目的及内容

成分	目的	内容
放松训练	缓解应激、紧张、焦虑等失眠诱发因素的不良影响，降低卧床警觉性，减少夜间觉醒	渐进式肌肉放松、指导性想象、腹式呼吸训练
刺激控制	建立睡眠环境与睡眠倾向之间的联结	只有在有睡意时才上床；若卧床 20 分钟仍无法入睡，应起床离开卧室，等有睡意时再返回卧室睡觉；不在床上做与睡眠无关的活动，如进食、看电视等；保持规律的起床时间；避免日间小睡
睡眠限制	通过减少卧床清醒的时间，增加入睡驱力，提高睡眠效率	减少卧床时间以使其与实际睡眠时间相符，在睡眠效率维持 85% 以上至少 1 周的情况下，可以增加 15～20 分钟的卧床时间；当睡眠效率低于 80% 时，则减少 15～20 分钟的卧床时间
认知调控	改变患者对失眠的认知偏差、关于睡眠问题的非理性信念与态度	保持合理的睡眠期望，不要把所有的问题都归因于失眠；保持自然入睡，避免过度主观的入睡意图（强行要求自己入睡）；不要过分关注睡眠

由于受过训练的 CBT-I 治疗师资源有限，对失眠症患者的覆盖度较低，基于智能手机的数字化 CBT-I（dCBT-I）被开发出来，有助于大规模实施，促进健康公平。一项元分析表明，dCBT-I 可以有效缓解失眠症状，提升睡眠效率，增加总睡眠时间，减少睡眠觉醒时间以及入睡潜伏期。自助式、自动化的 dCBT-I 可以为失眠症患者提供及时的支持，缓解症状，并且成本更低，可以减轻患者及医疗机构的负担。

（三）其他干预方法

1. 正念训练

正念训练要求个体有意识地将关注的焦点维持在当下内在的或外部的体验中，并对当下状态不做任何评价。根据正念情绪调节模型（mindful emotion regulation model），个体减少对自身思维与情绪的自动化反应，并将注意的焦点聚集于觉知本身，对于改善个体夜间睡眠质量有积极作用。正念呼吸、身体扫描、正念伸展、静坐、正念冥想、正念行走等正念训练，能够改善睡眠质量，促进健康。

2. 体育锻炼

体育锻炼是一种更简便的改善睡眠的方式。对于慢性失眠患者而言，中等强度的步行等有氧锻炼即可缩短入睡时间、延长睡眠时间。根据中国睡眠研究会《2021 年运动与睡眠白皮书》，运动人群的失眠比例仅占我国的 10%，运动人群中以广东省的运动人数最多，其睡眠充足率位列各省份第一。

第四节　防止意外事故

意外事故（accident）是指发生在人们生活、生产活动中的意外事件，是全球 40 岁以下人群死亡的主要原因。常见的意外事故包括交通意外，儿童溺亡、坠落、烫伤、窒息、中毒，老年人跌倒等。每个人都可能遇到意外事故，但较为脆弱的人群由于年龄、身体等原因，受意外事故的影响更大。例如，0～4 岁儿童的意外伤害风险致死率较高，65 岁及以上成年人跌倒致死或致病的风险较高。意外事故不仅会造成身体上的伤害，也会给个体、家庭和社会带来心理和经济上的负担。

虽然有些意外事故是出于不可抗力或由无法预见的原因引起，但在事故发生前进行预防，可以有效防止某些意外的发生。在国际上，意外事故预防策略包括许多层面。首先，消除造成伤害的源头，如移走家庭中的物理危险源。其次，在事件发生后尽量减少伤害。例如，飞机上的儿童安全座椅可以减少坠机对儿童的伤害。最后，减少意外伤害的长期后果，如紧急医疗服务和康复。另一类预防意外事故的方法把重点放在教育干预上，因为教育可以向公众宣传潜在风险和安全要素，有助于人们养成安全的行为习惯。比如，向准父母积极宣传驾车携婴儿出行时，正确使用儿童安全座椅可以在交通事故中增强对婴儿的保护（Silva et al.，2016）。本节将对意外事故及其干预进行介绍，包括以下三方面的内容：交通意外事故、儿童意外事故、老年人跌倒。

一、交通意外事故

交通意外伤害是全球十大死亡原因之一。在 2016 年，有超过 140 万人死于交通意外事故。除了导致严重的人身伤亡，交通意外事故造成的经济损失高达全球 GDP 的 3%。统计数据表明，2000—2016 年，世界范围内交通意外致死率从第 10 位上升到第 7 位。全球 90% 的交通意外死亡人数集中在中低收入国家。中国每天有 700 多人死于交通事故，约占全球交通事故死亡人数的 23%（Wang et al.，2019a）。分析导致交通意外的因素、在事故发生前进行预防有助于降低交通伤亡。下面从行人与驾驶员两个角度对交通意外事故的影响因素及干预进行介绍。

（一）行人干预

数据表明，2014—2015 年，美国交通事故中死亡的行人人数增加了 10%（Mamun et al.，2020）。恶意行驶、司机酗酒、事故发生时间和地点等因素，都会对行人交通事故产生影响。大多数经历过交通意外的行人知道如何安全过马路，比如"红灯停，绿灯行"，但往往抱有侥幸心理。比如，他们会在自认为安全的情况下违规闯红灯，以减少过马路的等待时间，忽视风险。

一项在十字路口等待红灯的模拟干预研究考察了干预措施对行人安全过街态度的影响。干预包括教育、小组讨论和观看视频。研究发现，25 岁以上的参与者在干预后更加遵守规则。女性比男性更服从交通规则，已婚已育人士、开车频率高的人更倾向于遵守规则（Mamun et al.，2020）。

（二）驾驶员干预

与行人相比，驾驶员发生交通意外事故的原因更多样，造成的后果也严重得多。驾驶员造成意外事故，可能有多种原因，如无法控制自己的意识和情绪、超速驾驶、行驶过程中使用手机、疲劳驾驶等。驾驶员自身特质和风格也会导致风险。一项纵向研究发现，如果被试在未取得驾照时的认知测验得分较低，其感知运动表现、手眼协调性也往往较差，在拿到驾照后的行驶表现往往不佳，造成严重交通事故的可能性更高（Martín & Estévez，2005）。研究者认为，在驾照考试中加入对认知特征和运动能力的评估，提前对目标人群进行干预，有助于减少事故发生。

许多驾驶事故是驾驶员未能控制好自己的意识或情绪，产生了冲动行为所致，而正念恰恰可以帮助驾驶员调控自己的情绪。一项验证正念干预（mindfulness-based interventions，MBI）有效性的研究（Baltruschat et al.，2021）招募了持驾照但有 2 次及以上危险驾驶行为（饮酒、吸毒、不系安全带或超速 20%）的被试，邀请他们在正念讲师的带领下，进行每周 3 小时、共 5 周的正念练习，包括呼吸觉察、身体扫描等，并辅以冥想和瑜伽练习。结果发现，与对照组相比，接受正念课程的被试在风险情况下有更好的表现，在驾驶模拟器时造成的事故更少。

健康心理学与生活

慢速眼动检测

困倦会引起驾驶员反应延迟，可能导致严重的车祸。一般来说，人在半清醒状态下、昏昏欲睡时会出现慢速眼动（slow eye movement，SEM）。研究者设计了慢速眼动反馈系统，在模拟驾驶实验中通过检测驾驶员的慢速眼动发出警报，发现反馈系统确实可以预防睡眠相关事故（Shin et al.，2011）。未来可以考虑开发检测驾驶员慢速眼动的监控摄像头，以有效预防疲劳驾驶。

二、儿童意外事故

儿童时期的意外事故与神经发育阶段有关。相较于成人，儿童缺乏经验，无法预见和避免危险，具有强烈的好奇心，倾向于模仿成人行为但又缺乏协调性。因此，儿童发生意外事故的可能性更高。应当根据儿童事故的特征及相关影响因素制定和实施相应干预措施，预防意外伤害，保障儿童生命安全。在 1~4 岁的儿童中，最常见的意外伤害死因包括机动车事故、溺水和烧伤等。目前的研究表明，许多涉及儿童的事故发生在家庭中。儿童大部分时间待在家里，而且房屋内有很多容易导致儿童意外的因素。常见的家庭危害包括烧伤危害（如水龙头的热水）、坠落危害（如开放式楼梯）、窒息危害（如食物）、中毒危害（如清洁产品或药物）和溺水危害（如浴缸、水桶）。鉴于家庭环境对儿童意外事故构成的风险，许多干预计划侧重于帮助监护人消除潜在威胁或者安装安全设备，如锁住有毒药物、安装婴儿门等。一些干预项目在减少家庭危害或增加安全知识方面卓有成效。

（一）不同事故类型及干预

1. 溺水

溺水是儿童意外伤害死亡的重要原因，是 19 岁以下儿童意外受伤死亡的第二大原因。儿童常见溺水地点有游泳池、浴缸等。1 岁以下的婴儿，一半以上的意外溺水发生在浴缸中。大约 96% 的浴缸溺水事件，是在监护人疏于看管的情况下发生的。美国的一项横断研究旨在了解 10 岁以下儿童的父母给孩子洗澡的习惯，以及对儿童洗澡安全知识的掌握情况（Lee & Thompson，2007）。研究发现，64% 被试的孩子曾经在浴缸中滑倒，11% 的孩子曾经因浴缸受伤，64% 的被试不太清楚如何帮助孩子正确使用婴儿浴缸或座椅。尽管如此，很多被试还是不重视孩子在浴缸里无人监管的情况。

2. 烧伤

意外烧伤是 3 岁以下儿童的多发事故。在无成人监管的情况下，很多儿童会把容器里的热液体弄洒到自己身上造成烧伤或烫伤。儿童对预防易燃气液体事故方面的风险感知较低。例如，经常会有儿童放鞭炮炸窨井盖造成事故。在南非地区，煤油是一种低成本的碳氢化合物燃料，是低收入社区用于取暖、烹饪和照明的主要燃料，但其具有剧毒和高度易燃性，经常造成儿童中毒和烧伤。研究者在南非的低收入社区进行了煤油伤害风险的教育干预，他们采用"社区培训"的方式，邀请社区内知识渊博、值得信赖的公民担任社区培训师，通过角色扮演和体验式学习的方式，让社区居民了解煤油事故风险，干预结果十分有效（Schwebel et al.，2009）。

（二）面向不同主体的干预

很多儿童意外事故是监护人轻视日常潜在风险所致。成人对儿童的积极关注能降低儿童意外事故发生的风险。预防家庭环境中的儿童意外事故必须由监护人和专业卫生人员共同参与。研究者在巴西面向母亲群体采取解释性的对话式干预，教导这些母亲将清洁产品、药物和有毒产品放到孩子接触不到的橱柜高处，应有效监管防止儿童意外溺水，干预产生了良好的效果（Silva et al.，2016）。

健康心理学与生活 ────────────────

"量身定制"的干预

医疗保健人员向父母提供儿童意外伤害方面的专业咨询，有助于增强父母对意外风险的认识。研究人员邀请医疗保健人员进行了一项"量身定制"的干预研究（Nansel et al.，2008）。首先，了解父母的伤害预防知识情况，包括机动车受伤、烧伤、坠落、窒息和溺水等方面。其次，选择每个家庭的 2 个"短板"给予关注。结果表明，"量身定制"可以有效地促进幼儿父母对儿童意外事故的关注及保护行为，包括免疫、营养和伤害预防等方面。

儿科医生也可以就伤害预防技术向家庭提供咨询。儿科医生在选择安全咨询优先事项时应当有针对性地考虑以下三个因素：（1）儿童的发育水平；（2）行为变化发生和持续的可能性；（3）受伤的可能性以及潜在伤害的严重程度。比如，让青少年预防剪刀伤害意义不大，但让学龄前儿童预防利器受伤则较为重要。

───

除了家庭环境，学校也是儿童进行活动的主要环境。在幼儿园和校园内，儿童也可能发生意外事故。更换过时的游乐设备、安装符合儿童年龄的设备等被动措施可以有效降低儿童受伤率，但更换设备成本高昂，且设备不能防止所有儿童受伤害。学校机构也需要考虑以教师为主的主动干预策略。研究者使用行为技术提高保育中心教师对儿童监督的专注度，干预取得了良好的效果且节省了时间和经济成本，有效降低了儿童自由活动的风险（Schwebel et al.，2006）。

三、老年人跌倒

根据人口模型的预测，随着社会经济和医疗进步，未来 10～15 年，65 岁及以上人口数量将大幅增加。老年人的身体活动能力下降，跌倒的可能性增加。跌倒是 65 岁及以上老年人死亡和发病的主要原因，也是非致命伤害和创伤住院最常见的原因。据估计，每年有约 1/3 的老年人跌倒。在跌倒的老年人中，20%～30% 会遭受中度至重度伤害，如创伤性脑损伤和骨折，进而影响行动能力和独立性，增加过早死亡的风险。最严重的跌倒骨折是髋关节骨折。髋关节骨折的老年人，只有半数能在一年后独立生活。

研究者们识别出了老年人跌倒的风险因素。大多数跌倒事件是多种因素共同作用所致。个体拥有的风险因素越多，其跌倒的可能性越大。这些风险因素包括：前庭障碍/平衡性差、维生素 D 缺乏、服用与跌倒有关的药物、直立性低血压、视觉损伤、足/脚踝疾病、家庭环境中的物理障碍。

我们需要根据老年人的不同特征和不同风险因素，为亚群体制定相应干预措施。为老年人开展针对骨质疏松的饮食和药物干预可以降低骨折的可能性，实施涉及平衡性、移动性以及步态的身体活动训练可以降低跌倒的风险。老年人可以通过识别并移除家庭环境中的障碍物，降低在家中跌倒的风险。例如，移开需要跨越的障碍物（如电线）、增加防滑垫、在楼梯上安装扶手、设置更好的照明条件等。证据表明，由健康心理学家们领导开展的防跌倒项目也可以大幅降低老年人的死亡率和残疾率。弗里登（Frieden，2010）根据健康五级金字塔模型（见图4-5），设计了融合个人、临床医生与社区等社会力量的干预方案，包括减少贫困以提升生活标准、安装扶手、移走家庭中的绊脚物、进行医学筛查以及开展社区干预项目等多个层面的内容。

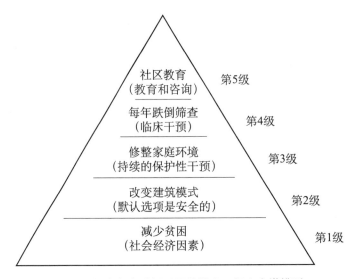

图 4-5　老年人跌倒干预的健康五级金字塔模型

来源：Frieden，2010。

健康心理学与生活

STEADI 项目

美国疾病控制与预防中心（CDC）向医疗保健工作者们发出 STEADI（Stopping Elderly Accidents，Deaths & Injuries，防止老年人意外、死亡和受伤）倡议，希望与老年人密切接触的医疗工作者们可以采取行动，预防老年人跌倒。倡导书指出，每年有超过 1/4 的 65 岁及以上的老年人跌倒，有超过 300 万老年人因为跌倒进急救室，而健康工作者对于防止老年人跌倒可以发挥重要作用。

STEADI 项目包括三个核心成分，分别是筛查有跌倒风险的病患、评估可以改变的风险因素以及通过有效的临床和社区策略降低风险达到干预目的。此外，STEADI 项目还提供了一系列资源和工具辅助医疗保健工作者开展工作，包括与跌倒相关的基本知识、审查需要考虑的选项、与跌倒相关的用药建议、标准化的步态与平衡测试、线上训练等。这些工具与资源可以在 CDC 官网（https://www.cdc.gov/steadi/about.html）获取。

第五节　疫苗接种和癌症筛查

疫苗接种和癌症筛查是两种提前预防疾病的有效方式。疫苗接种可以帮助人们对疾病产生免疫力，而癌症筛查可以提前检测疾病。但是，很多人出于担忧或便利性等原因并未充分利用这些健康资源。健康心理学家密切关注疫苗接种和癌症筛查的低依从性问题，力图通过干预促进这两种行为，以实现早期预防与检测疾病的目的。

一、疫苗接种

疫苗是公共卫生领域预防和控制传染病最有效和经济的方法之一。自疫苗投入使用以来，危害人类的传染病天花已经被彻底消灭，麻疹、脊髓灰质炎等疾病也得到了有效的控制。世界卫生组织倡导各国开展免疫接种运动，中国也从 1978 年开始实行国家免疫规划（National Immunization Plan，NIP）。但近年来的调查发现，公众对疫苗的支持和信任度有所下滑（Larson et al.，2014），这便是**疫苗犹豫**（vaccine hesitancy）现象。尽管有可供使用的疫苗，但公众对疫苗仍持犹豫不决的态度。疫苗犹豫影响疫苗的接种率，而达到并维持高水平疫苗接种率对于有效发挥疫苗作用、实现群体免疫、控制流行病十分重要。世界卫生组织将"疫苗犹豫"列为 2019 年威胁全球健康的十大因素之一。据世界卫生组织（WHO，2019）估计，如果疫苗的接种率进一步提升，每年可以拯救 150 万人的生命。

人们对疫苗的疑虑从疫苗产生之初就开始了。疫苗作为一种人工制品，挑战了人们对自然药物及疗法的偏好。此外，由于近年来疫苗接种工作的有效开展，疫苗可预防疾病（vaccine-preventable diseases，VPD）大大减少，人们对这类疾病的风险感知减弱，怀疑疫苗接种的必要性，所以有研究者称"疫苗是其自身成功的受害者"。近年来，人类进入网络 2.0 时代，对医疗信息的获取更加便捷，信息传播更加全球化和无阶层化，但这也为反疫苗运动者提供了传播错误信息的渠道，人们对疫苗的担忧也在加速传播。

自 2019 年底新冠疫情暴发以来，疫苗研制工作有序开展，新冠疫苗在控制疫情方面被寄予厚望。各国陆续研制出新冠疫苗并投入使用，但部分公众对新冠疫苗的安全性和有效性，以及加快的生产进程持有怀疑态度（Lin et al.，2020）。了解疫苗犹豫现象及其影响因素，开发针对性干预方案，有助于提高疫苗接种率、控制疫情。

（一）疫苗犹豫的定义及范围

2012 年 3 月，世界卫生组织战略咨询专家组（SAGE）正式成立疫苗犹豫工作小组（以下简称"工作小组"），专门对疫苗犹豫现状进行研究。工作小组专家认为，人们对疫苗接种的态度是一个连续体，其两端分别是完全接受所有疫苗与彻底拒绝所有疫苗的个体，而疫苗犹豫者则是连续体中间的异质性群体（见图 4 - 6）。这一群体对疫苗接种有犹豫不决的态度，他们中的一些人可能接受一些疫苗，但是拒绝其他疫苗；可能接种所有疫苗，但是仍持有怀疑和担忧的态度；也可能延迟接种疫苗。这一定义摒弃了先前"亲疫苗"或"反疫苗"的两极化简单定义（Larson et al.，2014）。

| 拒绝全部疫苗 | 接受部分疫苗或延迟接种 | 接受全部疫苗 |

图 4-6　疫苗犹豫连续体

来源：SAGE Working Group，2014。

后来，工作小组（SAGE Working Group，2014）认识到存在由于无法获得疫苗或者无法支付费用而未接种疫苗的情况。在这种情况下，尽管可能存在疫苗犹豫现象，但补充疫苗的供给是应当首先考虑的问题，这与人们进行自主决策的情况并不等同。因此，工作小组将无法获得疫苗的情况（称为"系统失效"）排除，重新将疫苗犹豫定义为：即使在疫苗接种服务可以获得的情况下，个体也选择延迟接种或拒绝接种疫苗的现象。

▶ 研究前沿

关于疫苗犹豫定义的讨论

贝德福德等（Bedford et al.，2018）根据牛津词典对"犹豫"一词的定义，认为犹豫是一种可能导致延迟行动或不行动的心理状态，由此指出疫苗犹豫领域存在的三大问题：（1）疫苗犹豫是一种心理状态，但很多研究将其作为一种行为；（2）"犹豫"一词经常被用于形容不接种状态，但其实很多不接种的人持彻底的否定态度，并不存在犹豫的状态；（3）"犹豫"常常被用于不准确地解释由于疫苗的不可获得或接种服务/政策不允许而未接种的现象。

针对工作小组给出的定义，贝德福德等提出了质疑，认为这是一种依赖于行为的定义，而且定义中所包含的"便利性"（指疫苗的物理可供性、地理可及性等影响因素）这一要素与其排除的"系统失效"情况之间的界限较为模糊。此外，工作小组的定义也排除了"系统失效"的情形：缺少疫苗供应，由于路程遥远到达接种诊所有困难，缺少疫苗接种计划的沟通等。"系统失效"甚至也可以被归到"便利性"的范畴中，都指代疫苗获取的客观困难。因此，贝德福德等认为将便利性加到疫苗犹豫的定义中不妥，因为便利性的定义混淆了个人决定（选择不接种疫苗）与系统层面可能导致疫苗获取困难的因素。他们认为，疫苗犹豫应当只适用于那些经过深思熟虑后仍对疫苗接种表现出犹豫不决的人；但也同意工作小组提出的"连续体"假说，即疫苗犹豫个体处于完全接受所有疫苗和完全拒绝所有疫苗的个体中间。

（二）疫苗犹豫的影响因素及模型

疫苗犹豫是一种基于特定情境的现象，会随着时间、人群和疫苗种类的不同而改变。疫苗犹豫的影响因素会因地区的特殊背景而有所不同，同一影响因素在不同国家甚至会产生完全相反的效果。工作小组整合了各地情况，提出了两个最有效的疫苗犹豫影响因素模型：3C 模型和疫苗犹豫决定因素矩阵。

3C 模型包含自满、便利和信心三个成分（见图 4－7）。

- 自满（complacency）是指人们认为自身罹患疫苗可预防疾病的风险较低，没有必要接种疫苗。
- 便利（convenience）是指疫苗可及性，包括疫苗的地理可及性、人们的支付能力和支付意愿、（在语言和健康素养方面）理解免疫接种服务的能力。
- 信心（confidence）是指人们对疫苗安全性和有效性、疫苗研发系统的信心，涉及健康服务和健康专业人员的能力、疫苗政策制定者的动机。

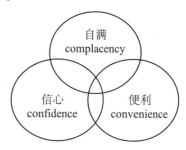

图 4－7　疫苗犹豫的 3C 模型
来源：SAGE Working Group，2014。

疫苗犹豫决定因素矩阵（determinants of vaccine hesitancy matrix）则将决定因素分为三类：情境影响、个人和群体影响，以及特定疫苗或疫苗接种过程的影响（Larson et al.，2014）。

- 情境影响是指历史、社会文化、环境、健康系统/机构、经济或政治因素的影响，例如媒体环境、有影响力的领导者、社会经济、政治政策。
- 个人和群体影响是指个人的疫苗感知或社会/人际环境的影响，例如个人/家庭或者社区成员的疫苗接种经历、关于健康和预防的信念及态度、知识、信任、风险/利益感知等。
- 特定疫苗或疫苗接种过程的影响是指直接与疫苗或疫苗接种相关的影响，例如流行病学层面的风险收益比、新疫苗的引入、政府的疫苗管理模式、接种日程、成本等。

为了测量疫苗接种的影响因素并发展出相应工具，世界卫生组织还成立了疫苗接种行为与社会因素（Behavioral and Social Drivers of Vaccination，BeSD）工作小组。该工作小组发现目前存在疫苗接种率不足、人们推迟接种疫苗的现象，从而发展出提升疫苗接种的影响因素模型，它包含个体的认知与感受、社会过程、动机、实际问题及疫苗接种相关议程（见图 4－8）。

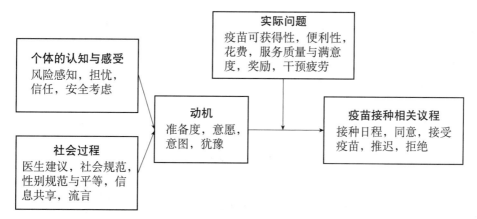

图 4－8　疫苗接种的影响因素模型
来源：Brewer et al.，2017。

- 个体的认知与感受：人们对传染性疾病及疫苗接种行为本身的看法及反应，包含感知疾病风险、对疫苗接种的信心等。
- 社会过程：疫苗接种本质上是一种社会活动，因为它涉及与人的交互，影响他人的健康。患者与健康工作者的互动、社会网络的影响（家庭成员、朋友等对疫苗接种的态度）以及社会规范都属于社会过程中的影响因素。
- 动机：个体的接种动机各异，涵盖主动向疫苗接种者寻求疫苗接种到完全拒绝所有疫苗。
- 实际问题：具备疫苗接种动机的个体可能会面临实际阻碍，例如疫苗供给不足、离疫苗接种机构远、花费高等。实际阻碍越大，动机转化为实际疫苗接种行为越困难。
- 疫苗接种相关议程：在实施疫苗接种行为时，个体需要采用一些策略跨越意向—行为鸿沟，例如制订详细的接种计划以防止推迟或拒绝。

实践与应用 ————————————————————————

疫苗犹豫的父母

奥佩尔等（Opel et al.，2011）开发了包含 15 个条目的父母对儿童疫苗态度（Parents Attitudes about Childhood Vaccines，PACV）量表，以测量疫苗犹豫的三个维度，分别为疫苗接种行为（条目 1 和 2）、关于疫苗安全性和有效性的信念（条目 7、8、9 和 10）、关于免疫规划的总体态度（条目 3、4、5、6、11、12、13、14 和 15）。具体条目如表 4 - 2 所示。

表 4 - 2　父母对儿童疫苗态度量表中文版

条目	选项等级	判断标准		
		犹豫	不犹豫	不确定
1. 除了生病、过敏外，您曾经是否由于其他原因推迟为您孩子接种疫苗（不包括流感疫苗）？	2	是	否	不清楚[a]
2. 除了生病、过敏外，您是否曾经由于其他原因拒绝为您孩子接种疫苗（不包括流感疫苗）？	2	是	否	不清楚[a]
3. 您在多大程度上同意让您孩子按照国家免疫规划去接种疫苗？	11	0～5 分	8～10 分	6～7 分
4. 目前儿童所接种的疫苗比他们实际上所需要的多。	5	完全同意或同意	完全不同意或不同意	不确定
5. 疫苗预防的都是很严重的病。	5	完全不同意或不同意	完全同意或同意	不确定
6. 对孩子来说，通过生病获得免疫力比接种疫苗来获得免疫力好。	5	完全同意或同意	完全不同意或不同意	不确定
7. 儿童同时接种的疫苗越少越好。	5	完全同意或同意	完全不同意或不同意	不确定

续表

条目	选项等级	判断标准		
		犹豫	不犹豫	不确定
8. 您是否担心您的孩子接种疫苗后会发生严重副反应？	5	非常担心或有点担心	完全不担心或不是很担心	不确定
9. 您是否担心每次的疫苗接种都可能不安全？	5	非常担心或有点担心	完全不担心或不是很担心	不确定
10. 您是否担心接种的疫苗并不能有效预防其对应的疾病？	5	非常担心或有点担心	完全不担心或不是很担心	不确定
11. 如果再生一个孩子，您是否愿意让他/她完全按照国家免疫规划去完成所有的疫苗接种？	2	否	是	不清楚[a]
12. 总的来说，您自己对儿童疫苗接种有多犹豫？	5	非常犹豫或有点犹豫	完全不犹豫或不是很犹豫	不确定
13. 您信任从官方部门获取的关于疫苗接种的信息。	5	完全不同意或不同意	完全同意或同意	不确定
14. 您对疫苗接种的担忧，能够和接种医生坦诚沟通。	5	完全不同意或不同意	完全同意或同意	不确定
15. 综合考虑，您对接种医生的信任程度如何？	11	0~5分	8~10分	6~7分

[a] 原量表中未设置此选项。

来源：邱倩文 等，2020。

计分规则：对于二分类条目，"是"计1分，"否"计算0分；对于0~5和0~10计分条目，连续计分。

（三）疫苗犹豫的干预

针对疫苗犹豫的干预策略大致可以分为三类：基于对话的干预、基于动机的干预和提醒—召回干预（Jarrett et al.，2015）。

- 基于对话的干预最为常见，包括进行社会动员、利用社交媒体/大众传媒、为健康工作者提供基于工具的交流等方式。
- 基于动机的干预是通过提供食物等方式对疫苗接种行为进行奖励，多在中低收入国家进行，如非洲、东南亚国家。
- 提醒—召回干预多在高收入地区使用，是指为待接种个体或家庭制定接种日程，在接种日期到来之前通过打电话或发信息进行提醒。

针对个体和群体影响因素的干预占大多数，其中又以提升知识和意识的干预居多。大多数干预是多成分的，难以分离出单一成分的影响，但多成分的干预方案效果往往优于单一成分的干预。研究者发现，最有效的干预方式往往具有以下几个特点：

（1）直接对未接种疫苗的人群进行干预。

（2）旨在提升人们关于疫苗接种的知识与意识。

（3）提升疫苗接种的便利性和可及性。

（4）针对特定的人群，如健康工作者。

（5）强制接种疫苗或惩罚拒绝接种疫苗的行为。

（6）宗教或有影响力的领袖进行推动。

针对特定人群、情境和疫苗开展的干预最为有效。而单纯提升诊所质量、利用海报和网站等被动干预，基于现金强化的动机干预等方式效果较差。由于健康专家是大多数人最信任的信息来源，许多干预方案专门用于帮助健康工作者与患者进行沟通（Leask et al.，2012）。这些干预方案有一些共同点，如：维持值得信任的医患关系，调整对话以适应特定的沟通对象（Dubé et al.，2013）。许多专家还提议应在群体水平应对疫苗犹豫，包括在制订疫苗计划政策时保持透明、为健康工作者提供教育、完善疫苗上市后的监管等。

研究前沿

新冠疫苗接种情况及民众态度

截至 2021 年 8 月 27 日，全球 32.7% 的人口已经接种了至少一针新冠疫苗，24.6% 的人口已经完成新冠疫苗接种。全球范围内已接种约 50 亿剂疫苗，每天仍有 3 000 万疫苗在投入使用。一项关于 15 个国家民众对新冠疫苗态度的调查发现，人们对疫苗的信任程度普遍较高、对健康权威机构的信心差异较大。调查还指出，人们对疫苗副作用以及试验不足的担忧是新冠疫苗接种的最大阻碍（Institute of Global Health Innovation [IGHI]，2021）。在低收入地区，疫苗接种意愿相对较高，民众对于健康工作者的指导信任度较高（Arce et al.，2021）。国内调查发现，人们对新冠疫苗的接受率较高，但也有 14% 的人存在疫苗犹豫，完全持反对态度的人较少；对新冠疫苗副作用的担忧是影响疫苗接种态度的主要因素（吴国伟 等，2021）。

二、癌症筛查

随着当今世界经济的快速发展、城市化水平的提高以及生活方式的改变，癌症成了影响人们身体健康的重大慢性疾病。规律性的癌症筛查仍然是预防癌症的重要环节，早期诊疗可以提升患者的存活率。我国十分重视癌症筛查工作，于 2012 年启动了"城市癌症早诊早治项目"，针对城市地区高发的肺癌、乳腺癌、肝癌、结直肠癌和上消化道癌（食管癌和胃癌）五大类癌症开展了风险因素调查、癌症筛查等工作。

女性的乳腺癌和男性的前列腺癌是两种常见的癌症。乳腺 X 线钼靶筛查（mammography）是目前欧美国家公认的准确度较高的乳腺癌筛查方法，而前列腺特定抗原（PSA）检查则常被用于筛查男性的前列腺癌。专家建议有症状或有高风险（有癌症家族史）的人应当积极参与癌症筛查，建议 45～55 岁的女性每年都接受乳腺 X 线检查，建议 55～74 岁的女性每间隔一年接受一次乳腺 X 线检查。对于女性，使用乳腺 X 线检查进行癌症筛查具有重要意义，因为：

- 在我国，乳腺癌位居女性恶性肿瘤发病率之首。在美国，1/8 的女性有可能患乳腺癌。
- 大多数病患在 40 多岁时检测出乳腺癌，因此在这个年龄之后进行检测更加经济有效。
- 早期筛查与治疗，如进行乳腺 X 线检查，可以提高癌症患者存活率。

健康心理学与生活

《健康中国行动（2019—2030 年）》对个人定期防癌体检的建议

规范的防癌体检是发现癌症和癌前病变的重要途径。目前的技术手段可以早期发现大部分的常见癌症，如胃肠镜检查可以发现消化道癌，醋酸染色肉眼观察/碘染色肉眼观察（VIA/VILI）、宫颈脱落细胞学检查或高危型人乳头瘤病毒（HPV）DNA 检测可以发现宫颈癌，胸部低剂量螺旋 CT 可以发现肺癌，超声结合钼靶可以发现乳腺癌。建议高危人群选择专业的体检机构进行定期防癌体检，并根据个体年龄、既往检查结果等选择合适的体检间隔时间。

然而，乳腺 X 线检查等癌症筛查行为的依从性较低，大大影响了癌症筛查的效果，阻碍了癌症的及早发现与治疗。个体往往对癌症较为恐惧、害怕知晓检查的结果、害怕治疗、对癌症筛查的重要性认识不足，这会影响筛查依从性。对于乳腺 X 线检查，女性往往对检查过程感到尴尬，或者认为检查过程会带来疼痛，感到焦虑。而上消化道癌与结直肠癌的筛查是侵入性检查，患者可能会出现恶心、呕吐等尴尬情况，这也大大打击了个体的筛查意愿。此外，低收入的个体往往担忧检查的花费，或者没有时间，缺少触手可及的服务。这些都是阻碍人们进行癌症筛查的原因。

此外，根据"城市癌症早诊早治项目"的数据，癌症筛查行为的依从性还存在性别、年龄、受教育程度的差异（师金 等，2021）。女性的依从性往往高于男性，这可能是由于女性的健康意识较强，更加重视自身健康。在 40 岁以上的成年人中，低年龄段的依从性高于高年龄段。50～54 岁年龄段的依从性最高，而 70～74 岁年龄段的筛查依从性最低，这可能是因为年龄大的人群对社会信息的了解渠道较少，疾病知识的来源较为局限，对癌症筛查的认识不足。受教育程度较高的个体对筛查的依从性较高，这可能与他们自身较高的健康素养有关。

改变对癌症筛查的态度可以提升人们进行身体检查的可能性。例如，根据计划行为理论，对乳腺 X 线检查有积极态度、对乳腺检查社会规范感知水平较高的女性更有可能进行定期乳腺癌筛查（Montano & Taplin，1991）。社会支持也可以促进女性进行检查，尤其对于低收入以及年长的女性而言（Messina et al.，2004）。身边有朋友接受了乳腺 X 线检查的个体也更有可能接受该项检查。

癌症防治是"健康中国"行动计划的重要组成部分。疫苗接种和癌症筛查可以预防重大疾病，实现尽早免疫、识别与治疗。关注疫苗犹豫和癌症筛查低依从性的问题，对人群进行针对性干预，有助于提升疫苗接种率与癌症筛查依从性，从而实现对疾病的有效预防，促进全民健康。

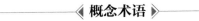

《 概念术语 》

锻炼　健康素养　执行意向　移动健康　健康饮食　非快速眼动睡眠　快速眼动睡眠　多导睡眠监测仪　针对失眠的认知行为治疗　苯二氮䓬类受体激动剂　意外事故　疫苗犹豫　3C 模型

《 本章要点 》

1. 哪些因素影响人们规律锻炼？

当今锻炼行为的依从性较低，健康素养、动机以及社会支持等社会认知成分影响了锻炼。个体了解和应用健康知识、技能和态度以维持和促进健康的能力越高，即健康素养越高，越有可能进行规律锻炼。锻炼动机越高、家人同伴对自身锻炼的支持度越高，规律锻炼的可能性也越高。

2. 健康饮食的影响因素有哪些？

健康饮食是指以适当的比例摄入大量营养素为人体提供能量并满足生理需要，同时提供足够的微量营养素和水合作用，以更好地满足身体需要。其影响因素包括饮食者自身因素（反思决定因素、自动化-情感因素、自我调节因素）以及环境因素。在饮食者自身因素层面，反思决定因素是指人们与健康饮食相关的倾向性与准备性，包括知识、动机、意愿以及自我效能等。自动化-情感因素则是不涉及加工、由情绪直接驱动的快速自动化过程，包括习惯、内隐偏好以及情绪。自我调节因素是指调用执行控制资源及自我调节策略调控饮食。在环境因素层面，社会环境和物理环境都会影响健康饮食。

3. 睡眠的生理基础是什么？如何促进睡眠？

睡眠包括非快速眼动（NREM）睡眠和快速眼动（REM）睡眠两个过程，同时受昼夜节律系统和睡眠-觉醒稳态系统的调节。可以通过药物治疗、心理治疗、正念训练、体育锻炼等方式改善睡眠。虽然药物可以快速起效，但存在一定的副作用。心理治疗具有更高的风险收益比，睡眠卫生教育、刺激控制、睡眠限制以及认知矫正、正念练习均有助于减少失眠症状，提升睡眠质量。

4. 意外事故的风险因素有哪些？如何设计事故预防的干预方案？

意外事故是发生在人们生活、生产中的意外事件，常见的意外事故包括交通意外、儿童溺亡、坠落、烫伤、老年人跌倒等。不同人群的高风险意外事故类型不同，影响因素也不同，应当根据人群特点、特定的风险因素采取针对性的预防策略。

5. 疫苗犹豫的常见影响因素模型有哪些？癌症筛查依从性低的原因有哪些？

健康心理学家提出疫苗犹豫的概念，并提出 3C 模型和疫苗犹豫决定因素矩阵。3C 是指自满、便利和信心；决定因素矩阵则综合考虑了情境影响、个人和群体影响，以及特定疫苗或疫苗接种过程的影响。

癌症筛查的依从性低，会阻碍癌症及早发现与治疗。人们对癌症的恐惧心理、因治疗本身而产生的恐惧与尴尬情绪、对癌症筛查重要性的认识不足，均会减弱筛查意愿；筛查的成本与可及性也会在一定程度上阻碍癌症筛查。

◈ 复习思考题 ◈

1. 针对健康饮食的不同影响因素，说明与之相对应的干预方式。

2. 在睡眠领域，最常用的研究范式是什么？如果你是研究者，请你在遵循研究伦理的基础上，用该范式设计一个小实验，探究睡眠与健康的关系。

3. 简述儿童意外事故发生率高且伤害性大的原因。

4. 尽管疫苗接种是公共卫生领域公认的预防与控制疾病的有效方法，但许多人对疫苗接种存在不同程度的犹豫。结合历史、文化、社会等因素，论述疫苗犹豫的原因。

◈ 推荐阅读 ◈

Centers for Disease Control and Prevention（CDC）.（2023，April 27）. *About STEADI* https：//www. cdc. gov/steadi/about. html

U. S. Department of Health & Human Services and U. S. Department of Agriculture.（2020）. *Dietary Guidelines for Americans，2020 - 2025*. https：//health. gov/our-work/nutrition-physical-activity/dietary-guidelines/current-dietary-guidelines

World Health Organization（WHO）.（2018）. *Global action plan on physical activity 2018 - 2030：More active people for a healthier world*. https：//apps. who. int/iris/bitstream/handle/10665/ 272722/9789241514187-eng. pdf

World Health Organization（WHO）.（2020，November 25）. *WHO guidelines on physical activity and sedentary behaviour*. https：//www. who. int/publications/i/item/9789240015128

中国睡眠研究会.（2021）. *2021 运动与睡眠白皮书*. http：//www. sgpjbg. com/baogao/61840. html

中国营养学会.（2021）. *中国居民膳食指南科学研究报告（2021）*. http：//dg. cnsoc. org/upload/ affix/20210304130138798. pdf

第五章
健康危险行为

【教学目标】

1. 掌握肥胖的判断标准，了解肥胖的个人及外部影响因素，掌握解释肥胖成因的奖赏敏感理论和双过程模型，学会设计肥胖干预方案。

2. 能够区分神经性厌食症与神经性贪食症的特点、成因，识别二者的相似之处，学会设计针对二者的干预方案。

3. 重视酗酒的危害，学会识别物质依赖及问题饮酒行为的影响因素，了解酒精滥用的干预方法。

4. 重视吸烟带来的危害，关注青少年群体对吸烟的易感性、脆弱性，识别吸烟行为的风险因素，学会设计吸烟干预方案。

【学习重点】

1. 肥胖的影响因素有哪些？如何对肥胖进行干预？

2. 神经性厌食症与神经性贪食症的发病原因是什么？

3. 酗酒的影响因素有哪些？

4. 青少年吸烟的风险因素有哪些？

【章节导读】

健康心理学家泰勒（Shelley E. Tylor）讲述了一个关于她父亲戒烟的故事："许多年前，我的父亲去诊所做体检。医生告诫他该戒烟了。像往常一样，我的父亲告诉医生当他准备好的时候自然会戒烟。他之前尝试过几次，但是都失败了。我的父亲从14岁起就开始吸烟，吸烟已经成了他生命中的一部分。那时的人们对吸烟的危害尚不清楚，对锻炼的健康益处也尚不知晓。他的医生随后告诉他：'我换一种说法，如果你想看着你的女儿从大学毕业，请现在立刻戒烟。'这句话起效了。父亲立马将香烟扔进了垃圾桶，之后再也没有吸过。这些年来，父亲读了许多关于健康方面的资料，也开始对自己的生活方式做出改变。他开始规律地锻炼，调整饮食搭配，更多摄入蔬菜、水果、鱼类。尽管他曾经有罹患心脏病的诸多风险，但他依然活到了83岁。"

本章将介绍包括不健康饮食、酗酒、吸烟在内的多种健康危险行为。这些行为对人们的身心健康有不良影响，会增加患病的风险。很多损害健康的行为是习惯性的或者容易成瘾的，因而识别其影响因素并开展针对性干预对于戒断这些不良行为具有重要意义。

第一节 肥 胖

肥胖是影响当今人类健康问题的危险因素之一。21 世纪以来，随着人们膳食结构和生活方式的改变，肥胖发病率和由肥胖导致的疾病死亡率逐渐增加，已经成为全球的公共卫生问题。在这个不断扩大的群体中，儿童数量持续增加，肥胖日趋低龄化。诸多身心疾病与肥胖有着"剪不断，理还乱"的关系，因此，需要了解肥胖的标准及现状，分析肥胖产生的原因，并掌握肥胖的干预方案。

一、肥胖的标准及现状

（一）肥胖的标准

1. 客观标准

肥胖（obesity）是世界卫生组织明确的疾病，它以脂肪在体内过度蓄积为特征，与遗传、环境、内分泌调节、炎症、肠道菌群失调有关。根据国家卫生和计划生育委员会 2013 年发布的《成人体重判定》，我们可以基于 BMI 或腰围对体重进行判定。BMI 即身体质量指数，计算方法为用体重（单位：千克）除以身高（单位：米）的平方。当 BMI < 18.5 时，定义为体重过低；当 18.5 ≤ BMI < 24 时，定义为体重正常；当 24 ≤ BMI < 28 时，定义为超重；当 BMI ≥ 28 时，定义为肥胖。虽然 BMI 常作为衡量肥胖的标准，但腰臀比和腰围更能有效地反映局部脂肪的分布。按照脂肪分布情况，肥胖可以分为中心型肥胖与周围型肥胖，中心型肥胖对人类健康的危害更大。对于中心型肥胖可以用腰围直接判定：中心型肥胖前期，男性腰围值为 85～90cm，女性腰围值为 80～85cm；当超过界定标准上限时，就定义为中心型肥胖。有学者认为，由于腰围对于代谢综合征的诊断价值更大，针对青少年肥胖使用腰围进行筛查的效果比 BMI 更好（郭爽 等，2020）。

一般而言，个体的 BMI 与身体脂肪的百分含量有关。BMI 可以较好地反映机体的肥胖程度，但仍存在一定的局限性，比如对于肌肉发达的运动员或水肿病人，BMI 可能过高估计其肥胖程度。在采用 BMI 筛查的同时测定体脂百分含量将有助于判断肥胖程度（中华人民共和国卫生部疾病控制司 编著，2006）。体内脂肪含量测定法包括皮肤褶厚度测定、超声检查、计算机断层扫描或磁共振成像、密度法、阻抗测量法等。当前，临床上普遍使用 BMI 和腰臀比作为筛查肥胖程度和脂肪分布情况的建议指标，各种体脂测量法需要专门的技术和仪器，多用于科研。

2. 社会标准

不同时代、种族对肥胖有不同的社会标准，比如唐朝以胖为美；在贫困时期或人群中，脂肪是富裕的象征，而瘦缺少吸引力，与疾病、贫穷相联系。在当代中国以及一些西方国家，"以瘦为美"在媒体的宣扬下成为一种盛行之风。肥胖者感受到来自社会和同辈的压力，甚至受到歧视，自尊心受到打击，心理健康受损。社会审美标准不应当成为束缚个人追求健康与平等的阻碍，肥胖者不应受到社会歧视。随着医疗水平的提高与人均寿命的增加，应更多地从健康的角度对肥胖进行审视，倡导减少不健康的肥胖。

（二）肥胖的现状

根据《柳叶刀》发布的一份包含 195 个国家、1990—2015 年的青少年健康数据（Azzopardi et al.，2019），截至 2016 年，全球 1/5 的青少年（约 3.24 亿）达到了肥胖的判别标准（BMI≥25）；1990 年肥胖青少年人数为 1.47 亿，20 多年增长了 120%。调查发现，肥胖青少年的增加是由肥胖患病率的上升而不是人口总数增加导致的（Azzopardi et al.，2019）。

《2014 年国民体质监测公报》显示，2014 年，我国城市青少年群体中，男性和女性的肥胖率分别为 11.1% 和 5.8%，农村青少年群体中这一比例分别为 7.7% 和 4.5%。2016 年，中共中央、国务院印发《"健康中国 2030"规划纲要》，明确提出要持续减缓成人肥胖增长率，倡导成人维持健康体重（即 18.5≤BMI<24），倡导青少年保持健康体重，持续检测生长发育指标，及早发现肥胖等健康问题。

（三）肥胖的危害

肥胖会降低与健康相关的生活质量，更严重的是，它还与过早死亡有关。与臀部或大腿的过量脂肪相比，腹部的局部脂肪俗称"游泳圈"，是认知功能下降、心血管疾病、糖尿病和癌症的危险因素。脂肪组织产生促炎细胞因子，并加剧炎症相关疾病。在人们的刻板印象中，肥胖人群被视为"快乐的胖子"，他们可能会被同龄人、兄弟姐妹，甚至父母取笑。然而，"肥胖污名"和"肥胖歧视"会导致一定的心理困扰，肥胖人群更容易出现人格障碍和精神疾病，尤其是抑郁症。

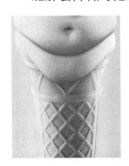

肥胖从童年开始

肥胖对青少年身心健康问题的影响更为突出。作为一种慢性疾病，肥胖不仅影响个体的身体健康，也会危害青少年的心理健康。肥胖儿童在抑郁症状、攻击性以及未来患精神疾病的风险上均高于不肥胖儿童，也更容易遭遇校园暴力。

二、肥胖的影响因素

肥胖作为一种疾病，是个体内部因素和环境因素共同作用的结果。内部因素主要涉及遗传、大脑活动和神经激素水平，外部因素主要包括高热量食物的消费增加和体能消耗的减少。除此之外，饮食习惯、应激、污染等因素也造成了肥胖率的增加。

（一）个人内部因素

1. 脑区活动

肥胖的形成可能与脑区活动的异常相关。肥胖可分为单纯性肥胖和继发性肥胖：继发性肥胖是指由其他疾病引起的肥胖，在总体肥胖人群中所占比例较小；单纯性肥胖是指个体摄入的热量大于消耗的热量，导致脂肪过度积累、体重过高的情况。静息态功能性磁共振成像（rest-state fMRI）研究发现，单纯性肥胖青少年大脑中与食物渴求和感知、奖赏网络、情绪调节等相关的脑区活动存在异常，其中左外侧眶额皮层的活动异常可能是预测单纯性肥胖的病理特征（吴丽虹 等，2020）。肥胖者对食物存在注意偏差，一项关于肥胖青少年与正常青少年面对食物刺激的脑电记录显示，当呈现的刺激为食物时，肥胖青少年的事件相关电位 P3 振幅更低，意味着他们的大脑转移注意资源的能力受损（Woltering，2021）。

2. 生理因素

肥胖的形成与体内激素水平存在一定关联。脂肪组织可以分泌 50 多种激素以及信号分子，也可以称为脂肪因子。这些脂肪因子在免疫以及葡萄糖代谢中发挥着重要作用。瘦素是影响体重的重要激素，能够调节摄食行为。瘦素由脂肪细胞分泌，并向下丘脑神经元发出信号，告知身体是否有足够的脂肪能量储备，或者是否需要补充额外的能量，大脑控制中心接收到来自下丘脑的信号后降低食欲（Morton et al. ，2006）。但是肥胖者可能会出现瘦素抵抗的现象，即瘦素不能将指令很好地传递给大脑，也就无法抑制进食。酪酪肽（PYY）、胰高血糖素样肽 1（GLP-1）这两种肠道激素在食物的刺激下分泌，同样会使大脑产生饱腹感，对食物摄取有抑制效应。

胃饥饿素与瘦素的作用相反，可以增加个体的食欲。胃饥饿素由胃中的特殊细胞分泌，在饭前的含量最高，在饭后迅速下降。当注射胃饥饿素后，人们会感到十分饥饿。因而降低胃饥饿素水平或降低其活性可以帮助人们减肥。α肿瘤坏死因子（TNF-α）和胰岛素样生长因子 1（IGF-1）等炎症因子的含量过高，表明机体长期处于慢性炎症状态，可能会引起胰岛素功能障碍，造成肥胖青少年对糖的耐受量出现异常，进而加重肥胖（周玲丽 等，2018）。肥胖青少年血液中瘦素、TNF-α、IGF-1、血清单胺氧化酶（MAO）等均高于正常青少年（陈明 等，2020；王椿淇 等，2021）。

3. 基因

为了更好地了解肥胖的遗传基础，研究者进行了一项关于全基因组和 BMI 相关研究的元分析，发现有 97 个基因位点与 BMI 相关，它们能解释的变异约为 2.7%（Locke et al. ，2015）。这项元分析为了解肥胖形成提供了新的途径，包括与突触功能、谷氨酸信号、胰岛素分泌、新陈代谢和脂肪形成相关的基因信息。大多数肥胖是一种多基因疾病，例如配对盒 4（PAX4）基因与 BMI 及腰围相关，可能导致儿童肥胖的发生（孔元梅 等，2017）。

在与肥胖相关的基因位点中，有 32 个最常见，但它们对于个体间 BMI 的变异只能解释 1.5%。如果将这 32 个基因位点组合成一种肥胖的基因风险，则那些携带高风险基因的个体相较于低风险基因个体平均 BMI 得分高 2.7，这相当于两个身高 160 厘米的个体体重相差 7 千克（Speliotes et al.，2010）。

此外，父母的饮食、生活方式以及其他的暴露（例如饥荒）可能会对后代的肥胖风险产生影响。父母肥胖、吸烟、内分泌紊乱以及妊娠期体重增加可能会通过影响胎儿的基因表达增大后代的肥胖风险（Hruby & Hu，2015）。

基因对肥胖的影响程度比很多人预想的低，也并不是肥胖的唯一决定因素。肥胖基因会增加超重的风险，但是也会与其他环境中的风险因素交互作用，例如不健康的饮食习惯与缺少锻炼。健康的生活方式可以抵消基因的不良影响。

（二）外部因素

1. 应激

应激可以通过情绪直接影响进食相关行为。应激会激活大脑中的情绪网络，刺激葡萄糖皮质激素和胰岛素的分泌。在情绪网络和激素的共同作用下，影响饮食行为中的食物摄入量、食物选择和进食动机等（Debeuf et al.，2018）。应激带来更多"以吃为目的"的暴饮暴食，而不是为了解决饥饿问题，更多摄入能量密集的食物而不是蔬菜、水果。与此同时，应激对青少年的睡眠时间和质量、运动的时间和频率等的不良影响也间接影响着肥胖（王云涛，施美莉，2019）。

2. 饮食习惯

饮食习惯对肥胖有着重要的影响。各省市由于地理环境和饮食文化习惯存在差异，食用油、食用盐、米面等主食的消耗量不同，对整个地区的人口饮食习惯有着重大影响。饮食习惯与家庭因素密切相关，家庭经济地位较低的父母对肥胖问题可能存在不正确的认知。摄入高热量的甜品和饮料、不健康的油炸食品和快餐，睡前进食，较少摄入蔬菜和水果等不合理的饮食习惯会引起子女的肥胖。此外，用餐时使用的餐具大小以及用餐速度也与青少年肥胖存在联系，与正常青少年家庭相比，肥胖青少年的家庭用餐时使用的碗更大，进食速度更快（马国帅，郭风兰，2020）。父母权威型养育风格与肥胖的相关强度比民主型养育风格更大；父母自身的体重会影响子女的体重，并且这种影响存在性别差异，对男生而言，父亲超重的影响大于母亲超重的影响（李晓卉 等，2016）。

3. 生活方式

经济和科技的快速发展使公众的生活习惯和方式发生了巨大变化。互联网的普及和移动电子设备的出现，导致青少年久坐行为的增加和体育锻炼行为的减少，这些生活方式的改变已经成为肥胖的重大危险因素。

（三）肥胖成因理论模型

奖赏敏感理论认为，对食物的渴望和对奖赏线索的注意偏差可能是共同导致暴食想法或暴食行为的原因。最初，该理论的提出是为了解释物质成瘾。物质使用与奖赏经验的重复联结使个体在加工信息时，选择性地处理与奖赏有关的信息（即注意偏差）。通过联想的条件作用，奖赏的提示将变得非常突出和吸引注意，这会引起注意偏差和渴望的双向循环，即对奖赏线索的注意偏差引起渴望，而渴望反过来又导致注意偏差。对肥胖者来说，食物可以被看成一种奖赏，他们的大脑奖赏回路与健康对照者的大脑奖赏回路存在差异。

过量饮食的双过程模型提出，环境中食物线索的奖赏属性高度激活自下而上的自动化加工过程，与此同时，自上而下的认知控制过程受到抑制（Kakoschke et al.，2015）。双过程模型可能适用于暴饮暴食，对食物强烈的渴望加上高度冲动是预测不健康饮食和肥胖的危险因素，不健康的食物会激活与其他成瘾物质相同的神经机制（如中脑-边缘多巴胺通路）。

三、肥胖干预

除低脂饮食、体育锻炼、外科手术（如胃缝合手术）等外在干预方式，心理干预也是有效的干预方式。自我监控、控制性独白是有效的心理干预技巧，而社会支持可以辅助肥胖症患者有效实施减肥计划。

（一）心理干预技巧

自我监控（self-monitor）要求减肥者仔细记录"吃了什么，什么时候吃，吃了多少，在哪里吃"。这可以使他们对自己实际吃的东西、吃的时间和吃的量感到震惊，自此开始有意留心自己的饮食模式并努力减肥。减肥者需要改变他们所处环境中曾经与暴饮暴食相关的刺激，并建立一系列新的与健康饮食相关的刺激—反应联结，例如使用特殊的餐具吃低热量的食物。电子游戏成瘾和睡眠不足可能是影响青少年肥胖的重要因素（Turel et al.，2016）。便携式可穿戴设备结合手机 App 实时监控，可以为青少年减少屏幕使用时间、参与运动提供远程支持（李春萍 等，2020）。

不良的健康习惯可以通过不良的自言自语来维持（"我永远不会减肥""我以前尝试过，也失败过很多次"）。**控制性独白**（controlling self-talk）的重点在于认知重构，减肥计划的参与者需要找出他们在减肥方面的不良想法，并用积极的自我指导语代替（"相信我一定能减肥成功"）。这种方式能够帮助他们形成明确的行为意图，增强自我效能，从而增强持续改变饮食结构的内在动机。

（二）社会支持

拥有强大社会支持的个体比那些没有社会支持的个体更可能成功地减肥。人们从家人、朋友、同事甚至是基于网络的减肥援助计划中获得支持性的帮助和信息。在肥胖人群中，肥胖青少年的数量不容小觑。青少年时期是人的一生中重要的成长阶段，该阶段的健康对其之后的身心健康都起到关键性作用。而青少年的自我控制较弱，对肥胖的认识也不如成年人全面，对青少年肥胖的干预更需要家庭、学校与社会的共同努力。

在家庭中，父母的饮食习惯能够塑造青少年的饮食习惯，但会受他们自身膳食知识水平的限制。父母应当积极参加合理膳食的培训，提高自己的健康膳食素养，改善饮食结构（邱华丽，2020），预防由不合理饮食引起的青少年肥胖。运动习惯的养成同样需要父母的教导，研究发现，在经济社会地位较低的家庭中，父亲对于促进青少年参与体育锻炼的作用尤其重要（Kwon et al.，2016）。考虑到家庭养育风格对肥胖的影响，权威型父母应当多与青少年沟通，尊重青少年的独立性，提高基于家庭的干预措施的有效性。

在学校环境中，肥胖者比体重正常者受到欺凌的情况更普遍。对体重持有偏见的现象在青少年群体中很常见，学生不太可能向超重或肥胖的同龄人提供帮助。学校和教育管理部门应当将涉及体重的欺凌行为作为一个严肃问题对待。学校可以和医院合作，保护那些因体重被欺凌的青少年。学校和医院应共同向学生传递肥胖相关知识，减少学生对肥胖者的歧视和污名（Rupp & McCoy，2019）。

在社会层面，教育部门应当制定政策保障学生每日有充足的睡眠，降低青少年肥胖的风险。对肥胖青少年可采取医院-社区-家庭结合的管理模式进行综合治疗，进一步提高治疗效果（洪莉 等，2020）。监管部门应当限制媒体对肥胖进行污名化描述，帮助公众提高对体重耻感的认识。

除了关注锻炼、饮食等方面，也应当同时关注肥胖青少年的心理问题。肥胖青少年中，对自我身体满意程度高、自我效能高、抑郁症状较少的人更偏好健康控制体重的行为（Lampard et al.，2016）。帮助肥胖青少年应对体重带来的心理问题，不仅需要医生评估他们的各项身体指标，还需要评估与肥胖相关的情绪障碍，包括抑郁、焦虑、羞耻、回避等（Cinelli & O'Dea，2016）。

▶ 实践与应用

体重管理小技巧

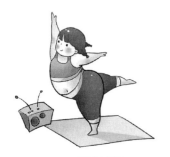

运动减肥

以下是一些体重管理的小技巧：

（1）运动是最有效的减肥方式；另外就是养成规律的睡眠习惯，并确保睡眠充足。

（2）和一个同样想减肥的人一起吃饭。

（3）采用地中海饮食模式。地中海饮食是针对有疾病基础人群的体重管理方案，即以植物性食物为主，包括谷物类、大豆类、果蔬类、坚果类；食用油选择橄榄油；适量摄入鱼、家禽、蛋奶，少量摄入红肉产品；适量饮用葡萄酒。

（4）采用得舒饮食模式。得舒饮食又被称为终止高血压饮食（DASH），起源于美国高血压防治计划，能够降低血压、减重、减脂，具体包括：

- 每日摄入大量蔬菜，不少于 500 克，其中深色蔬菜占 1/2；水果不少于 250 克。
- 每日摄入低脂奶制品不少于 200 克。
- 选择全谷物、薯类、杂豆类。
- 肉类优先选择家禽、鱼类。
- 每日一把无盐坚果。
- 少吃甜食、红肉、肥肉、动物内脏。
- 每日盐分摄入限制在 5 克以内。

第二节　进食障碍

　　随着社会经济水平和文化水平的不断提高，进食障碍的概念逐渐走进更多人的视野，在社会群体中引发了越来越多的关注。进食障碍是一种异常的进食行为，并伴随紊乱的生理和心理问题，包括与体重和进食有关的不良情绪、极端的行为和态度。患者极端的情绪和躯体问题会对自己的健康甚至是生命都构成严重威胁。流行病学资料表明，15～24岁的女性更有可能出现进食障碍，患有进食障碍的女性人数多于男性，即存在性别差异。记录显示，进食障碍患者从7岁到80多岁不等（Facts of Life，2002）。DSM-5将**进食障碍**（eating disorder，ED）分为异食症、反刍障碍、回避型/限制性摄食障碍、神经性厌食症（anorexia nervosa，AN）、神经性贪食症（bulimia nervosa，BN）、暴食障碍（binge eating disorder，BED）以及其他喂食或进食障碍。其中，神经性厌食症与神经性贪食症是两种最常见的进食障碍，本节将主要关注这两种进食障碍。

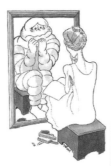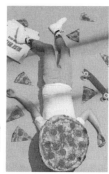

神经性厌食症与神经性贪食症

一、神经性厌食症

　　神经性厌食症与神经性贪食症一致，两者都是在饮食和体重方面的失调，在进食障碍中的风险和死亡率都很高。过分的自我关注、害怕变胖的心理和对体型的歪曲认知是神经性厌食症的核心，因而个体以能够控制和不断减轻体重而感到自豪。

（一）主要症状

　　神经性厌食症患者的异常进食行为对其身体健康和生物神经系统产生了巨大危害，使其经常处于一种明显的自我饥饿状态。厌食者体重低于正常超过15%，女性闭经三个周期以上，存在体像障碍，尽管体重过低，但仍然对变胖有极端的恐惧感（李亚玲 等，2012）。紊乱的进食模式带来了情绪、行为和生理方面的巨大变化（如激素分泌改变、代谢率下降等）。患者除存在不健康的饮食行为，还存在自杀、自伤及物质滥用等危险行为。

（二）发病原因：生物-心理-社会模式

　　神经性厌食症的病因尚未确定，没有单一的因素足以解释其发病原因，只区分了各个因素间较强或较弱的贡献。不同病因之间的交互影响和不确定性都意味着神经性厌食症的原因是综合性的。我们可以从生物-心理-社会模式的角度诠释健康和疾病（见123

页图 5 - 1）。

1. 生物因素

神经性厌食症通常被解释为内分泌功能失调和"腺性"问题，这可能与遗传因素相关，也可能是原发性的激素异常或环境破坏了激素功能，引发进食紊乱。家族研究、双生子研究及收养研究发现，遗传因素是神经性厌食症的重要原因。研究者对瑞典 1993—1998 年出生的双胞胎的父母进行访谈，评估遗传对孩子多动症、自闭症及进食障碍的影响。结果发现，进食障碍的患病率（0.6%）高于多动症和自闭症，遗传因素解释了总变异的 44%（Råstam et al.，2013）。

神经中枢对神经性厌食症也起着重要作用，即 5-羟色胺、多巴胺等神经递质的增加或减少（Hebart & Gläscher，2015）和 HPA 轴功能紊乱也会引发不良进食行为（张大荣，沈渔村，1993）。

学术前沿

中国汉族厌食症群体与 5-HTTLPR 基因多态性

研究者对 198 名厌食症患者和 225 名健康个体（对照组）进行基因分型，探究中国汉族人群中厌食症的易感性及严重程度与 5-羟色胺转运体基因启动子区（5-HTTLPR）基因多态性之间的潜在关联（Chen et al.，2015）。结果发现，厌食症组的 S 等位基因频率高于对照组，5-HTTLPR 基因多态性与中国汉族人群的厌食行为显著相关。

2. 心理因素

神经性厌食症患者经常使用不成熟的防御方式，希望退行到孩童时期，对女性丰盈的身材拒不接受，拒绝成熟，有特定的人格特征和易感素质。神经性厌食症患者常常是内向的、敏感的，并伴有抑郁和焦虑症状（李亚玲 等，2012）。完美主义人格增大了患厌食症的风险，是导致进食紊乱的一个重要因素（Gustafsson et al.，2008）。在情绪情感方面，厌食症患者通过对体重的控制获得掌控感；自我控制的感觉更激起他们对极端低体重的追求，这种自豪感带来了情绪上的满足（Dahlgren et al.，2017）。但也有部分研究者认为，尽管最初的抑郁情绪和自我感知可以预测厌食症状，但这些因素或许仅增加了进食障碍的易感性和脆弱性，并与亚临床饮食问题和进食紊乱有关，与进食障碍之间的关系并不显著（Wichstrom，2000）。

3. 社会因素

（1）家庭内部环境。不同类型的父母养育方式会对儿童进食行为产生影响，并增加其在青春期患厌食症的可能性。父母的教养方式会直接或间接地引发青少年的不良进食行为，且女性患病率高于男性（陆遥 等，2015）。孩子的症状成为家庭冲突和矛盾的替代物。一项对青少年受虐经历的调查显示，虐待对厌食症有预测作用且存在性别差异，女孩更容易在受到家庭创伤后发展出厌食症（陈贵 等，2018）。厌食作为一种退缩行为，与儿童期自我认同的发展有关。孩子与家庭成员之间的互动界限不明晰，或受到父母的过度保护，将会阻碍孩子的个体化等整体社会心理功能发展，强化其心理易感性，并使其倾向于选择作为防卫机制的厌食行为来应对不良生活事件（Tomiyama & Mann，2008）。

（2）社会"瘦"文化。社会文化所传输的"以瘦为美"价值观念潜移默化地影响着人们。人们越来越注重身材管理，关注各类社会因素和人际赞许。大多数个体被迫接受这种社会压力（包括完美形象焦虑、同辈之间的容貌比较和过度追求理想身材）。受到媒体对"瘦文化"的宣传影响的女性更容易患厌食症（Striegel-Moore & Bulik，2007）。

但部分研究者认为，社会文化影响只能作为一个背景因素。媒体接触和社会文化具有广泛性，大多数人处于主流社会文化中，接受媒体信息的传播，但并非全部人群患厌食症。如果这种社会文化和媒体的接触是导致进食障碍的原因，那么就很难解释为什么并非所有人都有进食紊乱问题。因此，大量丰富的社会文化和媒体"以瘦为美"的价值传播并不能作为导致进食障碍的具体、特定原因。

◤ 健康心理学与生活 ————————————————————————

美的误区：芭比娃娃

许多健康心理学家批评一些媒体和它们所推广的产品传递着"以瘦为美"的错误观念。芭比娃娃（Barbie Doll）是世界上最受欢迎的玩偶之一，但它可能会导致女孩们过度节食和饮食失调（Anschutz et al.，2008）。研究者以腰臀比为基准，计算出健康年轻女性需要增加胸围 5 英寸[①]、脖颈长度 3 英寸、身高 2 英寸，同时减少腰围 6 英寸，才能达到芭比

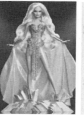 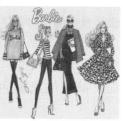

芭比娃娃

娃娃的身材比例（Brownell & Napolitano，1995）。芭比娃娃会导致女孩和妇女对自己的身体产生错误期望。俄罗斯西伯利亚曾报道过一个叫作尤利娅的姑娘，她为保持身材 7 年不吃肉，每天只吃一顿饭，直到瘦成 30 千克，被称为真人芭比娃娃。她的 S 形身材备受追捧，很多人纷纷效仿。

（三）治疗方案

根据生物-心理-社会模式，研究者们针对神经性厌食症提出了药物治疗、心理治疗和改善社会环境等方案。

1. 药物治疗

药物治疗包括服用调节神经递质和改变体内激素的药物来减轻厌食症状。氟西汀（一种 5-羟色胺再摄取抑制剂）作为一种抗抑郁药物在治疗厌食症上作用明显，抗惊厥药物也能够减少厌食症患者的心理冲突（Flament et al.，2012）。此外，还可服用非典型抗精神病药物，但这些药物对于严重厌食症患者而言疗效并不稳定。

————————————

① 1 英寸约合 2.54 厘米。

2. 心理治疗

心理治疗是应对厌食症的有效方法，常见的有认知行为疗法和家庭治疗。认知行为疗法（CBT）对严重厌食症患者有显著疗效，并能进一步改善预后。针对厌食症的CBT技术聚焦于导致不良进食的想法和信念，强调促进健康饮食的行为改变，减少补偿行为。厌食症患者对身体形象与体重有过度评价，CBT治疗师需要识别这种过度评价，并帮助改变消极的自我形象。CBT还注重应用行为策略，帮助建立饮食的规律模式（Agras et al.，2017）。家庭治疗以家庭和父母的支持为核心，将治疗焦点置于人际关系上，以改进敌对、冲突、过分控制的家庭氛围。发病年龄较大或病史较长的患者症状和抑郁情况可能更严重，有其他精神疾病共病的可能性也更大，而他们绝大多数并未生活在原生家庭，因此家庭治疗对他们而言没有太明显的益处（Le Grange et al.，2022）。近年来，增强型认知行为疗法（enhanced CBT）被认为更加有效，它同时结合了CBT与家庭治疗的优点（Zipfel et al.，2014）。

3. 改善社会环境

在社会文化中，媒体宣传应该破除"白幼瘦"的狭隘导向。由于儿童和青少年是罹患厌食症的主要群体，学校、家庭、社会应该合力引导其形成正确的观念，并采取相应的干预措施，对他们进行健康美、内在美的教育。

二、神经性贪食症

（一）主要症状

神经性贪食症作为一种进食障碍，表现为阵发性暴食行为且伴有进食失控感，饮食习惯严重紊乱。尽管旨在控制体重增加，但患者的体重一般而言在正常范围内。超过正

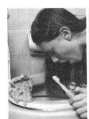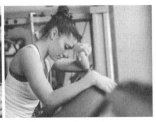

催吐和运动过度

常体重范围的肥胖者常常存在肥胖与进食障碍的共病，比单独患有贪食症的个体有更高的疾病风险和社会心理并发症（Da Luz et al.，2018）。为防止体重增加，贪食症患者平均每周至少一次进行暴食，随后采取不适当的行为，如催吐、泻出、大量运动，并会因为对进食失去控制而感到羞耻（American Psychiatric Association，2013）。

（二）发病原因

与神经性厌食症类似，神经性贪食症的发病原因也遵循生物-心理-社会模式（见图5-1）。

1. 生物因素

暴饮暴食行为在家族研究和双生子研究中具有较高的一致性，即贪食症可能有遗传

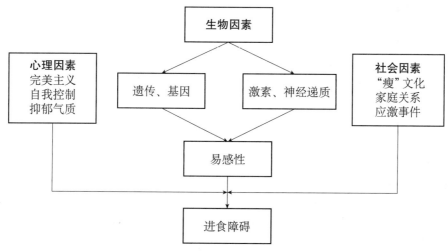

图 5 - 1　进食障碍的发病原因：生物-心理-社会模式

基础和家族聚集性（Wade et al.，2000）。贪食症的生理学理论侧重于激素功能障碍、下丘脑功能障碍、食物过敏或味觉反应紊乱、神经障碍，以及这些因素的综合作用。

学术前沿

小时候常吃抗生素的女生，长大后容易得贪食症?

乔治梅森大学和哈佛医学院等机构的研究者对丹麦 52 万名青少年女性进行调查后发现，童年阶段的感染性疾病及服用抗生素的经历与成年后的进食障碍有关（Breithaupt et al.，2019）。因严重感染而接受医院治疗的儿童，长大后更有可能患有神经性厌食症、神经性贪食症和饮食失调。对于女性而言，如果她们在儿童期的生病期间服用过抗生素或抗病毒药物，那么她们在青春期后罹患厌食症的风险会提高 23%，罹患贪食症的风险会提高 63%。

2. 心理因素

暴饮暴食常发生在独自一人时，个体为了应对伴随着消极情绪的应激体验而采取具有奖赏性质的暴食行为。抑郁史、精神疾病、酗酒或吸毒等也会增加罹患神经性贪食症的风险（Mannarini & Boffo，2015）。完美主义是两类进食障碍患者共有的人格特质。与具有较高抑郁质水平的神经性厌食症患者相比，神经性贪食症患者的人格具有明显的高冲动性（Finzi-Dotta & Zubery，2009）。

在情绪情感方面，贪食症患者会因为对食物失去控制而感到羞愧，但却无法控制不恰当的进食行为，因为大量的疯狂进食能使得他们内心获得足够的安全感和满足感。进食能够提供情绪宣泄的出口，暂时帮助其缓解内心的焦虑和痛苦（钱铭怡，刘鑫，2002）。从认知因素来看，两类进食障碍患者的核心认知特点都是将身材和体重作为评价自我的基础。在不合理的思维模式下，他们形成了对体重的错误认知、强迫性思维、体像障碍和感知觉缺陷。患上进食障碍后，他们更容易对与食物有关的信息和记忆进行自动化加工（尹倩兰，刘伟志，2017）。

3. 社会因素

在社会文化的引导下，个体可能过于重视自己的体型，失去对自己实际体重与外表的真实觉知，引发节食行为和抑郁情绪，并有可能进一步引发暴食行为。家庭动态系统对神经性贪食症的影响与其对神经性厌食症的影响类似，当家庭成员间缺乏情感表达和沟通时，高矛盾性和低娱乐性都可能导致不良的进食习惯，也更可能延长疾病的存在时间（亢清 等，2014）。但有研究认为家庭功能障碍继发于进食紊乱，而非致病原因（Ward et al.，2000）。

（三）治疗方案

药物和认知行为疗法的结合是治疗神经性贪食症的有效方法。这种方法聚焦于"自我监控"，例如记录饮食习惯、时间、地点、食物种类和经历的情绪，目的是引导患者进行规律饮食，包括增加食物的种类、减少进食的数量、尽可能长时间地延迟排便和催吐的冲动。此外，放松和应激管理也有助于减少暴食行为。

第三节　酗　酒

酒精使用障碍（alcohol use disorders，AUD）是严重的公共卫生问题，它给患者造成严重的身心功能受损，包括躯体疾病和其他精神障碍，给大众的健康、社会公共安全与经济发展带来极大的负担。酒精使用障碍是生物遗传因素、社会及心理因素共同作用的结果，目前的治疗手段以行为干预和药物治疗为主，也可结合其他辅助治疗手段。《"健康中国2030"规划纲要》提出应加强限酒健康教育，加强酒精使用监测，控制酒精过度使用，减少酗酒。酒精使用障碍已经成为亟待关注与解决的社会问题。

一、酗酒的危害及物质依赖的标准

东西方的酒文化源远流长，不少脍炙人口的散文诗句中都有与"酒"有关的内容，并且多数称颂饮酒带来的愉悦感。而当今社会酒桌文化、小酌文化的盛行，使得酗酒问题愈发突出。世界卫生组织于2018年发布的《酒精与健康全球状况报告》显示，在全球范围内，每年因不当饮酒死亡的人数高达300万，占所有死亡人数的5.3%。2016年中国的人均饮酒量较全球平均水平高出12.5%，且仍处于上升趋势（Hu et al.，2022）。

以酒精依赖和酒精滥用为主要表现的酗酒统称为酒精使用障碍，属于物质使用障碍。与其他物质使用障碍一致，过度摄取酒精能够直接激活大脑的奖赏系统，产生愉悦与满足感，这反过来又会强化酗酒行为。酗酒者为了再次获得这种满足感，往往需要持续、迫切地寻求与反复使用酒精，久而久之对自身健康、社会功能和人际关系造成不同程度的损害。

（一）酗酒的危害

1. 酗酒对身体健康的危害

以往普遍认为少量饮酒对身体健康有促进作用，而目前普遍接受的研究认为，酒精摄入对个体健康并不存在安全水平，因此无论摄入多少酒精，都将对身体健康造成不良影响。饮酒可能会在一定程度上导致部分恶性肿瘤，如口腔癌、鼻咽癌、喉癌、食管癌、肝癌、结直肠癌和乳腺癌等。饮酒也是人口预期寿命减少的重要影响因素。关于酒精摄入的早期研究发现，酒精使用过量可能会增加心律不齐、心肌病与冠心病猝死的风险。

2. 酗酒对心理健康的危害

酗酒除了会增加躯体疾病风险，还会对心理健康产生影响。过量饮酒会降低个体的认知能力，如学习、记忆、注意、执行控制等方面，并产生持续性的影响。酒精使用障碍患者往往承受着更高水平的压力，实施家庭暴力的可能性更大，更容易实施自伤、自杀、危险性行为和其他风险行为。酒精使用障碍常与其他精神障碍共病，如其他物质滥用、心境障碍、精神分裂症、焦虑障碍、注意缺陷多动障碍、人格障碍、创伤后应激障碍等。这可能会进一步加剧对患者的不良影响，造成恶性循环。

3. 酗酒对社会安全的影响

酗酒者往往社会功能受损，难以保证正常的社交、学习、工作、生活。酗酒者不仅会伤害其亲人、朋友，还可能引发严重的法律与社会问题，对社会公共安全造成威胁。酒精会使得个体对攻击性的抑制减弱，许多杀人、自杀和袭击案件都是在酒精的作用下发生的。酒精还会导致性活跃的成年人做出更冲动的性行为。

（二）物质依赖的标准

物质依赖是指一个人反复地、主动地使用某一物质，并引发耐受、戒断等生理、行为症状（American Psychiatric Association，2013）。物质使用障碍的一大特征是大脑环路的持久改变。大脑的改变会引发持续的复发、强烈的渴求。根据 DSM-5，诊断物质使用障碍应基于一系列行为的病理学模式，包括控制受损、社交受损、风险使用与药理学症状。控制受损是指个体比预想摄入更多的酒精等物质，或使用更长时间，有停止摄入的愿望但常常失败，对酒精等物质有强烈的渴求，花大量的时间获取、使用物质以及从物质"陶醉"中恢复。社交受损是指由于物质使用，个体无法正常地承担工作、学校和家庭中的事务与责任，出现社交和人际问题，放弃重要的社交、职业和娱乐活动。风险使用是指个体因反复使用物质而将自己置于生理危险的境地。药理学症状包括耐受与戒断两个特征。耐受是指身体逐渐适应使用某种物质的过程。随着摄入量和时间的增加，机体需要越来越大的物质剂量才能达到同样的效果，最终达到平稳期。戒断是指人们在停止使用一种他们已经依赖的物质时所经历的身心不愉快体验。尽管各类物质戒断时的症状表现各不相同，但大多数包括焦虑、易怒、对该物质的强烈渴望、恶心、头痛、颤抖和幻觉。

"酗酒者"通常用来形容那些在身体和心理上对酒精上瘾的人。酗酒者存在有问题的酒精使用模式，这种行为会造成有临床意义的损伤或痛苦。他们对酒精有强烈的渴求，耐受性高，在停止饮酒后会出现戒断反应，对饮酒行为几乎没有自控能力。

二、酗酒的影响因素

（一）生物因素

酒精使用障碍在家庭中延续，基因可以解释 40%～60%的风险。亲属有酒精使用障碍的个体有更高的风险。关于问题饮酒的遗传学研究发现，酒精使用障碍大鼠的部分酒精依赖易感基因的表达产生了明显的改变，如编码 γ-氨基丁酸（GABA）、阿片类物质、5-羟色胺及其相关受体的基因。临床研究中，可以通过基因检测识别酒精依赖易感的个体，并在酒精使用障碍发生之前给予干预。但在过去的临床实践中，由于患者样本量小，遗传学检测在酒精使用障碍患者中的使用并不广泛（吕丽 等，2020）。

酒精使用障碍患者大脑中与动机驱动行为的执行相关的脑区以及控制应激和情绪反应的脑区均发生了改变，包括中脑、边缘系统、前额皮层以及杏仁核。在神经递质层面，酒精的正强化效应由多巴胺、阿片肽、5-羟色胺、GABA 以及内源性大麻素介导，而负强化效应包括促肾上腺释放激素与谷氨酸能系统回收增强、GABA 转运减少。长期暴露在酒精中会导致神经递质（包括 GABA、谷氨酸以及去甲肾上腺素）适应性的改变。谷氨酸是最常见的兴奋性神经递质，而 GABA 则是主要的抑制性神经递质，参与醉酒、耐受以及戒断过程（Witkiewitz et al.，2019）。

问题饮酒存在性别差异，但这种性别差异在不同地区有较大不同。中国一项针对雅安地区的流行病学调查显示，酒精使用障碍的男性患者显著多于女性（田国娇 等，2020）。而英国的调查结果显示，酒精使用障碍存在较小的性别差异，且这种差异正在急剧下降（Office for National Statistics，2007）。因此对于酒精使用障碍而言，性别差异可能是生理因素与文化因素共同作用的结果。因为女性体重一般比男性轻，有更多的脂肪与更少的水，在食道与胃中对酒精的代谢更少，所以女性饮用相同量的酒精，其血液中酒精含量的增加高于男性。因而女性酗酒者相比男性酗酒者而言，可能有更严重的生理风险，尤其是肝病风险。

（二）心理因素

与负面情绪和冲动控制缺陷相关的人格特质是酒精使用障碍的预测因素，且两者之间存在双向循环的过程。酒精使用障碍的人格易感性模型认为，若个体倾向于体验紧张、愤怒、恐惧等负面情绪，对自己不做过多约束，则他们容易过度饮酒。而患病个体往往会面临更大的压力，更难控制饮酒冲动，这会进一步损伤其人格功能。个体的认知因素对酒精使用障碍的形成有重要影响。重复性消极思维往往与酒精使用存在强正相关关系，个体往往希望通过饮酒来打断重复性消极思维带来的负面情绪。焦虑与抑郁也会增加酒精使用障碍风险。一项在中国长沙地区进行的调查表明，心境障碍患者共病酒精使用障碍的风险高于非心境障碍患者（谭奔腾 等，2014）。这可能是因为心境障碍与酒精使用障碍存在部分共同的病理机制。

（三）社会因素

个人对酒精使用的态度、看法以及行为不可避免地受到其所处的社会环境的影响。家庭、朋友甚至文化环境都是个体酒精依赖倾向的风险或保护因素。

家庭是个体成长最重要的社会环境之一，人们不仅从家庭中遗传了基因，家庭教养同样影响着人们的酒精依赖倾向。研究表明，父母教养方式在父母酗酒对子女酒精使用障碍风险的影响中起中介作用，具有持续性酒精使用障碍的父母往往难以履行其为人父母的职责，难以保持积极的育儿策略（Sternberg et al.，2018），其子女在儿童时期被诱导饮酒的概率也大大提升（潘云梦，2018）。

除了父母的教养方式、酗酒等，儿童期受到的虐待与经历的创伤也会对成年后的酒精使用造成一定的不良影响。童年创伤是许多精神障碍的预测因素，经历过童年创伤的个体往往会发展出适应不良的行为模式与消极的应对方式。研究表明，儿童期受到虐待与忽视会增加成年时患酒精相关障碍的风险（引自杨梅 等，2014；钟琳，聂晶，2008）。

与之相对，良好的社会支持是减少成瘾行为的重要保护因素。高应激情境下，酒精是酗酒者用于缓解情绪应激的一种方式。而良好的社会支持可以使个体的自主神经系统得以正常激活，维持健康的免疫功能，缓冲急性负面事件带来的应激反应，降低皮质醇的基线水平，减少酒精使用障碍的发生概率。

此外，文化因素、酒精的可获得性以及社会赞许性等因素都对酒精使用障碍有影响。在中国，酒桌文化盛行，部分场景下对饮酒的赞许性较高，从事部分职业的个体患酒精使用障碍的可能性较高。

> **健康心理学与生活**
>
> #### 酒桌文化
>
> 酒文化在中国有悠久的历史。在许多人的认知中，"酒"的意义早已超过其本身。《诗经》中20多处提到酒，酒被赋予了礼仪、社交、休闲等含义。在周代，饮食礼仪已经形成一套完备的制度，这种传统宴饮礼仪在我国的一些地区仍保留着。餐饮在中国承载着重要的社交功能，慢慢地形成了敬酒等酒桌文化。偶尔小酌怡情，能够拉近人际距离。
>
> 然而，在现代商务场景中，酒桌"文化"常常变了味儿，说的是场面话，喝的是勉强酒。恶性劝酒、酒桌办公等不良现象，"不喝不是真朋友""无酒不成席、无酒不成事"等错误观念，会导致聚会中酒精中毒死亡、醉驾引发重大交通事故、酒后行为失控等情况。劝酒变成了灌酒，礼让变成了强迫，成为道德绑架与职场霸凌。
>
> 感情在心不在酒，身体不适莫勉强！

（四）生物-心理-社会因素的整合影响

与其他健康危险行为类似，在问题饮酒的形成及病程中，生物-心理-社会因素并不是独立起作用的，三者往往互相关联。长期的生活压力或反复出现的应激事件会导致个体HPA轴功能不良，并导致HPA轴活性标记物皮质醇的分泌水平过高，这会进一步对大脑中调节情绪、应对生活压力的区域产生不良影响，增加罹患酒精使用障碍的风险。

三、酒精滥用的干预

酒精滥用具有复杂的神经生物学机制，是遗传、社会环境与心理因素共同作用的结果，目前还没有适用于所有患者的普适性治疗手段，因此多结合多种方案治疗酒精滥用。

（一）行为干预技术

1. 认知行为疗法

认知行为疗法（CBT）是使用最普遍的行为干预技术。对于酒精使用障碍患者，CBT可以挑战并改变患者的扭曲认知与消极行为，引导其识别治疗过程中的认知、情感、行为变化。使用CBT进行治疗，首先需要进行功能分析，帮助患者识别酒精使用障碍的影响因素，评估患者的功能水平与自我效能，以制订合适的治疗计划。在这一过程中，还需进行酒精使用、人际交往、情绪管理等应对技能的训练。治疗结束后是预防复发阶段，包括提升自我效能、矫正认知等环节，为可能的复发做准备。

2. 动机强化治疗

动机强化治疗是一种以患者为中心的指导性疗法，其机制是辅助患者提高自身改变的动机，并制订改变计划，最终使患者主动改变其行为。实证研究表明，动机强化治疗对酒精使用障碍有显著效果，相较于对照组，患者的精神病性症状及负性情绪都有明显的下降，社会功能水平也有所提高（岳静 等，2020）。

3. 权变管理

权变管理（contingency management）是一种适用于物质成瘾人群的高效心理干预手段，强调在治疗过程中系统地强化期望行为，惩罚不良行为，具有良好的可行性和有效性。该方法基于行为主义的强化理论，即行为受到强化会增加反应频率。为酒精成瘾者设计的强化物通常是代金券或者金钱，当达到符合预期的治疗目标，例如减少酒精使用时，就可以获得奖赏。治疗过程需要遵循三个行为准则：经常监控目标行为；当目标行为出现时提供实际的正强化物；当目标行为没有发生时抑制或去除正强化物。权变管理可以提高患者对治疗的依从性，减少酒精使用，结合CBT对酒精使用障碍患者进行干预也具有良好的效果。

4. 基于正念的治疗

正念冥想可以帮助个体不带评判地关注自身在当下的体验，从而促进对当下情境有意识的反应，而非采取习惯性、自动化的反应。正念有助于提高患者自我觉察的能力，并增强其对治疗的依从性。已经有一些基于正念的复发干预方案被用于防止物质使用障碍的复发。对酒精使用障碍患者进行药物联合正念干预可以更好地缓解患者的情绪问题，降低复饮率，其效果优于仅进行药物治疗（张伟，2020）。

5. 家庭治疗

家庭治疗关注造成酒精使用障碍的心理社会因素，是一种有效的干预方式。家庭治疗的基本假设是，家庭是个体身心发育的重要场所，家庭成员之间相互影响，孩子的物质使用障碍既可能是家庭功能失调的结果，也可能是其原因。常用的家庭治疗方法包括生态基础家庭治疗、简明策略式家庭治疗和多维家庭治疗。这些疗法均关注环境因素，主要通过创建新的互动模式，对不良家庭环境做出调整。其中，生态基础家庭治疗旨在短时间内向家庭提供迅速、密集的服务，包括提供行为、认知及环境干预。简明策略式家庭治疗通过评估有问题的互动模式，创造环境鼓励变化，建立新的家庭联系。多维家庭治疗不仅关注家庭本身，还关注家庭之间的系统，包括邻居、社区、学校等，倾向于多个对象与环境的联合治疗。

6. 团体治疗

针对酒精使用障碍患者，最常采用的团体治疗形式为自助团体支持性治疗，如匿名者戒酒协会（Alcoholics Anonymous，AA）。尽管目前严格控制的考察团体治疗效果的研究不多，但这一治疗方法仍旧被广泛应用于对物质滥用的治疗。这种自助式团体在国外更加普及，未来在中国也将被进一步推广（童尧，易春丽，2012）。

实践与应用

匿名者戒酒协会的 12 步骤

1934 年，两名慢性嗜酒者（其中一名为医生）作为朋友开始互相帮助戒酒，这便是匿名者戒酒协会的开端。它是一种没有心理治疗师带领和（或）指导的自助组织。如今，这种互助小组已在世界的很多地方广泛开展，且已不限于戒酒，还扩展至对吸毒、吸烟等其他成瘾问题的关照。

以下是匿名者戒酒协会的 12 步骤：

（1）我们承认，我们对酒已无能为力，它使我们的生活变得一塌糊涂。

（2）认识到有一种超于我们自身的力量，它能够让我们恢复正常心智。

（3）下决心让我们的意志和生活托付给我们心目中的"上苍"。

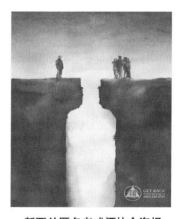

新西兰匿名者戒酒协会海报

（4）进行自我检查，并毫不畏惧地进行自我道德反省。

（5）向上苍、向自己、向他人承认我们过错的本质。

（6）全身心做好准备，让上苍除去我们性格中的一切弱点。

（7）谦逊地祈求上苍除掉我们的缺点。

（8）列出一份所有我们伤害过的人的名单，并心甘情愿地对他们做出补偿。

（9）如有可能，应直接补偿他们，除非这样做会再次伤害他们或其他人。

（10）不断地自我反省，若有过失，要迅速承认并予以纠正。

（11）通过沉思与祈祷，增加我们与上苍的主动接触，只求理解他对我们的旨意，并获得遵照他的旨意去做的力量。

（12）在经历了上述11个步骤后，我们获得了心灵上的觉醒，此后，我们要把这一信息传达给其他嗜酒者，并在一切日常饮食中贯彻这些原则。

（二）药物治疗

药物治疗通常与行为干预结合，用于治疗酒精使用障碍并防止复饮发生。双硫仑与酒精混合时会产生乙醛，造成人体不适，服用药物这种后，人们会将饮酒与不愉快体验建立联结，这种联结将阻止人们继续饮酒。但其带来的不良反应较为严重，患者服药的依从性较差，因此并不能作为预防复饮的主要药物。纳曲酮作用于阿片类物质受体，可以阻断饮酒带来的愉悦感受，减少对酒精的渴望，能有效辅助戒酒并阻止酒精使用障碍复发。口服纳曲酮的依从性也较差，但患者对于长效可注射纳曲酮有更高的依从性。纳美芬同样对阿片类物质受体起拮抗作用，其治疗效果明显，但副作用较大；阿坎酸可以减轻酒精带来的不利影响，降低复发的可能性，但目前对其作用机理的了解较少（Knox et al.，2019）。

（三）其他方法

护理延伸服务是指在酒精使用障碍患者出院后，将其转交由社区进行扩展护理，开展包括随访、戒酒恢复知识讲座、集体郊游等活动。获得护理延伸服务的患者不仅能获得社会支持，从而提高治疗效果，降低复饮率，还能在这一过程中锻炼社交技能，建立信心，养成更加健康的生活方式。助推式提醒对于防止酒精使用障碍患者的复饮也有帮助。研究表明，采用电话通知的方式给予治疗后护理，可以显著降低患者复饮的可能性（Graser et al.，2021）。

学术前沿

用"音乐"戒酒

酒精使用障碍与心境障碍的共病率较高，此类共病患者的复饮率也更高，因此治疗起来较为困难。音乐治疗是近年来较为流行的针对情绪问题的治疗手段。在对酒精使用障碍进行行为或药物治疗的基础上，辅以音乐治疗手段，可以缓解共病的心境障碍，降低复饮率。常用的音乐治疗手段包括音乐放松、音乐想象、歌曲改写等。音乐治疗能够有效提高酒精使用障碍患者的治疗参与度与治疗动机，减少对酒精的渴求。

来源：黄一、陈旭，2021。

第四节　吸　烟

吸烟是全球重大公共卫生问题之一，在与其他风险因素的相互作用下，它是导致死亡的重要原因。中国每年因吸烟（包括二手烟）死亡人数高达 100 万。根据中国国家卫生健康委发布的《中国吸烟危害健康报告 2020》，中国吸烟人数超过 3 亿，2018 年中国15 岁以上人群吸烟率（26.6％）已超过全球比率，其中男性吸烟率为 50.5％。青少年吸烟也是一个不可忽视的社会问题。在美国，2016 年有 34％的初中生抽过烟，并且有10.8％的高中生成为烟民。在中国，吸烟也呈现低龄化趋势。2018 年《中国青年报》的一项调查显示，在接受调查的 3 亿烟民中，青少年吸烟者超过 4 000 万，20％以上的初中学生尝试过吸烟，其中有相当比例的人已表现出持续吸烟的倾向。由于青少年尚处于心理和生理快速发展变化的重要阶段，与成年人相比，其吸烟行为的风险因素更为多元，吸烟的影响也更为深远。为此，非常有必要了解吸烟的危害和原因，寻找降低吸烟的方案，关注青少年的吸烟行为和身心发展，以探索更为有效的预防和干预措施。

一、吸烟的危害

（一）吸烟对健康的危害

吸烟会产生尼古丁、烟焦油、一氧化碳等毒性成分，这些成分会引起组织炎症且致癌，增加患慢性支气管炎、肺气肿、呼吸系统疾病的风险，还可能引发火灾和事故，孕期吸烟会增加后代出生体重不足、胎儿发育迟缓的风险。吸烟的危害不仅仅局限于吸烟者，吸烟者的配偶、家庭成员和同事也因此面临各种健康风险。吸烟者直接吸入的烟雾为主流烟，被动吸烟者吸入的是环境中因烟草不完全燃烧而形成的侧流烟。父母吸烟会损害孩子的认知能力，降低其血氧含量。

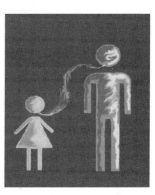

二手烟对孩子的危害

（二）吸烟对青少年的危害

与成年人相比，青少年尚处于发展的敏感阶段，其生理和心理都更容易受到外界因素的影响。过早地暴露于吸烟环境会对青少年产生更多伤害，例如增加罹患癌症、呼吸道疾病、心血管疾病的风险。同时，与成年人相比，青少年也更容易尼古丁成瘾。

1. 对脑和神经发育的危害

青春期是大脑可塑性较强的时期，大脑的发育与个体的行为动机、调节能力以及认知能力的发展直接相关。这一时期的吸烟行为往往会造成较大损害。尼古丁通过尼古胆碱能受体产生影响，该受体通常在大脑发育的早期表达，在青春期的水平高于成年期，因而青少年对尼古丁有特别的敏感性。反复暴露在尼古丁的影响下会导致多巴胺水平发生变化，影响奖励反馈，改变青少年的尼古丁耐受性及神经发育轨迹，使他们更容易尼古丁成瘾（Volkow & Morales，2015）。

2. 对心理发展的危害

青少年吸烟行为与情绪调节水平之间有很高的相关，与其他心理障碍，如焦虑、抑郁、ADHD、睡眠障碍之间存在很高的共病。青少年长期使用尼古丁可能引发焦虑，而焦虑增加又会导致尼古丁滥用，形成恶性循环。早期吸烟行为能够预测青少年抑郁的发生。早期吸烟行为对抑郁的作用受到同伴吸烟行为影响，且高水平的同伴吸烟率与高水平的抑郁症发病率有显著关联。青少年吸烟者的冲动性也高于无吸烟行为的青少年。

3. 对认知的影响

为确定注意和早期吸烟之间的关系，研究者对来自荷兰的 648 对青少年同卵双生子进行了追踪。结果发现，在儿童和青少年时期，吸烟的同卵双生子比从不吸烟的同卵双生子有更多注意问题（Volkow & Morales，2015）。

在青少年早期吸烟与早期神经成熟轨迹相对应。与在青少年后期开始吸烟相比，早期吸烟行为将对认知过程产生更持久的影响。研究者使用 Go/No-Go 反应范式对波士顿吸烟群体进行测量，探究吸烟年龄对吸烟者认知任务表现差异的影响。结果发现，与晚期吸烟者和非吸烟者相比，早期吸烟者产生了更多的 Go 反应错误，并且不能抑制对 No-Go 试验的反应，反应时也更长。因此，早期吸烟者在保持持续注意和一般抑制控制方面存在明显的缺陷（Mashhoon et al.，2018）。

二、吸烟的成因

（一）吸烟的原因

基因是吸烟动机和行为的重要影响因素，遗传效应能解释吸烟行为变异的 56%、尼古丁依赖变异的 70%（Sullivan & Kendler，1999）。与非吸烟者相比，吸烟者的健康意识、受教育程度和智力水平较低。当个体被打扰或者处于生气或悲伤情绪时，其吸烟的可能性会增加。

（二）青少年吸烟行为的风险因素

根据布朗芬布伦纳的生态系统模型（Bronfenbrenner，1979），同伴和父母在影响个体行为发展的过程中起着关键性的作用。与成年人相比，青少年更容易受到同伴及家庭对吸烟的认知及吸烟行为的影响（林丹华，方晓义，2001）。此外，个体的行为还受到所处的文化和亚文化背景的广泛影响，一些社会因素，如媒体、广告、香烟价格以及购烟便利性等都会对青少年吸烟行为产生深刻的影响。

1. 同伴关系

目前很多研究都证实了同伴吸烟行为是影响青少年吸烟行为的主要因素，同伴比父母对青少年吸烟行为的影响更强。随着时间推移，这种影响力也会越来越大。同伴因素可细分为最亲密的朋友、情侣、同伴团体等。对于女性青少年而言，最亲密朋友的吸烟行为是其吸烟、饮酒和吸毒的最佳预测因素。除了同伴之间的亲密关系对青少年吸烟行为的影响，个体在同伴团体中的地位、同伴类型等也会对吸烟行为产生影响。同伴群体内部吸烟会对非吸烟者产生更大的压力，非吸烟者为维持与吸烟者之间的友谊，通常会选择开始吸烟（Kobus，1998）。

2. 家庭环境

尽管很多研究都极力强调父母的吸烟行为对青少年吸烟行为产生的深刻影响，但目前的研究结果表明，父母的吸烟行为与同伴的相比，所起到的影响是有限的（Avenevoli & Merikangas，2003）。兄弟姐妹对青少年吸烟行为影响的研究结果要比父母影响的研究结果更为一致，哥哥姐姐的吸烟行为能显著预测青少年自身的吸烟行为（Oygard et al.，1995）。

3. 媒体传播

新兴媒体的发展以及媒体所提供的吸烟文化与青少年吸烟行为之间存在复杂的关系。一项综述表明，电影是最好的香烟广告，电影中的吸烟镜头会减少青少年对吸烟的抵抗并引发更大的吸烟动机与更多的吸烟行为（Charlesworth & Glantz，2005）。香烟的价格也会对青少年的吸烟行为产生影响。香烟的价格越高，青少年的吸烟行为越少；相反，香烟价格降低会增加青少年的吸烟行为。

> **健康心理学与生活**
>
> #### 影视剧新规：吸烟镜头失去评优资格
>
> 2019 年，国家卫生健康委、中宣部、教育部等 8 部门联合印发《关于进一步加强青少年控烟工作的通知》，其中提出："对于有过度展示吸烟镜头的电影、电视剧，不得纳入各种电影、电视剧评优活动。"美国多家健康机构在 2017 年就呼吁将有吸烟镜头的电影定为"限制级"，防止儿童在观看镜头片段后也做出相应行为。
>
> 出于表达效果等目的，吸烟镜头的设定能够使人物形象更为鲜活，给观众带来更丰富的体验感。广大影视工作者们应牢记"艺术源于生活，但艺术也在塑造生活"，应当让影视作品承担更多社会责任，塑造积极健康的观念导向和健康的社会氛围。

三、戒烟的干预

（一）常见的吸烟预防方案

尼古丁替代疗法可显著促进戒烟，例如使用能够将稳定剂量的尼古丁释放到血液中的尼古丁贴片。

> **健康心理学与生活**
>
> #### 电子烟——"披着羊皮的狼"
>
> 近年来，电子烟被传"危害比传统卷烟更小"而受到一些年轻人追捧。似乎拿着有质感的小"金属棒"吞云吐雾比吸传统卷烟更有优越感。世界卫生组织将电子烟定义为"电子尼古丁传送系统"，该系统可使人以气雾方式吸入微量尼古丁溶液。除少量香味添加剂外，电子雾化烟中的重要成分仍然是尼古丁。电子烟最初进入大众视野时，被冠以

"戒烟神器"的名号，但目前市场上电子烟鱼龙混杂，危害性或许并不亚于传统卷烟。吸电子烟的个体更容易尼古丁上瘾，并转向能吸入更多尼古丁的传统烟草产品。

阶段改变/跨理论模型（Stages of Change/Transtheoretical Model）认为，个体行为改变是一个过程而非一个事件，它包含改变阶段（stages of change）、均衡决策（decisional balance）、改变过程（processes of change）和自我效能（self-efficacy）四个要素。其中，最核心的举措是改变态度。为此，可以向吸烟者强调大多数人对吸烟持有的消极态度，科普吸烟带来的各类危害，从而帮助他们从戒烟的前意向阶段过渡到意向阶段。此外，也可以通过激励增强个体关于戒烟的自我效能。为了跨越意图和行动之间的鸿沟，吸烟者需要制订详细的戒烟计划，如制订戒烟时刻表、形成对戒烟困难的觉察等。

社会支持的戒烟途径是指当准戒烟者身边有支持他们的伴侣或不吸烟的朋友时，他们在短期内更有可能成功。在吸烟者的社会网络中存在其他吸烟者是维持吸烟和戒烟复发的重要预测因素（Mermelstein et al.，1986）。

应激管理训练有助于成功戒烟（Yong & Borland，2008）。吸烟对于很多人而言是一种放松方式，因此教会吸烟者如何采用正确的途径放松有助于他们在戒烟后仍保持戒断。

（二）青少年吸烟的预防与干预

1. 吸烟预防

预防是最好的戒烟措施。父母在日常生活中和孩子讨论禁止吸烟的规范以及对吸烟的态度，能够有效降低孩子吸烟的概率。青少年试图主动地帮助他人戒烟，也能够有效降低他们吸烟的可能。此外，卫生服务部门应提供有效的有关吸烟的资讯，这种权威的信息性知识能够让青少年正视吸烟的危害，从而减少吸烟行为。预防青少年吸烟的最好方法是塑造青少年对吸烟的正确认知，并为青少年远离吸烟提供有力的支持系统和沟通体系。

2. 戒烟干预

在澳大利亚进行的一项追踪研究表明，青少年一旦染上烟瘾，其自发的戒烟率只有5.3%左右（Stanton et al.，1996）。因此，为减少青少年吸烟及吸烟产生的危害，必须提出有效的戒烟干预措施。

（1）基于学校的干预措施。学校是青少年成长和发展的重要场所，这使得学校教育成为青少年戒烟干预的主要环节。学校戒烟干预教育的具体内容包括动机、维持、性别化以及同伴支持的干预等。很多基于学校的戒烟干预措施虽然并没有帮助青少年吸烟者达到完全戒烟的水平，但都有较为显著的效果，且成瘾水平不高的青少年更容易从这些干预中获益（Adelman et al.，2001）。值得注意的是，基于学校的干预虽能在短期内带来一定效果，但是尚缺乏对这些干预措施长期效果进行验证的研究。

（2）基于医疗机构的干预措施。医疗机构在人员、设施方面有助于展开标准化的干预。但多项基于医疗机构进行干预的研究存在不一致的结果。科尔比等（Colby et al.，1998）对在医院接受戒烟干预的青少年进行了研究，并在干预后进行了三个月的追踪。

结果发现，尽管个体报告在过去一周戒烟成功，但与对照组相比，并没有表现出显著差异。库里等（Curry et al.，2003）采取的一项将动机干预和网络干预相结合的措施则表现出较为良好的效果。以上结果启示研究者，在未来的戒烟研究中，可以将不同的干预手段相结合，探究更佳的疗效。

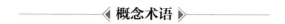

◈ 概念术语 ◈

　　肥胖　自我监控　控制性独白　进食障碍　酒精使用障碍　权变管理　阶段改变/跨理论模型

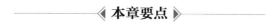

◈ 本章要点 ◈

　　1. 肥胖的影响因素有哪些？如何对肥胖进行干预？

　　肥胖是世界卫生组织明确的疾病，以脂肪在体内过度蓄积为特征。肥胖的形成与个体内部因素和环境因素有关。个人内部因素包括脑区活动的异常、体内激素水平的变化、基因，外部因素包括应激、饮食习惯与生活方式。针对肥胖可以进行饮食改变、体育锻炼、外科手术以及心理干预。可以采用自我监控、控制性独白等心理干预技巧，提供社会支持以辅助减肥计划的实施。

　　2. 神经性厌食症与神经性贪食症的发病原因是什么？

　　根据生物-心理-社会模式，神经性厌食症的形成与生物层面的遗传、神经递质因素，社会层面的家庭内部环境、社会"瘦"文化，以及不成熟的防御方式、人格特质有关。神经性贪食症与厌食症类似，存在遗传因素、激素与脑区活动异常，也有消极应激体验、不良人格特质的影响，社会文化对身体形象的引导，等等。

　　3. 酗酒的影响因素有哪些？

　　酒精使用障碍是生物遗传因素、社会及心理因素共同作用的结果。基因可以解释一定的风险，与执行控制及应激反应有关的脑区的改变影响复发，而性别、家庭环境、童年期创伤、社会支持以及文化因素都是酗酒的影响因素。

　　4. 青少年吸烟的风险因素有哪些？

　　与成年人相比，青少年更容易受到同伴及家庭对吸烟的认知及吸烟行为的影响。此外，个体的行为还受到所处的文化和亚文化背景的广泛影响，一些社会因素，如媒体、广告、香烟价格以及购烟便利性等都会对青少年吸烟行为产生深刻的影响。

◈ 复习思考题 ◈

　　1. 肥胖受哪些因素影响？如何对肥胖进行干预？

　　2. 神经性厌食症与神经性贪食症有何异同？

　　3. 青少年吸烟的原因有哪些？

◀ **推荐阅读** ▶

Jia，T.，Xie，C.，Banaschewski，T.，Barker，G. J.，Bokde，A. L.，Büchel，C.，... & IMAGEN Consortium.（2021）. Neural network involving medial orbitofrontal cortex and dorsal periaqueductal gray regulation in human alcohol abuse. *Science Advances*，7（6），eabd4074.

Norring，C.，& Palmer，B.（Eds.）(2005). *EDNOS：Eating disorders not otherwise specified：Scientific and clinical perspectives on the other eating disorders*. Routledge.

国家卫生健康委员会，疾病预防控制局（编著）.（2021）. *中国居民营养与慢性病状况报告（2020 年）*. 人民卫生出版社.

国家卫生健康委员会（编著）.（2021）. *中国吸烟危害健康报告 2020*. 人民卫生出版社.

第六章

应激、生物-心理-社会因素与疾病

【教学目标】

1. 掌握应激的概念、分类，以及应激的生理、心理、行为反应及其特异性。

2. 掌握目前主流的应激理论，明晰不同理论的优缺点。

3. 了解应激的不同测量方法及其适用条件。

4. 掌握应激与生物-心理-社会因素对疾病发生发展的共同作用。

【学习重点】

1. 应激是什么？应激源包括哪些？个体在面对应激时是如何反应的？

2. 应激的相关理论有哪些？如何理解它们？

3. 应激的测量方法有哪些？

4. 应激和健康的关系是什么？哪些因素会影响两者之间的关系？

【章节导读】

应激在我们的生活中无处不在，比如考试失利、老师或上级领导批评、和亲密的朋友或家人争吵、丢失自己的物品，也有个体会经历一些较少见的应激，比如地震、洪水等自然灾害。这些或大或小的事件都可以引起个体的应激反应，进而影响个体的身心健康。不同应激源会引起特异化的应激反应，而相同的应激刺激在不同个体之间引起的应激反应也不同，从而与差异化的健康结果相联系。以往研究者从不同的理论视角提出应激导致疾病发生发展的潜在机制。基于这些理论框架，大量的实证研究也进一步揭示了应激环境如何与生物-心理-社会因素交互影响个体的健康结果，为临床干预与治疗提供了方向。

本章从应激的概念、分类、测量方法入手，深入学习应激与健康的相关理论，以及应激是如何与生物-心理-社会因素共同影响个体的应激反应及健康结果的。

第一节 应激与应激反应

一、应激的概念

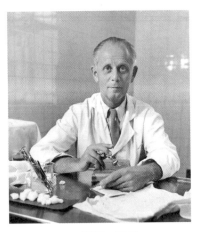

汉斯·塞里

"stress"作为一个术语最早出现于物理学当中，指作用于某物之上的足够使其弯曲或折断的拉力或力量。在人文、社会科学领域，"stress"有多种含义和译法，而"应激"这一译法最为学术界普遍接受和使用。早在1926年，美国生理学家沃尔特·坎农（Walter Cannon）就用**应激**（stress）一词来描述外界环境变化所导致的机体内稳态（homeostasis）改变的情况。随后，加拿大内分泌学家汉斯·塞里（Hans Selye）根据动物和人类实验研究结果，将应激定义为机体在面对任何有害刺激时所产生的一系列非特异性的心理生理变化的总和，强调应激是一种反应（Selye，1950，1956，1976）。塞里作为该领域的先锋人物，对应激概念的普及做出了重要贡献。

随后，许多学者也对应激给出了不同界定。托马斯·霍姆斯（Thomas Holmes）和理查德·拉荷（Richard Rahe）认为应激是个体面临刺激时产生的紧张反应，并发现应激事件与疾病之间存在密切关系（Holmes & Rahe，1967；Rahe，1975）。理查德·拉扎勒斯（Richard Lazarus）主张从心理学角度对应激进行研究，提出了交互作用模型（transnational model），强调应激是个体对应激情境和事件进行认知评价的产物。当个体认为内外环境刺激超过自身的应对能力及应对资源时，就会产生应激，其中认知评价和应对是应激过程中的两个关键因素（Lazarus & Folkman，1984；Folkman et al.，1986）。布鲁斯·麦克温（Bruce S. McEwen）结合稳态的概念，认为应激是个体在生活中不断面对挑战所产生的，应激会使个体的生理内环境处于一种非稳态的状态，产生非稳态负荷，持续的非稳态负荷会对个体身心健康产生不良影响（McEwen，2003，2007）。也有研究者从积极视角提出，应激是对反应结果的积极预期与实际情况之间存在差异时的反应（Ursin & Eriksen，2004，2010）。应激反应是一种正常、健康且必要的生理反应，是体内平衡系统的警报，激活会导致个体在身体以及行为等方面发生相应的变化。

此外，国内一些学者也对应激给出了不同界定。例如，梁宝勇（1986）将塞里的学说与拉扎勒斯的理论统一起来，认为应激是个体在生活适应过程中，实际或认识上的要求与能力不平衡所引起的一种倾向于通过非特异的心理和生理反应表现出来的心身紧张状态。罗跃嘉等（2013）将个体面对危险时一系列非特异的生理和心理反应，如精神紧张、心率加快、呼吸急促等反应的总和称为应激。

以往的研究者从不同角度给应激予以界定，综合这些观点，在心理学中应激可以被理解为环境应激源与个体之间交互作用的过程。应激的含义应包含：（1）引起潜在心理困扰的应激源或外部事件；（2）结果或症状，例如异常行为；（3）牵涉在应激刺激与随后应激反应之间的生理和心理过程（Mathews，2000）。

> **经典回顾**
>
> ## "应激"一词的起源
>
> "应激"是"stress"的中文译名。"stress"一词来源于拉丁语"stringere"，意思是"费力地抽取、紧紧地捆扎"。在古法语和中古英语中，它以"stress""staisse"等形式出现，意指"困苦""逆境"。后来这个词被引入物理学与工程科学。在物理学中，它是指施加于物体的外力或压力；在工程科学中则把外力称作"负荷"，内部的力称作"应力"。19世纪末开始，生理学家、心理学家、社会学家借用这个词来描述动物和人类在紧张状态下生理、心理和行为反应。1936年，加拿大生理学家汉斯·塞里在《各种伤害作用引起的综合征》（A Syndrome Produced by Diverse Nocuous Agents）一文中，首次使用"stress"这个术语，并系统提出了应激的概念。塞里根据动物和人类实验研究结果，提出了应激的生理学说。这一学说在20世纪50年代达到了顶峰，成为生物医学发展史上的一个里程碑，汉斯·塞里也因此被公认为"应激之父"。
>
> 来源：梁宝勇，1986。

二、应激源的分类

应激源（stressor）是指环境对个体提出的各种需求，经个体认知评价后可以引起心理和生理反应的刺激。

（一）急性应激源和慢性应激源

按照应激源产生与持续时间的不同，可分为急性应激源和慢性应激源。**急性应激源**（acute stressor）是指持续时间短、强度大，通常是新奇的、不可预见的、对个体造成威胁并产生不可控制感的突发事件，如突发的交通事故、自然灾害、亲人过世等（Koolhaas et al.，2011）。**慢性应激源**（chronic stressor）具有持久性、间歇性或反复性的特征，主要是生活或环境中持续的负性生活事件和具有持久影响的急性应激事件，如家庭矛盾、工作变动、日常琐事困扰等（Baum et al.，1999）。

（二）躯体应激源、社会应激源、文化应激源和心理应激源

按照应激源的来源，可分为躯体应激源、社会应激源、文化应激源和心理应激源。**躯体应激源**（physical stressor）是能使个体感到给生命或健康带来危险的刺激因素，包括各种物理、化学和生物刺激物，如高温、噪声及一些病原性微生物等；**社会应激源**

（social stressor）是能使个体感到社会活动受到影响的刺激因素，如政治动乱、失学失业、事业成败等；**文化应激源**（cultural stressor）是由各群体的文化特征，包括语言、风俗、宗教信仰等因素造成的刺激，如文化冲突、文化适应等；**心理应激源**（psychological stressor）是会使个体感到自己无能为力的心理冲突，如人际关系矛盾、工作压力、负性回忆或预感。其中，社会应激源、文化应激源和心理应激源在性质上属于心理社会刺激物，可合称为心理社会应激源（Braunstein-Bercovitz et al.，2001）。

（三）应激的巨砾模式和细砾模式

按照应激源的强度，可分为应激的巨砾模式和细砾模式。应激的巨砾模式是指巨大灾难所引起的应激反应，如爱人去世、天灾等。这类事件不经常发生，可一旦发生将会对个体产生难以应对的严重后果。应激的细砾模式是指日常琐事所引起的应激反应，如丢了钱包、爆了轮胎等。这些日常琐事会消耗个体的精力与体力，当消耗到一定程度时将会导致健康问题。日常琐事在短时间内累积，也可能变成压垮个体的最后一根稻草（赖斯，2000）。

三、应激反应及其特异性

（一）应激反应

1. 生理反应

由应激的定义可知，应激会伴随着一系列生理反应。适度的应激反应可通过神经生理内分泌系统诱发机体变化，促使机体提升各项机能（如身体灵活性增加），更好适应外界环境。而过度的应激反应则会引起神经生理内分泌系统与免疫系统功能失调等不良后果，进而引起多种应激性疾病。

在面对应激时，单胺能神经元（monoaminergic neurons，包括多巴胺、去甲肾上腺素和5-羟色胺）的功能会增强，它们在大脑中的主要通路如图6-1（a）所示。多巴胺能神经元高度分布于与个体行为活动相关的中脑，并与连接伏隔核、额叶和杏仁核的边缘通路的情绪变化有关。去甲肾上腺素能和5-羟色胺能神经元广泛投射于脑干的蓝斑和中缝核。在图6-1（b）中，边缘系统的杏仁核和海马体与情绪和记忆有关，在面对应激时会发生严重失活（deactivation）。图6-1（c）描述的是急性应激对大脑的影响。应激会激活杏仁核，使单胺能神经元释放神经递质，从而激活交感神经系统，并抑制副交感神经系统。图6-1（d）描述的是慢性应激对大脑的影响。慢性应激会使神经递质能量逐渐耗尽，神经元活性逐渐降低，导致个体丧失感受快乐的能力。此外，血液中因应激而增加的皮质醇水平会使大脑中脑源性神经营养因子（BDNF）的水平降低，从而导致神经元死亡，尤其是对于脆弱的海马体而言（Masuo et al.，2021；Pruessner et al.，2008）。

应激不仅会引起个体大脑的各种活动，同时也会激活个体的交感神经系统，使机体做好准备面对外界挑战和威胁。有机体通过两种途径激活交感神经系统，一种是通过直接激活自主神经的交感神经区（称为肾上腺髓质系统），使肾上腺髓质分泌肾上腺素和去

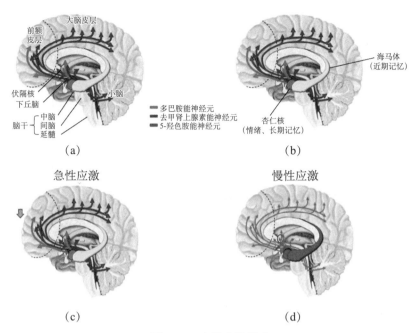

图 6-1 大脑应激反应

来源：Masuo et al.，2021。

甲肾上腺素。两者会提高中枢神经系统的兴奋性，使机体处于警觉状态，反应灵敏，并伴随着呼吸急促、心跳加快、血压升高、血液循环加快、内脏血管收缩、骨骼肌血管舒张、汗液分泌增多、肝糖原分解增加、血糖升高等一系列生理变化。这给机体应对外界的挑战和威胁提供了必要的生理条件和能量。肾上腺素还能通过神经递质及其受体引起淋巴细胞的增殖反应及活性下降，为交感神经系统对免疫系统功能发挥作用提供基础。

另一种途径是经由 HPA 轴唤起交感神经系统。机体面对应激时，下丘脑释放促肾上腺皮质激素释放激素，该激素作用于垂体，使垂体释放促肾上腺皮质激素。这种激素刺激肾上腺皮质分泌糖皮质激素，主要是皮质醇。皮质醇的分泌可以调动机体的能量资源，提高血糖水平，为细胞提供能量，同时还具有抗炎作用。在短期内，由急性应激引起的皮质醇的适度增加，可以改善注意、提高记忆、增强免疫系统活动。但长期处于高强度应激状态下，个体体内的皮质醇将长期维持在较高水平，从而影响个体功能，增加个体患病风险。

从现有的研究来看，心理社会应激对免疫系统的影响相当复杂，主要发生在免疫器官、免疫细胞与免疫分子三个层次（崔荣荣，2019），如图 6-2 所示。

（1）中枢免疫器官主要是骨髓和胸腺。其中，骨髓是各种免疫细胞的来源之地，其生成的髓样细胞（myeloid cell）是机体清除病原体抵抗感染的第一道防线。慢性心理社会应激会通过诱导骨髓中的髓细胞池（myeloid cell compartment）扩张（Di Conza & Ho，2020）等方式来保护自身免受伤害。胸腺是分泌 T 淋巴细胞和胸腺激素的重要场所，维持着周围淋巴器官的正常发育和机体免疫的正常运转。长期的心理社会应激会导致胸腺质量的下降（Nyuyki et al.，2012）、胸腺 T 细胞增殖、分化能力降低、脾细胞的免疫激活增强（Foertsch et al.，2017），并产生促炎性细胞因子（Ramirez et al.，

2016），从而引起个体的身心异常。

（2）免疫细胞的机能变化主要表现为 T、B 淋巴细胞等免疫细胞的数量减少，增殖活性降低（Bosch et al.，2007；Stefanski & Grüner，2006）。此外，在慢性心理社会应激过程中，调节性 T 细胞（regulatory cells，Tregs）水平的升高可促进肿瘤的生长（Schmidt et al.，2016），并可作为慢性应激所致疾病的预测指标（Ronaldson et al.，2016）。

（3）在心理社会应激过程中，促炎症反应与抗炎症反应之间存在动态转变。研究发现，在急性应激过程中，α肿瘤坏死因子（TNF-α）/白细胞介素 10（IL-10）和 IL-6/IL-10 比值会显著升高，而抗炎性细胞因子 IL-10 含量则会显著降低（Bellingrath et al.，2010）。有研究证明，急性社会心理应激引起的免疫球蛋白水平的改变可能是有利于心理健康的（Lamb et al.，2017）。但长期处于心理社会应激状态的个体在急性应激过程中免疫球蛋白水平较低，情绪恶化程度更高（Romero-Martínez & Moya-Albiol，2017）。

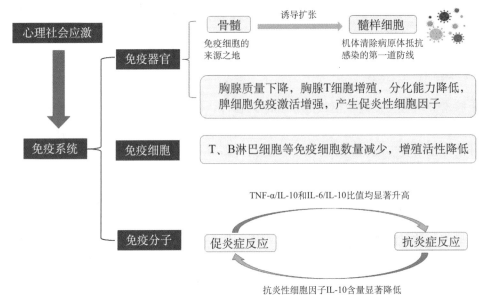

图 6-2　应激引起的免疫系统变化

2. 心理反应

个体处于应激状态时，除了产生生理反应，还伴有典型的心理反应，主要体现在认知、情绪以及行为上。

认识到认知和应激之间的双向联系对理解应激如何影响执行功能至关重要。执行功能涉及调节和控制我们正在进行的行为，如保持和转移注意力以及抑制无益或不适当的反应或冲动等（Suchy，2009）。这些认知过程能够有意识地指导我们的行为，更好的执行功能显然可以帮助一个人更好地适应应激状态，但研究表明，应激会扰乱个体的这些认知过程（Williams et al.，2009a）。个体在经历应激时，往往难以集中注意力，其记忆力、解决问题和控制能力也会受到影响（Thayer & Lane，2007）。因此，在应激状态下个体很难清晰地思考，并可能伴随着生理控制或应激反应调节不良。比如，当在学校参加一场大型考试时，学生可能会忽视或误解问题中的重要信息，或者很难记住他们已经学过的知识，但在考试结束后却能回忆出来。这个例子便体现了高水平的应激对个体记忆力和注意力的影响。

情绪反应主要表现为恐惧、焦虑、抑郁、愤怒等。已有研究表明，应激事件是影响恐惧、焦虑、抑郁等负性情绪产生的重要因素（Schmutzler，2019；Wiseman et al.，2015）。恐惧是当个体面临威胁时，企图摆脱或逃避而又无能为力的情绪体验；而焦虑往往是个体预感到似乎要发生某种不利情况而又难以应付的不愉快的情绪体验。适度的恐惧和焦虑可提高个体的警觉水平，促使个体避免危险，并采取适当的方法应对应激源。但过度的恐惧和焦虑会妨碍个体对事件的认识，影响个体对事件的判断和决策。此外，应激也会导致抑郁，抑郁通常是指以心境低落为主的心理状态，包括从轻微负性情绪体验到严重的情绪障碍，主要表现为持续性悲伤、兴趣和愉悦感丧失、精力减退等，同时伴有注意力不集中、低自信、内疚与无价值感等特征（Compas et al.，1993）。研究发现，日常应激对大学生的抑郁水平有显著的预测作用。抑郁作为一种典型的负性情绪，是个体遭遇应激事件后的常见不良反应（朱坚 等，2013）。

通常情况下，伴随着情绪、认知反应的变化，人们的外在行为也会发生改变。比如，研究表明，对应激的愤怒反应通常会导致攻击行为，并且这些负面影响在应激事件结束后会继续存在（Wilkowski & Robinson，2008），尤其是应激所导致的攻击行为的增加往往与现实生活密切相关（Leary et al.，2001）。例如，工作压力、经济压力、邻里社会压力等外部压力（即亲密关系之外的压力）及夫妻之间的争吵和冲突等内部压力会破坏婚姻和其他亲密关系的质量；在某些情况下，比如以外控为中心的取向、不恰当的发展预期、低共情水平等，也会增加冲突和配偶虐待以及儿童虐待的可能性（Randall & Bodenmann，2009；Rodrizuez & Richardson，2007）。

总之，生理反应和心理反应相互联系、相互影响，心理反应可导致一定的生理反应，生理反应又会在一定程度上加重心理上对生理反应的体验，它们是不可分割的两个方面。

（二）应激反应的特异性

尽管最初界定应激时，应激反应被认为是一种非特异性反应（Selye，1976；另见严进 等 主编，2007），即不同个体对于应激源都会产生相同的生理反应，但随后更多的研究表明应激反应是具有特异性的，关于这一点可以从两个方面来理解。

首先，当个体在面对不同的应激源时，应激源对个体的神经内分泌系统、免疫系统等的激活程度不一致，并且激活同一种系统时的机制也不一致，从而导致个体产生不同的应激反应。有大量的实证研究证明了这一观点。一项元分析表明，对风湿性炎症患者来说，虽然认知应激、生理应激、心理社会应激都可以影响个体自主神经、内分泌和免疫系统的活动，但心理社会应激引起的免疫反应最强（de Brouwer et al.，2010）。另有元分析发现，相较于健康组被试，酒精依赖患者在非社会应激任务中表现出应激生理反应的减弱，但对于社会应激任务，只有大约一半的研究报告了患者应激生理反应的改变。

其次，在面对相同的应激源时，应激反应存在显著的个体差异。不同个体在相同或相似的应激环境中表现出的应激反应大小、强度均有不同。这种个体差异可能受社会心理文化等因素制约，如社会地位（Rahal et al.，2020）、经济条件（Evans & Kim，2007）、文化（Miller & Kirschbaum，2019）、人格特质（Claudat et al.，2016；刘玉新等，2005）。

（1）在社会经济地位因素方面，研究表明，当个体面对相同的实验室应激任务时，低社会经济地位的个体经历应激后的心血管功能恢复较差，具体表现为个体的心率变异性、血压比高社会经济地位个体需要更长的时间恢复到基线水平（Steptoe et al.，2002）。特别是个体童年早期（1～2岁）家庭的社会经济地位甚至会影响成年期个体的应激反应，即相较于童年早期家庭社会经济地位高，童年早期家庭社会经济地位低会导致个体在成年时期面对应激事件时产生更强的炎症反应（Lockwood et al.，2018）。

（2）人格特质是探讨应激反应个体差异的重要变量，以往大量研究揭示了不同人格特质人群在面对相同应激源时表现出应激自主神经系统和HPA轴反应的差异。例如，高外倾性（Lü & Wang，2017；Lü et al.，2018）、高情绪稳定性（Lü et al.，2018）、高开放性（Ó Súilleabháin et al.，2018）、高乐观性（Puig-Perez et al.，2015）、高特质积极情绪（Papousek et al.，2010）人群能因应激情境的类型、强度、新异性的不同，表现出适度的应激心血管反应，经历应激后能快速恢复，重复面对应激时的心血管反应适应性（习惯化）良好，从而保持健康。研究者还提出，以负性情绪为核心特征的人格特质根据动机维度可划分为回避性与趋近性两类，并发现两类负性特质增加患病风险的生理机制不同，即回避性负性特质（如特质焦虑、特质抑郁、D型人格等）与持续钝化（较低）的应激心血管反应和较差的恢复相联系，而趋近性负性特质（如特质愤怒、特质敌意等）与固化的应激心血管反应和较差的恢复相联系（吕薇，2020；Lü & Yao，2021；Puig-Perez et al.，2016；Verkuil et al.，2009）。研究还进一步指出，相同的人格特质人群在不同的应激情境中的生理反应也不同。例如，一般特质焦虑人群无论在社会还是非社会应激情境中都表现出钝化的应激心血管反应，而特质社会焦虑（社会表现型焦虑和社会交往型焦虑）人群则只对社会应激表现出钝化的应激心血管反应（Lü et al.，2022）。另外，对于应激情境中的皮质醇反应来说，不论男女，低开放性个体均表现出较低的皮质醇反应，而在女性人群中，钝化的皮质醇反应与高神经质相关，在男性人群中，钝化的皮质醇反应与低外倾性有关（Oswald et al.，2006）。

（3）在文化因素方面，与欧洲人群相比，北美人群报告了较低的应激皮质醇反应（Miller & Kirschbaum，2019）。这一差异可能是文化取向不同所致，欧洲人群更强调平等主义与自治，偏爱和谐价值观，而北美人群更强调以自我为中心，偏爱通过维护个人权利和问责来应对日益增加的环境威胁（Miller & Kirschbaum，2019）。因此，北美人群可以在面对应激事件时积极地抑制其皮质醇反应。

第二节　应激理论

不同的研究者对于"应激"一词有不同的理解，并提出了不同的应激理论。本节将详细介绍五位较著名的研究者提出的应激理论。

一、战斗-逃跑理论

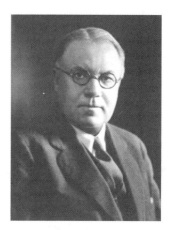

沃尔特·坎农

1865 年，法国生理学家克劳德·伯纳德（Claude Bernard）提出，有机体之所以能独立于外部环境，是因为有一种至关重要的能力，即维持恒定的体液环境（*milieu intérieur*）。之后，美国生理学家沃尔特·坎农于 1929 年创造了**内稳态**（homeostasis）一词，用来描述生理变量（如血糖、氧气张力和深部体温）维持在可接受范围内。坎农认为，有机体会自动维持体内平衡。当身体的系统平衡受到环境中危险事物的威胁而被打破时，交感神经系统和肾上腺就会被激活，心率和心脏收缩压增加，血管收缩，细支气管和瞳孔扩张，以此来面对或逃离危险事物。这种反应被称为**战斗或逃跑反应**（fight or flight response）。战斗反应是指克服威胁或挑战，而逃跑反应指避免威胁或挑战。这两种不同的反应都是为了使个体的系统重新达到平衡状态。只要个体能在相对较短的时间重新恢复内稳态，应激反应就具有高度的功能性和适应性；反之，应激反应则会诱发生理或心理疾病。

经典回顾

沃尔特·坎农的学术之路

坎农于 1871 年出生在威斯康星州，他拥有开放的思想、热爱研究的头脑。坎农在很小的时候，就表现出对生物科学的兴趣，并专注于传统主义和达尔文主义之间的辩论。他纠结于信仰宗教还是信仰科学，但最终选择了信仰科学，这也使他遭受到教会的质疑。

尽管坎农曾纠结于是否信仰科学，但之后他在科学的学术之路上取得了引人注目的成就，并于 1896 年被哈佛医学院录取。在利用 X 射线探索吞咽机制的研究过程中，他发现焦虑会导致胃活动的变化，这激发了他探究情绪和生理之间关系的欲望。他最终发现，情绪涉及交感神经系统的兴奋、肾上腺素分泌的增加等一系列生理变化，而这些生理变化就是现在所谓的"应激反应"。1900 年，坎农自哈佛大学毕业并取得医学博士学位，后于 1906 年开始在哈佛医学院担任教授，36 年后步入退休生活，并在 3 年后去世。在此期间，坎农于 1915 年创造了"战斗或逃跑"一词来描述这些变化。之后坎农凭借大量测量血液变量的工作，在 1926 年提出了"内稳态"概念。后于 1932 年成功出版《身体的智慧》（*The Wisdom of the Body*）。

坎农是一位重要的公众和政治人物，曾于 1935 年访问中国，被美国生理学会（APS）前主席拉尔夫·杰拉德（Ralph W. Gerard）称为"美国最伟大的生理学家"。

来源：Balasanthiran & Shotliff，2015。

二、反应模型

该模型将个体产生的生理、心理及行为上的紧张反应称为应激，而把引起这些反应的刺激因素叫作应激源。其研究从确定和描述个体的紧张反应中证明相应刺激的应激性，即从结果到原因。反应模型的代表人物是汉斯·塞里。

塞里将应激定义为一种非特异性的生理反应，认为应激反应以一定的模式发生，继而提出了**一般适应综合征**（the general adaptation syndrome，GAS），其包括三个不同的阶段（见图6-3）。第一阶段称为**警觉期**（alarm）。在这个阶段，有机体自身会动员起来，准备抵抗威胁或挑战，表现出一系列生理变化，如肾上腺素迅速增加，心率和血压升高，呼吸变快，血液从内脏转移到骨骼肌，汗腺被激活，胃肠道系统活性减弱。该阶段类似于坎农的战斗或逃跑反应。在第二阶段，即**抵抗期**（resistance），有机体抵抗或试图适应威胁或挑战。在这个阶段，有机体应对应激源时，皮质激素的分泌量稳定在较高水平。这个阶段持续的时间取决于应激源的严重程度和有机体的适应能力。塞里认为，长期抵抗应激会给身体带来不良后果，包括消化性溃疡和溃疡性结肠炎、高血压和心血管疾病、甲状腺功能亢进和支气管哮喘。但有机体抵抗应激的能力是有限的，一旦抵抗能力被耗尽，就会进入第三阶段，即**衰竭期**（exhaustion）。在这一阶段，应激源造成的威胁继续存在或有机体仍然如同存在威胁一样进行反应，抵御将会持续下去，使得必需的适应能力可能耗尽，以致有机体不能再对威胁或挑战产生足够的抵抗或适应，此时有机体将受到自身防御力量的破坏，产生疾病。

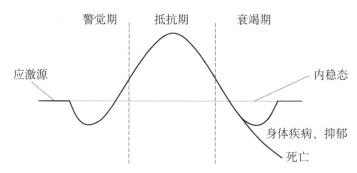

图6-3 塞里的一般适应综合征的三个阶段

来源：Brannon et al.，2017。

对于塞里提出的一般适应综合征，有研究者提出了批评。首先，塞里关于应激的生物学观点过于简单，他认为有机体对所有事件的应激反应都是相似的，但这一观点并没有得到后来研究的支持。其次，塞里忽视了造成应激的情境和个体心理因素。这使得塞里的应激观点在大多数心理学家看来是不完整的。尽管塞里的观点有所不足，但他对应激领域的研究仍做出了开拓性的贡献。

三、认知评价理论

认知评价理论（cognitive appraisal theory）由理查德·拉扎勒斯提出，该理论认为个体对应激事件的评价比事件本身更重要。应激定义中的关键因素应该是个体的认知，而不是环境事件或个体的反应。例如，考试对有的人来说只是检验自己近期的学习成果，而对有的人来说就是会带来焦虑的应激事件；失业对有的人来说是开启新生活，是机遇与挑战，而对有的人来说是对未知的迷茫与不安。

拉扎勒斯和福尔克曼（Lazarus & Folkman，1984）认为，个体面对潜在应激事件时，会第一时间产生**初级评价**（primary appraisal），之后产生**次级评价**（secondary appraisal）（见图6-4）。即个体第一次遇到某事件时，先评价该事件究竟是无关紧要的（irrelevant）、积极的（benign-positive），还是带有应激性质的（stressful）。只有当事件被评价为具有应激性时，个体才会对该事件究竟将会给自己带来伤害（harm）、威胁（threat）还是挑战（challenge）进行评价。无关紧要的事件是指该事件对个体自身健康没有影响。积极的事件是指该事件会对个体产生正向的、积极的影响，即对事件产生愉快的情绪，如喜悦、幸福等。应激事件是指被个体评价为有伤害的、有威胁的或有挑战性的事件。拉扎勒斯（Lazarus，1993a，1993b）将伤害定义为已经造成的损害，例如疾病、行为能力丧失、自尊的损害或失去所爱等；威胁是尚未发生但预计会发生的伤害或损失；挑战是个体认为该事件可以被克服，甚至可以从中获利。

次级评价则是个体对自己能否应对应激事件所带来的伤害、威胁或挑战的评价。最终个体对事件的主观体验由初级评价和次级评价相互作用决定，如果个体不具备处理事件所需的各种资源，如能力，那么个体将面对较大的应激，因为个体无法克服事件带来的伤害或威胁；如果个体具备这些资源，则相反。

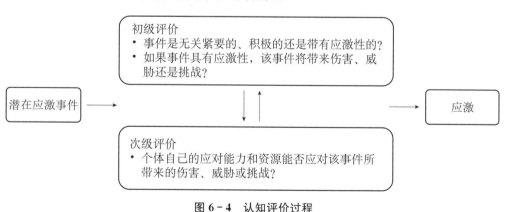

图6-4 认知评价过程

来源：泰勒，2012。

与其他应激理论相比，应激的认知评价理论的主要优点在于：（1）注重应激的过程研究，尤其强调个体心理和行为在应激中的作用，促进了对应激现象的全面理解。（2）将人看成具有主观能动性的高级生命体，而不是消极被动反应的有机体。人能够通过自身努力来应对或解决困境，有效消除或降低应激水平。（3）为应激反应的干预提供了方向。

可以通过提供应对策略与方法，对个体的初级和次级评价进行干预或矫正，从而提升个体对环境应激的控制力。这为健康心理学、临床心理学、护理心理学等都提供了重要理论依据。

四、非稳态负荷理论

非稳态（allostasis）一词最早由斯特林和埃耶（Sterling & Eyer，1988）提出，用于强调机体为满足感知和预期的需求而产生的内部环境的变化。即非稳态可以被看作机体主动维持内环境稳定的过程。稳态生理参数（如体温和 pH 值等）必须保持在一定范围内，这一范围与非稳态生理参数（如心率、血压、免疫系统细胞因子，以及神经递质和激素等）相比相对狭窄，但非稳态生理参数却可以在更广泛的范围内波动和变化以帮助机体应对挑战，对环境变化做出适应性反应。但有时非稳态变化太频繁或调节无效，就会对身体造成损耗，这种损耗被称为**非稳态负荷**（allostatic load）。非稳态负荷是机体在面对不利的心理社会或生理刺激时，表现出过多的非稳态或对非稳态反应系统的无效管理所致（见图6-5）。长期增加的非稳态负荷是导致疾病的重要病理学原因之一。

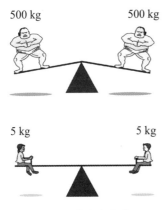

图 6 - 5　非稳态负荷

注：非稳态负荷就像两个相扑手在跷跷板上，跷跷板可能是平衡的，但它承受的压力可能最终导致它断裂。

来源：McEwen & Lasley，2002。

图 6 - 6 显示了正常情况下的非稳态反应和四种非稳态负荷。最上方的折线图表示正常的非稳态反应，即应激源引发了一系列生理反应，并持续了一段时间，最终恢复稳态。其他四个折线图说明了导致非稳态负荷的四种情况：图 A 说明的是面对频繁且不是同一类型的应激源时，机体被不断、重复地唤起生理反应的情况；图 B 说明的是机体对重复出现的相同类型应激源缺乏生理反应适应性的情况；图 C 说明的是机体遭遇应激源并引起生理反应后，没能及时调整状态，导致机体长时间响应，无法恢复稳态的情况；图 D 说明的是机体对应激反应不及时，即反应不足的情况。近来，研究者在麦克温的理论基础上进一步提出，个体面对相同类型的重复应激刺激时，可能会出现四种心血管应激反应（Hughes & Lü，2017；如图 6 - 7 所示）：（A）持续以相同大小的反应应对重复应激刺激；（B）持续以钝化反应应对重复应激刺激；（C）相比首次应激，重复应激反应显著降低，即表现出反应适应性；（D）相比首次应激，重复应激反应显著升高，即表现出反应敏感化。其中，A、B、D 均为重复应激缺乏适应性的表现，会增加患病风险。研究者进一步提出，在反复多次面对应激的过程中，应激生理功能失调表现为持续过大、持续钝化或敏感化的反应，且在应激后反应恢复性差，增加罹患疾病的风险（吕薇，2020）。

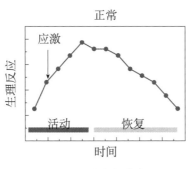

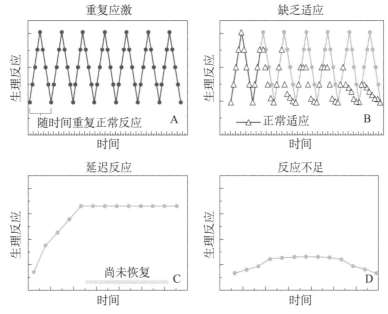

图6-6 正常情况下的非稳态反应和四种非稳态负荷

来源：McEwen，1998。

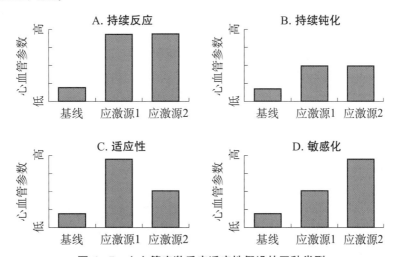

图6-7 心血管应激反应适应性假设的四种类型

来源：Hughes & Lü，2017。

五、友好互助理论

前文提到的应激理论并没有探讨在面对相同威胁时个体应激反应的性别差异。对此，谢利·泰勒（Shelley E. Taylor）和她的同事们通过识别女性特有的生理和行为应激反应模式，提出了**友好互助理论**（tend-and-befriend theory；Taylor et al.，2000a，2002）。

该理论指出了男性和女性应激反应模式的关键区别：男性被期望密切遵循经典的战斗或逃跑反应模式，而女性则被期望遵循一种行为模式，即当子女在场时为其提供照顾和保护，同时寻求在理想情况下由女性组成的拥有友好关系和社会支持的团体。与男性相比，女性更可能从社会支持中获益，并更加频繁、有效地给予他人社会支持。友好互助理论认为，用战斗或逃跑反应模式解释女性面对应激的最初反应，并不总是合理的。当女性处于应激状态时，其 HPA 轴和催产素系统会优先被激活。激素的释放会增加女性的抚育行为。同时神经内分泌证据表明，女性在建立和维持友谊的过程中激活的一些神经回路与女性抚育子女时所激活的神经回路是相同的。所以女性对应激的主要反应是建立或利用社交网络，交朋友被当作减轻应激的手段，即她们更容易产生社会性行为。而男性在面对应激时，会释放更多的睾丸素和抗利尿激素，产生更多的攻击行为或保护领地的行为。

该理论提出后，有不同的研究者通过实证研究验证了它的可靠性。有研究者将男性和女性被试分别分为两组，一组置于急性应激条件下，另一组置于无急性应激条件下。结果表明，相比没有经历急性应激的被试来说，女性在面对急性应激时的行为表现支持了友好互助理论，即寻求与他人合作解决问题，但男性并没有表现出这种行为倾向（Youssef et al.，2018）。还有研究者也证明了男性在应激条件下的行为不遵循友好互助的模式（Steinbeis et al.，2015），但另一些研究则发现，无论男性还是女性，在面对急性应激时都更倾向于接近、信任他人（von Dawans et al.，2012，2019）。总的来说，在面对应激时，女性的行为模式总是支持友好互助理论，但男性是否会产生这一倾向也许会受应激的类型、应激发生的环境等其他因素的影响。

该理论利用生物和行为证据，强调了女性特有的神经内分泌和行为的应激反应特点，但其也有一些局限：没有考虑应激源的性质，如应激源的可预测性和长期性；没有考虑到女性生理周期性变化的问题。

本节讲述了关于应激的五种理论。坎农和塞里的应激理论倾向于解释当应激发生后，有机体所产生的一系列生理反应。而拉扎勒斯的认知评价理论则重点解释在面对应激时，个体所产生的应激反应受环境因素与自身因素的影响，且个体是具有主观能动性的，可与环境之间相互作用。麦克温的非稳态负荷理论强调有机体内部通过动态变化来维持平衡，而这个过程中会对有机体产生损耗，并且损耗会逐渐累积，最终引发疾病。最后，泰勒的友好互助理论阐述了男性和女性在面对应激时产生的不同行为模式。

第三节　应激的测量与研究方法

应激的测量是指通过各种技术手段定量描述个体的应激水平，可分为心理应激测量和生理应激测量。心理测量主要采用自陈式问卷、症状描述等主观报告法，多用来测量长期以来的慢性应激状态；生理测量则通过检测神经系统、内分泌系统、免疫系统等生理指标在急性应激状态下的变化来达到测量应激反应的目的。本节主要介绍测量应激的常用量表、实验室采用的诱发应激的任务等。

一、主观报告法

（一）社会再适应评定量表

自 20 世纪 50 年代末以来，研究人员开发了自我报告工具来测量应激。早在 1967 年，霍姆斯（T. H. Holmes）和拉赫（R. H. Rahe）就开发了**社会再适应评定量表**（Social Readjustment Rating Scale，SRRS）。该量表共包含 43 项生活事件，主要是指那些会造成人们生活上的变化，并要求人们适应和应对这种变化的社会生活事件。每项事件都有一个固定的值，称为生活变化单位（life change unit，LCU），如配偶死亡（death of spouse；LCU＝100）、离婚（divorce；LCU＝73）、分居（marital separation；LCU＝65）、休假（vacation；LCU＝13）、轻微违法（minor violations of the law；LCU＝11）。被试逐一对照量表中的事件，若在最近 12 个月中经历过该事件，则做上记号；反之则不做记号。对照完后，将所有做过记号事件的 LCU 值相加，最终根据总分进行患病风险评定。即得分越高，被试所承受的应激越大，疾病发生概率也越高。尽管 SRRS 是最早测量应激的自评量表之一，但有研究者提出部分事件的发生并不一定会让人感受到应激，且有些条目的定义含混，后来 SRRS 逐渐淡出了人们的视野。

（二）生活事件量表

自 1936 年塞里提出应激的概念以来，生活事件作为一种社会心理应激源，引起了广泛的关注。生活事件指的是日常工作、学习和生活中遇到的精神重创及不幸。布兰德（A. H. Brand）和约翰逊（J. H. Johnson）于 1982 编制了**生活事件量表**（Life Events Checklist，LEC）。该量表共包含 46 项生活事件，评定期限为过去一年。量表采用 4 级评分法，量表得分总和为被试的应激分数，分数越高表示应激水平越高。该量表具有良好的信效度。

1997 年，刘贤臣和刘连启结合我国青少年特点编制了青少年自评生活事件量表（Adolescent Self-Rating Life Events Checklist，ASLEC）。该量表共包含 27 项可能给青少年带来心理生理反应的负性生活事件，评定期限为最近 3～12 个月，具体期限依据研究者的具体研究目的而定。量表采用 5 级评分法，首先需要被试确定每项事件在限定的时间内是否发生过，若发生过则按照事件发生时的心理感受分 5 级评定，即无影响（1）、轻度（2）、中度（3）、重度（4）或极重（5）；事件如果未发生，则按无影响统计。

（三）日常烦扰量表

日常生活中发生的小争吵或麻烦事已经被证明会对健康产生负面的影响，并会加剧重大生活事件造成的损害（Werner et al.，2012）。1981 年，坎纳（A. D. Kanner）等人开发了**日常烦扰量表**（Everyday Hassles Scales）。该量表由 117 个项目组成，包括对体重、家庭维护、犯罪和有太多事情要做的担忧等。参与者需要对一个月内是否发生困扰事件进行评估，并对其严重程度进行打分。量表采用 3 级评分法，1、2 和 3 分别代表"有点"、"一般"和"非常"。量表最后生成三个分数用于分析：（1）频率，即 117 个项目中发生过的总数量，范围从 0 到 117；（2）累积严重程度，即 117 个项目的评分总和，范围从 0 到 351；（3）强度，即累积的严重程度除以频率，范围从 0 到 3。频率和累计严重程度可作为评价日常烦扰的指标，但主要用于计算强度。强度越大，表明个体经历的日常烦扰水平越高。该量表具有良好的信效度，可以更准确地预测心理健康。研究发现，日常烦扰量表能比生活事件量表更好地预测头痛的频率、强度和炎症性肠病的发作（Fernandez & Sheffield，1996）。

（四）应激感知量表

科恩等（Cohen et al.，1983）开发了**应激感知量表**（Perceived Stress Scale，PSS）。该量表题目易于理解、问题内容具有普遍性，被广泛应用于不同人群。目前为止，该量表共包含三个版本：PSS-14、PSS-10 和 PSS-4。该量表具体评估的是个体在最近一个月内有某种想法或感觉的频率，强调个体对事件的知觉而非事件本身。PSS-14 由 14 个项目组成，包括三个部分：（1）日常琐事；（2）重大事件；（3）应对资源的变化。项目评分等级从 0（绝对不会）到 4（总是会），总得分为 0～56。被试根据自己一个月内的想法与感受对每个项目进行打分，得分越高表明被试所承受的应激越大。但由于应激水平受日常生活、重大事件、应对资源变化的影响，PSS-14 的预测效度会在 4～8 周后迅速下降。科恩还抽取原量表中的 4 个项目组成了简化版的 PSS-4，用于便利调查，快速获取数据。后来，科恩（Cohen，1988）剔除了 PSS-14 中的 4 个项目，形成 PSS-10，经检验，PSS-10 的信效度最好。

2003 年，我国学者杨廷忠和黄汉腾对 PSS 进行了修订，形成中文版应激感知量表（Chinese Perceived Stress Scale，CPSS）。中文版具有良好的信效度，可以用于对一般人群及特殊人群的心理应激测评及临床研究。

实践与应用 ————————————————————————————

测测你的压力（应激）水平

请仔细阅读如表 6-1 所示的项目，根据你近一个月的想法与感受，选择你感受到或出现某一特定想法的频率。

表 6-1 中文版应激感知量表

项目	从不	偶尔	有时	时常	总是
1. 由于一些无法预期的事情感到心烦意乱。	0	1	2	3	4
2. 感觉无法控制自己生活中重要的事情。	0	1	2	3	4
3. 感到紧张并且有压力。	0	1	2	3	4
4. 可以成功处理恼人的麻烦。	0	1	2	3	4
5. 感到自己可以有效地处理生活中所发生的重要改变。	0	1	2	3	4
6. 对于处理自己私人的问题感到很有信心。	0	1	2	3	4
7. 感到事情顺心如意。	0	1	2	3	4
8. 发现自己无法处理所有自己必须做的事情。	0	1	2	3	4
9. 有办法控制生活中恼人的事情。	0	1	2	3	4
10. 常觉得自己是驾驭事情的主人。	0	1	2	3	4
11. 常生气，因为很多事情的发生是超出自己所能控制的。	0	1	2	3	4
12. 经常想到有些事情是自己必须完成的。	0	1	2	3	4
13. 常能掌握时间安排方式。	0	1	2	3	4
14. 常感到困难的事情堆积如山，而自己无法克服它们。	0	1	2	3	4

来源：杨廷忠，黄汉腾，2003。

计分方式：

采用 5 级评分法，"从不"计 0 分，"偶尔"计 1 分，"有时"计 2 分，"时常"计 3 分，"总是"计 4 分，其中反向计分的项目分别是 4、5、6、7、9、10、12、13。最后的总分范围是 0~56。

结果解释：

0~14 分：知觉到的压力较低。你当前的压力处于较低水平，你对自己当前的生活有足够的掌控力，不会因为一些无法预期事情的发生而感到心烦意乱和惊慌失措。

15~28 分：知觉到的压力适中。你当前偶尔会有一段时间压力很大，但你有能力去应对压力，并且很快回到平静状态。因此，你面临的压力对你的健康并不会造成威胁。不过，适当地放松对你来说会更好。

29~42 分：知觉到的压力较高。你当前经历的压力较大，它可能已经对你的身心健康造成负面影响，需要你采取措施加以调节。

43~56 分：知觉到的压力非常高。你当前的压力过大，身体可能会有一些症状，急需减压，建议寻求专业人员的帮助。

（五）威特莱氏应激量表

英国伦敦的莫兹利医院于 1985 年成立了临床应激科，目的是研究应激对健康的不良影响。该医院采用由威特莱（David Wheatley）医生设计的应激量表来检查患者的应激状态（Wheatley，1990）。**威特莱氏应激量表**（Wheatley's Stress Profile，WSP）共有 9 个部分：社会生活习惯、社会交往应激、生活事件、性问题、睡眠问题、精神症状（焦虑和抑郁）、老年问题、月经应激以及应激心脏病。该应激量表的每一部分均根据严重程度来进行量化评分，不同部分的计分方式不同，同一部分的计分方式根据性别的差异也有所不同。例如，社会生活习惯部分主要是探究患者吸烟、饮酒、喝茶、喝咖啡以及服用成瘾药物的情况，采用 3 级评分的方式进行测量；精神症状部分主要是探究患者的抑郁和焦虑问题，采用 5 级评分的方式进行测量；月经应激部分则是女性所特有的应激，女性患者根据月经期间的表现对量表上列出的症状（包括月经正常与否、情绪焦虑、精神疲乏、头痛等）进行报告，医生根据患者报告的症状进行计分。研究表明，英国正常人群的平均得分为 26，而心理障碍患者的评分≥ 36（Wheatley，1990）；中国健康人群的应激评分为 11.8，而心理障碍患者的评分≥30.08（季建林，储展明，1995）。WSP 可以由一般工作人员（如护士、实习医师）与患者交谈后填写，也可以由患者自己填写，因此使用比较简便。WSP 测定有助于临床医师确定患者哪一方面需要再做进一步的检查或心理测验，尤其是做一些标准化检查，因此它可作为诊断和检查患者的一个初选工具。此外，WSP 还可以作为观察治疗效果的一个客观指标，测量治疗前后患者在应激的哪些方面改善显著，这对于临床工作具有一定的指导意义。

二、实验室应激诱发任务

（一）躯体应激诱发任务

在实验室环境下，躯体应激主要通过破坏有机体的生理平衡状态（如体温等）来诱发。目前实验室最常用的范式是**冷加压技术**（cold pressor test，CPT），它也是最早使用的应激诱发范式，主要通过冷刺激改变被试原有的体温平衡状态，从而诱发被试的应激反应（Ishizuka et al.，2007）。具体方法是将实验组被试的优势手浸入 4℃的冰水，并持续 2 分钟；而对照组被试的优势手则浸入与体温无明显差别的温水（25℃），并持续 2 分钟。CPT 能够有效激活有机体交感神经系统反应，具体表现为皮肤电的增加（Buchanan et al.，2006）和血压的升高（al'Absi et al.，2002）。但也有研究表明，该方法只能部分激活与应激相关的 HPA 轴反应（Gluck et al.，2004）。此外，将优势手浸泡在水中时被试无法进行其他的实验任务，且部分被试无法接受将手浸泡在冷水中的实验操作，使得该范式的应用相对较少。

实践与应用

肘腕部冷加压技术

肘腕部冷加压技术（cold pressor arm wrap，CPAW）是基于 CPT 改进的一种技术。CPAW 的提出是由于不同研究对于 CPT 的应激诱发效果存在争议，因此研究者通过增加应激刺激强度和改变刺激的身体部位诱发应激反应（Porcelli，2014）。具体做法是将冰水装入腕带，佩戴在可以与个体体表广泛接触的、动脉血流量大的肘腕部，以达到迅速降低体温从而诱发被试应激反应的目的（可通过视频链接观看）。实验表明，CPAW 能够同时激活交感神经系统和 HPA 轴反应（Porcelli et al.，2012）。CPAW 具有许多优点，例如可以在腕部直接佩戴，方便拆卸，有利于被试同时进行其他实验任务等。但CPAW 使用前需要排除荨麻疹、雷诺氏病、动脉瘤、怀孕、心血管病史、糖尿病、慢性风湿疾病和原发性血压异常人群，且目前使用 CPAW 范式的研究相对较少，未来需要从多维指标进一步检验该范式的应激诱发效果。具体可观看如下视频：https：//www. jove. com/cn/v/50849/an-alternative-to-traditional-cold-pressor-test-cold-pressor-arm。

（二）心理社会应激诱发任务

在实验室环境下，心理社会应激主要通过操控一些任务来向被试施加压力进行诱发。下面介绍几种实验室常用的心理社会应激诱发任务。

1. 演讲任务

演讲任务包括延伸出的压力面试任务，其本质是在实验室条件下创设一个演讲话题，让参与者单独演讲或者在评价者面前演讲。演讲的话题通常根据研究者的目的以及参与者的特征设置，可能包括"针对一篇时事杂志文章进行评论""对入店行窃指控进行自我辩护""对一份工作进行胜任力陈述"等。通常参与者会有 3～10 分钟的准备时间，随后开始演讲（Buchanan et al.，1999），也有研究采用即兴演讲任务（Gramer，2006）。参与者被告知整个演讲过程会被摄像和录音。

为了创设不同强度的心理应激效果，有研究者采用对演讲过程增加负反馈的方式来诱发更高强度的心理应激（Lü et al.，2018；吕薇，2020）。中等强度的心理应激操作是要求大学生参与者来到实验室后，进行一次应聘中学班主任的模拟面试，面试前有 30 秒的准备时间，之后有 5 分钟时间向面试官陈述胜任这份工作的理由。高强度的心理应激操作是在参与者演讲的 2 分钟后，由其中一个面试官给予第一次负反馈，如"你的面试表现落后于其他人，你要加油"，3 分钟后面试官给予第二次负反馈，如"你的面试表现仍然落后于其他人，请你在剩下的 2 分钟内尽自己最大的努力，好好加油"。研究表明，不同强度心理应激操作能有效诱发个体心理生理反应（Lü et al.，2018；吕薇，2020）。

2. 心算任务

德多维奇（Dedovic et al.，2005）设计了**蒙特利尔成像应激任务**（Montreal Imaging Stress Task，MIST）。该范式要求被试在一定的时间内完成心算任务。心算任务的难度和时间限制均超出了被试的个人能力，从而达到诱发应激状态的目的。整个实验过程中持续记录被试的反应时和正确率。单次心算任务完成后立即出现结果反馈（正确、错误或超时）。当被试连续答对 3 道心算题时，答题的时间限制会减少；而当被试连续答错 3 道心算题时，答题的时间限制会增加，目的是让被试产生强烈的"失败"体验但又不至于放弃。同时，屏幕会呈现两个成绩指标（被试个人成绩和他人成绩）以及任务剩余时间，以增加任务诱发的应激效果。除此之外，被试还会被告知在整个实验过程中，他的表现都将被监视仪拍摄并由实验室外的所有人（主试、助手以及程序员）观看和评价。

3. 特里尔社会应激测试

特里尔社会应激测试（Trier Social Stress Test，TSST）是由特里尔大学的基施鲍姆（Clemens Kirschbaum）教授设计的应激测试范式（Kirschbaum et al.，1993）。作为实验室诱发急性应激的经典技术，标准的 TSST 范式包括自由演讲/公共演讲（free speech/public speech）和心算（arithmetic task/mental arithmetic）两个任务，如图 6-8 所示。演讲部分，被试被告知："你的任务是参加一场面试，你有 5 分钟的时间来演讲，你的表现都将由面试官当面评判，同时整个面试过程都将摄像和录音。你将有 10 分钟的时间准备面试。"10 分钟后，被试做演讲。面试结束后被试按照要求完成心算任务（如从 2 023开始，依次减去 17），要求做到既快又准。当计算错误时，面试官打断被试，并让被试从头开始计算。实验过程中，面试官保持中立、严肃，不对被试的表现做任何反馈和评价。TSST 能更有效地诱发应激反应，但该范式中的心算任务并不涉及难度的变换，因此，有研究者认为 TSST 是针对西方人设计的一种应激诱发任务，中国人的数学计算水平高于西方人，是否会让中国被试产生"失控感"，仍有待研究。

自由/公共演讲任务		心算任务
准备阶段	演讲阶段	如从 2 023 开始，依次减去 17。
10min	5min	5min

图 6-8　TSST 测试过程

4. 情绪应激任务

实验室环境下，情绪应激通常通过操纵一些电影片段或情绪图片来诱发（Hermans et al.，2001）。例如，让被试观看暴力电影片段，而对照组被试观看中性的、无情绪唤起的电影片段。结果显示，观看暴力电影片段能够快速有效地激活被试的交感神经系统和 HPA 轴（Kelly et al.，2008）。但也有研究表明，情绪应激任务在唾液皮质醇、心率等生理指标上的诱发效果并不理想（张禹 等，2015）。这可能与情绪应激任务的真实性和代入感不如其他心理社会应激诱发任务（如 TSST）有关。

除了采用情绪性视觉刺激诱发应激（白露 等，2005），研究者还采用听觉刺激［如带有情绪色彩的音乐（于悦 等，2014）、较长时间的噪声（侯公林，2001）］以及特定的嗅觉刺激（Walla，2008）诱发个体的应激状态。但是，使用不同的情绪材料诱发应激仍存在一些问题。例如，与标准化的情绪图片材料相比，音乐和嗅觉刺激缺乏标准化的刺激材料库可供选用，不同研究者所创设的诱发材料各不相同，导致结果无法比较。此外，不同感觉通道诱发的应激是否具有一致性仍有待检验。

第四节　应激与健康

面对社会的快速发展，人们生活中的应激源越来越多。应激对个体身体健康的影响作用和重要意义也愈加受到人们的关注与重视，这也是健康心理学领域的热点问题。长期或过多地暴露于应激源，而个体又缺乏有效的自我调节技能，则会加重机体的生理负荷，增加多种心身疾病的发病风险，如抑郁、焦虑等心理疾病，或心血管疾病、自身免疫性疾病等躯体疾病。适度的应激可动员个体的非特异性适应系统以增强适应能力。本节将介绍应激与各类心理、生理疾病的关系及其相关的内在机制，以及生物、心理、社会因素在其中的作用。

一、应激与心理疾病

研究指出，负性事件给个体带来的应激水平的升高会加剧个体患心理疾病的风险，如抑郁（Li et al.，2012；Pine et al.，2002）、焦虑（Fergusson et al.，2008）等。根据流行病学的调查，世界上超过 70% 的成年人在他们的生活中经历过创伤性事件（包括自然灾害、战争事故、躯体和情感虐待等直接或间接的经历），31% 的人经历过 4 次或更多的创伤性事件（Benjet et al.，2016）。研究者认为，创伤性事件的严重程度、数量和心理疾病发病的概率之间普遍存在线性关联，即累加生活事件越多，心理疾病的发病率越高，症状也越重。经历负性创伤事件的个体患抑郁症的风险是健康对照组患病风险的 3 倍，并且越强的创伤往往会伴随着更严重的抑郁症状和更早的抑郁初次发病时间（Wiersma et al.，2009）。经历一次或者多次创伤会使患心理疾病的风险增加 54%；经历超过 5 次的创伤性事件会使个体接受抗精神病药物治疗或情绪稳定药物治疗的风险分别增加 10 倍和 17 倍。经历 6 次以上的创伤性事件可能会导致染色体端粒变短，寿命减少20 年（Teicher et al.，2016）。与此同时，从应激性质的角度来看，慢性、低强度、长期的日常应激是诱发心理疾病的主要原因（赵幸福，徐一峰，1995）。一项采访了 1 755 名受访者的研究发现，慢性应激（定义为持续超过 12 个月的应激）比急性应激更能预测抑郁症状（McGonagle & Kessler，1990）。研究者们同样发现，来源不同的应激事件，例如学业压力（邓凌，陈本友，2005；李海垒，张文新，2014）、工作压力（金家飞 等，2014）、人际关系压力（南江 等，2020）等也能正向预测抑郁、焦虑等多种心理疾病。

▶ 健康心理学与生活 ───────────────────────────

地震与创伤后应激障碍

唐山地震造成 242 769 人死亡，16.4 万人重伤；汶川地震造成 69 227 人遇难，17 923 人失踪。地震是难以预测且常常在瞬间造成群死群伤、财产损失、社会支持破坏的灾难性事件。

创伤后应激障碍（post-traumatic stress disorder，PTSD）是个体遭遇地震等急剧、异乎寻常的创伤性事件后常见而严重的精神障碍，以反复发生的闯入性的创伤情景再现、持续的警觉性增高以及对创伤相关情景的主动回避等为特征。

哪怕经过积极救治，仍有不少地震创伤患者遭受 PTSD 的折磨，这严重降低了救治效果并影响患者预后。患者除了表现出 PTSD 的核心症状外，有些还会表现出物质滥用、攻击行为、自伤或自杀行为等。同时抑郁症状也是很多 PTSD 患者常见的伴随症状。研究表明，PTSD 患者的自杀率是一般人群的 6 倍。一项在中国台湾"9·21"地震后一个月内进行的调查发现，11％的幸存者常想到死亡，6.7％有自杀想法。此外研究表明，约 1/3 的 PTSD 患者终生未愈。PTSD 给患者带来了巨大的心理痛苦和显著的社会功能损害。

早期识别和及时干预可明显降低 PTSD 的发病率和严重程度。目前，心理治疗是根治 PTSD 最为有效的方法，常用的有认知行为疗法、催眠治疗、眼动身心重建法、精神分析疗法等。同时，药物也能缓解患者的症状并增强心理治疗的效果。因此，心理治疗与药物治疗联合使用是最佳的选择

来源：邓明昱，2016；王相兰 等，2008。

应激导致心理疾病的途径存在多种可能性。一方面，应激会通过激活生理应激通路改变神经、内分泌和免疫系统功能。有证据表明，在应激状态下，个体的神经递质代谢异常、神经可塑性受损以及免疫系统功能紊乱时，会引发社交焦虑障碍（Phan et al.，2009）、精神分裂症（Kawashima et al.，2009）、双相情感障碍（McIntosh et al.，2008）、抑郁症（de Kwaasteniet et al.，2013）、焦虑症（Pawlak et al.，2005）等多种精神疾病。例如，细胞因子学说认为应激会导致机体免疫系统激活、细胞因子释放增加，进而影响神经递质的合成与代谢，引起 HPA 轴过度激活并使其负反馈调节受损，破坏神经发生，从而引发抑郁症（见图 6-9；彭云丽 等，2013）。另一方面，在社会快速发展中，人们面临的工作和生活压力越来越大，由此会形成各种不健康的生活习惯，如吸烟、酗酒、睡眠模式的改变、不健康饮食、缺乏运动以及药物滥用等，间接诱发个体的心理疾病（Bannai & Tamakoshi，2014；Vetter et al.，2008）。

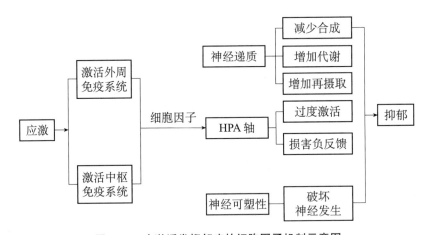

图 6-9　应激诱发抑郁症的细胞因子机制示意图

来源：彭云丽 等，2013。

二、应激与躯体疾病

心理应激已成为诱发多种躯体疾病的重要因素之一。比如，紧张的工作环境和工作

内容本身带来的压力，与心血管疾病，尤其是高血压、冠心病有着密切的关系。大量研究表明，急性心理应激（新奇刺激、恐惧刺激等）可能引起血压短时间内升高。比如，人体处于恐慌、紧张、忧郁、焦虑、愤怒等心理应激状态时，都会出现交感神经系统兴奋，并引起动脉血压短时间内升高（Wittenberg et al.，1994），增加原发性高血压发病风险（Schneider et al.，2001）。而慢性心理应激（工作压力大、长时间工作等）不仅会诱发高血压、冠心病、糖尿病等慢性疾病，同时也会促进其发展（Kivimäki et al.，2015；Robertson et al.，2015；Zou et al.，2001）。

大量研究阐述了由应激反应所引起的生理过程导致躯体疾病的机制。一方面，应激引起的神经内分泌系统功能紊乱会诱发糖尿病（Kaul & Ramarao，2001；姚树桥 等，1995）、高血压（安志波，邹长江，2003）和冠心病（李卫晖，李凌江，2004）等心血管疾病，以及银屑病、特应性皮炎、痤疮、斑秃或白癜风等多种皮肤病（Alexopoulos & Chrousos，2016；Hall et al.，2012）。此外，各种心理社会应激事件（如亲人去世、婚姻失败、工作压力、生活压力等）会破坏个体的免疫功能，从而增加多种躯体疾病的发病风险，例如类风湿关节炎（刘福源 等，1991）、口腔溃疡（Huling et al.，2012）、哮喘（申艳，李凯，2013）等；同样，它们在肿瘤诱发、生长、转移和发展中也起着非常重要的作用（Geyer，2000；Garssen，2004）。还有研究发现，孕期应激会使孕妇的免疫力下降，增加孕妇患子宫炎症和胎儿宫内感染的风险；应激激活炎症的过程可能会导致早产（Wadhwa et al.，2001）。

三、应激与生物-心理-社会因素交互影响健康

应激会导致疾病，但并不是所有暴露于应激源的个体都有不良的健康结果。应激影响健康存在个体差异，生物-心理-社会因素会与应激交互影响健康结果。

（一）理论模型

1. 素质-应激模型

素质-应激模型（diathesis-stress model）最早是由心理学家布洛伊勒（Bleuler，1963）和罗森塔尔（Rosenthal，1963）在与精神分裂症有关的理论中提出的。该理论认为，一些问题（心理或行为疾病）是由个人的风险素质和外部消极环境共同导致的结果（Zuckerman，1999），如图 6-10 所示。素质（diathesis）通常是指个体所携带的一种有风险或有疾病倾向的特征（如高危气质、敏感的神经系统、风险基因等）；应激（stress）主要是指个体面临环境应激源时产生的反应。个体通常被区

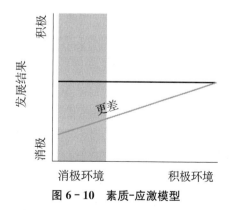

图 6-10 素质-应激模型

来源：Rosenthal，1963，王振宏 等，2020。

分为两种：易感或脆弱的个体（vulnerability individual）和有韧性或者耐挫的个体（resilient individual）。易感性高的个体暴露于应激环境更容易表现出心理（如抑郁症、精神分裂症、焦虑症等）或行为问题（如多动症、攻击行为、反社会行为等）（王振宏等，2020）。

2. 差别易感性模型

差别易感性模型（differential susceptibility model）是贝尔斯基（Belsky，1997）基于进化论所提出的。个体的易感性是进化的产物，因为未来充满不确定性，自然选择机制使得亲代生育出对环境有不同易感性的子代，以让亲代繁衍适宜度达到最大化。该模型认为，具有易感性特征的儿童相比其他儿童，不仅对消极教养环境更加敏感，从而更有可能出现心理或行为问题，同时也更容易对积极教养环境做出反应，从而更有可能表现优秀，如图 6-11 所示。也就是说，儿童对养育环境的易感性即敏感性是有差异的，具有易感性特征的儿童在积极的养育环境下会发展得"更好"（for better），而在消极的养育环境下会发展得"更差"（for worse）（Belsky et al.，1997；王振宏等，2020）。与素质-应激模型不同，该模型包括对消极环境的反应和对积极环境的反应，并使用易感性（susceptibility）、可塑性（plasticity/malleability）来描述基因。

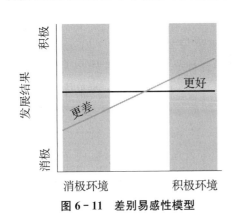

图 6-11   差别易感性模型
来源：Belsky，1997，王振宏等，2020。

3. 环境生物敏感性模型

与差别易感性模型所持观点相近的另一个有关个体与环境交互作用的模型是**环境生物敏感性模型**（biological sensitivity to context model）。博伊斯和艾利斯（Boyce & Ellis，2005）依据关于消极环境与生物反应性交互预测 3～5 岁儿童呼吸道疾病的研究，提出了环境生物敏感性模型并系统阐述了模型内容。该模型认为，个体的早期环境与其生物反应性之间呈现 U 形曲线关系，高应激性和高支持性环境都会提高个体的生物反应性。具体来说，高应激性环境会增加个体的生物反应性，使个体对危险有更高的警戒，从而做出准备并积极主动地战胜危险；这使个体有更高的环境敏感性，提高了自身生存和繁殖能力。同时，高支持性环境也会增加个体的生物反应性，使个体对周围环境具有高敏感性，提高了自身能力和社会竞争力（Ellis et al.，2005）。环境生物敏感性模型与差别易感性模型一样，也认为儿童对不同环境影响存在不同的敏感性。即具有某种敏感性特征的儿童在消极环境中发展得"更差"，在积极环境中发展得"更好"。环境生物敏感性模型与差别易感性模型的不同点在于，前者强调个体在面对环境刺激时的神经生理反应性的差异，如自主神经系统反应、皮质醇反应、免疫系统反应等，而后者强调儿童对环境的易感性差异主要取决于基因（王振宏等，2020）。此外，环境生物敏感性模型采用"生物反应性"或"生物敏感性"来描述与解释个体发展的环境敏感性差异。

（二）生物-心理-社会因素在应激与健康关系中的作用

1. 风险基因与应激环境交互影响健康

研究发现，携带风险基因的个体更易在应激环境下表现出健康问题，这促使研究人员探索应激的脆弱性因素，从基因对环境的敏感性或基因与环境的相互作用的角度进一步阐释了应激与健康之间的关系。

比如，为什么一些长期处于负性应激状态的儿童长大后会发展出反社会行为，而另一些则没有？有研究对此探讨表明，编码神经递质代谢酶单胺氧化酶 A（MAO-A）的基因中的功能多态性会调节应激对个体的影响，即具有高水平 MAO-A 表达的基因型的儿童，在应激状态下不太可能出现反社会问题（Caspi et al.，2002）。类似地，越来越多的基因被发现，这些基因会与个体经历的应激事件相互作用从而增加罹患精神疾病的风险。例如，如果长期处于应激状态，编码糖皮质激素受体的 NR3C1 基因、促肾上腺皮质激素释放激素受体 1（CRHR1）、FK506 结合蛋白 5（FKBP5）以及脑源性神经营养因子（BDNF）等基因会异常表达，进而导致抑郁、焦虑以及双相情感障碍等（Bartlett et al.，2017；Caspi et al.，2003；Hosang et al.，2014；Liu，2010；Zimmermann et al.，2011）。

2. 心理社会因素与应激环境交互影响健康

（1）人格。一般来说，个体的心理与行为发展都是个体因素和环境因素交互作用的结果。因此，个体因素也会与应激环境交互影响健康结果，其作用机制可能是人格特质与应激情境交互影响生理系统功能进而影响健康，或人格与应激情境交互影响行为方式进而影响健康。

在本章第一节中的"应激反应的特异性"部分，我们系统讲述了不同的人格特质在相同的应激情境、不同的应激情境中引起的差异化生理反应，而这些生理反应模式就构成了人格特质与应激情境交互影响健康结果的内在机制。概括来说，负性人格特质（如特质焦虑、特质抑郁、特质敌意、特质愤怒、神经质、A 型人格、D 型人格等）与不随应激情境变化的固化应激生理反应模式相联系（Lü & Yao，2021；Chida & Steptoe，2010；吕薇，2020）。这种生理反应模式增加了非稳态负荷，从而导致疾病，如心肌梗死、颈动脉粥样硬化、肥胖、抑郁等（Hughes & Lü，2017；O'Riordan et al.，2023）。而保护性的人格特质，如高外倾性、开放性、尽责性、心理弹性等则在不同的应激情境类型、强度下表现出灵活变化的应激生理反应模式，降低患病风险（Chen et al.，2017；Lü et al.，2016a，2016b；Lü & Wang，2018）。

此外，人格特质还与应激情境交互影响个体的行为方式进而影响健康。具有负性人格特质的个体常常不能采取合理的应对方式，并且在应激状态下更容易产生不健康行为，如吸烟、酗酒、暴饮暴食等，从而影响健康结果。例如，高神经质个体多采取消极应对风格应对应激事件，有较少的健康行为（如健康饮食、运动、控制体重等），患病风险更高（金睐，苏彦捷，2009）。具有 A 型人格特征的个体在面对应激事件时，往往表现出更多的愤怒、敌意和攻击行为，并严重影响与他人的互动，导致较低的社会支持水平，进而导致较高的心血管疾病风险（Vella et al.，2008；Chida & Hamer，2008）。研究也表明，高坚韧性（Kinder，2005）、乐观性（Bedi & Brown，2005）、心理弹性（Bonanno，2004；Gloria & Steinhardt，2016）的个体在面对应激事件时，会更多地采取积极主动策略，较少采用回避策略（如否认、愤怒、饮酒），从而调节或缓冲应激对健康的不利影响。

（2）性别。以往研究显示，应激带来的健康问题存在性别差异。研究发现，女性在应对生活应激事件时产生抑郁的可能性大约是男性的 3 倍（Maciejewski et al.，2001）。但也有研究发现，男性会面对更多的应激事件（Turner & Avison，2003），且这些应激事件会导致更高的死亡率（Rosengren et al.，1993），同时伴有抱怨、焦虑、烦躁、抑郁等负面情绪（Melamed et al.，1997）。此外，研究发现大学生面对学业压力、就业压力、人际压力、情感压力时存在明显的性别差异：女生的学业压力、人际压力和经济生活压力高于男生；男生的情感压力和家庭压力高于女生（余圣陶 等，2006）。

（3）社会支持。社会支持又称社会网络，是指社会各方面（包括家庭、朋友、同事等）所给予的精神上和物质上的帮助和支援，反映了一个人与社会联系的密切程度和质量（姜乾金，2012）。积极的社会支持可以为个体提供更多问题解决的方法和资源、相对安全的环境以及更积极的情绪状态，是应激障碍易感的一个重要保护因素。社会支持理论（social support theory）强调社会支持与应激事件的交互作用，认为社会支持能有效缓冲应激事件对个体心理和身体状态的影响，从而有益于个体身心健康的发展（Cohen & Wills，1985；凌宇 等，2010；郭文斌 等，2003）。流行病学研究表明，在应激状态下，社会支持水平低的个体患病风险更高，比如肾功能恶化（Wiesmaierova et al.，2019）、冠心病（Wirtz et al.，2009）、传染病以及癌症等（Barth et al.，2010；Bryson & Bogart，2020）；而良好的社会支持能够有效降低个体在面对重大疾病时的死亡率。一项针对 3 万多名美国人的调查支持了这一观点（Moak & Agrawal，2010），即对于那些经历了更多生活压力的人来说，更高水平的社会支持与更好的自我报告的身体健康有关。与此同时，在面对应激事件时，社会支持对个体心理健康的影响效果同样显著。研究发现，无论应激强度大小，社会支持良好的个体都比社会支持不良的个体拥有更少的抑郁和焦虑情绪（李伟，陶沙，2003；凌宇 等，2010）。来自父母和同龄人（包括朋友和重要他人）等不同来源的社会支持都有助于个体更好地应对应激事件（Crockett et al.，2007；Vaughan et al.，2010）。以往研究表明，那些拥有较高父母支持的个体能够更好地应对应激事件，保持较好的心理健康状况；对于那些缺乏父母支持的个体，面对应激事件时可能感到孤立无援，从而更有可能产生抑郁、孤独等负面情绪（魏华 等，2018）。总的来说，足够的社会支持可以为个体提供应对应激事件所需情感和解决问题的资源（Cohen，1992；Nabi et al.，2013），进而降低个体心理应激水平，有效缓解应激所引起的不良后果，提高生活质量和幸福感，使个体拥有更加健康的生活。

（4）文化。文化差异常常构成应激来源。不同的文化群体对生活的各个方面有不同的感知，这些不同的感知会使一个文化群体的低威胁事件成为另一个群体的高威胁事件。

因此，一些文化群体的成员可能比其他人承受更多的压力（van Dyke et al.，2017）。最关键的文化差异是由种族差异引起的。研究发现，居住在以非裔美国人为主的社区的白人，或者居住在以白人为主的社区的非裔美国人，在社会生活中可能会由于害怕遭受不公平待遇而感受到更多的压力（Carter et al.，2018）。同样，在青少年样本中发现，西班牙裔和非裔美国青少年比欧裔美国青少年经历社会应激的可能性更高（Choi et al.，2006）。种族歧视问题对黑人来说是一种重要的应激源。研究发现，相比白人，种族压力对黑人的影响更大，例如产生更多的负性情绪、负性思维和不良身体症状（Carter & Kirkinis，2020）。

◈ 概念术语 ◈

应激　应激源　急性应激源　慢性应激源　躯体应激源　社会应激源　文化应激源　心理应激源　内稳态　战斗或逃跑反应　一般适应综合征　警觉期　抵抗期　衰竭期　认知评价理论　初级评价　次级评价　非稳态　非稳态负荷　友好互助理论　社会再适应评定量表　生活事件量表　日常烦扰量表　应激感知量表　威特莱氏应激量表　冷加压技术　蒙特利尔成像应激任务　特里尔社会应激测试　创伤后应激障碍　素质-应激模型　差别易感性模型　环境生物敏感性模型

◈ 本章要点 ◈

1. 应激是什么？应激源包括哪些？个体在面对应激时是如何反应的？

塞里认为，应激是机体在面对任何有害刺激时所产生的一系列非特异性的心理生理变化的总和，强调应激是一种反应。拉扎勒斯从心理学视角将应激定义为个体对应激情境和事件进行认知评价的产物，其中认知评价和应对是应激过程中的两个关键因素。

按照应激源产生与持续时间的不同，可分为急性应激源和慢性应激源；按照应激源的来源，可分为躯体应激源、社会应激源、文化应激源和心理应激源；按照应激源的强度，可分为应激的巨砾模式和细砾模式。

个体在面对应激刺激时，会产生一系列的生理和心理反应，其中生理反应和心理反应是不可分割的两个方面，两者相互联系、相互影响。

2. 应激的相关理论有哪些？如何理解它们？

生理和心理学家们从不同的角度阐述了关于应激的理论与模型。坎农和塞里的应激理论强调有机体面对应激时产生的一系列生理反应；拉扎勒斯的认知评价理论将许多心理因素（如个人资源、能力、社会支持等）纳入其中，考察了它们对个体应激反应的影响；麦克温的非稳态负荷理论着重说明了有机体之所以会产生疾病，是因为个体稳态变化太频繁或调节无效，并提出了不同模式；泰勒的友好互助理论则重点区分了男性和女性在面对应激时的不同反应模式。

3. 应激的测量方法有哪些？

应激的测量是指通过各种技术手段定量描述个体的应激水平，可分为心理应激测量和生理应激测量。测量应激的量表主要有社会再适应评定量表、生活事件量表、日常烦扰量表、应激感知量表以及威特莱氏应激量表。实验室应激诱发任务可以分为躯体应激诱发任务和心理应激诱发任务，前者常用的技术为冷加压技术，后者可分为演讲任务、心算任务、特里尔社会应激测试和情绪应激任务。

4. 应激和健康的关系是什么？哪些因素会影响两者之间的关系？

应激可导致个体不良健康后果，如抑郁症、焦虑症、创伤后应激障碍、高血压、冠心病、支气管哮喘、糖尿病、类风湿关节炎、癌症、皮肤病等。应激主要是通过作用于生理系统功能和生活行为习惯等导致疾病。应激对健康的影响受个体差异影响，其中个体的情绪、人格、性别、社会支持、文化等因素都会影响应激对健康的影响。

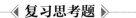

◀ 复习思考题 ▶

1. 什么是内稳态和非稳态？应激反应与它们之间有怎样的关系？
2. 简述应激的认知评价理论。
3. 不同的生物-心理-社会因素如何影响应激与健康之间的关系？

◀ 推荐阅读 ▶

Contrada, R. J., & Baum, A. (Eds.) (2011). *The handbook of stress science: Biology, psychology, and health*. Springer.

Cooper, C. L., & Quick, J. C. (Eds.) (2017). *The handbook of stress and health: A guide to research and practice*. Wiley-Blackwell.

吕薇. (2017). 人格特质、应激与身心健康. 陕西师范大学出版总社.

第七章

应对与应激管理

【**教学目标**】

1. 掌握应对的多种不同定义、应对的分类方式，以及应对的过程。

2. 了解应对的环境与基因基础，明晰应对与心理健康之间的关系。

3. 能够列举影响应对的个人资源，理解人格特征和社会支持如何影响应对。

4. 理解应激管理训练的理论基础，学会如何进行应激管理训练。

5. 掌握心理创伤、创伤后应激障碍和急性应激障碍的定义，学会如何对创伤后应激障碍和急性应激障碍进行干预。

【**学习重点**】

1. 什么是应对？如何对应对进行分类？

2. 应对的环境和基因基础是什么？

3. 应对与心理健康有怎样的关系？

4. 影响应对的个人资源有哪些？

5. 应激管理训练的干预步骤包括哪些？

6. 如何对创伤后应激障碍进行干预？

【**章节导读**】

在 2019 年底新冠疫情暴发之际，几乎所有的一线抗疫医护人员都在一瞬间进入应激状态。在如此高风险的环境下进行高强度工作，医护人员几乎没有休息时间，别人能走，但医护人员必须坚守。尽管内心也会"抽空"害怕、恐慌，但他们一旦面对需要救治的病患，就把自己忘了，也没有时间去害怕和恐慌。在应激状态下，个体的生理系统会发生急剧变化，肾上腺素等激素的分泌会增加，进而增强身体活力，使得个体的整个身心都处于充分动员状态，以便更好地应对各类突发状况和意外。然而，长时间的应激也会对人的身心健康造成不利影响。在疫情结束之后，尽管高强度的应激状态已经过去，依然有个别医护人员出现害怕走进医院、冒汗、身体发抖或发冷等不同程度的创伤后应激反应。

> 在生活中，我们每一个人都可能面临突发状况，经历应激事件，因此有必要了解和掌握如何更加科学有效地应对应激，如何更好地进行应激管理。本章将介绍应对的相关概念、环境与基因对应对的影响机制、应对对个体身心健康的影响、如何进行应激管理，以及如何识别和干预应激障碍。

第一节　应对概述

一、应对的概念

（一）应对的定义

应对（coping）的定义有许多。约菲和巴斯特（Joffe & Bast，1978）认为："应对反映了人们对现实环境有意识的、灵活的、有目的的调整行为。"比林斯和莫斯（Billings & Moos，1981）认为："应对是评价应激源的意义，控制或改变应激环境，缓解由应激引起的情绪反应的认知活动和行为。"马西尼等（Matheny et al.，1986）认为，应对是"任何预防、消除和减弱应激源的努力，无论是健康的还是不健康的、有意识的还是无意识的，这种努力都可能是以最小的痛苦方式对应激的影响予以忍受。"斯金纳和韦尔伯恩（Skinner & Welborn，1994）认为，应对是"在承受心理应激的情况下，人们如何调节自己的行为、情绪和动机定向，包括信息搜寻与问题解决的行为调节、拥有乐观看法的情绪调节，以及包括逃避在内的定向调节"。艾森伯格等（Eisenberg et al.，1995）则认为，应对是"广泛的自我调节类型中的一种"。我国学者黄希庭等（2000）认为，应对是个体面对应激时为了减少消极影响而进行的认知评价与控制行为的过程。到目前为止，最广为接受的应对概念是基于拉扎勒斯的交互作用模型提出的（Lazarus，1993a，1993b；Lazarus & Folkman，1984），即当个体在一个特殊的情境中觉察到个人要求与所持资源间存在可感知的错配时，个体要么不得不改变应激源，要么不得不改变对它的解释方式来使其更加有益，这种努力就叫作应对。

（二）应对的过程

在应激情境下，个体所拥有的各项应对资源会直接影响个体的应对过程。应对过程（coping process）可以被定义为个体为了管理应激所做出的特定行为。拉扎勒斯和福尔克曼（Lazarus & Folkman，1984）提出的应对理论可以很好地解释个体在应激情境下的应对过程。该理论认为，个体在面临应激源时是否产生应激，主要取决于两个关键的心理过程：认知评价（cognitive evaluation）和应对（coping）。认知评价是指个体从自己的角度对应激源的性质、程度和可能的危害情况做出估计，同时也估计面临应激源时个体可动用的应对应激源的资源；应对是指应用行动或认知的方法调节情境与个体内部之间的冲突。

泰勒（Taylor，2011）认为，有效的应对必须经得起情境变化的检验。如图 7 - 1 所示，当个体开始面临应激事件时，应对过程事实上就已经开始了。首先，个体会进行初级评价（primary appraisal）以确定事件的性质，即该事件对个体而言是积极的、中性的还是消极的。在完成对应激源的初级评价之后，个体会开始次级评价（secondary appraisal），包括对个体的应对能力及应对来源的评价，以确定应对该应激源的最佳方案。其次，个体会做出应对反应，采取策略来应对事件，例如通过解决问题、调节情绪等方式来应对应激事件。再次，个体会完成需要完成的应对任务，包括改善或适应不良环境与事件、保持积极心态、维持情绪平衡等。最后，个体在采用上述三个步骤之后，达到恢复心理功能、维持生理健康的应对结果。在整个应对过程中，一些常见的应对资源（如金钱、时间、社会支持等）、其他的应激源、个体惯用的应对方式以及人格特质等因素，会共同影响个体的应对反应过程，从而影响个体的应对结果。

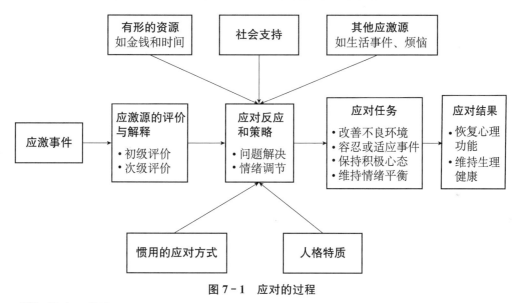

图 7 - 1 应对的过程

来源：Taylor，2011。

二、应对的分类

可以从以下三个角度对应对进行分类。

（一）问题焦点型应对和情绪焦点型应对

按照应对的功能可以将应对分为**问题焦点型应对**（problem-focused coping）和**情绪焦点型应对**（emotion-focused coping）。问题焦点型应对即针对应激源的（认知和/或行为上的）工具性应对，也就是通过减少应激源对人的影响或增加人的应对资源来解决问题。问题焦点型应对倾向于直接处理问题或直面应激源，主要策略包括：（1）计划改变应激源或通过行动来控制它；（2）面对应激源，减少抵触行为，并且积极寻找解决和处理应激源的方法；（3）寻求相关信息的支持，以便改变和解决应激源，提高自己为改变情境所需要的能力。情绪焦点型应对并不针对问题的解决，而是一种情绪策略和认知策略，通过管理个体面临应激源的情绪反应来达到情绪调节的目的。具体策略包括：（1）改变个体对应激情境的看法，重新评估应激源，用一种更积极的角度去看待它；（2）接受应激情境，创造平和的心境；（3）寻求周围社会网络（如亲人、朋友）的情感支持；（4）宣泄情绪，合理发泄愤怒，例如运动等。当人们相信自己拥有的应对资源足以应对应激情境时，更倾向于使用问题焦点型应对策略；而当人们认为事情不可控、自己无法改变应激情境或者自己可利用的资源不足时，往往会选择情绪焦点型应对策略。拉扎勒斯的应对模型表明，很难预测哪种应对策略在哪种情境中是有效的，因为问题焦点型策略和情境焦点型策略两者是相互依赖的，并且会共同作用，从而形成个体在特定情境中的总的应对反应（Lazarus，1993b）。

（二）趋向型应对和回避型应对

按照是否趋近应激源可将应对分为**趋向型应对**（approach coping）**和回避型应对**（avoidant coping）。趋向型应对指的是选择面对应激源，采取解决问题或寻求信息等任何行为、认知或情感活动的应对策略，它能够帮助个体更好地认识问题、调节情绪，从而更好地处理长期威胁。回避型应对指的是在精神上或身体上回避应激源，如否认、退缩等，以减轻应激、分散威胁的应对策略，它对短期威胁更有效，但是很难解决和处理长期威胁。应对策略的有效性取决于应激源的持续时间。采取趋向型应对的个体会关注、接近、监控、警惕、主动探索应激的源头并试图解决问题，具体策略包括寻求有关应激源的信息，做出主动的认知或行为努力来管理应激源、解决问题、寻求社会支持、表达情绪等。而采取回避型应对的个体则会选择回避或弱化应激源的威胁，倾向于聚焦情绪或回避真实情境，具体策略包括转移注意力、逃避等。

（三）适应性应对和非适应性应对

也可以根据应对的功能将其分为**适应性应对**（adaptive coping）**和非适应性应对**（maladaptive coping）。适应性是指在提高适应结果方面的应对有效性，适应性应对是旨在缓解或消除安全威胁的应对行为（例如采取保护措施），侧重于解决威胁问题和控制威胁可能带来的危害或危险，而非适应性应对是由安全威胁引起的情绪应对行为（例如回避），主要集中于处理由威胁引起的情绪（如恐惧）。当个体出现非适应性应对行为时，可能会暂时控制自己的情绪，但同时也会削弱其采取适应行为的动机，结果既不能消除威胁，也不能解决问题（Chen et al.，2022）。里佩托和罗杰斯（Rippetoe & Rogers，1987）的研究表明，在相同实验情境下，个体采取适应性应对时会表现出更多的问题焦点型应对、更少的情绪焦点型应对、更少的回避型应对，而个体采取非适应性应对时则会表现出更少的问题焦点型应对、更多的情绪焦点型应对和更多的回避型应对。

学术前沿

新冠疫情期间医护人员采用适应性应对方式有助于维护心理健康

新冠疫情期间医务人员心理应激突出，容易出现强迫、焦虑、疑病等心理症状。为了了解新冠疫情期间医务人员的心理健康、应对方式状况，解放军疾病预防控制中心的研究者们探索了不同的应对方式对医护人员心理健康的影响（汪微 等，2021）。

结果显示，疫情期间医务人员更多采取适应性应对方式，较少采取非适应性应对方式；心理应激与适应性应对的使用呈负相关，与非适应性应对的使用呈正相关。进一步分析发现，采取"坚持自己的立场，为自己想得到的斗争""寻求业余爱好，积极参加文体活动""尽量看到事物好的一面"等应对方式能降低心理应激水平、促进心理健康，而采取"幻想可能会发生某种奇迹改变现状""依靠别人来解决问题""自己安慰自己""通过吸烟、喝酒、服药和吃东西来解除烦恼""试图忘记整个事情"等方式则可能提高心理应激水平，损害个体的心理健康。该研究结果表明，有针对性地开展应对方式优化训练，不断发展有益的积极应对，矫正有害的消极应对，是提升医务人员心理健康水平的重要途径。

实践与应用

如何改变适应不良的应对策略？

改变适应不良的应对策略一共包括两个步骤。首先，觉察正在使用的不良应对策略。通常在长程的心理咨询中，来访者会通过长时间的互动来建立更亲近的关系，促使移情得以发生，再从咨询师专业的反馈中，了解自己的不良应对策略。其次，使用新的积极应对策略取代旧的不良应对策略。这需要一个从摸索、建立、练习再到应用自如的过程，可参考如下方法：

（1）记录情绪出现的时刻及情境。这有助于了解自己情绪的持续和影响情况，以及对情绪的识别和调节能力。

（2）记录情绪表达的方式。这有助于更好地觉察情境、情绪、行为及言语、姿势和手势、面部表情和语气。

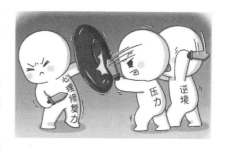

应对策略

（3）在内心练习情绪诱导，感受情绪暴露的感觉，并将其运用在日常生活中。在实际情境中感受情绪的暴露，主动面对那些情境，增强耐受性。

（4）预防复发。当个体意识到应激时，练习自己的情绪调节技能，以达到进一步改善和长久运用的目的。

上述一系列练习可以为个体提供一种整合性的温和而有效的自助方式，帮助个体更好地处理自身情感，在生活中做出更好的决策。

三、应对的环境与基因基础

个体在应激情境中的应对与其心身健康密切相关。然而，不同个体的应对能力有所不同，个体的应对能力受到环境与基因两方面因素的共同影响。

（一）应对的早期环境基础

较为严峻的早期环境会影响个体在整个生命周期的心身健康，该过程也涉及个体的应对。与个体较差的应对能力密切相关的早期不利环境特征包括两类：较低的社会经济地位和恶劣的早期家庭环境。

较低的社会经济地位与个体的不良应对具有密切联系，原因包括下述三个方面：第一，儿童时期较低的社会经济地位很可能导致儿童过早暴露于各类应激事件，包括邻里冲突、暴力、病原体暴露和其他慢性应激源等。第二，儿童时期较低的社会经济地位会影响儿童应对资源的形成，包括社会支持、乐观、控制感和自尊等（Adler et al.，1999；Repetti et al.，2002；Taylor & Seeman，1999）。第三，儿童时期较低的社会经济地位也与其心理问题的形成有关（Gallo & Matthews 2003），并且与其他精神疾病和生理疾病的风险因素相关（Adler et al.，1999）。

恶劣的早期家庭环境大多以严苛或充满冲突的养育方式为特征，这可能导致儿童的应对资源不足以及较差的应对能力。具体而言，来自恶劣家庭环境的个体在面临应激情境时，会更容易出现过激反应，也可能通过心理行为回避、药物滥用等方式逃避应激情境。而且，这些与早期严苛家庭环境相关的不良应对在儿童时期大多不易察觉，但将会逐渐导致个体应对资源缺失，从而形成慢性心理问题（Repetti et al.，2002）。

（二）应对的基因基础

除了早期环境，研究者们也已经证实基因，尤其是多巴胺和5-羟色胺神经递质通路上的基因位点在个体应对能力形成中的作用。

多巴胺能系统（dopaminergic system）是影响个体应对能力的一条重要通路。多巴胺能系统的活动与个体针对应激源的情绪调节反应有关（Giorgi et al.，2003）。例如，多巴胺 D4 受体（DRD4）基因第 3 外显子中的 48 个碱基对与个体寻求新奇（Ebstein et al.，1997）和降低焦虑有关（Lakatos et al.，2003）。同样，儿茶酚氧位甲基转移酶（COMT）基因不仅参与前额叶多巴胺的传递，其第 158 位密码子的功能多态性也与个体的积极情绪和激励动机相关（Reuter & Hennig，2005）。多巴胺能系统的遗传多态性与前额皮层执行功能的关系表明，应对可能通过前额皮层调节部分脑区（包括杏仁核、背侧前扣带皮层和下丘脑）的活动来降低应激反应。

5-羟色胺是影响个体应对的另一种重要神经递质。例如，研究表明，与 5-羟色胺转运体（5-HTT）基因关联的功能多态区的短变异与特质焦虑（Schinka et al.，2004）、应激情境下的抑郁情绪（Schinka et al.，2004）、神经质（Sen et al.，2004），以及健康人群中的杏仁核过度活跃均密切相关（Hariri et al.，2005）。5-羟色胺 1A 受体

(5-HTR1A)基因的 G 等位基因与神经过敏和逃避相关（Strobel et al.，2003）。

到目前为止，针对应对基因基础的探索依然处于起步阶段。除了多巴胺能系统和 5-羟色胺，未来研究也需要进一步深入探索与应对相关的遗传学特质。

（三）基因与环境对应对的交互影响

与个体的应对资源相关的基因很可能受到外在环境的调节，这提示对个体进行早期干预是有可能的。恶劣的早期家庭环境（严酷、充满冲突或混乱的早期家庭环境）可能会激活个体先前存在的与不良应对相关的基因，进而引发多种不利身心健康的后果。也就是说，早期环境可能与基因相互作用，从而影响行为结果（Fragkaki et al.，2019）。

如图 7-2 所示，家庭社会环境和基因能够直接或间接影响模型中的变量，且该影响从婴儿期开始一直持续到成年期（Repetti et al.，2002）。风险性家庭环境通过共同的生物和社会心理途径相互关联，不仅可能影响个体在儿童时期的健康发展，而且能够影响个体进入青春期和成年期之后的身心健康，例如增加问题行为出现的可能性，包括吸烟、酗酒、吸毒和滥交等。

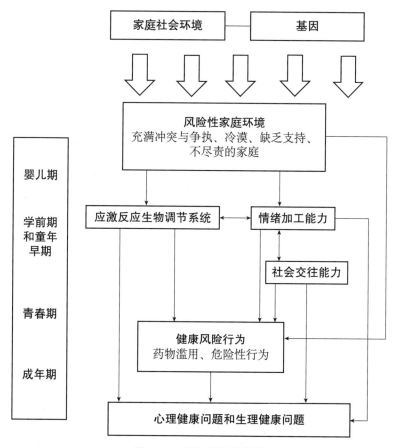

图 7-2 风险性家庭模型

来源：Repetti et al.，2002。

风险性家庭的特征包括充满冲突和攻击性、缺乏温暖和支持，以及忽视后代需求。此类家庭中可能存在对儿童的身体虐待和忽视，这将对儿童的生命和安全构成直接威胁。与此同时，为了适应风险性家庭环境，儿童的神经内分泌系统就必须进行反复调节，这可能导致儿童神经内分泌系统功能紊乱，进一步损害应激反应生物调节系统的功能，比如交感神经-肾上腺髓质（sympathetic-adrenomedullary，SAM）反应性、HPA 轴反应性和 5-羟色胺等功能的中断。更为重要的是，风险性家庭非但不能帮助儿童培养自我调节功能，甚至可能会破坏儿童的社会心理功能（特别是情绪加工能力和社会交往能力），这可能损害儿童的创造性和争取社会支持的能力，也将导致儿童难以处理涉及情感的人际关系状况以及一系列可能需要有效应对技能的应激事件。

学术前沿

5-HTTLPR 在早期家庭环境对抑郁症的影响中的调节作用

一项针对人类基因-环境相互作用的实证研究（Taylor et al.，2006），对加州大学洛杉矶分校 118 名年轻成年男性和女性这一非临床样本，进行了早期家庭环境、近期事件、社会心理资源和心理困扰（包括抑郁症状）的评估。研究通过从口腔液中提取 DNA 进行

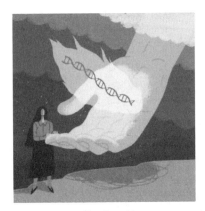

基因分型的方式获得 5-HTTLPR（5-羟色胺转运体连锁多态区）。不同的基因型与早期家庭环境是个体间自变量，抑郁症状是因变量。结果发现，在恶劣家庭环境中成长的个体或正处于应激环境中的个体，如果他们具有 5-HTTLPR 的 s/s 基因型，则产生抑郁症状的可能性较高；然而，如果具有 s/s 基因型的个体来自一个更具支持性的家庭环境和/或目前处于一个无应激的环境中，则产生抑郁症状的可能性较低。

基因与环境

该研究表明，早期家庭环境与 5-HTTLPR 基因型会共同影响个体抑郁症状。这表明外在环境与基因对抑郁症的形成存在交互作用，也提示进行早期干预是有可能的，例如通过改善早期环境质量来降低基因可能诱发心理症状的可能性。

四、应对与心理健康的关系

（一）应对方式对心理健康的影响

个体在面临应激源时的应对方式会直接影响该个体的心理健康（Clarke，2006；Penley et al.，2002）。在应对应激事件时，大多数人所采用的参与性应对方式与较好的身心健康有关；然而，参与度较低的应对方式（如沉思、自责、发泄等）可能会导致个体较差的情绪和身体状况。相较于非适应性应对，旨在调适应激的适应性应对更有助于维护个体身心健康。

应激源的性质、持续时间及可控性也会调节应对方式和心理健康之间的关系。对于个体而言，应当选择与其面临的应激源的可控性和可用资源相匹配的应对方式。对于可控性较高的应激源，个体可以尝试积极解决问题和改变环境，而对于不可控的应激源而言，尝试解决问题反而可能有害个体身心健康（Aldridge & Roesch，2007）。

（二）心理社会因素通过应对影响个体心理健康

个体在应激情境下的应对方式不仅能够直接影响个体的心理健康，而且能够作为不同心理社会因素与心理健康之间的媒介。通过应对影响个体心理健康的心理社会因素包括外部因素和内部因素两大类。

外部因素包括应激源特征和社会环境。关于应激源的特征，相对无法控制的**远端应激经历**（remote stress experience，例如童年曾遭虐待）和**近端应激经历**（proximal stress experience，例如现在无家可归）均与个体较多使用回避型应对相关，而使用回避型应对又会导致个体产生较严重的心理症状。关于社会环境，相较于支持型的社会环境，非支持型的社会环境也会促使个体在应激情境下更多地使用回避型应对，进而导致较差的心理健康状况。

内部因素主要指的是个人因素，包括个体的应对资源和认知评价，这两类因素均会影响个体的应对过程。例如，乐观个体（Carver et al.，1993）以及高自尊个体（Aspinwall & Taylor，1992）较少采用回避型应对策略，而较多采用趋向型应对策略，这有助于维护个体的心理健康。

第二节　应对的影响因素

一、影响应对的个人资源

健康心理学研究发现，较为稳定的个人资源可以帮助个体更好地应对应激源、减少心理痛苦、改善身心健康。较为常见的应对资源包括乐观、个人控制感和自尊。这些应对资源不仅能够直接影响个体在应激环境下所选择使用的应对策略，也可以直接影响个体的身心健康。

（一）乐观

乐观（optimism）指的是个体对积极结果的预期，倾向于认为未来将会发生好事情而非坏事情。特质乐观可以通过生活定向量表（Life Orientation Test；Scheier et al.，1994）来测量。特质乐观与个体的身心健康密切相关，研究证实乐观的个体能够体验到更高的幸福感（Kubzansky et al.，2002），更快从疾病中恢复（Carver & Scheier，2002）。与此同时，与特定情境相关的状态乐观也能促进个体在应激环境下的心理健康状况。当前，如何提高个体面临应激事件时的乐观预期已成为心理干预的重要目标之一（Reed et al.，1999）。

（二）个人控制感

个人控制感（personal control）指的是个体对自己的生活和命运的掌控感（Thompson，1981）。研究表明，具有较高个人控制感的个体大多具有更好的心理健康（Haidt & Rodin，1999）和身体健康，如积极的自我评价、较好的心理机能、较低的冠心病发病率等。与乐观一样，培养个体在应激情境下的个人控制感以及积极预期，已成为应激干预的目标之一。可以通过个人控制感量表（The Mastery Scale）来测量个体的个人控制感。该量表为单维度，包含7个条目，采用5级评分法，"完全不符合"至"非常符合"分别计1～5分，其中5个条目反向计分。总分为7～35，分值越高表示个体生活掌控感水平越高。

实践与应用

测一测你的个人控制感

请根据你的实际情况，在如表7-1所示的条目中选择合适的数字，1代表强烈同意，5代表强烈不同意。

表7-1　个人控制感量表

1. 我无法解决我遇到的一些问题。	1　2　3　4　5
2. 有时我觉得我在生活中被推来推去。	1　2　3　4　5
3. 我无法控制发生在我身上的事情。	1　2　3　4　5
4. 我几乎可以做任何我真正下定决心要做的事情。	1　2　3　4　5
5. 我在处理生活问题时常常感到无助。	1　2　3　4　5
6. 未来在我身上发生的事主要取决于我自己。	1　2　3　4　5
7. 我几乎无法改变许多重要的事情。	1　2　3　4　5

来源：Pearlin & Schooler，1978。

计分：将所有条目得分相加，总分越高，个人控制感水平越高。

（三）自尊

自尊（self-esteem）亦称"自尊心""自尊感"，是个人基于自我评价而形成的一种自重、自爱，是一种受到他人、集体和社会尊重的情感体验。自尊是人格自我调节结构的心理成分。自尊有强弱之分，过强则成虚荣心，过弱则变成自卑。高自尊可以帮助个体在面临应激事件时避免自己的身心健康受到损伤。当前研究已经证实，高自尊个体的自主神经反应较好（Seeman & Lewis，1995），且高自尊也与更好的心理健康密切相关（DuBois & Flay，2004）。旨在提升个体自尊水平的干预措施证实，自尊的提升也有利于改善个体在应激情境下的心理和生理反应（Creswell et al.，2005）。

二、大五人格对应对的影响

在人格研究领域的多种理论中，大五人格理论的接受度和认可度最高，它既能在宏观上区分个体差异，又能在微观上细化个体内差异。大五人格由外倾性（extraversion）、神经质（neuroticism）、开放性（openness to experience）、宜人性（agreeableness）和尽责性（conscientiousness）五因素组成（McCrae & Costal，1997）。外倾性反映个体神经系统的内外倾向，高分个体通常表现出热情洋溢、积极乐观、爱冒险、喜欢社交等特点，低分个体通常表现出害羞含蓄、退缩保守、不喜交流等特点；神经质反映个体情绪状态的稳定程度，得分较高者通常表现出敌对、压抑、慌乱，更容易关注负面事件或事物的负面信息；开放性反映个体对经验的开放性与创造性，在这一维度得分高的个体通常情感丰富、好奇心强、喜欢不断变化的生活等；宜人性反映个体在社会生活中的人际取向，在这一维度得分高的个体喜欢依赖他人、不喜冲突、乐善好施，反之则表现出漠不关心、多疑、不合作等行为；尽责性反映自我约束的能力以及取得成就的动机和责任感，高分个体通常表现出个体组织性强、成就导向、做事周到、坚持不懈、值得信赖等特点，相反则表现出处事大意、无组织性、不可靠等特点。

在暴露于应激源的情况下，人格可以通过不同途径影响个体的应对反应。从生物学的观点来看，对应激源的反应可能基于气质以及注意调节系统等；而从期望-价值理论的视角来说，应对可能受到对未来结果的预期的影响（Carver & Connor-Smith，2010）。在人们采取特定的应对方式之前，人格会对应激的感知频率、类型和评估产生影响（Vollrath，2001）。

外倾性源于一种趋近型的气质，它主要涉及对奖励较为敏感、积极的情绪、较强的社交能力，以及精力充沛等品质。对于外倾性水平较高的个体而言，对奖励的趋近能为其提供问题解决所需的能量，积极的情绪有助于其进行认知重构，而较强的社交能力以及与他人亲近的倾向则有助于其获得社会支持。外倾性可以预测问题解决、社会支持和认知重构等应对方式。

神经质源于个体的逃避型气质，主要反映了个体经历恐惧、悲伤、痛苦和生理唤起的倾向。鉴于这种对痛苦的易感性，神经质通常会导致以情绪为中心的应对方式以及逃避。逃避会因短时间的烦恼缓解而被强化，这种缓解可能会减少个体回到应激情境中的动机，从而减少参与性的应对方式。此外，强烈的情绪唤起也会干扰需要仔细计划的应对策略的使用。神经质可以预测暴露于人际压力的状况，神经质较高的个体倾向于将事件评估为具有高威胁性并较难应对（Grant & Langan-Fox，2007；Suls & Martin，2005）。

尽责性意味着具有坚持、自律、有计划、成就取向以及深思熟虑等品质。有计划、有纪律的特性有助于解决问题，减少逃避的可能性。强大的注意调节能力可以使个体通过认知重构从强烈的消极思想中解脱出来。尽责性可以预测暴露于较低应激的状况（Lee-Baggley et al.，2005；Vollrath，2001），尽责性水平较高的人会提前处理可预见的应激源，从而避免可能由此导致的经济、健康或人际关系方面的冲动行为。

宜人性涉及高水平的信任以及关心他人等品质。因为高亲和力的人往往具有更强大的社交网络（Bowling et al.，2005），所以宜人性能够预测社会支持应对。宜人性通常与较低的人际冲突以及因此带来的较少的社交压力相联系。

开放性包括更强的想象力、创造性、好奇心、灵活性、情感协调性，以及倾向于参加新的活动、产生新的想法等（John & Srivastava，1999）。这些品质一方面会促进个体采取与新视角相关的应对策略（如认知重构和问题解决），但另一方面也可能导致个体使用逃避策略（如逃避问题情境）。

三、社会支持对应对的影响

除了上述个人资源和人格之外，**社会支持**（social support）也是个体在应激环境下的另一种重要应对资源。社会支持指的是个体感知到的来自他人的关爱、关心、尊重和重视，是互助社交网络的一部分。与之相关的概念有社会接触（social contact）和社会网络（social network）；相对的概念有社会隔离（social isolation），指缺乏具体的实际性的人际关系。社会支持水平较高的个体通常拥有较广泛的社会接触和社交网络。

丰富的社会支持有助于减少个体在应对应激事件时产生的心理困扰（如抑郁或焦虑），促进个体的心理适应，改善个体的身体健康和生活质量。社会支持作为个体不可或缺的应对资源，还会影响个体应对方式的选择，感受到更多的社会支持能够促进个体采用积极的应对方式，减少消极的应对方式。例如，一项针对公交车司机的研究发现，消极应对方式（如认知行为回避、反刍等）在公交车司机受乘客攻击和心理健康之间起到中介作用，而社会支持在消极应对方式对心理健康的影响中起到调节作用，即高社会支持能增强司机的自我应对能力，降低受乘客攻击等应激事件的不良影响，进而促进个体的心理健康（李源 等，2022）。另一项针对老年高血压患者的调查发现，当老年高血压患者感知到较多的社会支持时，倾向于采用更为积极的应对方式去治疗疾病与健康生活，其抑郁水平也相对较低；而感知到较少社会支持的高血压患者更倾向于采取消极的应对方式去对待疾病，其抑郁水平也会因为消极表现而持续增加。与此同时，不仅社会支持会影响应对方式的选择，积极的应对方式也可能增加社会支持。一项关于新冠疫情下中国大学生应对策略的横断研究发现，社会支持在认知应对、行为应对与焦虑之间存在中介作用，但是在情绪应对和焦虑之间不存在中介作用。其中，认知和行为应对对社会支持具有积极影响，有助于缓解焦虑（Li & Peng，2021）。

完善良好的社会支持网络对个体的健康有直接的积极影响。缺乏社会支持则可能不利于个体应对应激源，在需要社会支持的时候，缺乏社会支持本身也可能会提高个体的应激程度。

第三节　应激管理

应激在生活中无处不在，需要个体进行更加有效的管理，本节将从多个角度讨论应激管理。

一、应激管理训练

（一）理论基础

应激管理训练（stress management training）包括一系列干预方式，其目的是教会个体如何处理**应激**（stress）。这些干预的理论基础之一是应激的认知行为理论。该理论认为，应激是个体对发生事件持有的认知反应所引起的情绪和生理状态，即应激是个体对事件反应的过程而非事件的结果。个体对事件的认知反应（而非事件本身）决定了其情绪感受，比如当认为事件是"错的""令人心烦的"时，个体更可能产生痛苦的或其他消极的情绪体验。如图7-3所示，应激是个体对环境或事件的错误认知，它们聚焦且夸大了环境或事件中的消极元素，忽略了其中蕴含的积极成分。

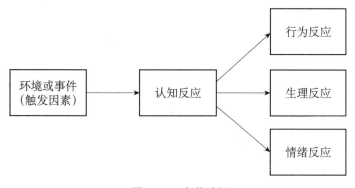

图7-3　应激过程

来源：Beck，1967。

贝克（Aron T. Beck，1967）认为，消极情绪会自动变为自动化的消极假设，引发个体在面临某些特殊情境时的第一反应，并且这种反应没有任何逻辑性和现实基础。尽管毫无逻辑性，但这种假设的自动化性质让它无懈可击，因此很容易被人们信以为真。贝克提出，个体的认知反应包括两个层面：表层认知是个体能够觉察到的认知，很容易辨别和说出这些想法。位于表层认知之下的则是个体关于世界的无意识信念，也被称为**认知图式**（cognitive schema）。认知图式会影响表层认知，进而对行为、生理和情绪产生影响。贝克列举了一些会导致消极情绪的认知图式：

● 灾难性思维（catastrophic thinking）：认为一件事完全是消极的，甚至可能是灾难性的，比如"我得了冠心病，我一定会被公司开除，也就没有办法赚钱还房贷了"。

● 以偏概全（over-generalization）：根据一次单一事件的结果得出普遍且消极的结论，比如"我这次英语四级没通过，我可太差劲了，以后估计也不会有什么成就"。

● 任意推论（arbitrary inference）：在没有足够证据的情况下，得到一个消极的结论，比如"我浑身疼，我一定是癌症复发了"。

- 选择性提取（selective abstraction）：聚焦在语境内被特意提取出来的细节，而忽视其他的细节，比如"虽然我这次成功了，但整个过程太艰辛，我以后肯定没办法再次成功"。

（二）应激管理训练

根据应激反应模式，可以从两个方面改变个体的应激反应：（1）改变触发应激的环境或事件，或者改变可能导致慢性应激的一系列触发因素；（2）改变个体对环境或事件的不恰当行为、生理或认知反应。

大多数应激管理方案聚焦于改变对事件或情境的反应，或者教个体一些简单放松的办法，以削弱由应激导致的高情绪唤起，但针对引发最原始应激反应的因素进行的干预较少。如果能够在第一时间减弱个体的应激反应，那么后续产生的行为、情绪及生理反应也会随之削弱。因此，应激管理训练将"鉴别应激源"和"改变应激触发因素"合二为一，并且考虑了在应激反应发生后，如何对应激性的认知、情绪和行为进行干预。干预策略包括：（1）利用问题解决策略来达到"鉴别应激源"和"改变应激触发因素"的目的；（2）通过丰富的认知技术来识别扭曲的认知，并对其进行改变；（3）使用放松技巧来降低肌张力和高唤起的生理信号；（4）通过思考和预先演练来形成新的行为反应，以替代原先的自动化应激反应。

1. 改变触发因素

触发每个人应激反应的条件不同，人们习惯使用的减弱应激反应的方法也不同。事实上，要想改变触发因素，需要鉴别触发个体应激的因素，改变其应激性质或者降低其发生频率。应激可能有多种触发因素，而有些触发因素相较于其他触发因素更易改变。在改变触发因素的过程中，先改变那些更容易改变的，这时人们就掌握了一些改变的技巧，先发生的改变不仅可以成为之后改变的铺垫，还能增强个体关于改变的效能感，因此能够对后续的改变进程产生积极影响。

实践与应用

如何改变触发因素？以问题为中心的咨询模式

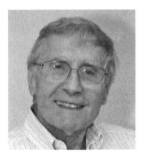

吉拉德·伊根教授

最为常用的鉴别和改变触发因素的方法是吉拉德·伊根（Gerard Egan，1998）提出的以问题为中心的咨询模式，这种咨询模式能够被用来识别和改变应激的触发因素，具体分为三个部分：

A. 探索并厘清问题：什么是触发应激的因素？

B. 设定改变的目标：哪些应激触发因素是人们想要改变的？

C. 促成行动：如何做以使应激触发因素发生改变？

2. 放松训练

放松训练的目的在于使个体尽可能在生理上得到舒缓，这种方式任何时候都能使用。除了身体上的舒缓，放松技巧还能增强个体在出现应激反应时自身的知觉能力和控制能力，使个体摆脱被应激状态完全"席卷"的模式。放松技巧的学习包括三个阶段：

（1）学习基本的放松技巧。有效放松技巧的学习需要持之以恒的训练。为期数天，甚至是数周的定时练习，能够使个体在面对应激时以"自动化"的反应自如地运用在现实生活中。最常用的放松训练方式是肌肉深度放松。这种技术是按照一定的顺序交替放松和收紧全身各处的肌肉。随着练习的深入，个体能够做到不需要刻意收紧肌肉也能达到自如放松。

实践与应用

肌肉放松法

先用力握拳感受紧张，再慢慢松开感受放松，会使得紧张之后的松弛感更加明显。或者把脸"拧"在一块（用力紧缩眉头）、耸肩、挺胸、拱背、蹬腿，这些动作都可以让肌肉紧张起来，坚持几秒钟后，放松全身所有肌肉。

试一试，体验全身放松的感觉。

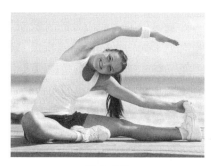

肌肉放松

（2）监控日常生活中的应激事件。在练习放松技巧的同时，人们还能监控自己全天的身体紧张程度，可以把这种监控视作一种学习，帮助人们看到自己在什么情境下会紧张，以及这种紧张的程度如何。此类学习可以帮助个体设想在未来有可能触发应激的因素，提供使用放松技巧的情境线索。

实践与应用

"紧张日志"

"紧张日志"能够对日常发生的事件进行监控。在日志中，人们能够通过紧张刻度表（0＝不紧张，100＝可能出现的最高强度的紧张），记录全天可能引发紧张情绪的时刻或情境。"紧张日志"还能作为认知或行为干预的素材，因为在记录紧张程度时，还能顺带写下紧张感受背后的认知内容、行为反应和其他伴生的情绪感受。例如，紧张日记可以分为五个部分：

（1）生活事件：发生了什么事让我紧张？

（2）事件发生的时间多久？

（3）精神影响程度：轻度、中度还是重度？我还有哪些其他的感受？

（4）影响持续时间多久？

（5）如何理解这种紧张：这种感觉为什么会发生？我是怎么看待它的？

（3）在经历应激时使用放松技巧。经过一段时间的放松训练和应激事件监控后，人们能够将监控-放松行为联合应用在日常生活里。因此在此阶段，一开始可能只能在应激程度较低时尽可能保持放松，随着愈加熟练地使用放松技巧，个体在应激程度较高时也可以维持放松的状态。这时的放松并非为了逃避应激源，而是在处理应激事件的同时尽可能保持放松。

3. 认知干预

最常用的两种认知干预策略是自我指导训练和认知重构。

（1）自我指导训练。自我指导训练较为简单，由梅琴鲍姆（Donald Meichenbaum）所创立，它针对的是表层认知。这种训练能够中断引起应激反应的思维流，并且用积极的自言自语（self-talk）替代这种思维流。这种自言自语是事先排练过的，它能够减少认知引发的应激反应。"自言自语"指的是在内在和自我的对话，这种对话可能是积极的，也可能是消极的，而消极的自我对话会增强应激反应，因此就治疗而言，人们需要学会的是有助于他们保持平静的积极"自言自语"。

第一类"自言自语"是提醒人们使用曾经习得的应对应激的技巧，比如："你这时候在自寻烦恼，别紧张，记得如何放松，深呼吸，放松肌肉……"第二类自我指导形式是一种自我安慰，它提醒人们自己曾经有过成功应对此类事件的经历，所以在这次面对应激源时也可以做到，比如："你以前应付过这件事，你能够再次保持平静，不会失控的……"

为了确保"自言自语"能够如实地对个体发挥最大的作用，梅琴鲍姆建议，应当在应激事件发生前尽可能对自我指导训练进行排演，排演之后才能发挥"自言自语"最大的功用——减轻个体应激反应。

（2）认知重构。与自我指导训练不同的是，认知重构较为复杂，而且针对的是更深层次的无意识思维。这种干预需要先鉴别那些触发应激反应的表层认知是否准确地反映了现实，它需要个体先将表层认知作为一种对事实的假设，而非既定事实，并且不带偏见、尽可能中立地评估表层认知的有效性。这个评估过程也许会涉及关于表层认知和深层认知图式方面的思考，因此最好是在治疗中进行。

实践与应用

苏格拉底问答法

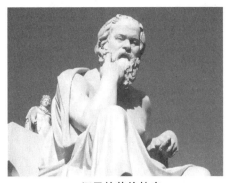

沉思的苏格拉底

治疗师们通常会使用名为"苏格拉底问答"（Socratic irony）或"指导性发现"（guided discovery）的方法。在这个过程里，来访者需要提供许多想法，然后在治疗师的引导下质疑其正确性。他们可以通过以下关键问题来质疑自己的应激假设：

（1）支持或否定我假设的证据有哪些？

（2）有没有其他方式让我思考这个情境？

（3）我在思考的过程中有没有可能出错？

一旦人们能够在治疗过程中进行这样的思考，他们就会受到启发。当他们在日常生活中经历应激时，也能够使用苏格拉底问答过程对深层的认知图式进行修正。

二、心理创伤及应对

心理创伤（trauma）指的是由某种直接的外部力量（生活事件）或强烈的情绪伤害造成的心理损伤，尤其是与这些生活应激事件有关的天灾人祸所引发的强烈情感反应。创伤通常会让人感到无能为力或是无助，其发生通常是突然的、无法抵抗的。提到心理创伤，很自然会想到战争、洪水、地震、火灾、空难等，其实心理创伤远远不只是这些强大的应激事件，还包括个体在日常生活中可能会长期经历的忽视、情绪虐待、躯体虐待或者暴力，这些都会促进心理创伤的形成。

目前，心理创伤的研究主要关注看似并未危及生命，实际上已经成为慢性问题的负性情感积累，这种负性情感积累最终可能导致个体在情感、行为、躯体等方面的功能受损，它可能在创伤发生后数天、数月甚至数年后出现。心理创伤可以影响整个人，包括身体、智力、情绪和行为的改变，如早期的受虐经历能够影响甚至阻碍一个人发展稳定的自我感觉。每个人都以独特的方式对心理创伤做出反应，这取决于创伤的细节，以及当事人的个性和经历。比较常见的心理创伤障碍包括创伤后应激障碍和急性应激障碍。

（一）创伤后应激障碍

创伤后应激障碍（post-traumatic stress disorder，PTSD）是由于受到异乎寻常的威胁性、灾难性的心理创伤而出现和长期持续的精神障碍。它最初源于残酷的战场经历，现在已扩展为包括日常创伤生活事件和自然灾害在内的一切严重精神创伤事件所引发的精神障碍。PTSD经常与其他精神障碍共存，比如与抑郁症、焦虑症以及药物滥用等在症状上常有重叠，容易导致误诊和漏诊。

1. PTSD 的症状

PTSD患者必定经历或目击过一次对个体或他人身体健康存在巨大威胁的事件，巨大威胁指的是有可能造成巨大伤害甚至是死亡。这些患者的即时反应包括强烈的恐惧、无助或害怕。而从长期反应来看，患者会经历以下三种症状，并持续一个月以上。

（1）闯入性记忆（intrusive memories）。创伤经历会通过侵入性的想法、闪回或噩梦使患者再次体验创伤事件。闪回通常是十分逼真的部分或片段场景的再现，这种创伤场景的再现使得与创伤有关的情绪或感觉再次涌现，且使个体经历与遭受创伤时情绪强度相一致的消极情绪。但这种闪回会随着时间的推移逐渐发生变化：最初，人们觉得自己似乎真的在场景内；随后他们的角色也许会转为"电影"观看者，这种变化会使个体真切地感受到自己经历的创伤事件所产生的影响在逐渐减轻。

（2）回避（avoidance）。这种症状可能涉及心理防御机制，比如遗忘（无法回忆创伤各个方面）和隔离（情绪麻木或疏离），或在现实中回避那些会引起创伤的事物。

（3）唤起（arousal）。唤起症状表现为持续的高度情绪状态，表现为焦虑、易激惹、过度警觉、失眠或难以集中注意力等。

2. 预防 PTSD

由于 PTSD 对人造成的严重消极影响，心理学家为此进行了很多的研究和临床工作，试图在创伤事件发生后阻止 PTSD 的发生，最常用的方式被称为心理事后解说（psychological debriefing）。很多提供紧急服务的机构（如救护车和警察机构）都会在创伤事件发生后，定期通过心理事后解说来帮助工作人员应对可能发生的 PTSD。

心理事后解说是在创伤事件发生后不久进行的一次性访谈，在访谈中，人们会以详细且系统的方式讨论已经发生的事件和自己因事件而产生的情绪、认知和行为反应。这一过程有助于人们接受自己经历过的创伤事件，而不是因此患上 PTSD。有研究认为，PTSD 的症状来源是一般记忆系统之外的创伤性记忆，而闪回是在尝试将其他关于创伤事件的记忆整合到一般记忆系统内。此类记忆一旦被整合到一般记忆系统内，它们所负载的消极情绪就消失了，也就不再比一般记忆更突出。而对创伤性记忆的思考会推动这个整合过程，直到创伤性记忆和一般记忆系统充分整合。心理事后解说起到的就是推动整合的作用，它的最终目的是不让人们在情感上有孤立感甚至变得更痛苦。

但心理事后解说究竟能在多大程度上达到目标令人质疑。一项针对心理事后解说的元分析发现，这种方法不仅不能有效预防 PTSD，还可能增加患上这一疾病的风险（van Emmerik et al.，2002）。该研究没有发现心理事后解说会在创伤事件发生后的 3～4 个月里降低 PTSD 发病风险，反而那些接受心理事后解说的人患上 PTSD 的风险几乎是没有接受此干预的人的两倍。也就是说，心理事后解说可能会影响经历心理创伤的人的后续长期康复。对于该研究结果，可以从以下方面进行解释：（1）心理事后解说可能会导致"二次创伤化"，因为事件发生不久进行的解说可能会使个体再次暴露于创伤事件；（2）心理事后解说也许存在"用医学方法处理普通烦恼"的情况，增加了那些本来不会出现心理症状的人罹患 PTSD 的风险；（3）心理事后解说可能会导致创伤事件发生后个体所使用的心理防御（如否认、疏离）等策略失效。

3. 治疗 PTSD

在创伤事件发生后，许多人会在一段时间里经历类似 PTSD 的症状，其中的一些人会在事件发生后的数周之后恢复，但这些症状在另一些人身上可能会持续存在至少一个月且令人非常痛苦，可能会被诊断为 PTSD。在这个阶段，有效的治疗与心理事后解说非常类似，即通过对几个创伤事件片段的反复回忆，使得这些孤立的片段被整合至一般记忆系统内，症状也因此不再出现。这样的治疗被称为暴露疗法（exposure therapy）。暴露疗法最初可能会增加个体的痛苦，因此人们可能会极力避免回忆痛苦事件。在另一种循序渐进的暴露过程中，人们可以自由选择对创伤事件进行回忆的详细程度，以及到底回忆哪些细节。经过这样逐步深入的回忆尝试后，人们不再认为回忆会让人不安和痛苦。而任何新出现的有关创伤事件的细节和特殊构成因素都可以作为下一阶段干预的焦点。

通过逐步暴露疗法，其他的认知行为技术或放松训练、认知重构等都能加入对

PTSD的治疗当中。放松有助于个体在回忆起创伤事件时，或在其他使人紧张、焦虑的时刻，控制自己的情绪唤起强度。认知重构则可以帮助个体改变对事件以及自我应对方式的错误认知，使受威胁感逐渐减少。

针对PTSD的另一种行之有效的治疗方法是眼动身心重建法（eye movement desensitization and reprocessing，EMDR），这种治疗方式要求患者暴露创伤性记忆的同时重复转动眼球，其内部机制尚不清楚。对此治疗效果最流行的解释是，眼球来回转动会引发个体产生和快速眼动睡眠期间同样的大脑活动，这也许有助于大脑处理这些"将大脑卡住"的材料，使得个体能够获得适应性的解决方案。但需要注意的是，EMDR疗效仍存在争议，尚需更多实证研究检验。

健康心理学与生活

复杂性创伤后应激障碍

复杂性创伤后应激障碍（complex-PTSD，C-PTSD）一般指人们在经历长期、反复的人为创伤事件后所形成的一种精神障碍。我们所熟知的PTSD是指个体在经历重大灾难性事件（通常是在短时间内发生的单一事件）后所形成的一种精神障碍。而C-PTSD由长期、慢性的创伤发展而来，比如家暴、校园欺凌、性侵。这种长期的创伤由于其隐蔽性，很难被其他人知晓，但它所带来的伤害远胜于单一事件。

在《国际疾病分类》（第11版）（ICD-11）中，C-PTSD主要包含PTSD的核心症状与自我组织失调两个部分。其中，PTSD的症状包含三个症状群：（1）对创伤经历的再体验；（2）回避与创伤相关的线索；（3）持续的高警觉状态。自我组织失调也包含三个方面：（1）情绪调节困难；（2）负性自我概念；（3）人际关系问题。诊断为C-PTSD需要同时满足PTSD和自我组织失调导致社会功能受损的条件。

ICD-11首次将C-PTSD作为一种独立的精神障碍提出。目前使用最为广泛且普遍得到认可的C-PTSD诊断工具是国际创伤问卷（International Trauma Questionnaire，ITQ）。该问卷的早期版本共23道题，其中有7道题测量PTSD的症状，另外16道题测量自我组织失调的症状。ITQ现在还处于发展过程中，其最新版本的题项更加简化。不过，该工具仅在英国的临床与一般群体中得到了验证，是否适用于其他文化背景及不同性质的群体，仍需进一步探究。除此之外，还有专门测量C-PTSD的量表，即复杂性创伤调查表（Complex Trauma Inventory，CTI）。该量表共包含20道题，同时测量症状程度与频率。不过，这一工具仍需在其他文化及样本群体中进行检验，其计分标准也需进一步完善。

（二）急性应激障碍

急性应激障碍（acute stress disorder，ASD）是指个体暴露于创伤事件后的2天到4周内就表现出应激症状的应激障碍。

1. ASD的症状

ASD最核心的症状是创伤再体验、回避与麻木和高度警觉。例如，创伤事件情境或当时的心理感受反复自动出现在意识里或梦境里，任何与创伤体验有关的情境均可诱发，患者因此回避各种与创伤有关的人或事，情感可以表现为麻木状态，常存在心动过速、出汗、面赤等自主神经症状。一般表现为茫然、注意狭窄、不能领会外在刺激、定向错误，甚至可达到分离性木僵的程度，或者表现为逃跑、神游、情感爆发等。

ASD 患者也可能存在分离症状，具体表现为麻木、情感反应迟钝、意识清晰度下降、不真实感、分离性遗忘、人格解体或现实解体等，并有可能伴随一些精神病性症状，比如有些患者在病情严重阶段可能出现思维联想松弛、片段性幻觉、妄想、严重的焦虑抑郁，甚至达到精神病的程度。

2. 预防 ASD

ASD 的预防主要是培养健康的心理素质、自我保护意识和提高应对应激事件的能力。根据患者的具体情况，协同有关方面改善环境，进行合理安排，使患者尽快脱离发病时的环境，包括对患者康复后的生活和工作方面进行帮助、指导和安排，重新调整患者的生活。必要时调换工作岗位，改善人际关系，建立新的生活规律，培养生活的乐趣，重视社会及家庭支持系统，以利于患者尽快康复。上述措施对预防有良好作用。

在应激反应中，认知评价起着关键作用，而教育是改变认知的重要途径。研究表明，心理健康教育对个性特征有着积极影响。尤其是对于救援人员和军人而言，平时就要培养积极应对方式，并应了解：有些情绪反应并不意味着脆弱或无能；掩饰或回避会阻碍对社会支持的利用，不利于心理健康。

3. 治疗 ASD

ASD 的治疗一般遵循心理危机干预的原则，即及时、就近、简洁。治疗的主要目的就是尽早消除创伤个体的病态应激反应，降低其随后形成 PTSD 的可能性。治疗的基本方法是心理干预为主、药物治疗为辅。

心理治疗对由强烈的生活应激事件引起的 ASD 具有重要的意义。首先，让患者尽快摆脱创伤环境，避免进一步的刺激。其次，在能与患者接触的情况下，建立良好的医患关系。与患者促膝交谈，对患者进行解释性心理治疗和支持性心理治疗，帮助患者建立起自我的心理应激应对方式，从而发挥个人的缓冲作用以避免过大的伤害。

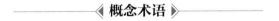

◆ 概念术语 ▶

应对　问题焦点型应对　情绪焦点型应对　趋向型应对　回避型应对　适应性应对
非适应性应对　远端应激经历　近端应激经历　个人控制感　社会支持　应激管理训练
应激　认知图式　心理创伤　创伤后应激障碍　复杂性创伤后应激障碍　急性应激障碍

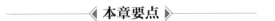

◆ 本章要点 ▶

1. 什么是应对？如何对应对进行分类？

当个体在一个特殊的情境中觉察到要求与资源间存在可感知的错配时，个体要么不得不改变应激源，要么不得不改变对它的解释方式来使其更加有益，这种努力就叫作应对。按照应对的功能可以将应对分为问题焦点型应对和情绪焦点型应对；按照是否趋近应激源可将应对分为趋向型应对和回避型应对；也可以根据提高适应性结果方面的有效性将应对分为适应性应对和非适应性应对。

2. 应对的环境和基因基础是什么？

环境与基因交互影响应对。与个体较差的应对能力密切相关的早期不利环境特征包括两类：较低的社会经济地位和恶劣的早期家庭环境。多巴胺能系统和5-羟色胺是影响个体应对的遗传因素。同时，与应对资源有关的基因的影响很可能受到环境因素的调节。例如，个体早期恶劣的家庭环境可能会导致其较差的应对能力，并使其毕生都存在精神和身体健康失调的风险，这种影响不仅是直接发生的，而且可能是通过基因与环境的相互作用产生的。

3. 应对与心理健康有怎样的关系？

首先，采取不同的应对方式可能对心理健康有不同的影响。例如，采取一些旨在调适压力的适应性策略有助于健康，但同时采取顺从和放弃的应对方式则可能给个体带来痛苦。其次，个体在应激情境下的应对方式不仅能够直接影响个体的心理健康，而且能够作为不同心理社会因素与心理健康之间的媒介。

4. 影响应对的个人资源有哪些？

较为稳定的个人资源可以帮助个体更好地应对应激源、减少心理痛苦、改善身心健康。较为常见的个人应对资源包括乐观、控制感和自尊。研究发现，乐观的个体能体会到更高的幸福感，更快从疾病中恢复；而具有较高个人控制感的个体大多具有更好的心理健康和身体健康，如积极的自我评价、较好的心理机能、较低的冠心病发病率等；高自尊同样可以帮助个体在面临应激事件时避免自己的身心健康受到损伤。

5. 应激管理训练的干预步骤包括哪些？

应激管理训练包括一系列干预方式，其目的是教会个体如何处理应激。根据应激反应模式，干预步骤包括：（1）利用问题解决策略来达到"鉴别应激"和"改变应激触发因素"的目的；（2）通过丰富的认知技术来识别扭曲的认知，并对其进行改变；（3）使用放松技巧来降低肌张力和高唤起的生理信号；（4）通过思考和预先演练来形成新的行为反应，以替代原先的自动化应激反应。

6. 如何对创伤后应激障碍进行干预？

创伤后应激障碍的治疗方法主要是逐步暴露疗法辅以其他的认知行为技术，或放松训练、认知重构等。放松有助于个体在回忆起创伤事件时，或在其他使人紧张、焦虑的时刻，控制自己的情绪唤起强度。认知重构则可以帮助个体改变对事件以及自我应对方式的错误认知，使受威胁感逐渐减少。除此之外，针对PTSD的另一种行之有效的治疗方法是眼动身心重建法（EMDR）。

◈ 复习思考题 ◈

1. 应对与应激有什么区别？

2．大五人格对应对有哪些影响？

3．案例分析：

李某是一名心理学专业的应届毕业生。毕业以后，她到一家心理咨询机构上班。这是一家规模较小的机构，李某最开始并不在乎工资多少，只要工作性质和自己的本专业相吻合就好，同时也希望能积累经验。她应聘的职位是心理咨询助理，正式工作时，老板告诉她由于公司人手不够，她需要同时兼顾某些线上销售工作。李某欣然答应，她想总会有所收获。就这样工作了两个月，李某渐渐地烦躁起来。她感觉自己学习的机会并不多，同时线上销售让她焦躁不安。不过当她依据自己的专业知识为客户解答问题，获得客户的认可时，她是开心的。老板跟她说，与客户交流互动的过程，本身也是自我成长的过程，可以帮助她把专业知识向实践转化。李某认可这一点，但是每当自己从心理老师的角色转换成销售者的角色时，她的内心就会不舒服。慢慢地，她开始抱怨工资低，抱怨培训机会少，也抱怨有销售压力。她几次有辞职的想法，但想到现在找工作不容易，又有些犹豫。她知道一些待遇好的大型心理机构里，好的岗位一般要求硕士研究生学历，而她只是本科生。即使进入这样的大机构，自己的主要工作也要从销售做起。李某感到十分迷茫，不知如何选择。

问题：

（1）李某当前应激情境下的困扰是由哪些因素造成的？

（2）假如你是李某的咨询师，她想要改变目前的困扰，你会给出哪些专业的应对方案？

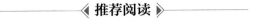

◀ 推荐阅读 ▶

科恩，曼纳里诺，德班赫尔．（2009）．心理创伤与复原：儿童与青少年心理创伤的认知行为疗法（耿文秀等译）．华东师范大学出版社．

拉扎勒斯，福尔克曼．（2020）．压力：评价与应对（曲晓艳译）．中国人民大学出版社．

郑日昌．（2008）．情绪管理压力应对．机械工业出版社．

【教学目标】

1. 了解医患关系的内涵、结构以及主要的医患关系模式。
2. 领会影响医患关系的主要因素。
3. 掌握医患关系的管理与干预方案。

【学习重点】

1. 什么是医患关系？其基本模式有哪些？
2. 医患关系的本质与核心是什么？
3. 医患关系的影响因素有哪些？
4. 和谐的医患关系由哪些成分构成？
5. 如何促进医患关系的改善？

【章节导读】

人民健康是民族昌盛和国家富强的重要标志。党的十八大以来，我国卫生健康事业取得新的显著成绩，医疗卫生服务水平大幅提高，居民主要健康指标总体优于中高收入国家平均水平。然而，近年来恶性医闹、伤医事件频发，不良的医患关系及其酝酿的恶性事件严重地损害了人们追求健康生活的美好愿望，影响了医疗卫生事业的顺利开展。

为了促进医疗卫生事业的良性发展，2019 年 12 月 28 日，我国医疗健康领域第一部基础综合性法律《基本医疗卫生与健康促进法》表决通过，其中明确规定："禁止任何组织和个人威胁、危害医疗卫生人员人身安全，侵犯医疗卫生人员人格尊严。"违反本法规定，构成违反治安管理行为的，依法给予治安管理处罚；构成犯罪的，依法追究刑事责任；造成人身、财产损害的，依法承担民事责任。

法律的制定无疑为医护人员的合法权益做出了保障，是社会法律制度的进步。和谐医患关系需要医患双方共同维护。医疗卫生事业的良性发展不仅需要硬性法律的保障，同时也需要伦理秩序的维系，"治标"与"治本"不能偏废，甚至应大力"治本"。从健康心理学的角度出发，构建良好的医患信任与医患关系就是"本"。那么，从哪些方面来"治本"，又如何来"治本"？本章我们将一起来了解医患关系的内涵与结构，学习医患关系的影响因素及干预方案。

第一节　医患关系的界定与结构

一、医患关系的界定

（一）医患关系的概念

医患关系主要体现在"医"和"患"双方的互动联结上，但是此处"医"和"患"的具体含义具有时代特异性。随着现代社会、医学发展的不断完善，医患关系概念的外延不断扩展。

狭义**医患关系**（doctor patient relationship）特指参与医护治疗活动的特定医生和患者的互动过程及结果，是医疗人际关系的关键。基于此类界定，医患互动过程中人际信任的建立和变化、双方的沟通能力及沟通策略、共情能力等影响人际互动质量的因素，是决定医患关系动态变化趋势的核心要素。

在广义医患关系中，医方不仅仅局限于直接参与救治的医务人员，还包括医疗单位及其医务工作者。患方由过去单纯的患者本人扩展为任何与患者有着直接或间接关系的社会群体。广义医患关系基础上群际认知偏差、群体认同等群际互动的社会心理机制差异是医患关系危机产生的重要因素。

（二）医患关系的组成部分和特点

基于生物-心理-社会模式的医患关系既要考虑生理层面的客观诊断，也要考虑心理社会层面的情感和谐，因此，医患关系由技术性关系和非技术性关系两部分组成。

技术性关系主要是指患者在接受治疗的过程中由于接触医院医疗设备、病情诊断、药物治疗等具体的医疗行为而产生的医患关系。它依托医院设备、药物、医术建立，医疗设备的完备及精密程度、诊断的及时有效性、医务人员的专业技术能力都直接影响技术性医患关系。

非技术性关系由具体医疗行为之外的其他因素构成，具体来说包括医院的就诊环境与基础设施建设、医德医风、服务意识与态度、医患沟通与信任、卫生健康知识宣传等其他方面的内容（阮玲，2021；Pilnick & Dingwall，2011；Du et al.，2020）。

医患关系的特点有紧密性、技术性和专业性三个方面。紧密性（close）表现为医生处理的问题都是涉及患者私密的问题；技术性（technical）表现为医生对患者的诉求给予正确的指导反馈；专业性（professional）表现为医生引导患者进行最优治疗决策的选择（Camanho，2013）。

医患关系亟待改善与管理

2021年2月2日，北京市第三中级人民法院公开宣判了北京朝阳医院伤医案，以故意杀人罪判处被告人崔某某死刑，缓期二年执行，剥夺政治权利终身。法院审理查明，被告人崔某某因其眼睛治疗效果未达其预期，对朝阳医院陶某等诊治医生心生怨恨，伺机报复。

上述暴力伤医案并非个例。近年来，暴力伤医事件屡见不鲜。尤其是在枪支合法的国家，暴力伤医所造成的后果可能更为严重。据美国有线电视新闻网（CNN）报道，2022年6月1日，45岁的路易斯因不满圣弗朗西斯医院的医生对其背部的手术治疗效果，在沟通无果后，选择购买枪支，在医院行凶，并扬言要杀掉自己的主治医生以及所有阻碍自己的人。最终路易斯在杀害了2名医院的天才医生、1名医院的工作人员以及1名见义勇为者后死亡，并造成约10人受伤。此次恶性伤医事件可以说是近几年最为恶劣与严重的医院暴力事件。无独有偶，据《圣路易斯邮报》报道，位于密苏里州布里奇顿的健康德保医院的现任和前任护士称医院领导多次无视加强安保的请求，导致两名员工于2022年7月11日在医院被刺伤。

（三）医患关系的本质

医患关系的本质是"利益共同体"，医患双方有"战胜疾病"的共同目标，达成这一目标既需要依靠医务人员的精湛医术和良好医德，又需要患者与医务人员同心同力、积极配合。只有双方共同承担起相应的责任，医患合作才能取得良好的治疗结果（阮玲，2021）。

二、医患关系的模式

医患关系直接关系到患者的身心健康，也关系到医方的成就感和社会声誉，良好的医患关系是促进双方共同发展与提升的保障。围绕当前医患关系的现状，研究者开展了大量研究探索医患关系的模式，并尝试提出最佳的医患关系模式。

（一）医学心理学角度的三种基本模式

美国学者萨斯和霍伦德（Szasz & Hollender，1956）从医学心理学角度将医患关系划分为三种基本模式，即主动被动型、指导合作型和共同参与型（见表8-1）。

在主动被动型关系中，医生的角色是"为患者服务"，患者的角色是"被动接受者"，即完全不能进行相应的回应。这种关系模式的主要应用场景有麻醉、急性创伤、昏迷、谵妄等，模式的原型属于"父母-婴儿"关系。

在指导合作型关系中，医生的角色是"指导患者做"，患者的角色是"合作者"，也就是需要遵医嘱。这种关系模型的主要应用场景有急性感染等，模式的原型属于"父母-儿童/青少年"关系。

在共同参与型关系中，医生的角色是"帮助患者自助"，患者的角色是"医疗活动参与者"，也就是利用专家的帮助。这种关系模型的主要应用场景为大部分的慢性疾病、心理分析等，模式的原型属于"成人-成人"关系。

表 8-1　医患关系的三种基本模式

模式	医生角色	患者角色	主要应用场景	模式原型
主动被动型	为患者服务	被动接受者	麻醉、急性创伤、昏迷等	父母-婴儿
指导合作型	指导患者做	合作者	急性感染等	父母-儿童/青少年
共同参与型	帮助患者自助	医疗活动参与者	慢性疾病、心理分析等	成人-成人

来源：Szasz & Hollender，1956。

（二）伦理学角度的四种模式

维奇（Veatch，1972）结合医患关系的特点，从伦理学的角度出发，提出医患关系存在四种模式（见表 8-2）：工程模式、教士模式、同僚模式和契约模式。工程模式是指医疗过程中更加强调技术纯粹，医生只管技术，将所有与疾病相关的事实提供给患者以便患者决定是否让医生治疗自身的疾病。教士模式中医生对患者具有绝对权威，患者不具有自主性。同僚模式强调医患之间相互信任、相互尊重的同伴关系，但该模式受阶层、经济地位等限制，往往难以形成。契约模式强调非法律形式下医患双方的权责约束关系，虽然都是通过一些模糊的条款进行表达，双方有共同的利益、对各自做出的决定负责，但双方并不觉得彼此之间完全平等（李泽，2019）。

表 8-2　伦理学角度的四种模式

医患模式	医生	患者
工程模式	提供并强调技术	选择并决定是否治疗
教士模式	绝对权威	不具有自主性
同僚模式	强调相互尊重、相互信任（受阶层、经济地位等限制）	
契约模式	强调权责约束关系，各自对自己所做决定负责	

（三）医生技术和患者心理因素角度的二维四类模式

王林等（2014）从医生技术和患者心理因素两方面，对医患关系模式进行研究，并提出了四类医患关系模式。医疗质量代表医生技术方面，患者信任则涵盖患者心理因素方面。在诊疗过程中，医生和患者有不同的期待，患者期待医生提供高质量的医疗服务，医生期待患者的信任。因此，研究者以医疗质量和患者信任这两个维度，构建不同类型的医患关系模式。由图 8-1 可见，依据医疗质量和患者信任这两个重要因子水平的高低形成了四类医患关系模式，即和谐医患关系模式、改善医患关系模式、不善医患关系模式和紧张医患关系模式。

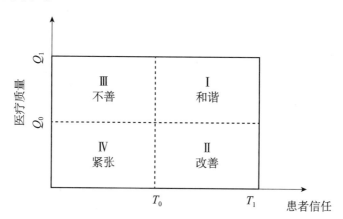

图 8-1　医生技术和患者心理因素角度的二维四类模式

来源：王林 等，2014。

和谐医患关系模式（better doctor-patient relationship model）：在诊疗过程中既体现出有较高的医疗质量水平，也有较高的患者信任度。和谐医患关系情形下，医患之间相互尊重、相互信任，以共同战胜病痛。

改善医患关系模式（good doctor-patient relationship model）：在诊疗过程中患者对医生有较高的信任水平，但由于种种原因，医疗质量较低。在较高信任水平下，对于医学本身的复杂性和不确定性导致诊疗过程中出现一些误诊或漏诊等问题，患者是可以接受和理解的。如果有足够的信任，即使这些误诊或漏诊是由医生自身诊治水平不高引起的，患者也会给予充分的谅解。

不善医患关系模式（bad doctor-patient relationship model）：在诊疗过程中体现的医疗质量水平很高，但患者的信任水平却较低。医生拥有很好的医疗知识、技能和能力，能够较好地解除患者的病痛，但患者缺乏对医生的信任，质疑诊疗过程中的医疗方法和行为等，导致医患关系较为紧张，甚至引起医疗纠纷。

紧张医患关系模式（worse doctor-patient relationship model）：在诊疗过程中既出现了较低水平的医疗质量，也出现了患者失去对医生的信任。患者会谴责由于医生的自身治疗水平等原因出现的一些误诊或漏诊等情况。由于患者不信任医生，即使医疗质量较差是由医学复杂性和不确定性引起的，也易引发医患冲突。

三、医患关系的理论

医学的发展经历了神灵主义模式、自然哲学模式、机械论和生物医学模式以及生物-心理-社会模式的阶段，不同的医学模式阶段，医患关系具有不同的特点。早期的神灵主义医学模式和自然哲学医学模式下医患关系主要是神与人的关系、具有初步医德规范的医患关系（刘伶俐，2010）。而就研究者关于医患关系的研究脉络来看，西方学界的研究主要围绕生物医学模式和生物-心理-社会模式来探讨，基于此形成了医患关系的社会角色理论和医患沟通理论。

20 世纪 60 年代以前，帕森斯（Parsons，1951）提出的医患关系社会角色理论受到人们的普遍认可。他认为，医生和患者之间的关系是基于医生对患者健康问题的处理，公众对医患关系的认识停留在医生在医患关系中处于主导地位、患者处于被支配地位的状态。

20 世纪 60 年代之后，医患关系紧张，甚至医患冲突事件逐渐增多，颇有影响的医患沟通理论（Levy，1984）以及以患者为中心的医疗模式（Moja & Vegni，1998）应运而生；沟通被视为良好医患关系的重要基础，医患之间的互动被看作基于协商的过程。这一时期对医患关系的影响因素以及医患互动中医生和患者的权力分配等问题给予了集中关注（孙连荣，王沛，2019b；杨同卫，路文涛，2006）。

纵观我国古代社会，医患互动的过程基于经验医学的望、闻、问、切形式，这一时期儒家的"仁爱"思想成为处理医患关系的指导思想，社会强调医生的人文关怀，医生把"治病救人"作为自己的责任，因此，医患之间的关系相对单纯、和谐（刘伶俐，2010）。直至 20 世纪 90 年代后期，随着社会经济发展与文化的快速转型，原有"医生主动、患者被动"的医患关系模式失去效力，进入了从"以疾病为中心"的生物医学模式向"以患者为中心"的生物-心理-社会模式转变的阶段；医患关系的和谐程度每况愈下，医患冲突时有爆发，医患关系开始引发社会各界的关注（贾晓莉 等，2014，孙连荣，王沛，2019b）。

四、医患关系的形成机制

（一）医患信任：基础和核心

医患信任是医患关系和谐的基础和核心。20 世纪 80 年代以来，关于信任的基础研究成果逐渐被引入医疗领域，出现了对"医患信任"的专门界定，以及对医患信任关系建立和发展机制的阐述。已有的研究者就根据信任的理论把医患信任分为人际信任和群际信任。医患人际信任来源于医患个体互动产生的理性认同与感性依赖，医患群际信任来源于医患群体间相互的社会认同（孙连荣，王沛，2019b；李泽，2019；张黎夫，2015；李梁悦 等，2021）。

李梁悦等（2021）则从医患信任的角度出发，提出了"医患信任关系形成机制的社会心理学模型"（见图 8-2）。该模型从医患人际信任和群际信任两个层面归结了社会心理学有关构建医患关系的相关理论观点，整合性地分析了影响医患人际信任和群际信任的关键因素，揭示了其互动机制。

（二）医患互动：情境与过程

对于医患互动的心理过程，研究者主要聚焦于真实情境下的医患互动和虚拟环境下的医患互动。

1. 真实情境下的医患互动

关于真实情境下的医患互动，国内研究主要集中于对中国古代医患互动模式的分析

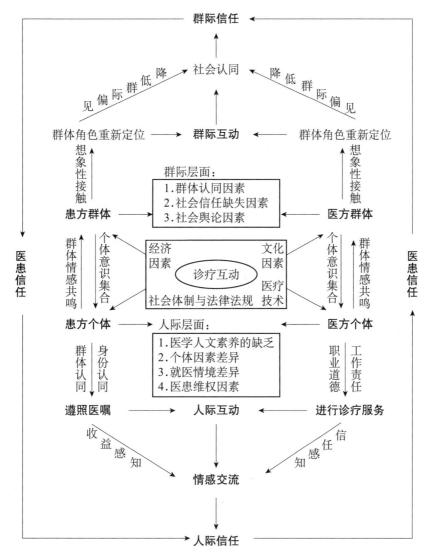

图 8-2 医患信任关系形成机制的社会心理学模型

来源：李梁悦 等，2021。

以及对门诊中医患互动产生的情景对话的分析（李明，2020；余新忠，2019；李素，王雪玉，2020）。国外研究则主要关注医患互动对医生身心健康及患者依从性的影响。例如，研究发现，由医学生扮演医生角色会使得其应激水平显著上升，表现为唾液皮质醇升高和自评焦虑水平增加（Deinzer et al.，2019），有效的情绪调节策略可以增加医生幸福感和心理韧性（Weilenmann et al.，2018）。也有针对患者依从性的研究发现，当医生是指导性的、情绪中立的传统角色时，患者对医生的依从非常短暂（Davis，1971）。

2. 虚拟环境下的医患互动

相应的研究主要涉及在社交媒体、医疗 App 和在线医疗社区等平台的医患互动（倪晓琴 等，2020；童瑞玲 等，2019；马骋宇，2016；史海青，2014）。苏春艳（2015）指出，在新媒体时代，"患者"的互动方式逐渐转变为"行动者"，新媒体为患者交流和分享患病经历提供了空间，为相对于医生的患者联盟的形成提供了可能；除此之外，新媒体还为形成具有网络共享性的患病体验提供了平台，多样化的论坛和自媒体环境赋予患者前所未有的健康话语权，患者成为"外行专家"，并拥有和医生讨价还价的权力。与此同时，他们却还倚重医生并不断努力让医生接受他们自我医学化的结果。可见，虚拟环境下的医患互动较传统互动方式更加灵活、共享、即时，患者的主动性、权力感有所增强。

> 健康与生活

网络患者想从医患关系中得到什么？

传统医患关系中的医患角色和分工逐渐开始改变，医护人员和患者之间的互动逐渐发展为分享专业知识的伙伴关系，但双方对对方的期望可能并不总是很明确。

一项针对长期患病的糖尿病患者进行的研究使用质性研究方法（内容分析）对 4 个网络留言网站的患者留言进行了分析，包括他们的经验、观点和感觉。研究发现，患有长期疾病的人在互联网讨论板上分享的信息可以帮助我们了解患者对医护人员的期望。糖尿病患者更看重那些表现出对患者和患者知识尊重的医生，这些医生愿意倾听患者的想法并和患者开诚布公地讨论患者的方案。患者会感觉到他们可以也应该对自己的病情负责。他们把医生看作这个过程中的一个角色，但当这个角色缺失的时候，尽管没有医生对医疗资源进行把关可能会给患者带来很多困难，他们依然会使用替代的方案（如网页、病友或其他专家）来实现他们的目标。这体现了网络患者和传统患者相比不一样的特点：自主权增加，参与度提高，知识增加，更加追求平等和对信息的评估。

来源：Hewitt-Taylor & Bond，2012。

第二节　医患关系的关键影响因素

上一节提到医患关系可以从狭义和广义两方面来界定。狭义层面，医患关系特指参与医护治疗活动的特定医生和患者之间的互动过程及结果。广义层面，"医生"和"患者"分别由"医方"和"患方"所替代，医方不仅仅局限于直接参与救治的医务人员，还包括医疗单位及其医务工作者，患方由过去单纯的患者本人扩展为任何与患者有着直接或间接关系的社会群体（孙连荣，王沛，2019a）。从医患关系概念的狭义和广义的角度出发，医患关系可以分为个体和群际两个层面，因此，医患关系的影响因素也主要聚焦在这两个层面。

一、医患关系影响因素的理论模型

（一）医患关系的生态系统模型

为了更好地理解医患关系，我们可以把医患关系纳入生态系统理论来讨论。美国著名心理学家布朗芬布伦纳（Bronfenbrenner，1979）提出的生态系统理论认为，个体嵌套于互相影响的一系列环境系统，这些环境系统由内到外依次是微系统（如家庭、学校等）、中系统（如家庭与学校间的联系）、外系统（如重要他人的工作环境、媒体等）和宏系统（例如文化、亚文化等），个体在与环境系统的相互作用中不断发展。

在此基础上的医患关系生态系统模型如图8-3所示。

（1）微系统：个体接触和活动的直接环境，这个环境是动态变化的。患者与医生之间的直接交往与互动相当于微系统，在这个微系统中，患者与医生之间稳定和即时的情景因素，患者的常人疾病观、医生的职业倦怠、医患双方的沟通和共情等心理因素都对医患关系起着重要的影响作用。

（2）中系统：各微系统之间的联系或相互关系，它们之间的相互作用会对个体的发展产生影响。患者之间的互动交流相当于中系统，这会影响到他们对医患关系的看法，影响到个体层面的医患信任。

（3）外系统：个体并未直接参与但对其发展产生影响的系统，基于互联网的社交媒体正符合这一属性，网络信息会通过社交媒体被即时传递到社会大众身边，在此基础上的舆情传播成为影响医患关系的重要组成部分。

（4）宏系统：存在于以上三个系统中的文化、亚文化和社会制度等。除了社会医疗制度等客观影响因素，这一层面基于社会心态的医患刻板印象、群体认同等对医患关系的影响也不容忽视。

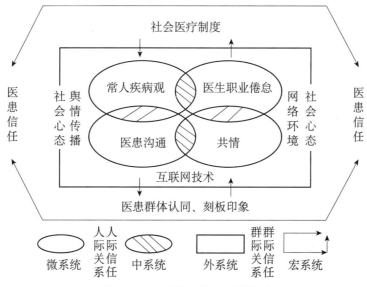

图8-3 医患关系生态系统模型

在医患生态系统中，各系统不是各自独立而是相互作用的。较外层系统的影响因素会作用于社会层面，形成群际医患社会心态，包括舆情传播、医患刻板印象、医患群体认同等。这种群体层面形成的群际医患社会心态会影响内层系统，与常人疾病观、医生职业倦怠和个人医患体验（医患双方的沟通和共情）等共同作用于人际医患关系，而个人的医患体验及常人疾病观也会通过社会互动及互联网媒介等舆情传播影响到群体层面的医患群体认同和社会心态，甚至是社会医疗制度的改革。

例如，已有的研究就表明，在正向报道的条件下，负向的在线评论能够显著影响受众对医患纠纷事件的感知和态度，且当负向评论具有事实性论据时，它会对受众的信任倾向产生消极影响（柴民权 等，2020）。群际认知偏差、群体认同等群际互动的社会心理机制差异是医患关系危机产生的重要群际因素，这类医患关系的实质涉及的是群体心理的动态发酵机制（Gries & Crowson，2010；孙连荣，王沛，2019a）。除此之外，多项研究的结果也显示，常人疾病观、医生职业满意度、医生职业倦怠等都与医患关系显著相关（Zhou et al.，2018；Schlomann & Schmitke，2007），这些因素共同影响着个体与群体层面的医患信任。

因此，在现有的生物-心理-社会模式的基础上，基于个体人际层面和社会群际层面来探讨影响医患之间的动态互动关系的因素，对于更深入地探究医患关系变化的心理机制有重要的意义。

（二）医患关系心理机制综合模型

有研究者试图从人际和群际的层面来探究医患关系的心理学模型。例如，孙连荣和王沛（2019b）通过整合医患关系的结构表征与动态建构过程，提出了和谐医患关系心理机制综合模型（见图 8-4），主张和谐医患关系的结构可以医疗满意度、医患信任以及医疗方案服从性作为基本的观测指标；和谐医患关系的动态建构过程经由就医前零接触的群际医患关系和医患互动过程中即时性的人际医患关系两大递进性成分相互作用后逐步形成。他们还提出，宏观与微观层面影响医患信任的各种因素可以作为支撑促进和谐医患关系的基础，而医患信任关系形成机制的社会心理学模型（见图 8-2）也可以为我们对医患关系的研究提供借鉴。

基于医患关系和医患信任的相关模型，可以看出医患关系与医患信任密不可分，医患信任是医患关系和谐的基础和核心（Cho et al.，2011；Earle，2010），对医患关系的研究离不开对医患信任的探讨。因此，借鉴上述研究者的思路，下面分别从人际医患关系和群际医患关系两个路径出发，对影响医患关系的因素进行讨论。

二、医患关系的影响因素

（一）人际层面的影响因素

人际层面的医患关系是医生与患者在具体的医疗实践中形成的一种人际关系，这种关系不仅受到医方和患方自身特性（如常人疾病观、医生职业倦怠等）的影响，同时还与他们之间的互动有关，这种互动主要表现为医患沟通、共情以及互联网发展带来的医患权力格局的变化。

1. 常人疾病观

所谓"常人"（layman），是指普通的、非专业领域的人士（吕小康 等，2019）。在医疗视域中，常人通常指未接受医学相关教育的患方，主要包括患者本人及其亲属等。

常人疾病观（lay beliefs/theories of illness）是指患方对某一种类疾病的产生原因、

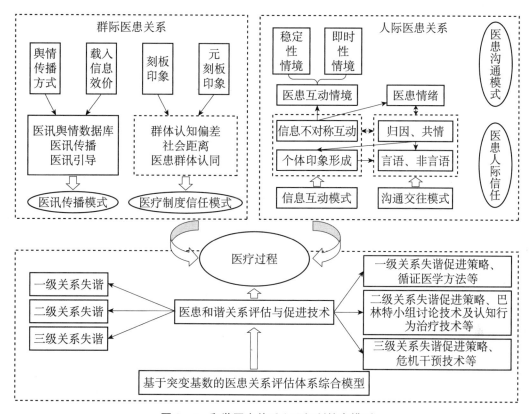

图 8 - 4 和谐医患关系心理机制综合模型

来源：孙连荣，王沛，2019b。

治疗方法、病情发展状况、意义与影响等问题的认知、解释和态度的集合。这种疾病观是一种关于疾病的朴素的态度与观念，虽然它通常会受到科学的影响，但它是基于观察得出的对某一现象的解释，是普通人对医学相关知识的现象学建构，并不具备可抽象为一般性原则的属性，因此，它属于"弱理论"范畴。常人疾病观具有无明确量化法则、研究对象边界不明晰、无法直接精准地预测病情等特点（Furnham & Kirkcaldy，2015；吕小康 等，2019）。

常人疾病观对医患关系的影响主要体现为双方信念差异所形成的医患沟通过程中的信任问题。当医患双方关于疾病的观念不一致时，医患沟通的满意度就会受到影响，患方对医方的信任降低，从而影响医患关系。此处的常人疾病观主要涉及医患沟通中的信息特征。

为此，王丹旸和朱冬青（2015）提出了信息交换的医患沟通模型（见图 8 - 5）。在该模型中，医生和患者是沟通的主体，信息是医患沟通的客体。在接收或反馈信息的过程中，患者所产生的心理反应代表着医患沟通的效果。沟通需求的结构不匹配是影响医患沟通效果的重要因素，而信息需求结构的不匹配在其中占重要地位。信息是核心要素，常人疾病观和医方所持专业知识之间的差异正是造成信息不匹配的"认知鸿沟"的先导因素。根据信任发展模型，人际信任的正向演变随着积极互动的积累而发生，最终产生认同型信任（Lewicki & Bunker，1996）。而医患双方信息的不对称必然会对相互认同，尤其是患者对医生的认同造成不良影响，从而负向作用于医患信任。

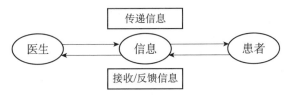

图 8-5　信息交换医患沟通模型

来源：王丹旸，朱冬青，2015。

常人疾病观的影响还会体现在患者就诊后的行为上，主要是信息差异在行为层面会造成患方对于医嘱的不依从行为。例如，研究表明，厌食症患者的常人疾病观对其利用卫生服务和对治疗计划的依从有直接的影响，患者的疾病观会使其形成"逃避者""成就者""转换者""惩罚者"四种感知通路，从而影响其对于治疗的态度和行为（Gulliksen et al.，2017）。已有的元分析也发现，当患者从常人角度认为的有效疗法与医生对其采取的疗法相一致时，患者的病情更可能好转而且不易放弃治疗，但是当患者自我倾向的疗法和医生实际实施的疗法不同时，患者的病情减轻程度较小，从而产生更大的身心消耗，造成较差的医疗合作，影响医患关系（Swift & Callahan，2009）。基于不同国家和人种的研究都表明了患者所持的常人疾病观对其后续就医行为的影响，而对于专业医生的医嘱的依从涉及医治过程的科学性以及治疗的效果，这会直接影响患者的就医结果，从而影响医患关系。

除此之外，常人疾病观也会通过是否对医疗服务满意等因素影响治疗过程与结果，从而影响医患关系的和谐（吕小康 等，2019）。

2. 医生的职业倦怠

职业倦怠（burnout）是一种生理上、心理上多维度的综合症状，主要特点是情感耗竭、去人格化和个人成就感降低，它会对个体的身心健康和工作表现产生不良的影响（Akhtar & Lee，2002）。医疗工作的职业特点决定了医护人员工作的高压性，处在医疗服务市场化转型期的医生会感受到更多的压力和挑战，与此同时，这种社会背景层面的变化也会导致医疗工作者的心态发生改变。

近年来，医护人员的职业倦怠存在高发的现象。有研究对 510 名临床医生进行调查，发现 80％的医生出现了高程度的职业倦怠；同时，研究还发现 1/3 以上的医生处于重度情感耗竭水平（崔妠 等，2013）。医生普遍对医患关系持消极的态度，医护人员的职业倦怠直接影响医患关系。随着职业倦怠程度的加重，医生对医患关系紧张度的认知趋于恶化。这表明现阶段我国医生正承受着巨大的职业压力，这种压力使得其情绪情感的损耗严重，职业的认同感不断降低，医患关系不断恶化（李梦莹 等，2019；谭海涛 等，2016）。这提示我们职业倦怠是医患关系的重要影响因素。

有学者提出了医患循环模型（见图 8-6），用以阐述医生职业倦怠的发展机制，认为医生的职业倦怠对医患关系有重要的影响（Williams et al.，2006）。

根据医患循环模型，医生倦怠可能会降低医疗服务效果，导致患者满意度降低，并表现出对治疗的低依从性。从公平理论与社会交换理论的角度来看，人有一种在关系中

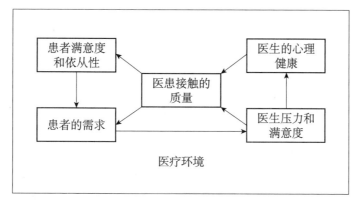

图 8 - 6 医患循环模型

来源：Williams et al.，2006。

追求互惠的内在倾向，感知到的不公平会促使个人将一种关系恢复到平衡状态。也就是说，如果患者在与医生相处时感知到了不良对待，则其倾向于以同样的方式回应医生，即医生提供的专业服务与患者的感激、遵从医嘱和症状减轻等表现是相平衡的（Bakker et al.，2000）。在医患关系中，医生采用以患者为中心的会面能降低患者提出医疗事故相关投诉的可能性，并减少医生与患者之间的矛盾与摩擦，从而缓解医患关系。

与此同时，患者的态度和行为可能会作为患者的要求，被医生视为额外的应激源，增强医生的职业倦怠，降低医患关系质量，从而形成恶性循环。根据退出-发言-忠诚理论，患者面对不良的体验时，会有退出关系、提出要求和保持忠诚三种应对方式，而这三种行为都会对医生或者患者产生不良的影响（Bakker et al.，2000）。例如，患者由于认知局限可能会提出让医生感到苛刻的要求，导致医生情感耗竭，从而降低医患关系的互惠性，使医生疏远患者。患者继而产生对立感，可能会增加自己的需求，给医生带来额外压力，从而使医患关系恶化，形成恶性循环。

通过医患循环模型，可以看出医生的职业倦怠会导致其心理健康状况变差，对医患双方的互动产生消极的作用，不利于和谐医患关系的形成。因此，作为影响医疗质量和医患关系的一个重要医方因素，需要给予医生的职业倦怠足够的关注，从医方角度探索干预的途径来改善医患关系。

3. 医患沟通

医患沟通是医患双方针对患者的健康问题及诊断治疗进行的信息交流，包括信息内容和与疾病诊治相关的心理社会层面。因此，医患沟通也被称为以医疗信息交流为中心的社会情感交流。

科技的进步促进了医疗技术的发展，这虽有利于医疗诊断，却减少了医患沟通，导致出现了"重技术，轻沟通"的现象。而医学术语自身的专业性使得医患双方的交流更加困难，医患互动大大减少。对于患者来说，良好的沟通是疾病得到有效治疗的重要前提；对于医护人员来说，医患沟通是做出正确的诊断和治疗的基础。只有医患双方均认为就医过程中良好的医患沟通有助于医患信任的建立，良好的医患关系才能形成。但目前，患者普遍认为与医生的沟通时间太短，且医生的语言不够通俗易懂，自己的知情选择权并没有得到充分的尊重（王献蜜 等，2014）。这表明患者的沟通需求并没有得到满足；医护人员的沟通技巧不足可能会导致医患间信息不对称、对疾病的理解不到位，从而影响患者的心态与后续治疗。因此，医患沟通模式仍需要不断地完善。

医患沟通主要有以下目标（Ha & Longnecker，2010）：

（1）促进信息交流。在前文我们已经探讨了沟通中的信息问题，良好的医患沟通有助于患者感知到医生对患者的理解，以一种开放的态度表达想法，促进医生对患者病情信息的了解和专业知识的分享。沟通在某种程度上是医患之间信息交流的助推剂，良性的沟通互动能使信息得到更大程度的共享，由此诊断与医治就更具针对性，患者的配合度也更高，这会促进其身体的恢复。同时，研究也发现，具有消极刻板印象的不同群体成员之间进行定期或长期的群际沟通，能够有效地抑制或消除消极刻板印象，而这正是医患双方相互理解，并试图接纳对方看法的开始（Ruscher & Hammer，2006）。

（2）建立良好的人际关系。在生物-心理-社会模式下，我们不仅应该考虑患者的生理需求，还要关注其情感层面的需求，形成身心双通路的保护性联动，建立良好的人际关系，共同作用于医患关系的良性发展。这主要表现在积极的信息传达方式、认真的倾听与支持等方面。已有的研究发现，更温和、友善和积极的语调可以提升医患沟通效果（Deledda et al.，2013）。医生的倾听越多，对患者消极情绪的应对与支持越多，患者所感知到的风险就越低，满意度也会上升，对医嘱的依从性也越高（Arora，2003）。因此，对于沟通过程中积极情感的传达与强调不容忽视，具有专业特性的医生的正向情绪反馈能使患者因疾病而产生的安全感不足得到缓解，它对于医疗活动的开展和患者的诊疗具有重要的意义。

（3）促进患者参与决策。当前的"以患者为中心"和"共同决策"的医患互动理念也强调尊重患者的决策参与权，促进医患共同决策。医患共同决策还存在很多现实的阻抗，例如医患双方主体对疾病的认知差异、医患双方的个性心理特征和情绪差异、医患双方的心理期望差异等（曾诗慧，尚鹤睿，2019）。这就需要我们注意沟通方式，逐渐实现决策模式从知情同意模式向医患共同决策模式转变。

决策参与权的落实主要体现在协同沟通上，协同沟通是一种互动、动态的关系。研究者提出，医患共同决策的实现建立于医患间的共同理解，因为医生倾向于基于已有的专业知识快速地做出决定，但是知识壁垒的存在使得患者并不总能在自己的知识体系中对其进行积极建构，因此应减少医患间信息的不对称，共同决策，从而达成共识（Arora，2003；Lee et al.，2002）。对患者情绪的理解和对医疗决策参与权的支持也会提高患者的满意度，有利于其生理和心理功能的恢复（Yanez et al.，2012）。

此外，在医患沟通的过程中，共情也是必不可少的元素之一，有助于提高医患双方的信任。从情感取向来讲，**共情**（empathy）是指个体理解他人的情绪情感状态，并在此基础上产生与他人相似的情绪体验和情感反应；从认知取向来讲，共情是设身处地理解他人的想法，在智力上理解他人的情感状态；从多维取向来讲，共情是认知、情感和行为等方面的结合，其中认知共情是角色采择能力及对他人想法和情感的理解能力，情感共情是对他人无意识的感受，而行为共情则是指言语或非言语的共情体验的沟通方式（陈晶 等，2007）。

从医生的角度来看，医疗共情要求医务工作者以患者为中心，对患者的情绪进行识别、感知和理解，并能将这种理解传达给患者，做出适当回应（杨璐，张曼华，2019；张莹 等，2014）。

情感共情可以调适医患情绪偏差，让患者感到自己被理解和被尊重，可以更好地放下自己的防御机制，真实地道出自己的病情，反馈自己的治疗感受（王娟 等，2011）；认知共情可以转变医患固有思维，使医生转换角度，真正以患者的视角认识和理解患者的现状（曾诗慧，尚鹤睿，2019）；而行为共情能够建立起医患良好的互动关系，可以让患者更大胆地表达自己的意愿，更积极地参与到治疗方案的制定中，配合医生的治疗（王娟 等，2011）。

从患者的角度来看，共情能使其更好地理解医生的工作压力和医疗本身的不确定性，从而减少对医生的负面反馈和与医生的对立，缓解给医生带来的额外压力和可能的职业倦怠，促进诊疗过程的有序开展。

（二）群际层面的影响因素

医患群际层面的社会心态变化会影响到和谐医患关系，它指导着医患双方做出归因、判断和行为决策，因此要重视和谐医患关系的社会心态建设。这需要我们考虑当下具体的社会文化环境，通过积极的医疗舆情传播影响社会大众对于医患关系的情绪，改善医患群体认知偏差，同时增进医患信任，促进医患关系良性发展。

1. 互联网技术与舆情传播

互联网技术的发展和科技知识的普及对医患关系也产生了重要的影响，主要体现在以下几个方面。

（1）打破医学专业壁垒。在患者层面，网络的发达为其获取医学知识提供了便利，医学的专业性在一定程度上被打破，医生的地位在一定程度上下降，医患双方的角色发生了一些变化，医疗决策模式也发生了改变。

一项研究显示，有75.2％的中国患者会通过网络获取健康信息，同时，分别有75％和60.8％的网友会参考医师的网络评价来选择就诊医师和就诊医院（戴菲菲 等，2014）。这表明在开放且可以自主获取医学知识的情况下，患者可以针对性地获取自己所需的相关内容，从而掌握更多的医学知识，有利于一定程度上打破专业壁垒，改变医患双方的信息不对称局面，但这也会导致医生智慧权威的下降（谢广宽，2015）。

（2）改善医患沟通。在医患沟通层面，互联网技术还可以提供多种平台，改善沟通效果。医患沟通是医患关系的一个重要方面，医患沟通的效果直接关系到医疗的效果和患者的满意度。互联网技术为医患沟通提供了更多的沟通平台，使得医患沟通更具便利性，医生也可以一定程度上从日常琐碎事务中脱离出来，线上与患者进行互动指导。互联网技术的应用体现了信息化时代大数据的优势，提高了医生处理信息的效率，为增加医患沟通时间、改善沟通效果创造了条件。

（3）便利医院管理。互联网技术、大数据、信息化也给医院管理带来了极大的便利，在此基础上实现的分级诊疗、双向转诊便利了患者的就医过程。云计算、大数据服务为医生诊断和治疗提供数据决策支持，有效降低了误诊率，提高了患者就医满意度，增加了医患信任，改善了医患关系（谢广宽，2015）。

与此同时，互联网自身的发展对医患关系的舆情传播造成了一定的影响。当前舆情传播主要的途径有传统新闻媒体和网络媒介。传统的新闻媒体是以往社会大众获得信息的重要来源，这种新闻媒体由于其载体特性，互动周期较长，多以单向传播为主。网络媒介是在互联网发展的基础上产生并成为强势主导的舆情传播方式。舆情传播理论认为，医讯的舆情传播方式对医患关系具有关键影响，因此以网络媒介为载体的舆情传播在当今医患社会心态的形成中占据着不可替代的地位。

不同于传统媒介以单向传播为主，网络媒介的特点主要有（戴菲菲 等，2014）：

- 实时性，指消息可以通过网络被及时同步地传递到社交网络平台。
- 互动性，指网络的开放使得公众可以对新闻事件发表意见，并且与他人产生互动。
- 发酵式，指信息被公众议论和评价后会迅速累积并受到更多人的关注与讨论。
- 匿名化，指网络的参与者通常在社交平台网站使用昵称，这使得其真实身份被隐藏。

网络媒介的这些特点决定了医患信息可以实时地传递到公众的身边，公众不再是信息被动的接收者，同时还是意见的发布者，这种双向的互动共同促进了群体意识的形成。

近年来，医患纠纷频发，群体意见在相关的新闻事件下得到发酵。"医疗纠纷"题材的报道不仅涉及医患关系的社会认知，也是社会情绪的重要反映（Nekovee et al.，2007）。在此过程中形成了典型的互动模式，即"媒体报道—在线评论"模式，其间还存在公众的讨论与评议。这种实时的双向互动能使得意见发酵，评论和看法会在这种互动中产生"雪球效应"，形成主导的意见阵营，这成为受众看法和立场的重要参照，由此网络媒介通过舆情传播在社会上形成一种潜在的公众认知（柴民权 等，2020；戴菲菲 等，2014）。需要注意的是，网络媒介也可能对医患关系的改善造成负面影响。

（1）网络信息的真实性与片面性。由于角色立场不同，网络投诉时，患者表述问题具有片面性，甚至会出现为了挑起舆论夸大问题的现象；也就是说，网络的匿名性导致孵化出的群体意见并不总是理性的。在此基础上，消息的真实性就有待考究；而消息进入网络传播渠道发酵升级后，对医院和医生都会产生不良的影响。

（2）媒体"亲弱势群体"的道德价值导向。为了吸引眼球，媒体很多时候会进行"偏见性"和"煽动性"的报道。这种煽动性正是新闻传播的催化剂，可能成为公众发泄情绪的渠道。在此基础上，社会大众会自动启动"内群体偏向"和"外群体偏向"。这种群体的意见对立会导致医患对抗情绪的产生，并酝酿发酵出弥散性的医患关系失谐社会心态（吕小康，朱振达，2016；孙连荣，王沛，2019b；汪新建，王丛，2016）。而且，这种基于群体的认知一旦形成就较难改变。

2. 医患刻板印象

刻板印象（stereotype）是人们关于某些社会群体的认知结构，这些认知结构包括知识、观念和期望（Macrae et al. Eds.，1996）。刻板印象没有对错之分，它形成后有较高的稳定性，可能会导致偏见的产生，给人们的认知和人际交往带来不良影响，甚至导致角色认知偏差和冲突的产生（王沛，1998；王沛，林崇德，2003）。

刻板印象包括是否喜欢和是否敬佩两个维度（Fiske et al.，1999），对于医生的刻板印象通常就属于是否敬佩维度。当前我国正处于社会转型的重要时期，社会环境的复杂性使社会信任危机问题变得严重。而"医闹"现象频发的社会氛围更使得医患社会信任面临危机，医生的社会形象受损，他们不再被大众视为救死扶伤者，而是自私的既得利益者。患者看到大众传媒对此类新闻的传播时，就容易对医方群体产生一种刻板印象，从而破坏医患信任。医患信任危机是医患关系失谐的社会心态根源，以此为基础，医患双方易形成有关对方群体的消极刻板印象，许多研究者都重视他人印象形成在和谐医患关系建设中的重要作用（Éthiermajcher et al.，2012；Kinzler et al.，2011）。

3. 医患群体认同

群体认同（group identity）是指个体对自己所属社会群体的身份的认可，以及付诸该群体的价值与情感（Cikara & van Bavel，2014）。

社会认同理论认为，个体会基于自我认知将自己归类于特定的群体，并对自己的群体产生认同（张莹瑞，佐斌，2006）。当个体被划分为具有一定特性的群体并对群体身份产生认同之后，个体就会基于群体产生一定的偏见或者变得狭隘（Hewstone et al.，2002）。

医患群体认同属于社会心态范畴的因素，群体认同是医患群际信任的首要条件，对医患信任的构建与发展具有重要影响。医生和患者由于身份不同，将自己归为患方群体或医方群体的一部分，并对内群体具有更强的包容心和自豪感。当矛盾发生时，内群体认同度越高，就越容易对外群体产生敌对情绪。因此，当医患冲突发生时，内群体会对外群体产生焦虑和抵触情绪，增加群际反感，使得内群体自动减少与外群体沟通的意愿。这也是当医患矛盾发生后，分属于双方的社会舆论往往争吵不断，难以冷静下来进行沟通的原因。因此，在日常生活中加强群体沟通，提高群体认同，开展包容性沟通就显得尤为重要（李梁悦 等，2021）。

医患群体双方所形成的群体认同也可能存在错位，从而对对方群体产生错误的角色行为期望。在消极刻板印象和群体认同错位等群际互动过程机制的影响下，医患群体双方在认知、态度和行为方面会产生多重矛盾，这为医患信任危机的产生提供了社会心理基础。因此，要重视消极刻板印象和不良群际认同的在医患关系中的作用（柴民权 等，2020）。

第三节 医患关系的管理与干预

医患纠纷和暴力伤医事件的频频发生提示我们医患关系亟待改善。医患关系已成为多学科聚焦的重大社会问题，研究者们从多个领域对改善与提升医患关系的对策进行了探讨（汪新建，王丛，2016）。例如，法学研究者聚焦于如何加强相应的法律和调解机制建设；传播学研究者聚焦于舆论环境建设和新闻传播导向；社会学研究者着眼于社会工作在和谐医患关系中的作用；心理学研究者则更多关注和谐医患沟通，重建医患信任。医患关系是一个复杂的社会问题，其成因有来自微系统、中系统、宏系统的多种因素，建设和谐的医患关系需要政府、医院、医生及其他医务工作者和患者的共同努力。

一、加强医患沟通，提高医患互信

在我国医患关系问题的成因中，提及频次较多的两项是医患之间缺乏沟通/沟通技巧欠缺和医患之间缺乏信任与理解（韩鹏 等，2013）。医患沟通和医疗服务质量会影响患者的满意度，进而影响医患互信（Du et al.，2020）。现代医学模式已经从"以医疗为中心"转变为"以人为中心"，医患关系逐渐向指导-参与型转换，正常健康的医患关系应该是相互理解、相互信任的平等合作关系。医务工作者要尊重患者应有的权利，重视患者的心理感受，患者也要尊重、理解、信任医务工作者，双方共同构建和谐的医患沟通模式。

（一）尊重患者隐私权、知情权和选择权

医疗机构有保护患者隐私的义务，医生对于患者的个人信息和病例等要做好保密工作，谨慎讨论病情。在患者就诊时，注意营造安静的门诊环境，让患者在安全、隐私的环境下讲述病情。

知情同意并不是从将知情同意书摆在患者面前时才开始的，而是贯穿于常规门诊活动的始终。在就诊过程中，医生应当对患者的病情信息和治疗过程进行充分告知，并且回应患者的疑虑，解答患者的疑问。医患双方的医学知识不对称，在文化背景、受教育程度、社会环境等方面存在巨大差异，这很容易使沟通出现障碍。研究者指出，医患沟通障碍的主要原因不在于医生没有充分告知，或者患者无法获取足够的信息，而在于医患之间的专业鸿沟对患者理解和吸收信息构成了障碍（庞聪，王国豫，2021）。因此，医护人员在与患者沟通时要采用通俗易懂的语言，尽量避免使用专业词汇。医护人员应当改变传统的医生处于主导地位、患者处于从属地位的主动-被动型医患关系，充分考虑患者的需求和意愿，使患者参与到共同决策过程中。医患共同决策是指医生告知患者治疗方案的疗效、益处以及风险，患者说明对疾病及相关风险的看法和疑虑，最后医生启发患者对治疗过程做出正确合理的选择。医患共同决策是双方积极沟通、协商的互动过程，体现了对医生和患者自主权的充分尊重。让患者参与自己的医疗决策，对于保障患者的知情同意权、提高患者的依从性、促进医患理解与合作有积极的作用（赵静 等，2021；高峰，赵明杰，2016）。

（二）学会共情，换位思考

作为医护人员，共情是一种重要的专业素养。认知共情有助于医护人员转变看待问题的角度，设身处地以患者的视角理解患者对疾病的认知和心理预期。情感共情使医护人员能辨别患者的情绪情感，及时给予帮助和支持。耐心倾听、合适的言语和非言语表达等都是共情的行为表现（曾诗慧，尚鹤睿，2019）。医生的共情能力在临床上的意义在实证研究中得到了验证，共情能力能够提高患者满意度（Wang et al.，2018），甚至能够提高患者治疗效果（Hojat et al.，2011）。患者在陈述病情时，往往伴随着情感的流露和希望的寄予，而医生在询问病情时，更想听到简单明了的病情和病史描述。这种

认知差异使得患者容易感到医生冷漠和缺少耐心。医生要意识到自己关注的对象是患病的人，而不是将其物化为器官、组织这样的客体。医生在诊疗过程中，要理解患者的悲痛、焦虑，敏锐地觉察患者的需求，及时给予情感支持。工作压力过大可能会损害临床医生的共情能力，产生共情疲劳现象，进一步加剧医患关系紧张（杨艳杰 等，2021）。基于巴林特小组方式的共情训练能够显著提升医患沟通能力（付剑芬 等，2021）。

临床工作中，如果患者情况较为特殊或者涉及信息较为敏感，医生的沟通方式就需要进行调整。例如，面对癌症这样的"坏消息"，告知时应当充分评估患者的心理承受能力，尊重患者的知情权与选择权，以不伤害为原则，循序渐进，在合适的时机以合适的方式进行告知，同时关注患者及其家人的情绪波动，给予鼓励和支持（杨微微 等，2020）。

（三）和谐的医患沟通模式

现有的医患沟通模式一般都是分层次、多阶段的，以建立关系为沟通目标，充分给予患者话语权（侯胜田，王海星，2014）。下面是几种国内外典型的医患沟通模式。

1. E4 沟通模式

针对医护人员的临床医患沟通实践，凯勒和卡罗尔（Keller & Carroll，1994）提出了医患沟通的 E4 模式，对强调发现问题（find it）、解决问题（fix it）的生物医学模式进行了补充。E4 沟通模式指出，医疗过程中必须完成四项沟通或关系任务：融入、共情、教育和合作。这四项任务没有先后顺序，并且可能在医患沟通过程中循环。

（1）融入（engage）。医生要引导患者向医生传递与自身疾病有关的信息，通过沟通获得患者对治疗过程的期望和目标。医生要接受双方认知和表达过程的差异：医生一般根据知识和经验做出决策，患者往往采用陈述的方式描述自身的情况。只有医患双方积极融入交流过程，才能成功实现信息的交流。此阶段的医生沟通技巧有：友好地向患者问好，建立联系；询问开放式问题，在最初几分钟耐心倾听患者的陈述，不要着急打断而是尝试做出积极合理的反应。

（2）共情（empathize）。医生应当仔细体会、接纳患者的感受和需求，并让患者感受到医生的尊重和支持。此阶段的医生沟通技巧有：在倾听和提问时注视对方，不要边听边写；尽量与患者的座位保持同一高度，避免视线遮挡；在沟通中使用身体语言，表达出接纳、理解的态度，消除医生和患者之间的沟通障碍。

（3）教育（educate）。医生应向患者传递与疾病治疗有关的知识，纠正患者对自身疾病的认知偏差，回答患者关于自身疾病的问题。大多数患者的疑问集中在诊断、病因、治疗、预后、对生活的影响这几个方面。医生要通过询问了解患者已知的信息，并进一步回答患者可能的疑问，确保患者关切的问题都得到解答。

（4）合作（enlist）。医生应与患者商定治疗方案，使患者服从医嘱，接受治疗。此阶段医生应当以简单易懂的方式阐明治疗方案，在沟通中对患者进行有效的鼓励，了解患者在治疗过程中的困难与障碍并及时排除。

医患沟通模式的干预研究

一项追踪研究采用随机对照试验的方法，将 156 名医生和他们的 2 196 名患者随机分为 4 组（对照组、仅医生训练组、仅患者训练组和二者都训练组）。医生在 3 个月内每月进行一次训练，每次训练包含 6 小时的互动工作坊和 30～45 分钟的指导课程。互动工作坊的内容包括医疗过程中的 E4 沟通模式、患者健康行为、医患关系紧张的原因分析等；指导课程的内容包括听患者就诊过程录音，听与临终患者沟通、知情同意、提升患者依从性等主题的录音等。患者的训练是在候诊时听 20 分钟患者指导手册的录音，内容包括如何针对医生关注的问题陈述病情、鼓励患者与医生讨论治疗方案等。

对医生进行为期 3 个月的干预后，患者的满意度得到了显著提升，并且更愿意将医生推荐给其他人；医生在就诊过程中的沟通技能得到提升，但对职业生活中人际方面的满意度有所下降。对患者进行干预后，医生对患者陈述病情这一过程的满意度有所提升。同时对医生和患者进行干预的效果最好，若仅对一方进行干预，可能反而会使医生的压力增加、满意度下降。

来源：Haskard et al.，2008。

2. SEGUE 框架

马库尔（Makoul，2001）提出的 SEGUE 框架将医患沟通分为准备（set the stage）、收集信息（elicit information）、提供信息（give information）、理解患者（understand the patient's perspective）以及结束沟通（end the encounter）5 个环节。马库尔还开发了共包含 25 个项目的测评工具，具体见表 8-3。SEGUE 量表被广泛应用于医患沟通的测量和培训研究（Liu et al.，2015）。

表 8-3　SEGUE 量表测评内容

环节	项目
准备	1. 礼貌称呼患者
	2. 问明患者就诊原因
	3. 介绍检查治疗方案及操作过程
	4. 建立医患信任关系
	5. 注重保护患者隐私
收集信息	6. 引导患者讲述对自身疾病的看法
	7. 系统询问患者社会心理状况
	8. 询问影响疾病的各种因素
	9. 讨论诊疗经过
	10. 讨论疾病对生活质量的影响
	11. 讨论健康生活，具体指口腔预防保健等知识
	12. 避免诱导提问、命令、不屑的语气
	13. 给患者时间陈述
	14. 用心倾听患者的陈述
	15. 核实获取的信息，询问具体的数量等

续表

环节	项目
提供信息	16. 解释操作依据，如拍片、化验结果等
	17. 告知检查情况
	18. 鼓励患者提问，消除疑惑
	19. 根据患者的理解能力调整解释方式，如不使用专业术语等
理解患者	20. 认同患者的努力，感谢患者的配合
	21. 体察患者的暗示，如操作过程需要停顿休息等
	22. 表达对患者的关心
	23. 保持尊重语气
结束沟通	24. 询问患者有无其他各种疑问
	25. 说明下一步诊疗方案

3. 四习惯模式

弗兰克尔和斯坦（Frankel & Stein，1999）提出的**四习惯模式**（Four Habits Model）将医患沟通分为接诊（invest in the beginning）、获取患者信息（elicit the patient's perspective）、施以同理心（demonstrate empathy）、结束应诊（invest in the end）4 个阶段。该模式描述了 4 个阶段的 13 项沟通技能以及每项技能下的若干沟通技巧和方法，并且对每个阶段的沟通效果进行了预测，帮助医生理解不同沟通技巧的作用（Stein et al.，2005；侯胜田，王海星，2014）。美国凯撒永久医疗集团（Kaiser Permanente）依据四习惯模式进行了很多医患沟通的教学与研究。以 1996 年开始进行的为期 5 天的沟通技能强化项目（Communication Skills Intensive）为例。该项目包含基于四习惯模式的 3 次 4 小时的小组练习，小组中包含 3 名参与的医生、1～2 名培训师、专业演员和一台录像机。这样的小组练习穿插在其他小组活动和大组交流展示中。相比参加培训 6 个月前，培训完 6 个月后，医生接诊的患者的满意度有效提升，例如在 2003 年的培训中，患者的满意度从 70.4% 提升至 73.5%（Stein et al.，2005）。

4. 以患者为中心的沟通模式

以人为本是医患沟通的重要原则。以患者为中心的沟通模式（patient-centered communication，PCC）的核心价值观在于：（1）考虑患者的需要、需求、观点及个人经验；（2）提供患者表达并参与诊疗的机会；（3）强化医患关系中的伙伴关系和理解力（林艳伟，2017）。

PCC 的操作性定义较多，例如强调医生应当关注患者的想法、需求、情感，尽量消除患者的恐惧与担忧；医患共同决策模式也充分体现了以患者为中心的原则。王等（Wong et al.，2020）提出，以患者为中心的医疗护理模式包括理解患者的需求、提供情感支持、带来身体的舒适、提供信息和健康教育、连续性和过渡性、护理的协调性、护理的可及性、家人和朋友的参与等方面。为了促进"以患者为中心"的医疗模式，主要的干预方式包括提高医护人员的沟通能力、专业素养、对患者的反应性，对患者开展健康教育，改善就诊的物理环境，等等。

5. 6S 延伸医患沟通模式

侯胜田和张永康（2014）结合已有的医患沟通模式对医患沟通的途径、范围和目标进行了延伸，提出了包含预备、融入、互动、教育、商定、维系 6 个环节的 6S 延伸医患沟通模式（six-stage extended model）。

（1）预备（prepare），指就诊前，患者通过电话、网络等途径对医疗机构或医生进行初步了解，与之初步交流。

（2）融入（engage），指医患双方会面后，医生与患者快速建立联系，将患者融入医疗服务过程。

（3）互动（interact），指医患关系建立后，双方围绕疾病、诊断以及治疗等主题进行互动与交流，包括医生引导患者陈述病情并对患者进行评估等。

（4）教育（education），指医生回答患者关注的问题，纠正错误认识，并向患者提供与疾病相关的知识与信息。

（5）商定（agree），指医生与患者协商制定治疗决策，并通过沟通使患者遵从医嘱。

（6）维系（retain），指结束面对面诊疗后的沟通过程，例如患者反馈治疗结果、医疗机构传播健康信息等。

6S 延伸医患沟通模式特别强调网络信息技术在医患沟通中的作用，例如预备和维系阶段，医方可以通过正规医疗机构的网站等平台与患者沟通；教育阶段也可以通过网络途径继续展开。同时，该模式还强调医患沟通的目标不仅是完成信息收集、患者教育、医患关系建立等，还包括提升医疗机构形象、获得患者忠诚等。所有这些都为医患沟通实践、教学、研究提供了新的框架（侯胜田，张永康，2014）。

二、改进医疗服务流程，营造和谐环境

（一）营造便捷、温馨的诊疗环境

患者对医院服务的价值、品牌、流程、环境、沟通的感知都会直接影响就医满意度，因此从医院层面，也要坚持以患者为本的思想，不断提升自身服务能力，提高患者的满意度（石景芬，2010）。针对流程因素，医院应根据自己的软硬件设备、楼层布局、患者容量等实际情况，不断优化各项检查、就医的流程，着力解决患者排队等候、反复奔波、多次缴费等问题，为患者提供方便，节约时间（石景芬，2010）。就诊时的环境因素会影响患者身体和心理的舒适程度，医院应通盘考虑交通、停车等外部环境和内部设施设备、装修装饰等，营造适合患者休养的优美环境。例如，可以适当使用暖色调的灯光，营造温馨的气氛，减轻患者的紧张、焦虑的情绪；采用简单易懂的指示标识，减轻患者的认知负担，使患者能够快速了解就医流程；提高门诊室的隔音水平，保护患者隐私；还可以设置用药咨询处、健康咨询处等服务窗口，使患者所关心的与疾病相关的疑问得到专业解答。医院为患者提供渠道，对就诊过程中医生的服务质量进行评价和反馈，也有助于提高患者的满意度（Qiao et al.，2017）。

随着生物医学模式向生物-心理-社会模式转变，以患者为中心对医生的人文素养提

出了更高的要求。医院应当坚持正确的价值观，切实坚持以患者为中心，注重对医务人员开展人文素质教育，例如通过宣传医德高尚的先进人物和先进事迹，发挥榜样作用；通过讲座、培训等形式，提高医生的沟通技巧；完善医务人员的评价体系，将医德医风纳入考核标准等。人文教育应当贯穿于整个教育体系，从小培养人的情绪调节能力、共情能力和交流沟通能力；在医学生的教育中，也要加强医学生的人文素质教育，培养医学生高尚的道德情操和人格修养。

（二）关注医务工作者的心理健康

医务人员由于工作繁忙，工作压力大，自身的身心健康很容易受到挑战，属于职业倦怠的高发群体。为了减轻职业倦怠的问题，个人层面医生要增强职业修养，更新专业知识，培养兴趣爱好，增强抗压能力，平衡家庭-工作关系，从亲人、朋友、同事中获得社会支持。从医院管理方面，应当尽量减轻医务人员的工作负担，提供更多的休假机会，并且通过制定合理可行、员工认可的绩效管理体系，提高医生的主观能动性和职业认同。医院还应当关注医务人员的心理健康，建立心理咨询的渠道，提供相应的培训和援助。李敏（2015）发现，通过为期2个月共8次的团体心理咨询，医生的共情能力、沟通能力和医患关系都有所提升。正念疗法通过正念呼吸、冥想和躯体扫描，可以使医护人员不受干扰、不带外部评判地体验当下的思维和情感，缓解工作压力，减少消极情绪，有助于医护人员减轻职业倦怠（黄淑婷 等，2020）。巴林特小组也为助力医生处理自身情绪问题、缓解职业压力提供了可行的方法（陈海兴，2020）。

巴林特小组是一种以小组讨论的方式，专注医患关系，帮助医生发现和解决在治疗实践中遇到的各种问题，促进其沟通技能发展的活动。巴林特小组最早是一种为家庭全科医生提供督导的方法，20世纪50年代开始，巴林特小组活动在世界上的影响力逐渐扩大（Salinsky，2002；赵建平，2012）。通常一个巴林特小组有8～12个成员，由受过专业训练、能够胜任小组督导工作的心理治疗师作为组长，定期进行活动。每次活动约1.5小时，由1人提供案例分享，小组针对案例进行深入讨论，具体活动流程见表8-4。巴林特小组活动有助于医生处理自身的情绪问题，提高医生的沟通能力和工作能力，缓解职业压力，预防职业倦怠（陈海兴，2020）。

表8-4 巴林特小组活动的程序

阶段	具体活动
一	组长在活动开始时询问谁愿意提供一个案例，例如讲述一起引起自己明显情绪反应的医患矛盾事件。
二	讲述者详细描述自己遇到这个患者以及后续事件的细节，说明与患者接触时自己的感受和想法。其他小组成员只倾听，不询问或打断讲述过程。
三	讲述者提出自己的困惑和问题，其他人可以对案例的细节提出问题。然后小组成员自由、安全地表达看法，进行讨论，谈论自己的感受或者给出建议，包括讨论的过程中想法的改变。这时要求讲述者只倾听，不做解释。
四	讲述者总结讨论过程给自己带来的感受，大家反馈的内容中自己感觉最重要的是哪些。
五	组长对整个讨论过程，以及每个人的观察能力、共情能力、自我觉察能力、反省能力等进行总结，感谢发言者。

三、加强宏观环境建设，共建良好医疗生态环境

解决医患关系问题是一项复杂、长期的系统工程，需要医患双方的共同努力，也需要多个学科、多个部门的通力配合。

（一）推进法制建设，建立有效的医疗风险防范化解机制

政府应尽快建立和完善相关法律法规，明确医患双方的权利和义务，依法保障公民医疗权益和医疗机构行医权利不受侵害（吴海波，2006）。法律关系下的医患双方都不得滥用权力，侵害对方利益或者谋取不正当利益。对医务人员违反医德规范的不正当行为，可给予教育和行政处分，违反法律的，要依据违法行为的不同情况，追究相应的法律责任。同样，对于患者的违法行为，也要依据情节的轻重，追究相应的法律责任。

针对医疗质量、医疗安全、医疗机构管理，制定有关法律法规的实施细则，修订完善有关医疗损害赔偿纠纷的法律，建设规范化的投诉管理和医疗调解机制。有效的患者投诉管理系统需要解决两个问题。首先，患者有机会就他们的经历提供反馈，并在自身的经历与期望不符时进行投诉；其次是医疗卫生系统充分分析、响应和利用患者的反馈，实现医疗服务治疗的提升。一项元分析指出，已有研究对患者投诉的问题的干预主要集中在投诉收集、投诉分析、投诉处理三个方面（Mirzoev & Kane，2018）。投诉收集阶段，需要提升患者投诉的机会、能力和动机，例如通过免费热线收集反馈、由专门工作人员保密收集投诉等。投诉分析阶段，需要专人受理投诉事件，采用标准化分类对投诉的内容和治疗进行统计等。投诉处理阶段，需要对每项投诉进行及时、充分的回应，超过半数的投诉仅通过道歉和解释就可以得到解决（Robinson et al.，2014），提出患者可接受的解决方案，进而对服务质量进行改进。

加大普法宣传力度，促进医患双方树立依法就治、依法行医的法制观念，时刻以法律为准绳，规范自身的行为。另外还需要加强对医患纠纷调解程序的宣传，使得医患双方将人民调解机制作为解决医疗纠纷的首选。为了保护患者和医疗机构及其医务人员的合法权益，国务院2002年发布实施了《医疗事故处理条例》、2018年发布实施了《医疗纠纷预防和处理条例》，许多省份也都出台了地方性法规或政府规章，在实践经验中不断完成细则。其中，《医疗纠纷预防和处理条例》对医疗纠纷处理的原则、途径和程序进行了阐述，一方面强调关口前移，通过加强医疗质量安全管理、畅通医患沟通渠道，从源头预防和减少纠纷；另一方面强调发挥人民调解在解决医疗纠纷中的主渠道作用，倡导以柔性方式化解医疗纠纷，促进医患和谐。

（二）完善社会医疗保障体系

患者的经济负担也是影响医患关系的重要因素。从根本上解决"看病难，看病贵"的问题，有助于和谐的医患关系的建立。政府应当充分发挥主导作用，增加对医疗卫生事业的投入，健全医疗保障体系。一方面让医疗保障覆盖更多的人群，切实缓解百姓看

病的经济压力；另一方面对于享受医疗保障的患者，简化报销程序，健全监督机制，避免款项浪费。

政府还应当加强资源的宏观调配，均衡各级医疗机构的资源配置。我国目前医疗资源比较稀缺，而且在人员、资金和设备上都存在严重的地区发展不平衡。有限的医疗卫生资源向大城市的大医院集中，而在层次较低的医院和基层医院投入不足。在城市地区，需要加强社区卫生服务网络建设，积极改善社区医疗服务条件，建立转诊分诊制度，鼓励患者合理就医，既有利于分流患者、缓解大医院的看病压力，又有利于减轻城市居民的医疗费用负担；在农村地区，要加强对农村医疗卫生事业的财政支持，改变农村地区缺医少药和公共卫生事业建设滞后的局面（古津贤，李大钦 主编，2009）。

（三）宣传正面例子，正确引导舆论

大众都有作为患者的经历，更容易站在患者的立场，而对医生的立场很难产生共情。媒体应当重视报道大部分医务人员的真实工作状况，不仅关注医患冲突事件，也要报道医德高尚、医术高明的正面例子，促进医患双方的相互理解、相互信任。

随着社会进入自媒体时代，人们发布信息和参与传播的门槛和成本都很低，每个人既是信息的接收者，又是信息的发布者。社交媒体上对医疗事故的片面报道很难确保真实性，往往容易营造偏激的舆论氛围，激化医患矛盾。还有一些个人、医院或企业在利益的驱使下可能会传播一些不科学的医疗健康信息，不利于和谐医患关系的构建。个人层面，我们要加强对信息的辨别能力，不杜撰、散播未经证实的信息，做负责任的网民，自觉举报虚假、违法的信息；社会层面，社交媒体监管部门要加强对医疗有关信息的审核。

（四）普及医学常识，祛除患者的不合理信念

推动教育的普及，提高患者群体的文化素质，可以减少医患沟通的客观障碍。例如一项干预研究发现，患者在就诊前通过书面形式结构化地描述自己的健康状况，组织自己的需求与问题，对医患沟通的质量有积极的影响（Talen et al.，2011）。

现有的医学技术并不能查明和治愈所有疾病，医学的复杂性也增加了医生诊疗的难度，医生常常无法为患者提供"万全之策"。许多患者缺乏医学专业知识，可能对医疗服务存在过高的期望，当治疗效果不能达到预期时，就会产生不满的情绪。社会和医院应该利用多种渠道对公众进行医疗基础知识的普及，让患者了解医疗行业的高技术性、高风险性和不确定性，祛除就医时可能存在的一些不合理信念。另外通过医学常识的普及，公众可以获得更多关于常见疾病的预防、治疗和护理的知识，有助于促进自身的身体健康。

2019年国家卫生健康委出台了《健康中国行动（2019—2030年）》，围绕疾病预防和健康促进两大核心，提出将开展15个重大专项行动，其中第一个专项行动就是健康知识普及。具体行动目标包括建立并完善健康科普专家库和资源库，构建健康科普知识发布和传播机制；中央广电总台对公益性健康节目和栏目，在时段、时长上给予倾斜保障；建立医疗机构和医务人员开展健康教育和健康促进的绩效考核机制等。针对我国居民健康素养水平总体较低的现状——2017年居民健康素养水平只有14%——国家卫生健康委

提出到 2030 年，全国居民健康素养水平不低于 30％。这些都体现出国家对国民健康的重视。健康素养水平的提升能够帮助患者更高效地与医生沟通，帮助医生更好地制定治疗方案，也能够减少患者的不合理信念，对改善医患关系有着极大的作用，因此也应该被健康心理学研究者重视。

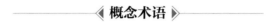

◈ 概念术语 ◈

医患关系　和谐医患关系模式　改善医患关系模式　不善医患关系模式　紧张医患关系模式　常人疾病观　职业倦怠　共情　刻板印象　群体认同　四习惯模式

◈ 本章要点 ◈

1. 什么是医患关系？其基本模式有哪些？

从个体和群体层面，医患关系可以分为狭义医患关系和广义医患关系；从生理和心理社会层面，医患关系可以分为技术性关系和非技术性关系。主动被动型、指导合作型和共同参与型是医患关系的三种基本模式。

2. 医患关系的本质与核心是什么？

医患关系的本质是"利益共同体"，而医患信任是医患关系和谐的基础和核心。在遵循生物-心理-社会模式的现代社会，要学会使用电子健康技术和数据科学等现代方式来为医学服务，从而促进医患关系。

3. 医患关系的影响因素有哪些？

根据医患关系的生态系统模型，个体层面医患关系的影响因素主要包括医方和患方自身特性，如常人疾病观、医生职业倦怠等。同时，个体层面医患关系还与他们之间的互动有关，这种互动主要体现在医患沟通以及共情带来的医患权力格局改变上。群体层面医患关系的影响因素主要包括互联网技术与舆情传播、医患刻板印象、医患群体认同等。

4. 和谐的医患关系由哪些成分构成？

和谐医患关系心理机制综合模型主张和谐医患关系的结构可以医疗满意度、医患信任以及医疗方案服从性作为基本的观测指标；和谐医患关系的动态建构过程经由就医前零接触的群际医患关系和医患互动过程中即时性的人际医患关系两大递进性成分相互作用后逐步形成。

5. 如何促进医患关系的改善？

医患纠纷的频发提示我们医患关系亟待改善。因此，医护人员要尊重患者的隐私、知情权和选择权，学会沟通和换位思考，善于运用以患者为中心的医患沟通模式等来提高医患互信；医疗机构要营造便捷、温馨的诊疗环境，关注医务工作者的心理健康，从而促进医疗服务流程改善，营造和谐就诊环境。此外，社会层面要推进法制建设，完善社会医疗保障体系，建立有效的医疗风险防范化解机制，普及医学常识，去除患者的不合理信念；媒体要宣传正面例子，正确引导舆论，从而加强宏观环境建设，共建良好医疗生态环境。

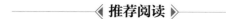

◀ 复习思考题 ▶

1. 什么是医患关系？医患关系的基本模式有哪几种？
2. 近年来，医疗暴力冲突事件频发，请分析出现这种现象的原因以及如何改变。
3. 影响医患关系的因素有哪些？
4. 分析与比较几种和谐医患沟通模式的异同。

◀ 推荐阅读 ▶

尚鹤睿．（2011）．*医患关系的心理学研究*．中央编译出版社．

赖斯．（2000）．*健康心理学*（4 版，胡佩诚等译）．中国轻工业出版社．

乐虹．（2011）．*当代医患关系及纠纷防控新思维*．科学出版社．

第九章

疼痛与疼痛管理

1. 理解疼痛的概念与意义,掌握疼痛的分类方式及类型,了解疼痛背后的神经机制,掌握不同的疼痛测量方法。

2. 掌握四种经典的疼痛理论(特异性理论、强度理论、模式理论以及闸门控制理论),理解疼痛产生的生理、心理以及社会等多种因素的作用。

3. 了解各类常见的疼痛治疗技术、方法及其优劣势,理解疼痛治疗背后的心理机制,能够从心理学角度在临床情境中为患者提供有效、适宜的治疗方案。

【学习重点】

1. 什么是疼痛?其意义是什么?

2. 如何对疼痛进行评估?

3. 经典的疼痛理论有哪些?

4. 疼痛的行为疗法有哪些?

5. 什么是疼痛的安慰剂效应?

【章节导读】

"人们认为感觉不到疼痛是一件不可思议的事情,它几乎让你成为超人。但对于我们这些患有先天性无痛症的人来说,情况正好相反。我们很想知道疼痛是什么,疼痛是什么感觉。没有它,你的生活充满了挑战。"

贝兹是一名先天性无痛症(congenital insensitivity to pain,CIP)患者。从小贝兹的身上都是大大小小的伤口,他的父母曾经甚至因为他笨手笨脚经常受伤而怀疑他有智力障碍。直到5岁时,贝兹咬掉了自己的舌尖却没有任何的疼痛反应,才被确诊为先天性无痛症。尽管明确了病症,贝兹的症状依然没有缓解。不久之后,他从楼梯上跳下来,导致右脚距骨骨折。贝兹是幸运的,尽管面对各种"意外状况",他依然有惊无险地长大了，其他同样的患者却并没有如此幸运。虽然先天性无痛症极其罕见，但一旦患病，其后果几乎是毁灭性的。研究人员克鲁特讲述了另一个年轻男孩的故事。这个男孩是一名特型演员，他能够走在烧热的煤块上并在手臂上插刀子，却没有表现出任何疼痛的迹象。最终，他在十几岁时从屋顶上跳下来，不幸身亡。

疼痛是临床上最常见的症状之一。根据 2017 年英国广播公司（BBC）的新闻报道，每年约有 1/10 的成年人被诊断患有慢性疼痛，每次慢性疼痛的发作时间平均在 7 年左右。大多数人不堪疼痛的困扰，选择采用各种各样的方式缓解自己的疼痛，其中止痛药是最快捷和方便的选择。据统计，全球人口每天消耗大约 140 亿剂止痛药。虽然疼痛往往伴随着生理、心理及行为上的痛苦，但正如上文中的案例，丧失疼痛也同样会给人们带来痛苦。虽然人们害怕疼痛，但是从人类发展的角度来看，疼痛作为身体的自然预警机制，在保护人们的同时能够降低人们从事高危、高风险活动的可能性。

第一节　疼痛概述

一、疼痛的定义与意义

（一）疼痛的定义

1979 年，国际疼痛协会（International Association for the Study of Pain，IASP）提出了**疼痛**（pain）的定义：一种与实际或潜在的组织损伤相关的不愉快的感觉和情感体验，或能够用这种损伤来描述的体验。随着对疼痛的深入了解，研究者们对该定义进行了重新界定。2020 年，IASP 颁布了新版疼痛定义：一种与实际或潜在的组织损伤有关或类似的不愉快的感觉和情感体验。与 1979 年的定义相比，2020 年的定义能够描述的对象范围更广，涵盖婴儿、老人及其他不能用语言表达疼痛的人，甚至包括动物。

IASP 强调，疼痛有 6 个关键特性：
- 疼痛是一种个人体验，它会受到生理、心理和社会因素不同程度的影响。
- 疼痛和痛觉是两种不同的现象。不能仅仅从感觉神经元的活动来推断疼痛。
- 通过个体的生活经历，人们习得了疼痛的概念。
- 每个人对疼痛经历的报告都应该受到尊重。
- 虽然疼痛通常起适应作用（adaptive role），但它可能对个体功能、社会和心理适应产生不利影响。

● 语言描述只是表达疼痛的几种行为之一，无法沟通并不代表人类或非人类动物没有经历疼痛。

在临床上，疼痛包含疼痛感觉、疼痛感受、疼痛反应三个方面（刘小立，2020）。**疼痛感觉**（pain sensation）是由异常刺激作用于痛觉神经感受器产生神经冲动，经过一系列传导到达神经中枢引起的感觉。**疼痛感受**（pain perception or feeling）是一种主观体验，也就是对疼痛感觉的认知与解释，其内涵是痛苦（suffering），基本成分是情感与动机（Backonia，1996）。**疼痛反应**（pain response or reaction）往往包含生理反应、心理反应及行为反应，是人们在对疼痛感觉及疼痛感受进行整合后的外在表现。人们的疼痛反应往往会受到各种因素的影响，包括个体的内在因素，如人的性格，也包括外在的环境因素，如文化影响、获得的社会支持等（Ombregt，2013；Yu et al.，2022）。疼痛感觉、疼痛感受、疼痛反应三者之间存在明显的差异，同时也存在紧密的联系，共同构成临床上疼痛的概念。

（二）疼痛的意义

1995 年，美国疼痛协会（American Pain Society，APS）正式将疼痛列为第五大生命体征，与血压、体温、呼吸、脉搏一起作为反映人生命体征的重要指标。

首先，疼痛作为一种身体处于异常状态的有效警报，能够促使患者发现自身疾病并及时就医。一些重大疾病的患者在患病初期往往会表现出相关的疼痛症状，这能够提醒患者，避免疾病进一步恶化。尤其是急性疼痛的患者往往会迅速地表现出适应性行为，例如减少活动、摄入药物来促进相关损伤的愈合。疼痛带来的焦虑情绪也会促进患者遵循医生的治疗方案（Keefe & Block，1982）。

其次，疼痛能够帮助医护人员寻找疾病原因。虽然疼痛并不是疾病的特异属性，但是大多数疾病伴有一定程度的疼痛症状（刘小立，2020）。疼痛的位置、属性、特点等往往能够帮助医护人员更快、更好地确定患者的病因并对症下药。

最后，疼痛是一种机体保护机制。无论是人还是动物，在习得疼痛概念的过程中，由于对疼痛的恐惧，都会习得对可能造成疼痛的事件的回避（吕振勇，2013）。这也与本章开头提到的贝兹案例相符，如贝兹一样患有先天性无痛症的人往往在很年轻时，便由于各种意外不幸去世了。因为他们并不能感受疼痛，也就缺乏对一些危险事件的正确认知，更可能进行危及生命的高风险活动。

二、疼痛的类型

依据不同划分标准，疼痛可以分为不同类型，通常对疼痛的分类多基于疼痛的时间、疼痛的神经生理机制以及疼痛的部位等因素。

（一）慢性疼痛与急性疼痛

根据疼痛的发作时间及方式进行分类，疼痛可以分为慢性疼痛和急性疼痛（Keefe，1982）。慢性疼痛（chronic pain）是指持续或者反复发作超过3个月的疼痛，是一种常见的慢性疾病（谭冠先 主编，2005；陈思晴，童莺歌，2020；Keefe，1982；Nugraha et al.，2019）。2018年，ICD-11又将慢性疼痛划分为慢性原发性疼痛、慢性癌症相关疼痛、慢性术后和创伤后疼痛、慢性继发性肌肉骨骼疼痛、慢性继发性内脏痛、慢性神经病理性疼痛，以及慢性继发性头痛或颌面痛七大类（引自吕岩 等，2018）。

根据IASP给出的定义，急性疼痛（acute pain）是指近期产生的、持续时间较短的、有明确病因的疼痛。急性疼痛往往突然发生，且能够找到疼痛原因，通过服用一定的止痛药物即可缓解。在经过恰当的护理后，急性疼痛会逐渐消退。常见的急性疼痛有术后痛、分娩痛、外伤痛或运动伤痛、烧伤或烫伤痛、疾病状态相关痛、急性神经痛以及晚期癌痛（王祥瑞，2007）。例如，术后疼痛（postoperative pain）就是一种典型的急性疼痛。需要注意的是，急性疼痛如果没有受到充足的重视，就有可能转变为慢性疼痛，治疗过程中患者面临的一些消极因素，如不健康的生活方式、较低的社会支持水平、患者心理健康水平以及物质滥用史等可能会加剧这种转变（Gallagher et al.，2000）。由急性疼痛转变为慢性疼痛的中间过程也可以被称为前慢性疼痛（prechronic pain）。

（二）六大类疼痛

基于病理生理学，疼痛主要分为以下六大类（韩睿 等，2017），这六类疼痛同时涵盖了慢性疼痛和急性疼痛。

（1）炎性疼痛（inflammatory pain）：属于一种慢性疼痛，是一种因细菌、病毒等造成的感染或损伤带来的疼痛，具有共同的组织病理，即炎症。炎症又可分为组织源性、免疫源性和神经源性炎症。炎症所造成的炎性疼痛是患者人数最多的一种疼痛类型（引自李芸，傅志俭，2016）。

（2）神经病理性疼痛（neuropathic pain）：由神经系统的原发损害或功能障碍引发或导致的疼痛。这一定义后来被更改为由躯体感觉系统的损害或疾病导致的疼痛，使其指代的损害部位更加明确（Jensen，2010）。

（3）癌性疼痛（cancer pain）：往往是由可证实的病变或失调造成的，可能是由直接的组织损伤或炎症等造成的持续性疼痛（Portenoy，2011）。

（4）痉挛性疼痛（spastic pain）：又称缺血性疼痛，往往是由于血管、骨骼肌等结构发生了生理改变，造成组织缺血，进而导致相应部位的痉挛性疼痛。

（5）心因性疼痛（psychogenic pain）：一类无法用器质性原因解释的疼痛，患者可能并没有器质性的疾病，但却表现出了疼痛症状，可能与患者的情绪或认知等因素有关。慢性头痛就是一种典型的心因性疼痛，部分心因性疼痛也可能被诊断为躯体障碍。

（6）其他疼痛（other pain）：原发性疼痛、牵涉痛等发病机制仍有待进一步探究的疼痛类型。

（三）浅表痛、深部痛和牵涉痛

根据疼痛的部位不同，疼痛可以区分为浅表痛、深部痛以及牵涉痛（田明清，高崇荣，2003；郑方，邓迺封 主编，1996）。

浅表痛（superficial pain）是由机械性、化学性、物理性的不良刺激引起的皮肤和黏膜部位的疼痛。其疼痛程度非常剧烈，有精确的定位，并产生肌肉活动，多呈局限性，如刀割、针刺。深部痛（deep pain）是指内脏、关节、胸膜、腹膜等部位受刺激而产生的疼痛，常表现为灼痛。深部痛并没有精确的定位，且不呈局限性。牵涉痛（referred pain）是一种反射性疼痛，指由内脏疾病引起的体表相应部位出现的疼痛或痛觉过敏，如胆囊炎表现为右肩痛。因此，牵涉痛在一定程度上能够帮助医护人员诊断一些内脏疾病。此外，牵涉痛可伴有肌肉痉挛和自主神经系统异常。

除上述获得广泛认可的分类方式外，世界卫生组织还根据疼痛的强度，将疼痛划分为五类，分别为不痛（0 级）、轻度痛（Ⅰ 级，主要表现为间歇性疼痛，可不用药）、中度痛（Ⅱ 级，主要表现为持续的疼痛，患者通常服用止痛药）、重度痛（Ⅲ级，同样为持续痛，疼痛水平较中度更为剧烈，患者必须服用止痛药才能保证正常生活），以及严重痛（Ⅳ 级，持续的剧痛，往往伴随着血压、脉搏等生理指标的变化）。

经典研究

社会疼痛

社会疼痛（social pain）指的是个体因社会排斥、负面社会评价等所造成的与社会联系或社会价值相关的实际或潜在损害而产生的不愉快经历，如丧亲、失恋都能造成社会疼痛。

研究者们也开发了在实验室中激发社会疼痛的方法，如观察拒绝主题图片、观察拒绝表情以及 Cyberball 社会拒绝范式等。其中，Cyberball 范式通过一项线上传球运动来进行：参与者会被安排与两个假"参与者"玩传球游戏，在初始阶段接到两个球后，参与者不会再接到任何传球，从而使参与者感受到社会排斥，形成社会疼痛。

社会疼痛对于人类的发展与进化也有重要的意义：在人类进化初期，采取群居的生活方式，进食、休息、迁移等行为都以集体为单位，互相帮忙，彼此照顾，这种情况下脱离集体的个人往往会受到生存的威胁，而社会疼痛则在此过程当中起到提醒与警示的作用（Eisenberger，2012）。

近年来，研究者们也对社会疼痛的脑机制进行了探究。王一乐和邹来泉（2018）对这些研究进行了总结，发现不同类型的社会疼痛均能够激活大脑痛觉情感成分区域，尤其是前扣带回与脑岛（见图 9-1）。

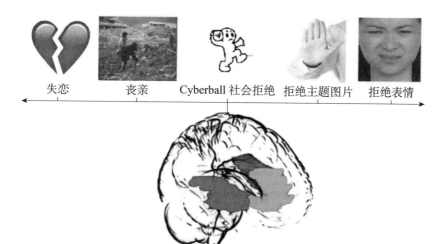

失恋　　　丧亲　　Cyberball 社会拒绝　拒绝主题图片　拒绝表情

图 9 - 1　社会疼痛的神经机制

注：深灰部分：前扣带回；浅灰部分：脑岛。

来源：王一乐，邹来泉，2018。

三、疼痛的测量

对疼痛进行恰当的评估是帮助不同疾病患者控制疼痛乃至摆脱疼痛的第一步，也是最重要的一步（Gagliese & Melzack，1997）。在疼痛的分类中，我们介绍了世界卫生组织划分的疼痛等级，这有助于我们了解疼痛的强度，但在临床与研究的应用中仅靠定性的强度划分是远远不够的，需要更加准确有效的测量方式。

在对患者疼痛的评估中，除了解疼痛的具体强度以外，还要明确患者疼痛的类型及具体表现，但单纯依靠临床工作人员对患者的疼痛水平进行评估可能造成较大的误差（Wilson & McSherry，2006）。因此，研究者们开发出了不同的疼痛测量方式，这些方式各有特点，其适用的群体也较为全面地涵盖了不同年龄段的患者，以便广大医护人员在对患者的疼痛进行评估时进行合适的选择（孙婷 等，2016）。

目前已有的疼痛测量方式主要可以分为以下三类：自我报告法、行为测量法和生理测量法。

（一）自我报告法

自我报告法（self-report）要求患者基于量表或问卷选择符合自己疼痛情况的描述，对自身疼痛的程度等进行报告。由于这种方法对患者自身的理解能力有一定的要求，往往更适合作为成年人或 12 岁以上儿童的疼痛评估工具。

梅尔扎克和托格森（Melzack & Torgerson，1971）最早区分了三种表达痛苦的方式：哭泣和呻吟、疼痛感叹、疼痛描述。此外，为具体区分疼痛的具体属性，他们将102 个从临床文献中获取的词区分为感觉、情感和评价三个主要类别以及 16 个亚类

（Melzack，1975；Melzack & Torgerson，1971；另见赵英，2002）。每个亚类都由一些性质相似的词组成，但它们之间也存在细微的差别，以便患者能够准确地选择，帮助医生明确其具体症状。

梅尔扎克（Melzack，1975）在此基础上进一步开发了麦吉尔疼痛问卷（McGill Pain Questionnaire，MPQ）。MPQ 主要由感觉（sensory）、情感（affective）和评估（evaluative）三大类描述词组成，患者使用相应的词汇来描述自己的主观疼痛体验。除此之外，患者的疼痛强度及其他疼痛属性也都有所调查。MPQ 记录的指标包括：（1）疼痛评分指数（pain rating index，PRI）：根据患者所选词在组中的位置可以得出一个数值，所选词的数值之和即为疼痛评分指数。（2）选择的词的数量。（3）5 点疼痛强度量表中的疼痛强度评分。在已有研究及应用中，MPQ 均表现出了较高的信效度（Melzack，2005），为患者疼痛的评估提供了极大的便利，也是目前依然得到广泛应用的疼痛量表之一。

但 MPQ 本身相对较长，患者平均需要 5～10 分钟才能完成，因此在一些研究及应用中并不十分理想。为此，梅尔扎克（Melzack，1987）进一步开发了简版 MPQ（SF-MPQ）。SF-MPQ 包括 15 个描述词，其中 11 个感官词、4 个情绪词，采用 4 点量表进行评分（不同等级评分与不同的疼痛强度相对应，0＝没有，1＝轻微，2＝中度，3＝严重）。此外，SF-MPQ 还增加了一道描述当前疼痛强度的题目以及视觉模拟评分，也就是视觉模拟量表（Visual Analogue Scale，VAS）。

VAS 由塞特和赫斯基森（Sehtt & Huskisson，1976）开发，通常用于描述患者当下或过去 24 小时内的疼痛程度。VAS 较为简洁，仅由一条连续的直线量尺构成，一端为 0，代表无痛，另一端为 100，代表剧痛，患者根据自己的疼痛情况，选择 0～100 中的某个数字来描述自己的疼痛情况。相比 MPQ，VAS 更为省时省力，患者仅需要 1 分钟就能够完成作答，且 VAS 更易操作，对患者的理解能力要求更低，即使是抽象思维能力轻度受损的患者也能够较好地完成（孙婷 等，2016），其结果也较为准确，与已有研究中的疼痛词语和数字评定量表高度相关（Ekblom & Hansson，1988），对疼痛过程中的临床处置较为敏感（Schmid & Sandler，1999）。此外，由于 VAS 的比率衡量性质，其能够准确获得多个时间点或多个独立的个体的疼痛百分率差异。

但 VAS 仅注重疼痛强度的测量，忽略了疼痛的性质、特点等其他属性。因此 SF-MPQ 开发时结合了 MPQ 和 VAS 具有的优点，能够较好地对患者的疼痛强度及性质等进行评估，并表现出了良好的信效度（Strand et al.，2008），且 SF-MPQ 更为简洁，得到了广泛应用。

此外，研究者们还提出了其他的疼痛自我报告方式来帮助临床工作人员更好地评估疼痛，如在 VAS 基础上开发的数字评定量表（Number Rating Scale，NRS）以及危重症患者疼痛观察工具（Critical Care Pain Observation Tool，CPOT）、简明疼痛问卷（Brief Pain Questionnaire，BPQ）等。

虽然自我报告的方式方便快捷，且能够较准确地帮助医生了解患者的疼痛状况，但仍有一些情况使研究者及医护人员不得不通过其他方式评估患者的疼痛，比如：对新生儿疼痛的评估，或对其他不具备自我报告能力的患者疼痛的评估，例如阿尔茨海默病患者等（Hurley et al.，1992）。这时就需要医护人员或研究者灵活地采用其他测量方式，如行为测量法。

（二）行为测量法

福代斯（Fordyce，1974）发现，人们在疼痛的过程中往往也会伴随其他行为表现，如呻吟、面部扭曲及其他可观察到的痛苦的肢体行为等。因此，在进行疼痛测量的过程中，相关的行为也被纳入了测量范畴。

对儿童疼痛的测量往往会包含哭闹、面部表情，躯体动作等多个方面。例如，常用于儿童疼痛测量的东安大略省儿童医院疼痛量表（Children's Hospital of Eastern Ontario Pain Scale，CHEOPS）采取 4 级评分的方式，从哭闹、面部表情、言语表述、躯干运动、触摸伤口的企图、腿部活动 6 个方面对 4～7 岁儿童的疼痛加以评估（McGrath et al.，1985）。而主要用于测量婴幼儿疼痛情况的小儿疼痛行为量表（Face，Legs，Activity，Crying，Consolability，FLACC），其测量内容包括婴幼儿腿部动作、活动、哭闹、可抚慰性（Merkel et al.，1997）。该量表采用 3 级评分法，总分越高代表婴儿疼痛水平越高。

对老年人的疼痛测量则多会纳入与痛处相关的肢体动作、负面声音、面部表情等多个指标。例如，非言语性疼痛指标检查表（Checklist of Nonverbal Pain Indicators，CNPI）从非言语的声音、表情痛苦、保护性支撑、按摩痛处、坐立不安及语言诉说 6 个方面评估老年人的疼痛程度（Feldt，2000）。艾比等（Abbey et al.，2004）开发的疼痛量表则包括声音、面部表情、肢体语言改变、行为变化、生理变化以及躯体变化 6 个方面。

虽然不同行为测量量表的测量方式不同，但从中可以看出大部分量表均关注患者与疼痛相关的行为表现或变化。

（三）生理测量法

除了自我报告及行为测量，通过测量生理指标来评估患者的疼痛程度也具有临床及研究上的应用价值，这些指标包括心率（Loggia et al.，2011；Tousignant-Laflamme et al.，2005）、温度（张文征 等，2012）、皮肤电导以及环境光下瞳孔不稳定性（Lin et al.，2018）等。近年来，一些新型技术也被应用到了疼痛的相关测量与诊断中。

红外热成像技术（thermography），又名温差摄影，就是利用患者的相关疼痛部位的组织温度升高或降低（即人体局部热平衡被破坏）来进行辅助诊断的（张文征 等，2012）。从 20 世纪 90 年代开始，红外热成像技术就在我国被应用到了各项疾病的诊治中，且能够有效地指导医生进行中医辨证施治。

肌电图（electromyography，EMG）则是通过人们的肌肉紧张程度来对人们的疼痛水平进行测量；处于疼痛状态时，人们的肌肉紧张水平往往更高。研究者们也开始关注一些疼痛中的自主反应指标，例如心率、出汗、流经皮肤的氧量等，但这类指标存在较大的争议，因为它们的变化会受到疼痛外的因素的影响，往往无法明确区分（Tobias，1993）。

功能性磁共振成像（functional magnetic resonance imaging，fMRI）也被应用到了

疼痛研究中，为探究不同疼痛模式的神经机制带来了更多可能。fMRI 研究发现，急性眼痛患者的不同脑区存在异常脑内活动模式，这可能有助于揭示眼痛的潜在神经机制（Yang et al.，2021）。一些研究者也在探究更多可能的疼痛测量方式，例如采用光源-探测器小距离散射光谱测量慢性疼痛（戴丽娟 等，2020），开发了基于多种生理信号的疼痛测量系统（Chu et al.，2017），等等。

第二节　疼痛理论

一、疼痛的早期理论

人类对疼痛及其作用机制的探索最早可以追溯至笛卡儿对神经传导的描述，然而至今尚未形成统一的疼痛理论。

（一）特异性理论

19 世纪初，贝尔（Charles Bell）基于解剖学的证据提出，神经是由具有特殊功能的异质神经元组成的，脊髓的背根和前根在功能上是不同的，疼痛存在专门的感觉路径（Bell & Shaw，1868）。随后，帕西尼安小球（Pacinian corpuscles）、触觉小体（Meissner's corpuscles）、梅克尔氏小盘（Merkel's discs）以及鲁菲尼氏小体（Ruffini's end-organs）等皮肤触觉感受器的发现，进一步表明不同感觉可能是由特定的神经纤维编码的（Moayedi & Davis，2013）。19 世纪中期，莫里茨·希夫（Moritz Schiff）通过对脊髓通路的一系列实验确定了疼痛和触觉感知存在两种不同的路径（引自 Rey，1993/1995），首次提出疼痛是一种独立的感觉，为特异性理论提供了有力的证据。**特异性理论**（specificity theory）认为，每种感觉都有特定的神经通路，每条通路都存在一个特定的受体和相关的感觉纤维（初级传入），这一感觉纤维只对某个特定的刺激敏感（Moayedi & Davis，2013）。

例如，有一种特殊的感觉纤维用来闻香蕉，另一种感觉纤维用来闻橘子。19 世纪末，布利克斯（Blix，1884）和戈德沙伊德（Goldscheider，1884）发现皮肤上存在独立的感觉点，皮肤感觉点（sensory spots）即触摸时引起特定感觉的皮肤微小区域，这些感觉点与温暖、寒冷、压力或疼痛有关。弗雷（Frey，1896）通过实验发现皮肤感觉点与神经末梢之间存在关联，进一步支持了疼痛的特异性理论。20 世纪初，谢林顿（Sherrington，1906）注意到疼痛通常源于组织损伤，他建议在不考虑物理特性的情况下，将造成组织损伤的刺激标记为"有害的"，并创造了"伤害性感受器"（nociceptors）一词来描述皮肤末端痛觉器官对有害刺激的特异性。谢林顿的发现使特异性理论获得了里程碑式的发展。

如图 9-2（a）所示，根据特异性理论，特定的感觉器官（伤害性感受器）具有达到或接近有害水平的阈值，其激活程度随着有害刺激的强度而提高。不同形式的冲动沿着不同的路径传递，选择性地与特定的脊髓和脑干投射神经元相连（Perl，2007）。

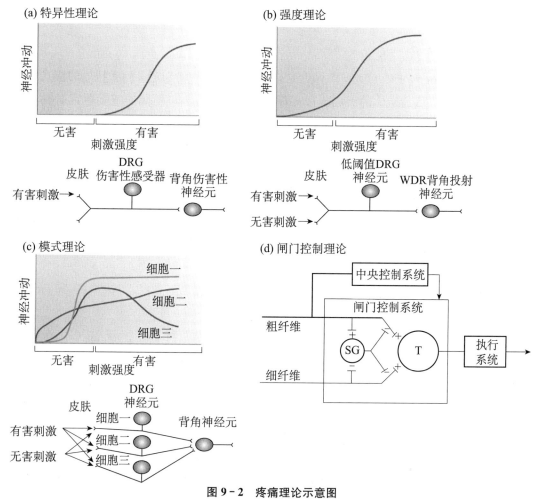

图 9-2 疼痛理论示意图

注：DRG（dorsal root ganglion）：背根神经节；WDR（wide dynamic range）：广泛阈值范围；SG 细胞：胶状质细胞；T 细胞：中框传导细胞；＋：兴奋；－：抑制。

来源：Perl，2007；Melzack & Wall，1965。

（二）强度理论

威廉·厄尔布（Wilhelm Erb）于 1874 年首次提出疼痛的**强度理论**（intensity theoy），认为刺激和反应强度是影响疼痛的关键因素，当刺激达到足够的强度时任何感觉系统都会引发疼痛。亚瑟·戈德沙伊德（Arthur Goldscheider）通过实验进一步验证了强度理论，并提出一种神经生理模型来描述这种总和效应，即重复的阈下刺激或阈上高强度刺激会引发疼痛，而增加的感觉输入会在脊髓灰质中汇集（引自 Moayedi & Davis，2013）。

如图 9-2（b）所示，强度理论认为外周感觉器官没有低阈值和高阈值之分，传入纤维通过产生低水平的电冲动传导无害刺激，通过更高水平的放电信号传导有害刺激（Perl，2007）。经过强度编码的初级传入纤维进一步激活具有广泛阈值范围（wide dynamic range，WDR）的投射神经元，在这里投射神经元的弱激活被编码为无害刺激，强烈激活被编码为有害刺激（Perl，2007）。

（三）模式理论

1929 年，约翰·内夫（John P. Nafe）提出了用神经活动来定义刺激特征的模式理论（pattern theory），认为躯体的感觉器官有着广泛的反应范围，不同的感觉器官对刺激有不同程度的反应，传入神经的放电模式随着不同形式的刺激而改变。内夫认为，任何躯体感觉都是由一种特定的神经放电模式产生的，中央投射神经元通过特定身体区域纤维群的复合活动模式编码刺激的性质和位置（引自 Moayedi & Davis，2013）。

如图 9-2（c）所示，模式理论认为每个传入神经元对不同强度的刺激存在独特的反应模式以及广泛的反应范围，特定身体区域纤维群的激活模式决定了该刺激的性质和位置信息，这些信息进一步被中枢投射神经元识别和编码（Perl，2007）。

二、疼痛的闸门控制理论

1965 年，罗纳德·梅尔扎克（Ronald Melzack）和帕特里克·沃尔（Patrick D. Wall）在整合特异性理论和模式理论的基础上，提出了疼痛的闸门控制理论（gate control theory）。闸门控制理论认为，外界刺激引发的神经冲动将传入三个脊髓系统：脊髓背角的胶状质细胞（substantia gelatinosa，SG 细胞）、投射到大脑的背柱神经系统，以及背角中的中枢传导细胞（central transmission cell，T 细胞）（孟景 等，2011）。其中，SG 细胞负责突触前效应，是调节传入神经冲动的门控系统；背柱神经系统是中央控制触发器，影响大脑对信息的加工；T 细胞激活影响个体的反应和行为，当 T 细胞的激活水平超过临界值时，执行系统的一系列反应将会被触发。

如图 9-2（d）所示，根据闸门控制理论（Melzack & Wall，1965），外周感觉粗纤维和细纤维同时与脊髓背角的 SG 细胞和 T 细胞形成突触连接。粗纤维兴奋使闸门关闭，易于镇痛；细纤维兴奋使闸门开放，引发疼痛。来自粗纤维和细纤维的传入信号通过相互作用，平衡两者之间的活动，最终影响 T 细胞的输出。

闸门控制理论假设神经系统中存在可以控制感觉输入并选择性激活大脑的中央控制触发器（central control trigger）。背外侧路径和脊柱内侧丘系是可以触发中央控制的两个系统，它们不仅可以快速传导有关刺激性质和位置的精确信息，还可以通过中央控制系统的传出纤维作用于门控系统（Melzack & Wall，1965）。在执行系统被激活之前，传入信号首先被识别、评估、定位和抑制（Melzack & Wall，1965）。

闸门控制理论认为，注意、情绪以及过去的经验等心理因素也能够通过闸门控制系统影响疼痛反应和感知（Melzack & Wall，1965）。例如，如果狗在被电击后立即反复接收到食物，它们很快就会将电击作为食物的信号，但并不会对此表现出任何疼痛的迹象。当电击作用于身体的其他部位时，它们会像正常狗一样号叫。除此之外，闸门控制理论突出了中枢神经机制在疼痛中的作用，引发了疼痛研究的爆炸性进展，为镇痛方法提供了科学支持。例如，根据粗纤维与细纤维之间相互平衡的原理，经皮神经电刺激（transcutaneous electric nerves stimulation，TENS）技术通过表面电极适度刺激疼痛部位的粗纤维进而达到镇痛的效果（孟景 等，2011）。

三、疼痛的生物-心理-社会理论

20世纪60年代以前，大多数人认为慢性疼痛主要是具有明确生理病理学基础的医学问题，需要手术或药物等进行治疗（Jensen & Turk，2014）。已有研究表明，对慢性疼痛的"典型"生物医学干预（如阿片类药物、手术）难以维持长期疗效，可能存在滥用或不可逆转的致残风险（Potter & Marino，2013；Tarnanen et al.，2012）。随着心理社会因素对疼痛感知影响研究的增长，疼痛研究者开始从纯粹的生物医学视角转向包含生物、心理和社会影响的综合视角。疼痛感知来源于外界伤害性刺激和HPA轴活动，也受到心理和社会因素影响（如情绪、行为、认知、注意以及护理系统等；Gatchel et al.，2014）。外界伤害使个体产生相应的情绪反应，认知系统则对这种情绪体验赋予意义，这些与疼痛相关的认知可能进一步引发额外的情绪和行为反应，从而放大疼痛的体验，最终形成伤害感受、疼痛、痛苦的恶性循环（Gatchel et al.，2014）。

（一）心理神经生物理论

弗兰齐斯卡·登克（Franziska Denk）等人于2014年提出慢性疼痛的心理神经生物理论（psychoneurobiological theory），解释了为什么有些人比其他人更容易患有慢性疼痛。如图9-3所示，慢性疼痛有多种风险因素，如遗传、环境以及遗传和环境的交互作用（例如心理和人格因素），这些风险因素在分子、细胞和大脑水平对慢性疼痛产生潜在影响。尽管不利的生活事件（例如离婚和失业）以及人格特征（例如灾难化倾向和抑郁）等风险因素会对疼痛产生负面影响，但该理论更关注遗传风险在不同层面影响慢性疼痛的机制。

遗传风险包括基因风险和表观遗传等。基因突变可能导致部分功能丧失或获得。例如，对一个中国家庭的基因连锁分析发现了原发性红斑痛靶点，即钠通道亚基Nav1.7（SCN9A）（Yang et al.，2004）。SCN9A突变可能导致个体无视疼痛或阵发性极度疼痛（Eijkelkamp et al.，2012）。除此之外，在基因表达的过程中，表观遗传反映了特定基因与环境的交互作用。表观遗传即在基因序列不发生改变的情况下，基因功能发生可遗传变化，导致个体可观察到的性状或特征发生变化，包括DNA甲基化、组蛋白修饰等现象。例如，组蛋白去乙酰化酶抑制剂（HDACI，干扰组蛋白乙酰基去除的药物）的镇痛作用表明，组蛋白修饰似乎与炎症和神经性疼痛有关（Denk et al.，2013；Denk & McMahon，2012）。

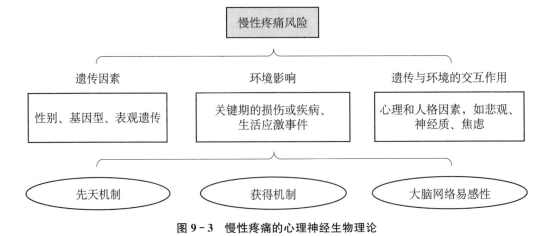

图 9 - 3　慢性疼痛的心理神经生物理论

来源：Denk et al.，2014。

　　大脑层面的遗传差异也与慢性疼痛的易感性和适应力有关。奖励动机网络（reward-motivation learning network）和下行疼痛调节系统（descending pain modulatory system, DPMS）是与疼痛紧密相关的两个大脑网络（Denk et al.，2014）。奖励动机网络包括腹外侧前额皮层（vlPFC）、内侧前额皮层（mPFC）、伏隔核、海马体以及中脑腹侧被盖区（VTA）。研究表明，伏隔核与前额皮层之间更强的功能连接可以预测疼痛的持续性，这表明皮质纹状体回路可能与急性疼痛向慢性疼痛的过渡有因果关系（Baliki et al.，2012）。DPMS 网络通过调节脊髓背角对伤害性刺激的处理过程控制进入大脑的信号，最终影响痛觉感知。DPMS 网络包括喙前扣带回皮层（rACC）、延髓头端腹内侧区（RVM）、背外侧前额皮层（dlPFC）、杏仁核、下丘脑以及中脑导水管周围灰质（PAG）。例如，前扣带皮层、杏仁核和下丘脑与脑干之间的连接是认知和情绪与痛觉处理相互作用的途径，这些途径最终导致了疼痛的产生（Eippert et al.，2009；Geuter & Buechel，2013）。

　　遗传机制通过分子、细胞和大脑几个层面增加了慢性疼痛风险。除此之外，个体先前受伤或患病的经历也可能对未来类似伤害的反应产生不利影响。早期生命损伤可能引发大脑结构和功能的变化，导致个体对疼痛信号不合时宜的抑制或促进，进而影响慢性疼痛状态的维持（Denk et al.，2014）。

　　登克等人提出的心理神经生物理论将疼痛描述为心理、生理和社会因素之间多维动态相互作用的结果，强调了心理过程与神经生物学途径的联系，表明了心理社会因素在塑造与疼痛相关的体验和各种疼痛状况的结果方面的重要性。然而，这一模型并未对不同因素的概念给出明确的定义，也没有对三个领域（生物、心理和社会）中的变量进行测量。心理社会因素可能增强分子、细胞以及大脑层面疼痛的神经病变过程，然而该模型难以证明各因素与疼痛之间的因果关系。尽管有这些批评，但该模型对慢性疼痛产生和维持机制的描述有助于识别风险个体，而且加深了对持续性疼痛的理解，并可能为预防性和针对性治疗机制的发展开辟新的途径（Edwards et al.，2016）。

（二）恐惧回避模型

　　恐惧回避模型（fear avoidance model，FAM）提出，疼痛是由与恐惧相关的认知、情感和行为相互作用引起的，对疼痛的恐惧会导致一系列有害后果（Edwards et al.，2016）。该模型认为对抗（confrontation）和回避（avoidance）是个体对疼痛的恐惧的两种行为反应，对抗最终导致恐惧的减少；相反，回避导致恐惧的维持或放大，从而导致疼痛或与疼痛相关的负面结果（Turk & Wilson，2010）。如图 9-4 所示，对于那些对疼痛体验伴有低水平恐惧的个体来说，通常采取对抗的方式进行活动和锻炼，最终促使身体机能不断恢复。然而，受到心理、遗传和以往疼痛经历等因素的影响，部分个体将疼痛体验灾难化，产生对疼痛的恐惧和过度警觉，进而采取回避的方式应对疼痛。长期采用回避方式可能导致个体产生抑郁、功能减退或丧失等负面结果，而这些负面结果可能进一步强化个体对疼痛的恐惧体验，最终形成疼痛恐惧反应的负性循环（Crombez et al.，2012）。大量研究表明，恐惧回避的基线水平显著影响治疗结果，恐惧回避程度高的个体会报告更多的疼痛和功能丧失，其治疗后重返工作的水平也更低（Wertli et al.，2014a，2014b）。

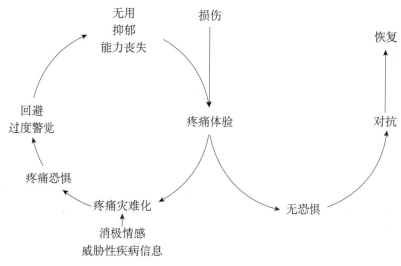

图 9-4 恐惧回避模型

来源：Vlaeyen & Linton，2000；吕振勇 等，2013。

恐惧回避模型提供了宝贵的与疼痛体验相关的社会心理结构和过程信息，并在一定程度上表明某些心理社会因素可能对个体的体验具有消极或积极的影响（Edwards et al.，2016）。然而，已有研究未能证明疼痛灾难化先于疼痛恐惧的产生，或者恐惧产生先于抑郁（Wideman et al.，2009）。换句话说，恐惧回避模型没有解释疼痛恐惧是如何形成的，并且未能识别出导致疼痛的普遍途径。除此之外，目前仍然缺乏有关该模型因果机制的明确证据。

经典研究

为什么亲人离世我们会感到身体"疼痛"？

在本章第一节我们了解了"社会疼痛"的概念：在日常生活中，当我们经历亲人离世、亲密关系破裂、与好友分离、社会排斥或接受的别人的负面评价时，我们会感受到强烈的心理痛苦，甚至伴随躯体症状。

但为什么心理上的痛苦会产生与身体疼痛相似的体验？

研究表明，这可能是因为处理社会疼痛与生理疼痛的神经回路存在一定的重叠（Eisenberger，2012）。研究者发现，在生理疼痛和社会疼痛任务中，被试处理疼痛情感（背侧前扣带回和前岛叶）与疼痛体验（后岛叶和次级躯体感觉皮层）的区域表现出重叠的神经活动（Kross et al.，2011）。一位先天性无痛症（CIP）患者在她弟弟突然死于车祸后，经历了生命中第一次也是唯一一次身体疼痛（Danziger & Willer，2005）。这个案例表明，即使疼痛感觉受损、缺乏疼痛经验，强烈的社会疼痛也可以被感受到，甚至转化为身体疼痛。

社会疼痛与生理疼痛具有共同的神经基础在一定程度上解释了为什么那些对社会疼痛更敏感的个体报告更多的躯体症状（Ehnvall et al.，2009），而那些拥有更多社会支持的个体倾向于体验更少的疼痛（Zaza & Baine，2002）。换句话说，不仅物理损伤会带给我们疼痛感觉，强烈的心理痛苦也会引发真实的疼痛体验。

健康心理学与生活

跨学科专家在疼痛管理中的角色

基于生物-心理-社会模式，一些综合性的跨学科疼痛治疗方案被用于帮助患者管理和减轻慢性疼痛。跨学科治疗涉及医生、护士、心理学家、物理治疗师、职业治疗师等多种专业人员在同一项目中对疼痛管理的协调运作。除了评估和监测治疗结果、保持有效的沟通外，不同领域的专家在疼痛管理中发挥不可替代的独特作用（见表9-1）。

表9-1　跨学科专家在疼痛管理中的角色

专业人员	角色
医生	● 担任跨学科治疗小组的医疗主任 ● 直接承担患者的医疗管理
护士	● 协助医生 ● 在治疗后随访 ● 管理患者的病例
心理学家	● 提供全面的社会心理评估 ● 评估患者的心理力量和弱点 ● 使用认知行为疗法治疗社会心理问题
物理治疗师	● 教授疼痛的生理基础 ● 教授适当的身体力学和节奏
职业治疗师	● 解决职业问题和与残疾有关的身体方面问题 ● 教授工作中处理疼痛的技巧 ● 联系雇主获得职位信息/提供工作培训

来源：Gatchel et al.，2014。

四、疼痛的心理模型及其应用

从 20 世纪 60 年代末开始，心理学家在医学模式的基础上，运用心理学原理帮助理解和治疗慢性疼痛患者，并发展出了许多心理干预措施。詹森和特克（Jensen & Turk，2014）将与慢性疼痛相关的心理学模型分为四大类（见表 9-2）：操作性条件反射模型、外周生理模型、认知和应对模型以及中枢神经生理模型。

表 9-2 慢性疼痛的心理学模型与治疗方法

模型	治疗方法
操作性条件反射模型	● 权变管理
外周生理模型	● 放松训练 ● 生物反馈放松训练 ● 自生训练
认知和应对模型	● 认知疗法 ● 认知重构 ● 动机性访谈 ● 认知行为疗法 　◇ 应对技能训练 　◇ 问题解决训练 　◇ 应激管理 　◇ 沟通技能训练 　◇ 体内分级暴露 　◇ 正念减压 　◇ 接纳承诺疗法
中枢神经生理模型	● 神经生物反馈 　◇ 脑电图 　◇ 功能性磁共振成像 ● 催眠 ● 分级运动表象 ● 镜像视觉反馈 ● 感觉辨别训练

来源：Jensen & Turk，2014。

操作性条件反射模型假设所有的行为都对环境非常敏感，强调强化物在解释疼痛方面的作用。疼痛行为受到强化后会增加疼痛产生的频率。然而，如果疼痛行为被忽视，更具适应性的良好行为得到鼓励，那么随着时间的推移，这些良好的行为会增加，痛苦行为会减少（Fordyce et al.，1968）。例如，一个腹痛的儿童因此避免了一场体育测试，那么伴随腹痛而来的暂时的责任逃脱可能进一步增加其疼痛产生的频率；相反，如果儿童的腹痛被忽略，与其不相容的行为（如体育锻炼）得到鼓励，那么随着时间的推移，这些良好的行为会增加而痛苦行为将减少。操作性疼痛治疗通过行为分析识别先于、伴随和后于疼痛行为的环境因素，并通过权变管理（contingency management）促进消除可能强化疼痛行为的强化物，鼓励良好行为（Fordyce，1976）。

外周生理模型强调放松训练和生物反馈干预。尼尔·米勒（Neal E. Miller，1969）的研究表明，人们可以通过生物反馈控制自主外周神经系统的活动，直接修改与疼痛相关的生理过程（例如过度肌肉紧张），从而达到放松的效果。肌肉紧张可能引发许多慢性疼痛疾病（例如紧张性偏头痛、腰痛等），心理学家通过使用生物反馈技术让患者更好地控制肌肉紧张，从而解决疼痛问题（Budzynski et al.，1973）。尽管放松训练通常是跨学科疼痛治疗和认知行为治疗方案的组成部分，但仅仅是放松训练对疼痛的有益作用往往是有限的（Jensen et al.，2009）。

20世纪70年代，心理学家开始关注信念、归因和期望等认知因素，在已有行为治疗的基础上增加了认知干预以解决慢性疼痛问题（Jensen & Turk，2014；Turk et al.，1983），并形成认知行为疗法（CBT）。CBT干预假设个体具有主动性，能够控制自己的思想、感觉、行为，并在一定程度上控制生理过程，这些认知、行为和生理过程之间相互关联（Jensen & Turk，2014）。虽然有许多不同的治疗方法可以被归类为CBT干预，但每种方法都有不同的重点。例如，认知疗法主要监测和评估想法是否具有适应性，并强调以适应的认知取代不适应的认知；动机性访谈的目标是通过"改变谈话"增加适应性应对反应的使用概率，同时降低非适应性应对反应的使用概率（Jensen & Turk，2014）。已有研究支持了CBT干预在减轻和改善疼痛方面的有效性（Eccleston et al.，2009；Morley，2011）。

如前所述，闸门控制理论为理解疼痛提供了一种神经生理模型，该模型强调心理因素在疼痛体验中的关键作用。随着科技的进步，特别是成像技术的发展，研究者对与疼痛产生和体验相关的神经系统结构有了更深入的了解。目前的神经生理模型指出，在大脑中没有单一的"疼痛中心"（Apkarian et al.，2009）。疼痛处理涉及多个大脑区域，例如前额皮层、前扣带皮层和脑岛（Jensen，2010）。因此，疼痛不是一种单一的生理反应，而是一种复杂的心理和认知过程。疼痛的中枢神经生理模型为开发中枢神经生理层面的治疗方案提供了基本原理，在此基础上，脑电图（EEG）、功能性磁共振成像（fMRI）、催眠等治疗方法应运而生（Jensen & Turk，2014）。

第三节　疼痛管理

三国时期，关羽刮骨疗毒的故事为后人所流传赞颂，似乎自古以来，忍耐疼痛与勇敢、坚忍等性格就有着千丝万缕的联系。然而，在临床治疗中，一味选择忍痛不仅无益于患者病情的康复，还可能导致其他并发症的出现。因此，选用合适的方法，及时对患者的疼痛进行干预是非常有必要的。

由于疼痛原因的复杂性，目前可选择的治疗方案较多，其中包括各类药物、疗法以及相关身心技术。了解每种方法的优势与风险是进行良好疼痛管理的基础与依据。对于急性疼痛而言，其原因往往比较明显，一旦病因消除，疼痛就会迅速消退。慢性疼痛则不然，常常需要疼痛管理团队持续的协调努力。这意味着在开始治疗前，首先需要对不同疼痛的症状进行定义与分类。

一、疼痛综合征

疼痛是身体对受伤或疾病的一种正常反应，当创伤或病理痊愈时，通常疼痛也会随即停止。但对于许多人来说，疼痛在病因消失后仍会持续很长时间。如果疼痛已经持续3～6个月或更长时间，这种情况就被称为慢性疼痛。美国一项人口学调查显示，大约有20.4％的成年人为慢性疼痛所困扰，这个数字在贫困、失业等特殊群体中还会有所提升（Dahlhamer et al.，2018）。

当患者日复一日地感到疼痛时，其心理和身体健康都会受到影响。大约25％的慢性疼痛患者会患上慢性疼痛综合征（chronic pain syndrome，CPS）。这意味着患者除了疼痛之外还有其他症状，比如抑郁、焦虑和失眠等，情绪也会变得沮丧、愤怒，不仅可导致病情进一步加重，使日常生活受到干扰，甚至还会引起自杀想法和行为的产生。研究表明，20％的慢性疼痛患者曾有过自杀想法，实施自杀行为或自杀死亡的风险大约是其他疾病患者的2～3倍（Tang & Crane，2006）。

基于慢性疼痛的主要特征以及身体区域，可以将疼痛综合征进行分类，包括头痛、肌肉骨骼疼痛、幻肢痛、癌症痛等。了解不同类型的疼痛综合征，有助于对症下药，在后续治疗中选取合适的方案。因此，这里将简要介绍几种常见的疼痛综合征。

（一）头痛

头痛是日常生活中一种常见的疾病，同时也是最为普遍的疼痛类型，影响到各个年龄、种族、收入水平和地理区域的群体。一项研究估计，全世界约有50％的成年人会在近一年内患有头痛，在过去曾有头痛史的人超过90％（Jensen & Stovner，2008）。

尽管如此，头痛仍旧比我们想象的更加复杂。据统计，头痛约有150种类型。根据国际头痛协会（International Headache Society，IHS）在2018年发布的标准，头痛主要分为两大类：原发性头痛（primary headache）和继发性头痛（secondary headache）。原发性头痛是指具有某种发病机制的、独特的头痛，而继发性头痛则是指与另一种能够引起头痛的疾病（如身体部位创伤、感染引起的头痛）有密切关系的头痛，一旦该疾病缓解，头痛也相应缓解。

（二）肌肉骨骼疼痛

肌肉骨骼疼痛是发生在肌肉、关节、肌腱、骨骼以及软组织的疼痛，其背后的原因可能多种多样。比如日常活动造成的磨损、创伤，以及过度运动、长时间久坐等，都可能会导致脊柱的排列问题和肌肉缩短，从而导致其他肌肉的误用和疼痛。目前全球近20％～33％的人口罹患肌肉骨骼疼痛，并且患病率与年龄呈正相关，其中腰痛最为常见，此外还包括骨关节炎、类风湿性关节炎等（Brennan-Olsen et al.，2017；Briggs et al.，2018）。

（三）幻肢痛

截肢后，人们常常清楚地感觉到被截去的肢体仍然完好无损，产生一种幻肢（phantom limb）现象。许多截肢者会在幻肢中体验到刺痛、灼烧或痉挛感，称为幻肢痛（phantom limb pain，PLP）。根据不同的研究，幻肢痛在截肢者中的患病率约为40%～80%，具体取决于截肢部位、患者人群和截肢时间。虽然被称为幻肢痛，但其疼痛部位并不局限于四肢，几乎所有身体部位（包括眼睛、牙齿、胃肠道等）被去除后都会出现疼痛（Weeks et al.，2010）。

医生们曾经认为这种截肢后的现象是一种心理问题，但随着研究的不断深入，人们开始认识到，这些感觉确实源自脊髓和大脑。虽然幻肢痛的病因尚不清楚，但据推测涉及截肢后外周和中枢神经系统的变化（Lenggenhager et al.，2014）。大量研究表明，幻肢痛一般发生在手术后不久，疼痛通常是间歇性的，持续时间因人而异，从几秒钟到几分钟不等，但也可以持续数小时，甚至永久（Ehde et al.，2000；Kern et al.，2012）。抑郁等心理因素与幻肢痛的发生无关，但可能会影响疼痛的进程和严重程度（Fuchs et al.，2015）。因此很多研究者认为，幻肢痛的持续存在很可能是由躯体、心理、社会因素驱动的多因素过程，与其他慢性疼痛疾病相似（Fuchs et al.，2018）。

二、疼痛控制的医疗技术

早在4 000多年前，美索不达米亚人与埃及人就可以识别不同类型的疼痛，如灼痛和刺痛。其中，美索不达米亚人将其归因于魔鬼或神灵在触摸、撞击疼痛部位，埃及人则认为是邪灵经由耳朵或鼻腔进入身体。虽然当时已有鸦片等麻醉剂可缓解疼痛，但由于条件受限，主要的治疗方式仍是祈祷或咒语。

几千年来，随着科学知识与技术的不断发展，各类疼痛的发病机制也逐渐浮出水面，但其中依旧包含许多无法解释的原因。如何选择最佳方式对不同部位、不同病因的疼痛进行控制也因此成为一个难题。以往主要的控制途径分为两类：药物途径和手术途径。其中，药物途径是治疗所有年龄组急性、慢性疼痛的主要方法，手术途径由于风险较高，仅当药物途径无效时才会使用。此外，近年来在疼痛控制领域也引入了新的技术，如虚拟现实等。

过去十年内，数字健康技术在急性和慢性疼痛治疗中的应用程度逐渐提升。它们通过加强以患者为中心的护理，提高治疗参与度，达到减轻疼痛的目的。其中，虚拟现实（virtual reality，VR）已经成为急性与慢性疼痛管理的非药物替代品或辅助工具。

从早期的大型放映室到目前使用的高分辨率头戴式显示器，VR的定义也在不断发展，但其核心是指有意呈现给个人感官的模拟体验。使用VR进行疼痛控制是正在发展的一个领域，吸引了越来越多研究者的兴趣。在绝大多数研究中，VR减缓疼痛的机制主要来源于注意分散与情绪调节，因为它意味着多种感官模式和对虚拟环境的一种积极参与（Hoffman et al.，2000；Colloca et al.，2020）。这类积极参与使 VR 不仅可以减轻患者的疼痛强度，减少焦虑、痛苦以及思考疼痛的时间，同时还可以提高疼痛耐受性和疼痛阈值。

　　针对上肢截肢患者的研究发现，通过在 VR 中控制虚拟的"缺失肢体"，幻肢痛强度、发作次数和发作时长都有降低的趋势（Osumi et al.，2017）；在实施心脏手术患者的群体中也发现，大多数患者（88%）在手术后 30 分钟内使用 VR 可以立即减轻疼痛（Mosso-Vázquez et al.，2014）。由此可见，在治疗幻肢痛、脊髓损伤等方面，VR 都有很好的效果。

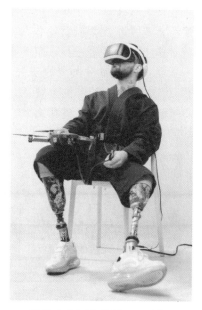

截肢患者正在使用 VR 设备

◤ 学术前沿 ──────────────────────────────

"我可以控制它"——针对幻肢痛的 VR 治疗方案

　　在诸多疼痛类型中，幻肢痛是一种间歇性且难以治疗的慢性疼痛，此前主要的治疗方法集中于镜像疗法（即通过模拟患者缺失肢体的运动来促进皮层重组，使用镜子来帮助他们"看到"他们完整的肢体而不是截去的肢体）以及其他基于视觉反馈的技术。

　　最近，来自曼彻斯特大学的研究团队（Kulkarni et al.，2019）招募了 11 位正遭受幻肢痛的患者，使用 VR 技术针对幻肢痛进行治疗：在一个安静的房间中，配备 VR 设备与耳机（Oculus Rift），参与者一旦熟悉后，VR 设备中的小球游戏便开始进行，参与者剩余肢体的运动被跟踪并在反馈中转置，用来控制虚拟的"缺失肢体"。图 9-5 是参与者进行虚拟体验的图像。

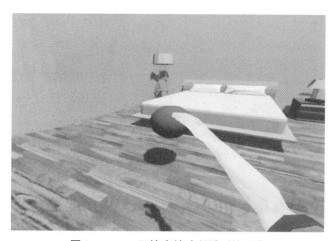

图 9-5　VR 环境中被试所看到的图像

来源：Kulkarni et al.，2019。

在使用 VR 前，参与者被要求填写关于幻肢痛情况的问卷作为基线测评，包括疼痛强度、疼痛发作次数以及发作时长，在活动结束后再次填写。结果显示，虽然前后两次在统计学上并无显著差异，但患者疼痛强度、次数以及时长总体呈下降趋势。

同年，来自加州大学的研究团队（Rutledge et al.，2019）也发现了类似的结果。他们以 14 名退伍军人作为被试，通过 VR 设备以及连接到踏板的单个运动传感器（见图 9-6），进行自行车模拟游戏。结果表明，患者的幻肢痛强度与抑郁症状都显著降低（见图 9-7）。

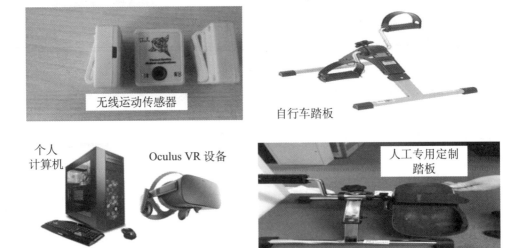

图 9-6   VR 治疗硬件展示

来源：Rutledge et al.，2019。

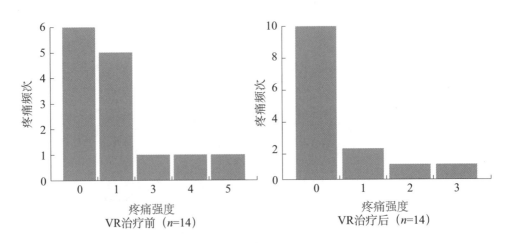

图 9-7   VR 治疗前后疼痛频次分布

来源：Rutledge et al.，2019。

综上所述，VR 技术不仅可以使用虚拟环境模拟与镜像疗法中相同的肢体错觉，还可以在治疗过程中加入游戏元素，改善参与者的体验，潜在地提高依从性，并且可以针对多种截肢情况（如上肢、下肢、双侧截肢等人群）。

同时，VR 技术也可以配合药物一起使用。研究人员发现，与单独使用药物相比，VR 与药物联合使用可显著减轻伤口或烧伤肢体活动期间的疼痛，在节约药物、减少药物副作用的同时，帮助疼痛控制达到更好的效果（Carrougher et al.，2009）。由于 VR 的特殊性，其本身很少产生副作用，目前观察到的不良反应只局限于晕动症患者，可能会出现恶心、呕吐等症状，大多数患者认为它是一种享受。但在实际临床应用场景中，VR 技术既昂贵又无法便携，并且需要相关的人员培训以及设备维护成本，目前仍无法普遍推广使用。

三、疼痛控制的行为疗法

直到 20 世纪初期，"所有疼痛都是组织损伤的直接结果"这一信念仍在人们内心根深蒂固。但随着疼痛研究的不断深入，感官无法解释的疼痛现象越来越多（例如通过安慰剂干预缓解疼痛、幻肢痛研究等），人们开始把目光转向心理因素，探究心理与疼痛发作、持续和结果之间的联系。许多临床医生也开始与心理学领域的专家协作进行患者的疼痛管理，心理学家逐渐进入疼痛领域，开发了许多有效的行为治疗手段。

（一）行为疗法

在过去很长一段时间内，疼痛都被当作一种疾病对待，这意味着疼痛——患者的症状——是人体内某个过程的结果。在该理论基础上，医生需要判断引起患者疼痛症状的"原因"，有针对性地进行治疗。

直到 1976 年，福代斯（Wilbert E. Fordyce）首次结合心理学家斯金纳的操作性条件反射学习模型提出疼痛的行为模型：从行为视角看来，疼痛是由患者的行为引起的，如果没有可观察的迹象，则不能表明疼痛的发生。比如，当看到一位运动员在比赛中同他人发生身体碰撞时，我们会认为他/她正在经历疼痛；然而，如果该运动员的行为没有明显改变，人们则很难得出疼痛存在的结论。因此，行为疗法认为疼痛和其他所有行为一样，都可以被塑造、改变、削弱或加强。

◢ 经典回顾

基于操作性条件反射的疼痛管理

为进一步验证操作性条件反射模型在疼痛管理中的效果，林顿和约特斯塔姆（Linton & Götestam，1985）招募了 24 名成年被试，通过血压袖带的方式引起被试疼痛。被试通过视觉模拟评分法在认为疼痛处于标尺中点时汇报，作为引起疼痛的初始水平。实验开始后，被试被分为对照组（$n=5$）和实验组（$n=8$），其中对照组重复接受 15 次与基线水平相同的疼痛刺激，然后进行主观评估，并接受中性反馈（"谢谢"）。

在实验组中，前四次测试与对照组相同，呈现相同刺激与中性反馈。从第五次开始，操作分为两种类型："上升"条件下，如果被试对疼痛的主观评估强度高于基线水平或上一次测试，则受到积极反馈（"非常好"／"就是这样"／"好"），若低于则受到消极反馈（"有点奇怪"／"嗯……这并不好"）；"下降"条件则正好相反（"上升"与"下降"的顺序在被试间进行了平衡）。

结果表明，在对照组中，除两位被试分别呈现上升和下降趋势，其余所报告的主观疼痛没有显著的改变与差异，针对中位数的差异检验不显著（$p > 0.05$），见图9-8。

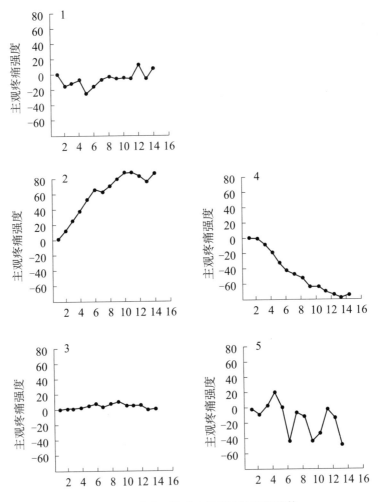

图9-8　对照组被试主观疼痛的变化趋势

来源：Linton & Götestam，1985。

在实验组中，每个被试在"上升"条件下都表现出疼痛评估的增加（疼痛强化）。对于"下降"条件而言，当在基线测评后时，没有观察到疼痛评估的下降；而当在"上升"条件后时，则观察到了持续下降趋势，但仍未恢复至基线水平。这表明疼痛评估的下降可能更难以控制，也可能反映了一种"地板效应"，见图9-9。

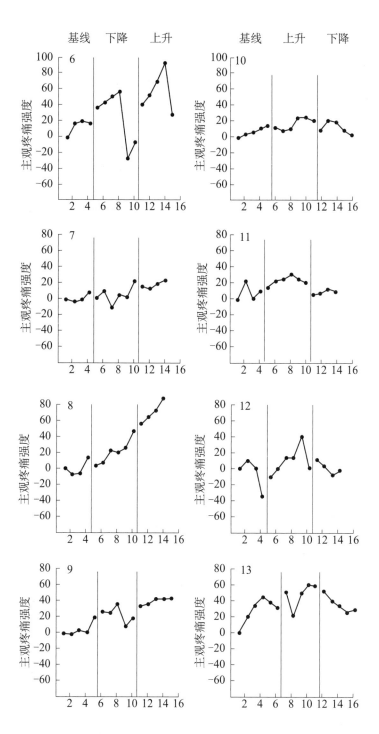

图 9-9 实验组被试主观疼痛的变化趋势

来源：Linton & Götestam，1985。

在疼痛管理中，行为疗法主要涉及三个干预领域（Flor，2013）：

（1）改变重要他人对患者疼痛相关和健康相关行为的反应。

（2）减少可观察到的疼痛行为，增加患者在家庭活动和工作相关行为等领域的活动水平、社交和休闲时间，以及与重要他人和医疗保健提供者的互动。

（3）改变患者的药物依赖，将药物"需求"与"给予"分开，从而消除药物加强疼痛行为的可能。

因此，行为疗法通常需要亲密的家庭成员和朋友的协助。

多项研究表明，行为疗法可有效减少疼痛行为和致残可能，其中以腰痛、背痛的治疗效果最佳（Kole-Snijders et al.，1999；Nicholas et al.，1991；Vlaeyen et al.，1995）。但该方法仍旧存在某些局限：首先是暂时性，即当干预停止后，一些患者会恢复为原来的消极状态，并再次出现疼痛行为；其次，如果患者身边的照料者不愿意参与，或者患者能够获得残疾救助金，这种方法则很难起效（Fordyce，1976）。

如今，行为疗法已被纳入更广泛的疼痛认知行为疗法，这其中还涉及认知要素。鉴于认知行为疗法在疼痛管理中越来越受欢迎，很少有研究仅在行为层面进行评估和操作。

（二）认知行为疗法

认知行为疗法（cognitive-behavioral therapy，CBT）作为是一种心理治疗方法，将纯粹的行为学习原则（如经典和操作性条件反射）与认知因素（如信念和归因）结合起来，通过改变它们来影响行为、感受甚至重塑生理方面的作用（Tang，2018）。CBT最初被用来更好地满足抑郁症和焦虑症患者的治疗需求，但随着研究范围的不断扩大，目前已经可以被有效地应用于治疗许多心理、生理障碍。

在慢性疼痛患者群体中，由于日常生活受到疼痛的干扰与影响，他们经常出现消极的、灾难性的想法，比如"疼痛从来没有像现在这样严重""我的身体状况变得更糟"等。这种想法会导致焦虑和抑郁等负面情绪增加，降低患者的活动欲望，降低疼痛恢复的可能性，进入恶性循环（见图9-10）。

因此，在针对疼痛管理的CBT中，医生会侧重于将患者以往消极的认知图式转化为对当前状况更积极、更现实的评估，其目的不仅局限于减轻患者的疼痛，同时还通过改变患者对己、对人或对事的看法，减少疼痛造成的心理问题，提高患者的生活质量（Affleck et al.，1992）。

CBT目前并没有标准的治疗方案，研究和临床实践中进行的CBT干预在课程数量和技术选用方面各不相同。常用于治疗疼痛的技术包括心理教育，即教育患者有关治疗的基本原理以及认知、行为对其情绪和疼痛体验的影响，一旦同治疗师建立

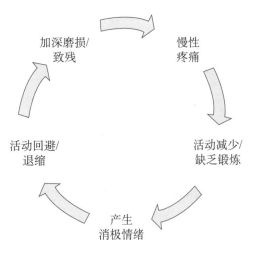

图9-10　认知行为模型下慢性疼痛的循环机制

来源：Murphy et al.，2014。

起对认知行为模型的共识，患者将经历从身心放松、体育锻炼、节奏调整到沟通技巧训练的旅程。表9-3展示了在跨学科疼痛管理中几个常见的CBT组成部分及其目的和内容。

表9-3 跨学科疼痛管理中常见的治疗成分

相关课程	目的	主要内容与形式
心理教育	增加对慢性疼痛的认识和理解，简单了解治疗原理，改善后续治疗的依从性	讲授式、互动式或二者结合 讨论主题包括：疼痛的原因、机制和分类；疼痛中的心理学；可用治疗策略的利弊；影响慢性疼痛的生活方式因素（如工作、饮食、体重、吸烟、酒精、运动、药物的使用）等
体育锻炼	增加活动量，改善体能、力量、耐力、灵活性，以及整体身体机能	步行、健身房运动、有氧运动、太极拳、瑜伽、普拉提等形式 根据个人目标，通过展示、示范，促进执行简单的重复运动；随着时间的推移，根据能力逐渐改变运动的速度和量；有目的地安排活动；报名加入体育课
放松训练	识别紧张状态，认识到生理紧张和情绪困扰在疼痛体验恶化中的作用；使用自我调节策略，减轻疼痛感受	呼吸训练，渐进式肌肉放松，意象引导
分级激活	根据患者的目标，重新参与并改善健康活动	设定目标；识别和管理重要活动所面临的障碍；安排活动，调整生活节奏并持续练习
分级暴露	直面并否定疼痛引起的运动恐惧、产生回避行为的灾难性思维	以行为实验的形式，对患者恐惧的运动和活动进行结构化和渐进的重新引入
认知重构	识别和挑战导致痛苦和痛苦适应不良的想法和信念	相关主题讨论；挑战和取代以往的自动式思维；行为实验
正念训练	促进对意识、疼痛体验的接纳，以及非评判思维；能够使用自我调节的注意力训练策略	正念呼吸练习和冥想
沟通技巧训练	改善与家人、朋友、同事和医疗保健人员的沟通方式，加强社会支持，减少不必要的误解和冲突	反思性倾听；自信训练；观点采择；关于医疗保健提供者的作用以及不同服务单位之间的组织和协调的教育
自我管理和预防	将新的应对技巧和行为模式融入治疗环境之外的真实日常生活，以维持治疗效果	制订中长期计划；自我监测；讨论挫折管理和适当的目标调整

来源：Tang，2018。

尽管CBT被认为是心理健康的"黄金疗法"，但目前的使用率仍然较低。许多研究发现，CBT不仅可以改善慢性头痛、面部疼痛、关节痛和纤维肌痛，还可以治疗与疼痛相关的失眠和其他并发症中的焦虑问题（Hoffman et al.，2007）。

无论是否联合药物、手术或其他疗法，CBT 对缓解疼痛都有一定的效果，因此逐渐成为慢性疼痛患者的首选临床疗法，但这种疗法的效果有限，并且在随访中其效果维持时间往往较短（Finan et al.，2014）。

（三）接纳承诺疗法

接纳承诺疗法（acceptance and commitment therapy，ACT）被称为第三代行为疗法的代表，在过去十年中获得了越来越多的关注和理论、实证支持，尤其是在慢性疼痛领域。

ACT 由传统的认知行为疗法发展而来，采用接纳、专注、承诺、行为改变等策略来增加心理灵活性。与传统 CBT 的不同之处在于，ACT 的治疗目标并非改变干扰性心理事件的形式、内容或出现频率，而是改变事件的功能以及个体与这些事件的关系，最终澄清患者的价值观，使之回归丰富、充实的生活。

ACT 基于关系框架理论，与几乎所有缓解疼痛的生物医学方法相反，抛弃了以往"疼痛是不好的，必须完全消除，才能实现健康的生存"这一理念，认为疼痛并不是敌人，不需要被停止或控制。因疼痛而产生的恐惧、焦虑和回避行为在 ACT 中被称为"恐惧回避"，患者停止从事与疼痛有关的活动，放弃自己的爱好，实际上只会导致他们更加关注疼痛，而不是享受生活。

实践与应用

接纳承诺疗法中的目标制定

在制定目标时，首先要考虑到自己的价值观，特别是那些对你来说中等、高度重要的部分，找出想要改变的一两个领域。

一个好的目标往往具备以下被称为 SMART 的品质：

- Specific——特定的。制定的目标应该是精确的、以行动为导向的，这样就可以知道自己需要做什么。比如"强身健体"就是一个模糊的目标，而"每周至少步行500 米"则是一个具体的目标。
- Measurable——可测量的。"可衡量的"意味着有一种方法来确定目标是否已经完成。例如，如果你的目标是每周至少锻炼 4 次，每次 35 分钟，就可以把日历放在冰箱上，在每次锻炼时进行标记，在一周结束时数一数你的分数。
- Attainable——可实现的。如果目标定得太高，自己都不相信可以完成，那么在努力的过程中很容易泄气馁或者失败；而过低的目标则会使它的挑战性降低，让人产生怠惰心理。因此，当目标刚好可以实现但又并不简单时，其效果会达到最佳。
- Relevant——有相关性的。制定的目标应该可以反映你的价值观，即在生活中什么对你来说是重要的。
- Time-specific——特定时间内完成。为目标设立最后期限也有助于其完成，可确保我们不会拖延。

许多研究支持了 ACT 的理论依据（McCracken & Velleman，2010；McCracken &

Zhao-O'Brien，2010），发现患者对疼痛的接受程度越高，感知到的疼痛强度越低，与疼痛相关的焦虑、回避和抑郁情绪越少。此外，有研究对 ACT 中心理灵活性的中介作用进行了验证（Wicksell et al.，2010），发现在疼痛管理中，心理灵活性是比症状缓解更重要的中介因素，可以减少关于疼痛的灾难性思维，并提高自我效能。

（四）放松疗法

很多患者对放松疗法保持怀疑态度，认为简单的深呼吸、肌肉放松无法缓解自身实质性的疼痛。但事实上，放松的目的是通过唤起放松状态来降低交感神经系统的活动，不仅可以有效地应对应激和缓解焦虑，还可以调节血压、摄氧量、呼吸频率、心脏频率和肌肉张力，具有多种可检测的生理效应，例如降低皮质醇水平和抑制炎症过程（Chang et al.，2011；Bhasin et al.，2013）。

许多慢性疼痛的发作都和生理上的改变有关，因此，如果患者能够控制其感知到的应激或生理改变，就能在很大程度上降低疼痛发作的频率和强度。放松疗法通过渐进式肌肉放松、冥想、深呼吸等方式，缓解心理应激和身体紧张，降低个人对疼痛的敏感度，并减少疲劳、焦虑等不良情绪（Kwekkeboom et al.，2010）。

渐进式放松训练（progressive relaxation training）是一种逐渐而有序地让肌肉先紧张后放松的训练方法。具体做法是：找一个舒适、安静的环境，采取舒适坐位或卧位，在舒缓音乐伴随下，集中注意力，按照指示从握拳开始让肌肉紧张 5～10 秒，体验这种紧张的感觉，然后再放松 5～10 秒，体验这种放松的感觉。随后依次渐进放松手臂、头面部、颈部、肩部、胸部、腹部、背部、臀部、下肢、双足部肌群，最后达到全身放松（鞠珊 等，2017）。

放松疗法所需的环境较为灵活，它可以随时随地使用，可以由人或通过视频、音频或文本进行传递，但需要患者经常和定期练习。据估计，要想起到减轻疼痛的效果，需要定期练习 3 个月左右（Turk & Winter，2006）。

> **健康心理学与生活**
>
> #### 听歌也能镇痛？——音乐疗法在疼痛管理中的应用
>
> 音乐在医学应用的历史非常悠久，早在两千年前我国医学经典《黄帝内经》就提出了"五音疗疾"，即根据宫、商、角、徵、羽这五音的特性与五脏五行的关系来选择曲目进行治疗。直到 20 世纪 40 年代，医生们发现音乐有助于二战中的伤员恢复健康，并在精神疾病治疗中效果显著，音乐疗法作为一种正式的治疗手段出现在美国并被迅速推广。
>
> 在一系列临床疼痛管理环境中，聆听预先录制好的音乐被广泛用作镇痛治疗，包括癌症疼痛、手术疼痛、分娩疼痛，甚至术后康复过程，具有低成本、无不良反应等特点。
>
> 在不同的领域，音乐疗法的干预频率也不同，如手术过程中使用音乐疗法，往往会贯穿手术全程；分娩过程中使用时可能还会配合产妇的生产过程阶段性播放（邓旭阳等，2013）。总之，医生经常使用音乐疗法作为使患者放松和缓解疼痛、应激的手段，将舒缓的音乐与放松技巧相结合，最终使患者学会在听音乐时自动放松。
>
> 然而，是否任意类型的音乐都可以起到镇痛效果呢？一支来自哥伦比亚的研究团队

（Martin-Saavedra et al.，2018）通过对 85 篇文献进行系统评价与元分析，结合音乐理论定义的节奏、和声、旋律、乐器、音量和音高等音乐特征，发现音乐对疼痛管理的影响具有高度异质性，虽然最终并没有确定用于疼痛管理的理想音乐特征，但发现无歌词（即纯音乐）是治疗疼痛的有效特征。

　　在临床中用于疼痛缓解的音乐类型、风格非常广泛，包括古典音乐、轻音乐、爵士音乐、流行音乐等，节拍往往较慢，在 68～80 次/分。同时，在开始使用音乐疗法前，医生往往会对患者的音乐偏好进行询问，由患者选择与其个人喜好一致的音乐（White，2000），从而获得更好的放松效果以及积极的反馈。诸多研究表明，音乐疗法可以减少止痛药的使用，显著改善患者的呼吸、血压、心率等生理指标（Lin et al.，2011），同时提升幸福感。

　　你在日常生活中喜欢听什么类型的音乐呢？它能帮助你缓解疼痛吗？

四、疼痛的安慰剂治疗效应

　　除了手术、药物以及行为疗法，有时仅仅是大脑中的思想就可以对身体产生强大的影响，甚至可以帮助疾病痊愈。**安慰剂效应**（placebo effect）就是如此，它是指患者虽然获得无效的治疗，但却"预料"或"相信"治疗有效，从而让症状得到舒缓的一种现象。

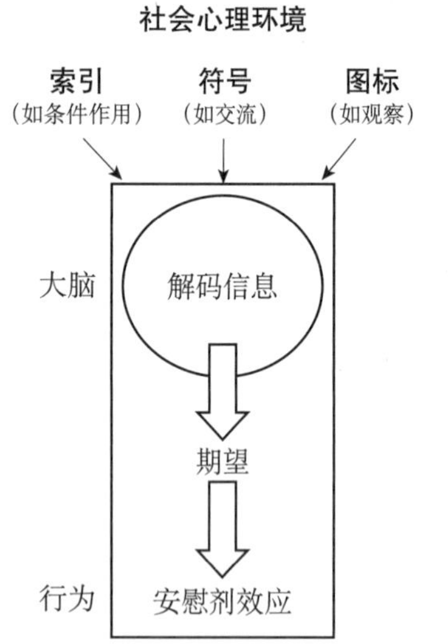

图 9-11　关于安慰剂效应的学习过程

来源：Colloca & Miller，2011。

　　内科医生约翰·海加思（John Haygarth）首先在现代医学中证明了安慰剂效应。由于手术中无效的治疗产生了真实的治疗效果，他开始注意到，"有时疾病的强大影响是源于纯粹的想象"。此后，安慰剂效应在多种疾病中得到证实，如疼痛、抑郁、慢性疲劳综合征和帕金森病等。

　　图 9-11 展示了关于安慰剂效应的学习过程，其中索引（与对象动态连接的符号，以及作为条件刺激个体的感官或记忆）、符号（根据惯例规则指代所指对象的符号）和图标（通过符号和对象之间的相似性来表示其对象的符号）被大脑检测、解释并转化为输入事件，导致行为发生变化。这种学习过程允许人类将环境和社会线索的独特元素与内部高阶功能（动机、情绪和信念）相结合，有助于产生期望和安慰剂效应。

　　在学习理论的基础上，来自美国的两位学者（Colloca & Miller，2011）提出了一个关于安慰剂效应的综合模型。该模型结合了教学（如他人建议使用某种止痛药减轻疼痛）、体验（如接受有效的疼痛治疗）和社会学习（如观察他人疼痛缓解）三种途径，认为这些过程所传递的信息，同先前信念、治疗历史相整合，触发了对安慰剂效应的有意识和无意识预期。

　　研究表明，安慰剂效应涉及多种神经生理机制（见图 9 - 12）。因此，其主要影响将取决于目标系统和疾病。

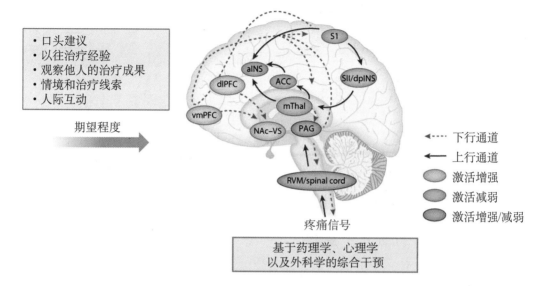

图 9 - 12　安慰剂效应的心理生理机制示意图

注：aINS，前岛叶；ACC，前扣带皮层；dlPFC，背外侧前额皮层；mThal，内侧丘脑；NAc-VS，伏隔核-腹侧纹状体；PAG，导水管周围灰质；RVM/spinal cord，延髓头端腹内侧区/延髓；S1，初级体感区；SII/dpINS，次级躯体/感觉区和背侧后岛叶；vmPFC，腹内侧前额皮层。

来源：Colloca，2019。

　　安慰剂效应在临床环境中普遍存在，特别是在急性和慢性疼痛的背景下，与患者康复结果息息相关。结合上文所说可以看出，这些影响取决于与治疗、患者和临床医生相关的诸多因素，这些复杂因素的动态相互作用决定了安慰剂效应的最终方向和大小。由于伦理因素，安慰剂机制研究通常在健康志愿者中进行，但临床研究显示，安慰剂对患者的影响在许多疼痛条件下依然存在，包括术后急性疼痛、头痛、神经性疼痛、腰痛和肠易激综合征。

　　早在 20 世纪 80 年代，就有研究发现，对于局部麻醉下拔牙患者而言，同样注射相同的生理盐水，被告知注射的是“一种强大镇痛剂”的实验组相较于未被告知的对照组，其疼痛强度有显著的降低（Levine & Gordon，1984）。由于两组间的差别仅仅是患者接收的信息有所不同，疼痛的差异就可被归因于患者对疼痛治疗的预期不同。此外，还有一个实验组注射纳洛酮（一种阿片类拮抗剂），同样被告知注射镇痛剂。结果发现，与注射生理盐水组相比，其疼痛强度降低幅度较小，这表明疼痛领域内的安慰剂效应或许是由内源性阿片类药物活性介导的。

　　彼得森等（Petersen et al.，2012，2014）针对在开胸后出现慢性神经性疼痛的患者，进行了关于安慰剂效应的实验。实验将公开或隐藏的给药方式与自然病程无治疗进行对照。在公开条件下，研究人员将利多卡因（一种局部麻醉药物）在患者看到的情况下涂抹在消毒餐巾纸上，并告诉患者：“您刚刚使用的药物可以有效减轻某些患者的疼痛。”在隐藏条件下，研究人员将利多卡因在患者不知情的情况下涂抹在消毒餐巾纸上，并告诉患者：“这是活性药物的对照条件。"在对照条件下，消毒餐巾上没有涂抹任何药物。如图 9 - 13 所示，研究结果表明，安慰剂效应对可能与痛觉过敏和中枢敏化相关的 3 项指标均具有抑制作用：(A) 持续性临床疼痛；(B) 卷曲发条状疼痛；(C) 继发性痛觉区域。

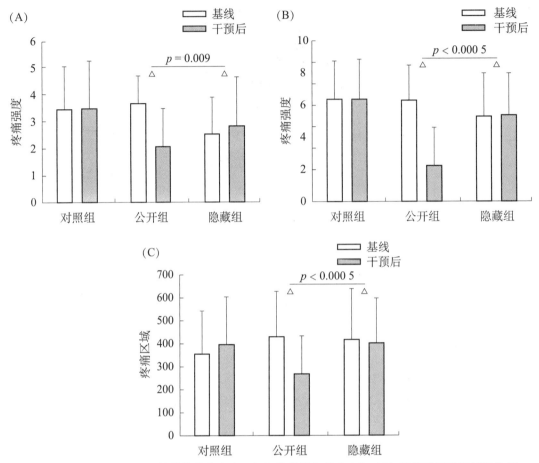

图 9 - 13　安慰剂对 **(A)** 持续性临床疼痛、**(B)** 卷曲发条状疼痛和 **(C)** 继发性痛觉区域的作用

来源：Vase et al.，2016。

此外，最近已有研究表明，有可能通过药理学的方式增强安慰剂效应，从而提升疼痛管理和应对的潜在益处。研究者（Kogan et al.，2011）开发了一种期望诱导的镇痛减退模型，其中使用减轻疼痛的口头告知以及假干预措施，使用无治疗、生理盐水、催产素和加压素四种方式，观察其对预期诱导的镇痛效果。两种肽类激素的中枢神经系统分布显示，它们对于调节不同物种的社会行为至关重要，并具有性别特异性影响。结果如图 9 - 14 所示，可以看出加压素诱导的安慰剂效应在女性群体中显著增强。

正如疼痛应对与治疗干预效果存在个体差异，安慰剂效应也因人而异。在临床和实验室环境中，一些人对安慰剂有反应，而另一些人则对与疼痛相关的安慰剂操作没有反应，这种现象可以部分归因于患者自身的信念和期望差异（Morton et al.，2009；Vase et al.，2015）。了解这类差异不仅可以帮助优化临床实验设计，而且可以完善疼痛管理计划，其中对安慰剂容易产生反应的群体可能会在更大程度上受益于非药物和心理干预。

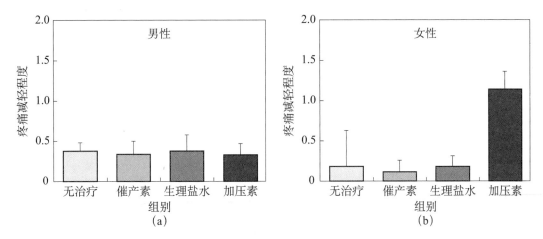

图9-14 不同方式对安慰剂镇痛作用的影响

来源：Kogan et al.，2011。

------◀ **概念术语** ▶------

疼痛　疼痛感觉　疼痛感受　疼痛反应　社会疼痛　特异性理论　强度理论　认知行为疗法　接纳承诺疗法　安慰剂效应

------◀ **本章要点** ▶------

1. 什么是疼痛？其意义是什么？

疼痛是一种与实际的或潜在的组织损伤相关的不愉快的感觉和情感体验，在临床上包括疼痛感觉、疼痛感受以及疼痛反应。虽然疼痛会对人的身体及心理造成负面影响，但不能否定疼痛对于人们的重要意义。疼痛与血压、呼吸、脉搏和体温共同作为五大生命体征，具有不可忽视的适应性作用。

2. 如何对疼痛进行评估？

对疼痛的准确评估，即疼痛的测量是控制疼痛的第一步，也是最重要的一步。目前常用的疼痛测量方法主要包括自我报告法、行为测量法和生理测量法。临床工作人员及研究者需要根据患者的特点以及测量目的灵活地选择相应的测量方式。

3. 经典的疼痛理论有哪些？

经典的疼痛理论主要有特异性理论、强度理论、模式理论和闸门控制理论。

4. 疼痛的行为疗法有哪些？

心理学家在疼痛领域开发并评估了许多有效的行为治疗手段，如行为疗法、认知行为疗法、接纳承诺疗法、放松疗法等，所产生的效果往往与个体内部差异有关，但依旧为心理与疼痛发作、持续和结果之间的联系提供了进一步证明。

5. 什么是疼痛的安慰剂效应？

安慰剂效应指患者虽然获得无效的治疗，但却"预料"或"相信"治疗有效，从而让症状得到舒缓的一种现象。疼痛的安慰剂效应在临床环境中普遍存在，特别是在急性和慢性疼痛的背景下，与患者康复结果息息相关。药理学的方式可以增强安慰剂效应，进一步提升镇痛效果。

───◀ **复习思考题** ▶───

1. 什么是疼痛感受？什么是疼痛感觉？二者有何联系？
2. 慢性疼痛与急性疼痛有什么区别？
3. 疼痛仅仅是生理因素导致的吗？还有哪些因素可能影响疼痛产生？
4. 疼痛的行为疗法具体有哪些？
5. 什么是疼痛的安慰剂效应？如果医生在临床上利用这一效应，你认为是符合情理的吗？

───◀ **推荐阅读** ▶───

Fordyce，W. E. (1976). *Behavioural methods for chronic pain and illness*. Mosby.

Melzack，R. (1975). The McGill Pain Questionnaire：Major properties and scoring methods. *Pain，1* (3)，277-299.

Nugraha，B.，Gutenbrunner，C.，Barke，A.，Karst，M.，Schiller，J.，& Schäfer，P. (2019). The IASP classification of chronic pain for ICD-11. *Pain，160* (1)，88-94.

Turk，D.，& Winter，F. (2006). *The pain survival guide：How to reclaim your life*. American Psychological Association.

第十章

慢性疾病及其心理社会干预

【教学目标】

1. 掌握 A、B、C、D 型人格的特征及各类人格者的易感疾病，熟悉消极认知风格和急迫型认知风格的定义，了解素质-应激模型关于慢性疾病形成的假设。

2. 了解人格、认知风格、应激以及生活事件等心理社会因素与慢性疾病形成的关系。

3. 掌握生活质量的定义，了解普适性与特殊性生活质量测量工具的优缺点。

4. 掌握慢性疾病给患者生活质量以及心理适应等方面带来的影响，掌握慢性疾病的心理适应模型。

5. 了解慢性疾病的三级预防体系，了解慢性疾病自我管理的理论基础，学会指导慢性疾病患者如何进行自我管理。

6. 了解认知行为疗法、正念疗法、聚焦解决模式、健康赋权模式对于慢性疾病的治疗作用。

【学习重点】

1. 影响慢性疾病形成的心理社会因素有哪些？

2. 慢性疾病会给个体的生活质量和心理适应带来哪些影响？

3. 如何测量慢性疾病患者的生活质量？

4. 什么是慢性疾病的三级预防体系？

5. 自我管理对慢性疾病患者具有哪些重要意义？

6. 针对慢性疾病患者的心理干预方法有哪些？

【章节导读】

2017 年 2 月，我国发布了《中国防治慢性病中长期规划（2017—2025 年）》，指出心脑血管疾病、癌症和糖尿病等慢性疾病已成为严重威胁我国居民健康的疾病，是影响国家经济社会发展的重大公共卫生问题。近年来，随着诸如癌症、心脏病、阿尔茨海默病等慢性疾病相关知识的传播与普及，我国人民对于慢性疾病的关注度也不断提升。也有电影、电视等相关文艺作品走进大众视野，比如《滚蛋吧，肿瘤君!》《忘不了餐厅》等，这些文艺作品展现了慢性疾病（如癌症和阿尔茨海默病）对患者生活造成的影响，也描绘了患者在面对疾病时生理和心理上的种种变化。正如这些作品向我们所展示的，虽然疾病很可怕，但生活才是我们的最终命题。因此，我们应该清楚地认识到，慢性疾病的形成以及个体患病后的生活，不仅与生理因素相关，而且与心理社会因素存在密切联系。

本章将介绍影响个体慢性疾病形成与发展的一些心理社会因素，例如人格、认知风格、应激、生活事件等，并在此基础上探讨慢性疾病对患者生活质量和心理健康的影响，最后介绍慢性疾病的三级预防体系和针对慢性疾病患者的心理社会干预。

第一节　心理社会因素与慢性疾病形成的关系

慢性疾病（chronic diseases）是指在生物、心理、社会等多种因素作用下，采用单一方法难以治愈的一类疾病的总称。慢性疾病大多具有病情反复、发病潜隐、病程大于三个月等特征。随着现代医学和健康心理学的发展，慢性疾病的形成与心理社会因素之间的关系也越来越受重视。近些年的研究已经表明，心理社会因素可以直接或间接导致慢性疾病的形成。

一、人格因素

自古以来，人们就发现人格会影响疾病的发生、诊断、治疗、转归等，这与人格引发的特定行为模式相关。例如，早在公元前，古希腊医学家希波克拉底在探究人格与疾病的关系时就提出了体液说。该学说认为在个体的体内存在四种体液，分别是血液、黏液、黄胆汁和黑胆汁，根据这些体液的不同组成比例，可以将个体的气质分为多血质、黏液质、胆汁质和抑郁质。希波克拉底认为，不同的气质类型会使个体形成不同的性格特征与行为方式，导致个体对环境的适应能力不同，进而引发不同的疾病。

现代医学与现代心理学的研究证实了不同的人格类型会影响不同疾病的发生发展，并着重探讨了 A 型人格、B 型人格、C 型人格以及 D 型人格与慢性疾病之间的关系。

（一）A 型人格

20 世纪 50 年代，心脏病学家弗里德曼（Meyer Friedman）和罗森曼（Ray Rosenman）提出了 **A 型行为模式**（type A behavior pattern），也称 **A 型人格**（type A personality）

这是第一个也是最广为人知的可以影响个体疾病的人格因素。它被定义为"一种可以在任何一个人身上观察到的行动-情感综合体，这些人积极地参与一种长期、持续的斗争，力求在较少时间内取得较多成就"。A型人格包含一系列性格特征，例如匆忙、野心勃勃、竞争性强、过度投入工作、侵略性、易怒、不耐烦、激烈的言语风格、愤世嫉俗、不容忍和敌意等。

1. A型人格与心脏病

1981年，美国心脏协会（AHA）将A型人格列为心脏病的危险因素之一，并写入美国心脏病康复指南。研究表明，A型人格者患心血管疾病的概率大约高出B型人格者2倍；在冠心病患者群体中，A型人格者的比例高达70.9%（引自林沁，谢良地，2018）。关于心肌梗死的研究也表明，A型人格者发生心肌梗死的概率高出B型人格者大约3倍（Friedman，1996）。

虽然A型人格与冠心病等心血管疾病的关系已经得到了大量研究的支持，但质疑声仍然存在。一项元分析发现，A型人格与冠心病的相关性并无统计学意义，甚至A型人格对于女性而言具有保护作用（Myrtek，2001）。研究者对此做出了一定的解释，认为A型人格包含的因子众多，结构也较为复杂，例如暴躁、时间迫切性、成就感、竞争意识、敌意等。在这个行为结构中，必然有部分因子在冠心病的发生发展中起着重要的作用，也有另外的因子与冠心病的发生发展没有关联。随后，研究者发现A型人格中的愤怒与敌意是冠心病的显著风险因素，后来的研究也为这一观点提供了支持。而且，越来越多的研究表明，愤怒、敌意、时间紧迫等才是对冠心病具有很强预测作用的人格特质。当这些特质在A型人格者中表达较为强烈时，那么其患冠心病的概率才会更高。

2. A型人格与高血压

自弗里德曼和罗森曼（Friedman & Rosenman，1959）提出"A型行为的人易患冠心病"的假设后，布尔和埃利奥特（Buell & Eliot，1980）提出A型人格也会影响高血压的发病概率，而此后的一些研究也为此观点提供了证据。

从心理成因的角度来看，高血压与支配、愤怒、敌意和旨在影响他人行为的情绪表达等显性行为呈负相关。高血压患者常常压抑自己的敌意、抑制自己的愤怒和焦虑等负性情绪。我国学者的调查发现，A型人格者在高血压患者人群中占比高达79.5%，而健康对照组仅占42.2%（杨菊贤，1999）。也有研究指出，A型人格与血压的昼夜节律改变显著相关，这可能造成高血压患者的靶器官损害；血管内活性物质的升高与A型人格呈正相关，这不利于对高血压的控制，并且A型人格的高血压患者其靶器官受损程度比一般患者更严重（李令华 等，2003）。

周围的环境也会对血压产生重要影响，当个体经历应激时，血压更容易升高。与B型人格者相比，A型人格者在面对类似的应激性困境时具有更强烈的反应，而且A型人格者在应激状态下，其血浆中的肾上腺素含量会比其他人更高。这些交感活性物质的增加将进一步诱发肾上腺素释放、血管紧张素增加、醛固酮分泌增加，促使小动脉收缩痉挛、外周阻力增加、钠潴留，最终导致持久性的高血压（李妮娜 等，2009）。也有研究者指出，随着年龄的增长，A型人格也可能在高血压发病机制中起到辅助或叠加效应（张政祥 等，2000）。

（二）B 型人格

B 型人格（type B personality）与 A 型人格相对，其特征包括不温不火、举止稳当、行为舒缓、满足感较强、生活节奏较慢、自我调节能力强等。当一份工作需要审慎思考和耐心时，B 型人格者往往比 A 型人格者更胜任。与 A 型人格者相比，B 型人格者更善于调节自己，更不容易罹患各种心身疾病，所以，B 型人格也被称为"长寿型人格"。

弗里德曼在早期进行心脏病的预测研究时，曾将 3 000 多名被试按照四个问题的答案、性质、选择和行为分为 A、B 型人格组，这四个问题是："如果你利用业余时间放松，你会感到内疚吗？""你需要赢才能从游戏和运动中获得乐趣吗？""你一般会快速移动、走路和吃饭吗？""你是否经常尝试一次做不止一件事？"最终结果发现，尽管分入 A 型人格和 B 型人格两组的人数大致相同，然而 A 型人格组被试患冠心病的概率高于 B 型人格组（Friedman et al.，1995）。这是因为 B 型人格个体在他们的生活中大多是放松和有耐心的，且性格随和，即便取得一些成就也会继续像之前一样工作；而即使他们未能实现自己的目标，也不会受到压力的打击，这使他们免受冠心病的侵害。B 型人格个体对他们周围的滋扰有着更高的容忍度，与其他人相比，他们的抑郁和焦虑程度较低，在接近和接受周围环境时也非常放松。此外，B 型人格个体拥有丰富的想象力和创造力。所有这些性格特征都指向一个结论，即 B 型人格个体对冠心病的抵抗力更强。然而，B 型人格个体有一个非常明显的缺点：往往过于悠闲、缓慢，很容易变得拖延。所以，虽然 B 型人格个体不容易患冠心病、高血压等疾病，但是自身的懒散和拖延可能会使其忽视自身疾病。

（三）C 型人格

泰莫肖克等（Temoshok et al.，1985）发现，有些行为特征会造成癌症的高易感性，这些行为特征被他们称为癌症性格或 **C 型人格**（cancer-prone personality）。

C 型人格主要表现为情感内蕴、哀怒不溢于表、逃避竞争、和谐容忍、顺应现实、委曲求全、取悦于人，当承受压力时时常佯装镇静平和、抑欲隐衷。巴尔特鲁施等（Baltrusch et al.，1988）将 C 型人格总结为：（1）童年时期对内心痛苦过分克制，向内压抑情绪；（2）过分合作，缺乏自我意识，回避矛盾，过于谦虚，忍耐、屈服和容忍，不向外发泄；（3）责任心强，导致更高的压力，并会造成焦虑或抑郁。

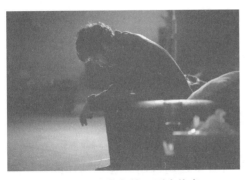

更容易深夜忧郁的 **C 型人格者**

1. C 型人格与癌症

C 型人格个体罹患恶性肿瘤的概率更高，主要原因在于该类群体的负性情绪表达和调节存在异常。在恶性肿瘤患者中，存在不良情绪或者情感不能被正确宣泄的个体人数是其他疾病患者的 2 倍以上。例如，在乳腺癌患者群体中，只有 1/3 的人可以较好表达自身的情绪情感，而另外 2/3 的人更容易抑制自己的情绪情感。

C型人格者的情绪表达异常一方面通过影响人的认知能力与行为间接导致恶性肿瘤的形成，另一方面通过影响机体的免疫系统功能直接导致恶性肿瘤的发生。抑郁和情感压抑是情绪调节异常最常见的两种表现形式，也是恶性肿瘤发病最重要的两大心理因素。

2. C型人格与其他疾病

研究发现，易患哮喘的个体往往自我克制、情绪压抑，这也是C型人格的行为特征（Solcova & Kebza，2006）。由于C型人格个体不善于发泄情绪，这可能影响他们的机体免疫功能。此外，与心态良好的B型人格个体相比，C型人格个体也更容易罹患癌症、皮肤病、哮喘和消化性溃疡。C型人格个体内向且易怒，不擅长与人交往，并存在神经质倾向，往往习惯于压抑自己的情绪，导致面对应激性的情境和事件时产生不恰当的反应，进而造成中枢神经系统功能紊乱，引发消化性溃疡。

（四）D型人格

D型人格（type D personality）的概念由荷兰学者德诺莱特（Johan Denollet）经过实证归纳和理论演绎之后提出，又被称为"忧伤人格"（distressed personality）（Denollet et al.，1996）。D型人格结合了两种稳定的特质：**消极情感**（negative affectivity，NA）和**社会抑制**（social inhibition，SI）。消极情感指的是跨时间和情境体验负面情绪（如愤怒、悲伤、恐惧、易怒）的倾向。社会抑制指的是在社交互动中由于害怕被拒绝或者遭到反对，而抑制自己情绪的倾向。D型人格具有遗传的可能性和跨文化测量的等效性，是可能导致个体未来情绪问题的一种预测因素。

1. D型人格与冠心病

近年研究已经表明，D型人格是冠心病的一个独立预测因素，分别通过生物医学风险因素和心理社会风险因素来影响冠心病的形成（见图10-1；引自王芬 等，2020）。在面临外界应激事件时，基于消极情感和社会抑制这两种特质，D型人格者会产生更多的紧张、焦虑、忧伤、抑郁等负性情绪，更倾向于采用回避和抑制情感表达等方式，这使得个体体验到更多的压力或应激，导致慢性应激的形成，一方面造成内分泌系统和免疫系统的调节异常（生物医学风险因素），另一方面增加个体抽烟、锻炼缺乏、饮食不健康、自我孤立等不健康行为（心理社会风险因素），最终增加冠心病的发病率和死亡率。

2. D型人格与糖尿病

当前研究已表明D型人格与糖尿病的发病有关，然而其发病机制尚不清楚，需要进一步探讨。D型人格者大多缺乏健康的生活行为方式，具有较强的忧伤感，且不善于表达负性情绪。这些因素使得该类人群更易摄入较多脂肪和糖，较少摄入水果和蔬菜，这种不健康的生活方式更容易导致代谢失调，增加2型糖尿病的发病率。研究指出，糖尿病患者中的D型人格者比例明显较高，这提示D型人格可能与糖尿病的发病有关（引自任振涛，范培云，2018）。例如，我国的一项研究显示，2型糖尿病患者中D型人格者占比高达34.1%（王晓英 等，2011）。但由于D型人格相对于A、B、C型人格提出较晚，对D型人格的认识还不够系统和全面，还需要更深入的研究去揭示糖尿病与D型人格的关系。

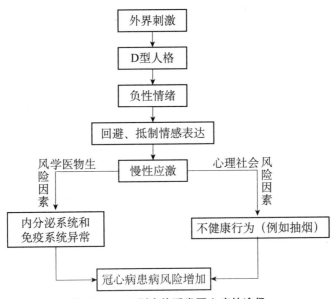

图 10 - 1 D 型人格诱发冠心病的途径

来源：王芬 等，2020。

3. D 型人格与炎症性肠病

炎症性肠病（inflammatory bowel disease，IBD）是一种非特异性的慢性肠道炎性疾病，主要包括溃疡性结肠炎和克罗恩病，常常表现为腹痛、腹泻、血便、体重减轻等，很难根治，易反复发作，有潜在的癌变风险。瑞士的一个研究团队针对炎症性肠病在 2006 年开始了一项为期十年的研究，探究了 D 型人格与炎症性肠病之间的关系。该研究发现，炎症性肠病患者中 D 型人格者的占比与普通人没有差别，但是 D 型人格可以预测炎症性肠病的临床恶化情况（Jordi et al.，2021）。

实践与应用

你是 D 型人格者吗?

根据你的真实情况，请在表 10 - 1 所示的每个条目后的相应数字处打钩。

表 10 - 1 D 型人格量表

1. 我很容易与人交往。	0	1	2	3	4
2. 我常常对不重要的事情小题大做。	0	1	2	3	4
3. 我常常与陌生人交谈。	0	1	2	3	4
4. 我常常感到不愉快。	0	1	2	3	4
5. 我常常容易被惹怒和发脾气。	0	1	2	3	4
6. 在社会交往中我常常感到拘谨和放不开。	0	1	2	3	4
7. 我对事情的看法很悲观。	0	1	2	3	4
8. 我觉得与人交谈时很难打开话题。	0	1	2	3	4
9. 我的心情常常很差。	0	1	2	3	4
10. 我是一个封闭型的人。	0	1	2	3	4
11. 我宁愿与其他人保持一定距离。	0	1	2	3	4
12. 我觉得自己经常为一些事情担忧。	0	1	2	3	4
13. 我经常闷闷不乐。	0	1	2	3	4
14. 在社会交往中，我找不到合适的话题来谈论。	0	1	2	3	4

D型人格量表（Type D Personality Scale，DS-14）有两个维度，即负性情感和社会抑制，其中第2、4、5、7、9、12、13一共7个条目评定负性情感，另外7个条目评定社会抑制。量表采用5级评分法，从0分（完全不符合）到4分（完全符合），其中第1、3条目为反向计分题。量表计分方法：将反向计分题转换之后，每个维度下的条目分数各自加总，每个维度的得分范围为0～28。当负性情感和社会抑制两个维度得分都大于10时，个体便可被认为具有D型人格。

就以上人格因素对心身疾病的影响而言，人格特质会影响个体的行为和个体对外界环境的反应倾向，从而影响个体的情绪情感状态，进而影响个体的神经系统、内分泌系统以及免疫系统功能，导致疾病发生（表10-2总结了不同人格类型的性格特征及易感疾病），而罹患疾病又会影响个体的情绪情感状态，最终形成恶性循环。因此，需要更有效的办法来帮助个体调节心身状态，只有这样才能够跳出这个恶性循环。

表 10-2　不同人格类型的性格特征及易感疾病

	性格特征	易感疾病
A型人格	竞争意识强，易怒，不耐烦，具有侵略性，言语风格激烈，愤世嫉俗	心脏病、高血压
B型人格	不温不火，举止稳当，行为舒缓，满足感较强，生活节奏较慢，自我调节能力强	无
C型人格	情感内蕴，哀怒不溢于表，逃避竞争，和谐容忍，顺应现实，委曲求全，取悦于人	癌症、消化性溃疡
D型人格	消极情感（愤怒、悲伤、恐惧、易怒），社会抑制（害怕社交拒绝而压抑情绪）	冠心病、糖尿病、炎症性肠病

二、认知风格

认知风格（cognitive style）是指个体倾向于使用的信息加工方式，也被称作认知方式。认知风格存在三个维度，分别是：（1）对应激事件原因的归因（整体或具体，稳定或不稳定，内部或外部）；（2）对应激事件后果的推断；（3）基于应激事件对自己性格特征的推断。基于这些维度，可以将个体的认知风格分为不同的类型。其中，消极认知风格和急迫型认知风格是与慢性疾病密切相关的两种认知风格。

消极认知风格（negative cognitive style）是指将消极生活事件（如失去友谊）归因于内部原因（如"我很难被喜欢"）、稳定原因（如"我将继续很难被喜欢"）和整体原因（如"我所有的社交活动都会受到我难以被喜欢的事实的影响"），以及消极推断后果（如"我永远不会结婚生子，因为没有人会喜欢我"）和消极的个人特征（Mac Giollabhui et al.，2018）。已经有大量研究和实验证据表明，消极认知风格可能引发抑郁症状，进而诱发其他健康问题。一份考察青少年认知风格、抑郁症状、日常歧视感知与血压之间的关系的报告指出，消极认知风格与收缩压呈正相关，更多的消极认知与更多的抑郁症状有关（Dondanville & Pössel，2019）。

急迫型认知风格（looming cognitive style）是指个体对潜在威胁到来的速度存在认知偏差，倾向于认为潜在的危险会以可怕的速度突然到来，即夸大危险进程。例如，该类型个体更倾向于将"一点疼痛"解释为"病理性疼痛"。该认知风格与灾难化思维类似，但更强调威胁到来的速度。急迫型认知风格与抑郁和焦虑相关。有学者探究了癌症患者群体中急迫型认知风格对患者生活质量的影响，发现这种认知风格对生活质量的预测作用要高于抑郁和焦虑；而且，具有急迫型认知风格的患者倾向于认为癌症恶化速度更快，这进而导致更差的生活质量，特别是在情绪和功能领域（Levin et al.，2010）。

三、生活事件

关于**生活事件**（life events）的定义目前尚不能统一。塞里认为生活事件是一种应激源，并且会对个体的身心造成危害（引自赵通宇，2016）；霍尔姆斯和拉赫（Holmes & Rahe，1967）认为生活事件需要个体改变自身现行的生活方式加以应对，否则会对个体造成较为严重的负面影响；布朗等（Brown et al.，1973）则从生活事件给个体带来的影响方面来考虑，强调生活事件给个体带来的不良后果，认为只有当个体的情绪状态和生活方式因为此事件对自身造成重大冲击或严重的健康问题时，这个事件才可以被称为生活事件。目前一般认为生活事件是指个体在学习、生活、社会交往等过程中所遇到的内部与外部刺激的总和，并且通常会对个体产生重大影响。

生活事件按其性质可以分为积极生活事件和消极生活事件。一般认为对个体有着积极的意义、性质温和、对人的身体健康会产生积极影响的事件是积极生活事件，例如结婚、生子、升职、升学等；而对人的健康影响较大，可能伴随人体机能失调、机体血压升高或诱发冠心病的事件是消极生活事件，例如地震、车祸、重大疾病、失去亲人等。

生活事件大多通过间接的方式对个体身心健康产生影响。生活应激事件会使得机体应激反应增加，此类事件会通过影响个体的情绪（如增加焦虑、抑郁、恐惧程度）、改变行为方式（如吸烟、酗酒、失眠），或者通过影响神经内分泌系统和自主神经系统的活动对主要器官和系统造成损伤（McEwen，2012）。而当个体遭受重大消极生活事件后，它会对个体产生相对持久的影响，甚至可能会引发各种慢性疾病，如心血管疾病、癌症等。一项针对老年人群体的研究指出，在这个群体中，最给人带来冲击的生活事件是家庭成员的去世（如丧偶），这会给尚在人世的伴侣的身体健康造成重要影响，并可能会引发抑郁，增大老年人的死亡风险（刘盼，2019）。

（一）生活事件与心血管疾病

生活事件作为应激源能够诱发个体的心理应激，进而增加冠心病的发生风险（Berntson et al.，2017；Wirtz & von Känel，2017）。老年人在老年阶段经历的人生重要变化，如丧亲、年老、身体机能减弱、患重大疾病等，会对老年人的身体健康产生重要影响，并且难以恢复。

一项以 28 583 名无心血管病史的人作为研究对象的大型前瞻性研究调查了参与者近

一年所发生的生活事件，并对其后三年的心血管疾病发生率进行了随访。结果显示，心血管疾病发生的风险随着生活事件的增加而增加，生活事件每增加一件，其罹患心血管疾病的风险随之增加 15％（Berntson et al.，2017）。另外有研究发现，与稳定性心绞痛者相比，急性冠脉综合征患者在发病前更多地经历了急性生活事件，这提示急性生活事件可能是触发急性冠脉综合征的一个相关因素（Roohafza et al.，2010）。一项探讨生活事件与急性心肌梗死关系的研究以冠状动脉粥样硬化斑块稳定性作为临床数据，结果发现急性生活事件是影响急性心肌梗死患者斑块稳定性的独立危险因素之一，而且急性生活事件引起的应激水平越高，不稳定斑块的发生风险越高。

（二）生活事件与癌症

世界卫生组织的数据显示，2020 年新增癌症病例中，乳腺癌首次超过肺癌，成为最常见的癌症类型（引自刘宗超 等，2021）。而自 2000 年以来，中国女性乳腺癌发病率居高不下，且呈递增趋势（陈万青，郑荣寿，2015）。最新研究进一步表明，中国女性癌症患者中，主要癌症类型就是乳腺癌，占全球女性乳腺癌病例的 18％（Mejareh et al.，2021）。研究证实，消极生活事件是影响女性乳腺癌发病的重要因素之一，并且消极生活事件的刺激程度与发生乳腺癌的危险度之间存在正相关（王随琴 等，2017）。国外有学者发现，乳腺癌风险会因为重大疾病史、丧亲等负性生活事件的发生而升高，并且乳腺癌的发病风险和消极生活事件之间存在剂量反应关系（Fischer et al.，2018），即经历的消极生活事件越多，患乳腺癌的风险越高。流行病学调查也发现，与承受工作压力相比，经历了丧偶以及罹患重大疾病的个体患乳腺癌的概率更高（Antonova et al.，2011）。以上研究说明，生活事件特别是生活应激事件对个体产生的影响取决于应激的性质、数量及强度，经历较多生活事件尤其是消极生活事件会增加乳腺癌的发生风险。然而，目前尚未有研究证实，某种特定生活事件可以特异性地促进乳腺癌的发生。

众所周知，吸烟会提高肺癌的发病率，是肺癌的高危因素，然而并不是所有的肺癌患者都有过吸烟史。这表明，除了吸烟，还有其他危险因素可能会引起肺癌。研究发现，丧子可使得双亲罹患肺癌的风险增大；与因战争失去成年子女的父母相比，因车祸失去成年子女的父母由于缺少指导性支持以及社会认可，在未来生活中更容易罹患肺癌（Levav et al.，2000）。

除了乳腺癌和肺癌，消极生活事件也与其他癌种有一定的相关性。例如，消防员更易患淋巴和造血系统的肿瘤，原因之一在于消防员长时期经历的急性生活事件（Guidotti，1995）。因战争失去亲人的女性可能更容易形成呼吸系统肿瘤，因车祸失去亲人的女性则更容易患子宫癌、卵巢癌（Levav et al.，2000）。对于已经确诊的肿瘤患者而言，丧亲等生活事件也会缩短患者的无进展生存期和总生存期（Chida et al.，2008）。

四、应激

当生活中的各类消极生活事件和不利因素对个体在心理上构成困惑或威胁时，它们常常可能导致个体心身紧张和不适，进而产生**应激**（stress，也称压力）。应激是慢性疾病的重要致病因子。应激可以分为由急性生活事件导致的急性应激和由慢性生活事件导致的慢性应激。其中，慢性应激会导致内分泌失调、免疫功能下降等，使得病毒细菌感染机会增大，造成机体交感神经系统活动过度、机体功能调节能力降低，从而增大个体罹患心脑血管疾病、高血压、糖尿病等慢性疾病的风险。

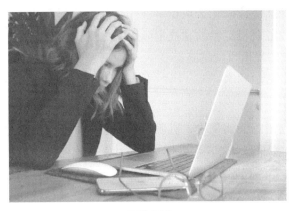

工作压力

素质-应激模型（diathesis-stress model）认为，部分个体容易因应激而生病，是因为他们基因上的缺陷或者生化上的失调使他们原本就容易得这些疾病。当应用于心理或者生理疾病时，素质-应激模型认为有些个体先天就倾向于对环境中的应激源产生异常反应。这些先天倾向（素质）通常被认为是由生化或者器官系统上的缺陷决定的，但也有一些学者认为后天习得的思维和行为方式也是这一易感性的成因。不管是先天遗传的还是后天习得的，这一易感性都是相对稳定的。随着时间而改变的是环境中的应激源，也正是这一因素的改变影响了疾病的去留。因此，素质-应激模型假定，有两个因素在疾病产生过程中起着重要作用：第一，个体必须具有一种相对稳定的患病倾向特质；第二，个体正在经历某些应激。当大多数个体能应对某些应激时，具有特定素质的个体却会对同种应激条件产生病理反应。对于那些患病倾向尤其严重的个体来说，就算只是一个普通应激事件也可能使他们生病。

（一）应激与高血压

心理应激可能是引起高血压的一个重要原因。我们可以从两个方面考虑应激与血压升高之间的作用机制。第一个方面是生物因素，即直接机制：大脑皮层长时间受到应激因素的作用，使得交感神经也长时处于兴奋状态；交感神经肾上腺系统导致儿茶酸胺释放增多，这是原发性高血压发病机制中的一个重要环节。第二个方面是行为因素，即间接机制：当长期处于应激状态时，个体更倾向于产生吸烟、酗酒、高脂高热量饮食等不健康行为，且更不愿意参加体育活动，从而导致高血压的形成。

（二）应激与心血管疾病

心理应激影响心血管疾病的机制虽然还有待探讨，但目前仍可以从直接和间接两种方式来分析。直接方式是：由于长期应激作用，交感神经通路活跃，下丘脑分泌相关激素对身体进行调节，使得血压、血脂等升高，进而导致心血管疾病的发生，而疾病的产生又使患者的心理应激加重，影响疾病的治疗和预后。间接方式是：由于处于应激状态，个体倾向于形成不健康的生活习惯，如吸烟、酗酒、不健康饮食等，引起血压、血脂和血糖的升高。

（三）应激与其他疾病

除了高血压与心血管疾病，应激也与其他疾病的产生密切相关。例如，在 20 世纪 50 年代，有学者就探讨了应激与高血脂之间的关系，发现工人在经受职业压力以及学生在经历考试压力的时候，他们的血脂水平最高；也有研究发现，个体较高的应激反应对血脂的影响甚至会在三年后依然存在（引自尚婕，2014）。

也有研究考察了应激与糖尿病之间的关系。一项长达 20 年的随访研究发现，心理应激会影响血糖水平（Puterman et al.，2012）。较高水平的应激不仅会使糖尿病患者出现焦虑、抑郁等负性情绪和某些异常行为，影响患者血糖的控制与管理，甚至还会对糖尿病的发生发展产生负面影响，而应激与糖尿病之间的具体关系和影响机制则需要更深入的研究与探索。

应激也可能导致哮喘的形成和发作。哮喘的一个重要成分就是炎症反应，而促炎性细胞因子有可能在哮喘的发展过程中起了根本性的作用，甚至有可能是其成因。应激与免疫系统之间的联系为应激作用于哮喘的发展提供了可能性，而应激或者应激引起的不健康行为都与哮喘的发作有关。越能感知到应激的个体，越可能遇到严重的哮喘问题。

第二节　慢性疾病给患者带来的影响

慢性疾病会给患者及其家人带来生理与心理上的巨大影响。当个体经历慢性疾病时，其社会角色、工作、经济水平、社会关系以及家庭关系等都会发生重大变化，进而影响患者的生活质量，导致适应性问题的形成。

一、生活质量

（一）生活质量的概念

生活质量（quality of life）在医学上也被称作生命质量、生存质量。广义而言，生活质量可指一个人在某个特定的时间对自己生活的总体评估。而根据世界卫生组织的定义，生活质量是个体对自己在生活中所处地位的知觉，它与他们的文化语境和该语境的价值系统有关，而这种价值系统又与他们自己的目标、标准和期望有关。世界卫生组织生活质量工作组开发了一种具有一般性、对各种文化都行之有效的评估工具（WHOQOL-100），该工具包含生活质量的 25 个方面，并将其归纳为六个领域：

（1）身体健康（physical health）：疼痛与不适；精力充沛与疲惫不堪；睡眠和休息。

（2）心理健康（psychological well-being）：积极的感觉；自尊；思维、记忆、学习和全神贯注；体象和外貌；消极的感觉。

（3）独立程度（level of independence）：日常生活行为（如自理）；活动能力；药物和治疗依赖；工作能力。

（4）社会关系（social relationship）：人际关系；实际的社会支持；性活动。

（5）与环境的关系（relation to environment）：身体的安全和保障；经济资源；家庭环境；健康/社会护理的可及性和品质；学习机会；休闲活动的参与和机会；交通运输系统；物理环境。

（6）灵性、宗教和个人信仰（spirituality，religion and personal beliefs）：智慧；宗教和个人信仰等精神追求。

（二）生活质量的测量

对于生活质量，当前存在两种不同的测量方法。第一种是具有普适性的、对各种文化都行之有效的测量方法，例如由世界卫生组织开发的生活质量量表（WHOQOL-100）和生活质量量表简版（WHOQOL-BREF）、36条简明健康状况调查表（MOS SF-36）、诺丁汉健康量表（NHP），以及欧洲生活质量量表（EuroQol）等。第二种是针对不同慢性疾病患者生活质量的测量方法，例如测量癌症患者生活质量的欧洲癌症治疗研究组织生活质量问卷（EORTC QLQ-C30）、测量艾滋病患者生活质量的世界卫生组织艾滋病生活质量测量简表（WHOQOL-HIV BREF）、测量2型糖尿病患者生活质量的修订版糖尿病特异性生活质量量表（A-DQOL），以及测量冠心病患者生活质量的西雅图心绞痛量表（SAQ）。

这两类测量方法都各有利弊，普适性测量虽然允许不同疾病群之间的比较，但不能用来深入了解特定疾病下的生活质量；相反，针对特定疾病的测量尽管存在可以更全面深入了解特定疾病患者的生活质量的"附加值"，却不允许不同疾病患者之间生活质量的比较。

实践与应用

世界卫生组织生活质量量表简版（WHOQOL-BREF）

表10-3所示问题涉及您对生活质量、健康或生活其他方面的看法。请针对每一个问题选择最适当的答案。如果您暂时不能确定，则头脑中的第一反应往往是最正确的。

所有问题都请您按照自己的标准、愿望或自己的感觉来回答。注意所有问题都是您最近4周内的情况，其中从1到5依次表示程度从弱到强。

表10-3　世界卫生组织生活质量量表简版（WHOQOL-BREF）

1. 您怎样评价您的生活质量？	1	2	3	4	5
2. 您对自己的健康状况满意吗？	1	2	3	4	5
3. 您觉得疼痛妨碍您去做自己需要做的事情吗？	1	2	3	4	5
4. 您需要依靠医疗的帮助进行日常生活吗？	1	2	3	4	5
5. 您觉得生活有乐趣吗？	1	2	3	4	5
6. 您觉得自己的生活有意义吗？	1	2	3	4	5
7. 您能集中注意力吗？	1	2	3	4	5
8. 日常生活中您感觉安全吗？	1	2	3	4	5
9. 您的生活环境对健康好吗？	1	2	3	4	5
10. 您有充沛的精力去应付日常生活吗？	1	2	3	4	5

11. 您认为自己的外形过得去吗？		1	2	3	4	5
12. 您的钱够用吗？		1	2	3	4	5
13. 在日常生活中您需要的信息都齐备吗？		1	2	3	4	5
14. 您有机会进行休闲活动吗？		1	2	3	4	5
15. 您行动的能力如何？		1	2	3	4	5
16. 您对自己的睡眠情况满意吗？		1	2	3	4	5
17. 您对自己做日常生活事情的能力满意吗？		1	2	3	4	5
18. 您对自己的工作能力满意吗？		1	2	3	4	5
19. 您对自己满意吗？		1	2	3	4	5
20. 您对自己的人际关系满意吗？		1	2	3	4	5
21. 您对自己的性生活满意吗？		1	2	3	4	5
22. 您对自己从朋友那里得到的支持满意吗？		1	2	3	4	5
23. 您对自己居住地的条件满意吗？		1	2	3	4	5
24. 您对得到卫生保健服务的方便程度满意吗？		1	2	3	4	5
25. 您对自己的交通情况满意吗？		1	2	3	4	5
26. 您有消极感受吗？（如低落、绝望、焦虑、忧郁）		1	2	3	4	5

WHOQOL-BREF 量表的计分：量表能够产生心理、生理、社会关系、周围环境 4 个领域的得分。量表包含两个独立分析的问题条目：问题 1 询问个体关于自身生活质量的总主观感受，问题 2 询问个体关于自身健康状况的总主观感受。对于各个领域，得分越高，生活质量越高。

各领域原始分计算方式：

生理领域：$(6-Q3)+(6-Q4)+Q10+Q15+Q16+Q17+Q18$。

心理领域：$Q5+Q6+Q7+Q11+Q19+(6-Q26)$。

社会关系领域：$Q20+Q21+Q22$。

周围环境领域：$Q8+Q9+Q12+Q13+Q14+Q23+Q24+Q25$。

（三）慢性疾病对生活质量的影响

慢性疾病具有持续时间长、治疗过程复杂、难以完全治愈等特点。正是由于这些特点，慢性疾病会对患者生活质量的各个方面造成影响。研究者在卒中、帕金森病和冠心病患者中，调查了疾病的严重性与患者生活质量的关系。研究发现，疾病的严重性与生活质量之间的关联在卒中和冠心病患者中是非线性的，而在帕金森病中存在线性关联（Ferrucci et al.，2000）。由此可以断定，疾病或多或少与生活质量相关，只是其严重性与生活质量也许并无特别联系，这表明可能存在其他因素影响疾病与生活质量之间的关系。

1. 艾滋病与生活质量

艾滋病，即获得性免疫缺陷综合征，是由人体免疫缺陷病毒引起的一种病死率极高、危害性极大的慢性传染病。HIV 近年来在中国迅速传播，艾滋病患者也越来越多，已经成为一个严重的公共卫生问题。艾滋病患者在面临自身虚弱的生理条件以及社会外界的歧视和污名时，其生活质量会受到严重的影响。

相关研究显示，当个体患艾滋病时，其生活质量会发生重大变化，并且有将近三分之一的变化是由艾滋病本身以外的因素引起的。一项针对 299 例艾滋病患者的研究发现，患者生活质量各维度（特别是角色功能、躯体功能、健康总体自评、活力和精神健康）的得分远远低于与其具有相似经济文化背景的健康人群（孟亚军 等，2007）。尽管关于艾滋病的知识已经得到大力宣传，但外界的歧视现象仍然存在，再加上 HIV 感染所造成的生理、心理上的影响，感染者很难有获得稳定收入的机会，难以享受正常的闲暇娱乐和亲情时间。感染者最担心的问题主要包括维持将来生活和治疗的经济收入来源（包括经济收入、外界援助和补偿等），以及中国人比较重视的对于家庭应尽的责任，如赡养父母和抚养子女等。

总的来说，文化程度、收入、性别、病情、居住地、感染途径、艾滋病知识水平、医疗费用占家庭收入比例、耻辱感等因素都与艾滋病患者的生活质量有一定的相关。

实践与应用

艾滋病患者的常见心理反应及其干预方法

艾滋病患者常见的心理反应包括：

- 焦虑：表现为身体紧张、中度到严重的恐慌等各种形式。其中的影响因素包括身体的逐渐恶化、感染他人的风险、性生活方式的改变、来自社会的敌意和排斥等。
- 抑郁：睡眠障碍、厌食、注意力不集中、精力下降和性欲减退等是造成患者抑郁的主要因素。无法治愈的无助感是导致患者抑郁症的主要原因。
- 绝望：这是由于缺乏来自家庭和社会的帮助和支持。
- 愤怒：容易被伴侣、医生、顾问和家人激怒。
- 恐惧：对死亡的恐惧，对性交的恐惧，对未来的恐惧。
- 内疚感：与艾滋病相关的家庭内疚感以及对导致感染的危险行为的内疚感。
- 自杀念头：常常被作为一种避免痛苦、身体和精神上的不适以及公众的谴责的方式。

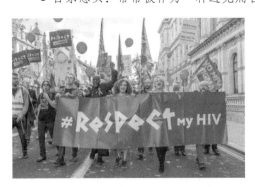

艾滋病日呼吁尊重艾滋病患者

对于患者的这些心理反应，常用的心理干预方法有：正念减压疗法、动机性访谈疗法、认知行为疗法、同伴教育干预疗法、反歧视干预疗法等。这些干预方法都可以提升患者积极情绪，改善人际关系，提高适应能力。而作为患者普通的照护者来说，积极关注患者情绪、学着与患者共情、学会一些放松训练等都是非常有效的心理护理技巧。

2. 糖尿病与生活质量

糖尿病也是一种慢性心身疾病，对患者的生活质量有着严重的影响。糖尿病对生活质量的影响主要可以从以下三个方面进行探讨（于园园，谢虹，2017）。

（1）疾病因素：糖尿病的病程以及并发症与生活质量呈负相关，并且研究发现糖尿病患者的生活质量会随着疾病进程而下降。肥胖、吸烟和不规律运动等不良生活方式是糖尿病患者生活质量下降的风险因素（Wan et al.，2016）。

（2）治疗因素：治疗方式和治疗方案都会对患者的生活质量产生影响，研究发现胰岛素治疗对患者生活质量既有积极影响，也有消极影响。伊朗的一项研究表明，拒绝胰岛素治疗的患者比接受治疗的患者有更好的生活质量（Khalili et al.，2016），与治疗相关的困难和副作用可能会恶化患者的生活质量；与其他治疗方案相比，相对较为简单的治疗方案对患者的生活质量有积极影响。

（3）心理因素：患者的自我效能与生活质量显著相关（Ridderstråle et al.，2016），当患者自我效能水平相对较高时，其生活质量也相对较高。终身和全面的自我管理是糖尿病患者生活中的一个重大项目，其中包括饮食限制、规律锻炼、遵医用药、体重控制和血糖检测，自我管理的好坏往往可以预测生活质量的高低；抑郁、痛苦和耻辱感也是糖尿病患者需要合理面对和克服的一点，其与生活质量可以相互影响。

3. 癌症与生活质量

癌症作为一种心身疾病，其本身以及相关心理社会因素都会对患者的生活质量产生影响。近些年来，国内外大量研究已经表明癌症患者的生活质量与普通人相比处于中等偏下水平，在躯体、情感、社会以及认知功能等方面与普通人均有较大差别。一般来说，人口学因素（年龄、受教育程度、工作状态、经济收入等）是影响癌症患者生活质量的重要因素；肿瘤的分期以及治疗持续的长短都会影响癌症患者的生活质量；健康的生活方式也会对患者的生活质量产生较大影响。此外，患者的负性情绪状态，如抑郁、焦虑、烦躁、恐惧等，会严重降低患者的生活质量。最后，癌症的治疗、预后等过程较长，患者在此期间未满足的需求较多，特别是身体和情感领域，因此其生活质量会受到较大影响。

有研究者对血液肿瘤患者进行了调查，发现影响其生活质量的因素有很多，包括性别、职业、工作与否、自我负担、对病情的了解程度、生命意义寻求等（引自陈斌 等，2021）。多发性骨髓瘤患者在总体健康情况、躯体、角色和社会功能等领域的得分均低于常模，并伴有睡眠障碍，其生活质量的影响因素主要有初诊年龄、周围神经病变、自费比例和基础疾病等。另外有学者对淋巴瘤患者进行生活质量相关研究时发现，文化程度高是患者生活质量总体功能的一个保护因素（引自陈斌 等，2021）。

宫颈癌是一种生殖系统恶性肿瘤，对于女性危害性极大。宫颈癌会使患者生理功能受到严重损害，使患者容易感到疲乏、疼痛感较强，出现睡眠障碍、膀胱和肠道功能障碍、淋巴水肿等，也更容易引发更年期症状以及育龄期生育问题。宫颈癌的治疗一般都会采取放化疗，但会引起恶心呕吐、肠道功能损伤、卵巢功能丧失、脱发等各种不良反应，这些由于癌症

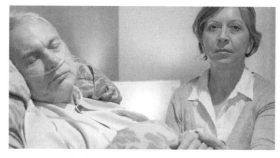

生活质量受到影响的癌症患者

本身以及癌症治疗手段所导致的变化是患者生活质量下降的最主要原因（Distefano et al.，2008；Ros & Espuña，2013）。

二、心理适应

（一）适应的概念

由于慢性疾病的影响，患者必须寻找新的应对方式以适应生活产生的巨大改变（Taylor & Aspinwall，1996）。由于慢性疾病具有反复发作的特征，患者需要不断地进行再适应。从这个角度而言，患者对慢性疾病的心理适应是一个动态、不断变化的过程，个体可以通过这个过程逐渐达到人与环境相适应的最佳状态（Livneh，2001）。

研究者通常使用适应（adjustment）或**心理适应**（psychological adjustment）表示患者与新情境的再平衡过程。适应原是生物学中的一个概念，它表示能够增加有机体生存机会的某些身体和行为上的改变。然而在心理学研究中，适应通常被视为一种理想的状态或终点（Brennan，2001），并通过实现特定的结果来评估。一般而言，它指的是个体为了符合环境条件的要求，对自身生理和心理状态进行调整。

慢性疾病的心理适应是一个非常复杂的过程，这个过程涉及多个组成部分，其中包括躯体、认知、情感和社会领域等，而且这些组成部分之间也可能存在相互作用。有研究者提出了患者成功适应的五个核心成分：（1）成功掌握疾病适应性任务（adaptive tasks），例如适应残疾、保持情绪稳定和为不确定的未来做准备等；（2）无心理疾病，例如没有抑郁和焦虑等；（3）低水平的消极情绪和高水平的积极情绪，大多数对慢性疾病的研究将低水平的消极情绪作为良好适应的指标，但积极情绪和积极意义或从疾病经历中获得的精神成长也是适应结果的一个组成部分；（4）功能状态良好，包括身体更加灵活、康复状况更好等；（5）多重生活领域的高满意度，包括特殊领域的生活满意度和整体生活满意度等（Stanton et al.，2001）。

（二）慢性疾病的心理适应模型

1. 自我调节模型

自我调节模型（self-regulatory model）经常被应用于疾病应对研究，认为疾病会干扰对生活目标的追求（Scheier & Bridges，1995）。如果慢性疾病患者期望继续在某种程度上成功地实现目标，那么就可能采取以趋近目标为导向的应对策略（例如积极解决问题，如积极配合治疗）；否则，以回避目标为导向的应对策略（例如否认，如拒绝接受治疗）可能随之而来。同样，个人可能会对自己的目标进行改变或调整，因为目标和与目标相关的评估可能决定应对的性质，并最终影响适应。

利文撒尔等（Leventhal et al.，2016）以此为基础提出了自我调节常识模型（Common-Sense Model of Self-Regulation，CSM）。该模型以问题解决为基础，假定人们对疾病和症状的反应与对其他问题的反应相同。当健康状态受到干扰（如患病）时，人就会主动恢复到正常的平衡状态。该模型包括三个阶段（见图 10-2）：（1）个体感知到疾病或健康威胁，并做出初步评估，包括认知和情感两方面，即形成对疾病的表述；（2）个体采取适当的行为策略来应对疾病或健康威胁，以恢复到健康状态；（3）个体评估应对策略的有效性，以决定是否继续使用该策略或转换到另一种策略。因此，自我调节模型的三个阶段是动态适应性的。

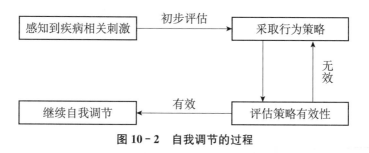

图 10 - 2 自我调节的过程

2. 认知适应模型

认知适应模型认为，尽管面对一些生命威胁事件，例如癌症、心脏病等，大多数人仍能够维持与此前同等的幸福感（Taylor，1983），并且可以重新做出积极的适应。对于严重创伤事件的抵抗能力是人类的重要能力。当遭遇创伤事件，包括慢性疾病时，个体会通过一系列适度、积极的自我相关转变来实现对特定创伤的成功适应。个体可能保持或发展出乐观的态度，重新获得对事件的控制权，并通过自我参照的社会比较保持高自尊。这种再适应包括三个主题：（1）在体验中寻求意义；（2）重新获得对事件和个体生活的控制感；（3）努力提高自尊。此外，该模型还强调个体从创伤体验中发展出的积极错觉（positive illusion）是创伤应对的重要资源，是在受到威胁的情况下保持心理或身体健康的重要因素（Taylor et al.，2000）。

第三节 慢性疾病的管理及心理社会干预

一、慢性疾病的三级预防体系

慢性疾病的特点是病程长、病因复杂或不明、并发症多、发病率和死亡率高，严重影响人们的生活质量且对人类健康构成威胁，但也是可以预防和控制的。现代医学的重点正在从对"已患病"的诊断和治疗转向对"未患病"的保健和对"欲患病"的干预。这种转向的关键在于建立和完善三级疾病预防体系，实现早发现、早诊断、早治疗，延缓病程的进展，尽量减轻疾病给个体带来的负担。

三级预防体系（three levels of prevention）是指在无病期、发展期和障碍期，从健康到发病以及从发病到障碍的疾病预防体系。慢性疾病的一级预防（primary prevention）也称病因预防，是指在疾病发生之前对致病因素采取行动，是预防疾病的根本措施。一级预防的基本原则是：合理膳食，适量运动，戒烟限酒，心理平衡。慢性疾病的二级预防（secondary prevention）亦称"三早预防"，即早发现、早诊断、早治疗，防止或延缓疾病的进展。三级预防（tertiary prevention）亦称临床预防，是对已知患有某种疾病的人采取措施，使之积极参与治疗，防止病情进一步发展和恶化。对于慢性疾病患者，通过加强医学监护，可防止并发症，防止伤残；对于已丧失劳动能力或伤残者，通过康复治疗，可提高其生活能力。

实践与应用

2 型糖尿病的三级预防体系

一级预防的目的是普及知识，首先是提高人们对糖尿病防治的认识，提倡健康的生活方式，如合理饮食、控制体重、适度运动、限盐、控烟、限酒和心理平衡等，血糖异常者饮食宜清淡、低糖、低盐、低脂、高钾、高纤，蔬菜豆类水果搭配合理。其次是普及心理卫生知识，提高广大社区人群的心理健康自我保健意识和技能。

二级预防的目的是管理高危人群，以阻止或延缓 2 型糖尿病的发生。首先是对高危人群进行筛查；其次是建立高危人群健康监测档案；最后是定期进行 2 型糖尿病筛查，做到早发现、早治疗。其中自我监测很重要，有规律地监测血糖能为患者成功控制血糖提供可靠依据，可以帮助患者选择适宜的饮食、运动方法和强度、药物治疗。患者自身监测血糖的次数因人而异。

三级预防的目的是继续加强血糖、血脂、血压的控制。此外，还应接受心理干预，以保持良好的心态，保持情绪稳定，适应糖尿病的生活方式；广泛学习和了解糖尿病知识，丰富业余文化生活，学会适应和应对各种急性生活事件，提高对药物治疗、饮食处方、运动处方等的依从性。

糖尿病教育需要全社会的关注，例如媒体宣传、开展社区医院讲座等，其中家庭不良生活习惯的改善及家庭成员之间的互相监督鼓励对控制血糖是行之有效的。

二、慢性疾病患者的自我管理

（一）自我管理的起源和概念

自我管理（self-management）的概念起源于 20 世纪五六十年代的美国。在当时，慢性疾病成为美国人的主要健康问题。然而，传统的医疗保健系统和以急性或紧急护理为主的医疗保健服务在处理慢性疾病方面存在局限且费用昂贵，这促使人们想要提高医疗保健服务效率和从根本上改变医疗保健服务模式。这意味着强调患者作为医疗服务的主要提供者这一角色，而非医疗服务的消费者，将一些医疗服务活动转移给患者，使患者积极参与到自己的医疗活动中。

托马斯·克里尔（Thomas L. Creer）最早提到自我管理方法，但他对于自我管理的具体内容并未做深入讨论（Creer et al.，1976）。科尔宾和斯特劳斯（Corbin & Strauss，1988）首次明确将自我管理定义为疾病管理、角色管理和情绪管理三部分：疾病管理（illness management）指患者照顾自己的健康问题，如按时服药、复诊等；角色管理（role management）指创建和维持日常角色，如适应社会、工作中的角色；情绪管理（emotion management）指应对疾病而产生的消极情绪，如抑郁、焦虑、恐惧等。现在，自我管理一般是指患者通过自己的行为保持和改善健康、监测和控制疾病的症状、减少疾病对社会功能和情绪的影响，并坚持治疗疾病的一种健康行为。

慢性疾病自我管理（chronic disease self-management，CDSM）是指使用慢性疾病自我管理方法，即个人在卫生保健专业人员的帮助下掌握一些预防或治疗性保健活动，其实质是患者健康教育计划。患者通过健康教育课程学习自我管理所需的知识、技能，以及和医生交流的技巧；在医生有效的支持下，患者依靠自己应对慢性疾病给日常生活带来的各种生理和心理方面的问题（Andrasik & Holroyd，1980）。之后，自我管理被定义为有长期健康问题的人通过自我管理制定目标或方法去面对因健康导致的处境并与之共存。从主导人员角度来区分，慢性疾病自我管理可以分为专业人员主导的自我管理和非专业人员主导的自我管理；从疾病数量角度来区分，可以分为单一疾病的自我管理和多种疾病的自我管理。

（二）慢性疾病自我管理的理论基础

有效的慢性疾病自我管理是患者维持一种令人满意的健康状况，能够独立生活。患者的基本症状不仅由患者的生理因素决定，还由许多心理社会因素决定。因此，有必要在理论的指导下，科学地确定影响慢性疾病患者健康功能状况的相关生理和心理社会因素，并提出改变这些因素的具体干预措施。

1. 社会认知理论

社会认知理论（social cognitive theory）描述了生理、社会环境、心理和行为因素与健康功能状况的关系。社会认知理论认为，决定一个人健康的社会环境、行为、个人心理和生理条件相互影响、相互作用。

2. 自我效能理论

自我效能理论（self-efficacy theory）由班杜拉提出。他认为效能（efficacy）是一个人执行某一特定行为的客观能力，可以通过观察一个人是否能够执行该行为来衡量。自我效能（self-efficacy）是指一个人对自己能够完成某种行为的主观评价，即对自己完成某种行为并达到预期结果的能力所具备的信心。

自我效能可以通过四种途径和两种改善健康状况的机制来产生和提升。斯坦福大学首创的适合各种慢性疾病患者的自我管理项目（Chronic Disease Self-Management Program，CDSMP），就是以自我效能理论为基础设计的。如图 10 - 3 所示，CDSMP 通过不同的干预措施来提高患者应对疾病的自我效能，并通过行为改善和情绪控制最终改善患者的健康状况和生活质量。

（三）自我管理的重要作用

慢性疾病需要终身治疗与管理，而且患者本人是预防和治疗慢性疾病的主要负责人，所以患者的自我管理至关重要。一项研究表明，培养患者的慢性疾病自我管理能力有助于提高他们与健康相关的生活质量，改善他们的健康状况（Turner et al.，2015）。对患有慢性疾病的青少年进行自我管理的研究发现，有效的自我管理可以减少医疗费用、死

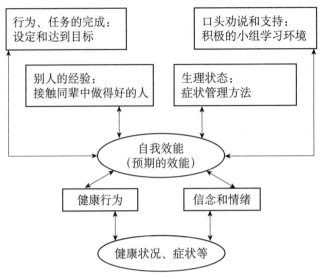

图 10 - 3　CDSMP 的理论框架

亡率和继发性发病率（Sawyer et al.，2007），还可以增强儿童患者自我效能、改善生活质量、促使患儿更好地向成人转变（Lorig & Holman，2003）。国内有研究者对糖尿病患者采用"糖尿病俱乐部"这种自我管理方案，发现自我管理有利于血糖控制，同时有助于提高患者自我管理的能力和生活质量，减少患者的抑郁焦虑情绪（郑晓娜 等，2020）。

三、慢性疾病患者的心理社会干预

（一）认知行为疗法

1. 认知行为疗法简介

认知行为疗法（cognitive behavior therapy，CBT）通过改变思维或信念和行为来改变不良的认知，消除不良的情绪和行为（Cuijpers et al.，2008）。研究人员认为，CBT可以帮助减轻患者的症状，培养患者在思想、信念、态度和技能方面的自我控制概念，从而帮助患者在一生中更好地应对治疗（Lee et al.，2010）。该疗法有两个原则：（1）认知对情绪和行为有控制性的影响；（2）行为又强烈地影响着认知和情绪。CBT 中的认知方法主要包括引导想象、注意力分散、问题解决等技术；行为疗法主要有渐进式肌肉放松、放松训练、催眠等。这些技术可单独使用，也可在治疗中联合使用。

2. 认知行为疗法对于慢性疾病患者心理调适的效果

研究表明，CBT 可以帮助慢性疾病患者改变不良认知，从而达到消除患者不良情绪和行为的目的，同时也可以帮助患者积极应对和获得社会支持，提高患者的生活质量。例如，已有大量研究证实，CBT 对缓解艾滋病患者焦虑、抑郁情绪具有显著作用。也有相关干预研究表明，CBT 可以提高艾滋病患者自我管理水平并改善负面情绪。我国学者的一项系统综述指出，CBT 可以改善艾滋病患者情绪、提高服药依从性和生活质量（傅亮 等，2014）。对于糖尿病患者而言，焦虑、抑郁是其主要心理问题，而 CBT 可以显著降低糖尿病患者的抑郁、焦虑水平，并有助于控制血糖。CBT 可以帮助患者矫正"胰岛素治疗会上瘾""降糖药物有许多不良反应"等不合理认知，鼓励患者树立自信，积极配合治疗，并应用放松训练减轻患者应激和躯体症状，进而缓解抑郁、焦虑等症状。此外，大量研究表明，CBT 也可以改善患者生活质量、提高睡眠质量、减少并发症的发生。一项针对癌症患者的元分析指出，CBT 干预可以降低患者的癌因性疲乏水平以及疼痛水平，并且改善患者的睡眠质量和焦虑、抑郁水平（佃丽萍 等，2020）。

（二）正念疗法

1. 正念疗法简介

正念（mindfulness）源于东方佛教传统，最初指的是减轻痛苦和培养慈悲心，后来被引入医学，并被定义为通过专注于当下的意识，将身心与其他方面分开，从而发展出平静和健康的心态（Ludwig & Kabat-Zinn，2008）。正念疗法对人的作用机制十分复杂。许多研究人员试图从不同的层面描述正念疗法的作用机制，目前主要是基于自我意识和自我管理这两个维度。

贝尔（Baer，2003）认为，正念疗法与 CBT 在很多方面上是相似的，因为正念疗法的作用机制也是训练者认知水平的改变。通过自我定向的注意力训练，训练者接触到自己的感觉、想法和情绪，这种持续的接触使训练者对条件反射不再敏感，从而减少回避行为。同时，他们还提出了正念训练的五个要素：暴露、认知改变、自我管理、放松和接纳。训练模式包括：正念减压疗法（mindfulness-based stress reduction，MBSR）、正念认知疗法（mindfulness-based cognitive therapy，MBCT）。

2. 正念疗法对于慢性疾病患者心理调适的效果

已有大量关于正念疗法对慢性疾病患者的干预研究。例如，对于癌症患者而言，正念疗法可以从以下几个方面辅助癌症治疗：（1）改善负性情绪；（2）减少癌症相关症候群；（3）降低癌因性疲乏水平；（4）增强免疫力。

对于糖尿病患者而言，正念干预可以显著改善其负性情绪。而且相关研究发现，正念干预可以帮助患者有效地控制中长期血糖水平，但是短期内无效；也有研究指出，正念干预结束时血糖是有所降低的，但是长期效果不明显。因此，正念疗法在血糖控制上的效果还存在一些争议，有待进一步的研究。

正念干预还可以显著地改善高血压患者的睡眠质量和生活质量，也可以缓解负性情绪；但是与血糖控制类似，对于正念干预能否有效帮助患者控制血压也存在较大争议。

此外，对于各种慢性疾病引发的慢性疼痛，一段时间的正念干预可以提高患者的自我效能，进而降低患者的疼痛感，提高疼痛的耐受程度（引自秦洁 等，2020）。

◥ 实践与应用 ────────────────────────────

正念练习（关注当下）

在此练习中，我们可以使用任何能够将我们带进当下、排除过去的痛苦和未来的担忧的物体，比如一块石头、一个茶杯、一条手链等，只要我们能够持续知觉此物体带给我们的感觉。

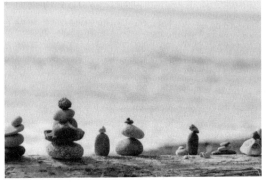

正念练习

- 找到一块你平时喜欢注视并喜欢其触感的石头。
- 当你感觉心烦意乱的时候，找出你的石头，抚摸它，将你的注意力集中在抚摸石头带来的触感上。
- 你也可以欣赏石头的外表，专注于它在某一刻的样子。
- 慢慢品味石头握在手中的感觉，在手指间转动它。
- 思考跟我们柔软脆弱的躯体相比，这块石头可能会有多古老，也许它和地球一样古老。
- 让自己知道，当你感到痛苦或恼怒时，你可以接触到这块石头，在当下体验一段短暂的休闲时光。

（三）聚焦解决模式

1. 聚焦解决模式的特点

聚焦解决模式（solution-focused approach）是史蒂夫·德·谢泽（Steve de Shazer）在 20 世纪 70 年代末提出的一种心理干预模式，其基础是建立解决方案。它探讨的是当前的资源和未来的希望，而不是目前的问题和过去的原因。麦卡利斯特等（McAllister et al.，2006）进一步提出了聚焦解决模式的 6 个原则：（1）以人为本；（2）问题和优势可能随时存在，寻找并发展内在的力量和资源，帮助患者应对和适应；（3）患者的复原力和易感性同等重要；（4）护士的角色从照顾患者转向帮助患者提高适应性和复原力；（5）超越以个人为中心的护理，重视社会和文化护理的作用；（6）培养、开发患者可以用来恢复和适应的技能和资源。根据这些原则，可以将聚焦解决模式的实施过程概括为 3 个阶段：（1）了解患者需求；（2）帮助患者发挥优势；（3）拓展患者技能。

2. 聚焦解决模式在慢性疾病患者心理干预中的适用条件

由于大多数慢性疾病无法彻底治愈，患者容易产生悲观、失落情绪。聚焦解决模式有助于改善患者负性情绪，优化患者的健康行为，促进康复。例如，可以将聚焦解决模式用于改善支气管哮喘患者的焦虑、抑郁及生活质量；此时，该模式主要是提供心理支持和关注心理康复服务，确保患者能够应对哮喘疾病。由于传统的问题解决模式已经不能有效维护和管理慢性疾病患者的心理健康，研究人员开始关注基于聚焦解决模式的心理干预在服务慢性疾病患者方面的效果。目前，聚焦解决模式的应用领域已经逐渐从关注慢性疾病患者住院期间康复的效果转向关注患者更多特殊的心理需求，在心理学领域逐渐得到重视。

（四）健康赋权模式

1. 赋权的概念内涵

赋权（empowerment）起源于 20 世纪 60 年代的"社会行动"意识形态和 20 世纪 70 年代的"自助"观点。它把重点放在权利和能力上，而不是个人和群体的缺陷和需求。从社会心理学角度而言，赋权是一个不断提高参与性和挖掘自己潜力的过程，个人可以通过这个过程控制自己的生活以及所处的环境。"赋权"是健康的决定条件，是"一种积极的合作关系及自我护理策略，可以提高患者的健康水平和生活质量"（Neuhauser，2003）。赋权可以帮助患者有效地管理疾病，从而提高疾病应对的质量和满意度（Adolfsson et al.，2007）。有研究者认为，赋权并不等同于控制，它是一种双重过程，可以是寻求控制，也可以是放弃控制、重建自我、升华生命（Aujoulat et al.，2008）。所以赋权既强调力量和控制，也包括放弃控制，二者并存且相互渗透（Morell，2003）。有学者认为，赋权是一种健康模式，通过与卫生保健提供者的积极接触，优化人们改造自己的能力。它有四个基本原则：（1）它是一种内在连续的力量；（2）它强调人和环境之间的互动；（3）它是自我实现的过程；（4）它需要调动内部的健康资源（Shearer，2007）。

2. 健康赋权

健康赋权模式不过多关注患者的缺陷与不足，而是强调激发患者内在潜能和资源。它一般由两个层面组成：第一个层面是个人资源，旨在构建自我能力、激发个体内在资源；第二个层面是社会环境资源的互动过程，旨在寻求社会支持，帮助患者了解和利用现有的社会服务资源（Shearer，2007）。

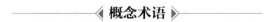

◀ 概念术语 ▶

慢性疾病　A 型行为模式（A 型人格）　B 型人格　C 型人格　D 型人格　消极情感　社会抑制　认知风格　消极认知风格　急迫型认知风格　生活事件　应激　素质-应激模型　生活质量　心理适应　自我调节模型　三级预防体系　自我管理　社会认知理论　自我效能理论　认知行为疗法　正念　聚焦解决模式　赋权

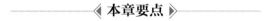

◀ 本章要点 ▶

1. 影响慢性疾病形成的心理社会因素有哪些？

慢性疾病的形成会受到很多心理社会因素的影响，不同类型的人格与不同的慢性疾病相关，我们的认知风格、承受的应激和经历的生活事件都会对慢性疾病的易感性造成影响。

2. 慢性疾病会给个体的生活质量和心理适应带来哪些影响？

当个体遭受慢性疾病时，疾病的治疗、周围人态度的转变等都会对个体的生活质量造成很大的影响，例如身体的生理性疼痛、情绪稳定性变差、人际关系不融洽等；疾病严重时患者还会经历适应性问题，无法与周围的环境达成和谐的关系，从而引发某些心理障碍。

3. 如何测量慢性疾病患者的生活质量？

慢性疾病患者生活质量通常采用自陈式问卷来测量，而不同类型的慢性疾病也有不同的测量问卷，例如测量癌症患者生活质量的欧洲癌症治疗研究组织生活质量问卷（EORTC QLQ-C30）、测量艾滋病患者生活质量的世界卫生组织艾滋病生活质量测量简表（WHOQOL-HIV BREF）、测量 2 型糖尿病患者生活质量的修订版糖尿病特异性生活质量量表（A-DQOL），以及测量冠心病患者生活质量的西雅图心绞痛量表（SAQ）。

4. 什么是慢性疾病的三级预防体系？

慢性疾病的一级预防，也称病因预防，是指在疾病发生之前对致病因素采取行动，是预防疾病的根本措施。一级预防的基本原则是：合理膳食，适量运动，戒烟限酒，心理平衡。慢性疾病的二级预防亦称"三早预防"，即早发现、早诊断、早治疗，防止或延缓疾病的进展。三级预防亦称临床预防，是对已知患有某种疾病的人采取措施，使之积极参与治疗，防止病情进一步发展和恶化。

5. 自我管理对慢性疾病患者具有哪些重要意义？

自我管理是慢性疾病患者进行疾病预防、治疗和预后的一项关键程序，对患者的康复具有重要影响。

6. 针对慢性疾病患者的心理干预方法有哪些？

针对慢性疾病患者进行心理社会干预的方法有很多，其中认知行为疗法、正念疗法以及聚焦解决模式等应用较为广泛。

◀ 复习思考题 ▶

1. 人格类型如何影响慢性疾病？
2. 怎么理解慢性疾病的自我管理？
3. 案例分析：

周红，30 岁，未婚，没有存款，就职于深圳一家物流公司，于 2020 年 9 月份确诊结肠癌三期。被诊断为癌症的时候她当场崩溃，不知道自己还能不能活下来，自己未来的命运如何，自己还那么年轻，不知道该向谁请教。也想不明白为什么自己会得癌症，老天为什么会这样对自己。而且癌症治疗费用极高，自己又没有存款，不知道自己能不能承受巨额治疗费用，还担心家人放弃自己。内心非常自责，觉得自己给家人带来了困难和灾难，成了家人的累赘。

问题：

（1）分析一下周红得知患病之后出现了哪些心理反应。

（2）你认为哪些措施可以帮助缓解周红不良的心理反应？

◈ **推荐阅读** ◈

迪唐纳（主编）．（2021）．正念疗法：认知行为疗法的第三次浪潮（郭书彩，范青，陆璐 等译）．人民邮电出版社．

夏保京，王少青（主编）．（2014）．慢性疾病管理学．第二军医大学出版社．

张恒志，李进（主编）．（2015）．常见慢性病的自我管理．清华大学出版社．

第十一章

心血管疾病中的心理行为因素、管理和应对

【教学目标】

1. 掌握心血管疾病的概念及分类。

2. 掌握影响心血管疾病发生发展的心理与行为因素。

3. 了解如何通过生活习惯管理、心理干预、医学治疗等手段改善心血管健康状态。

【学习重点】

1. 什么是心血管疾病？

2. 影响心血管疾病的因素有哪些？

3. 如何改善心血管健康状态？

【章节导读】

心血管疾病已经成为全球人口死亡的主要原因，是降低生活质量的主要因素，也是全世界的重大卫生问题。2012 年，有 1 750 万人死于心血管疾病，占全球总死亡人数的 31%，其中 740 万人死于缺血性心脏病，670 万人死于卒中。近些年，心血管疾病造成的死亡人数一直呈逐年增长趋势。2017 年，心血管疾病死亡人数上升至 1 780 万人。2019 年上升至 1 870 万人，约占全球总死亡人数的 1/3。在我国，心血管疾病是导致人口疾病死亡的首因。《中国心血管健康与疾病报告 2022》指出，目前我国心血管疾病的患病率处于持续上升阶段。心血管疾病现患病人数达 3.3 亿之多，约占我国总人口数的 23.4%。其中卒中患病人数 1 300 万，冠心病患病人数 1 139 万，肺源性心脏病患病人数 500 万，心力衰竭患病人数 890 万，心房颤动患病人数 487 万，风湿性心脏病患病人数 250 万，先天性心脏病患病人数 200 万，下肢动脉疾病患病人数 4 530 万，高血压患病人数 2.45 亿。心血管疾病已成为我国亟待解决的重大公共卫生问题。

本章主要介绍几种常见的心血管疾病以及一些临床诊断手段，同时介绍影响个体罹患心血管疾病的风险因素，包括情绪、人格、生活应激事件、不良生活方式等，最后介绍有效预防心血管疾病的措施和方法。

第一节　心血管疾病概述

本节主要介绍什么是心血管疾病、其产生的内在机制，以及几种常见的心血管疾病（如冠心病、卒中、高血压、心力衰竭、心律不齐），并介绍一些心血管疾病的检查方法及指标。

一、心血管疾病的概念及类型

心血管疾病（cardiovascular diseases，CVD）是心脏和血管疾病的统称，是由动脉病变引起的，其特征是局部内膜增厚。在几乎 99％ 的病例中，心血管疾病是由梗阻性动脉粥样硬化引起的（见图 11-1；Pesek Ed.，2011）。动脉粥样硬化的形成机制主要涉及：第一，斑块（即动脉局部硬化）使动脉通道变窄，减少流入和流出心脏的血液，血流的减少可损害心脏。第二，正常动脉是柔软的，使得血液顺利通过血管。当斑块在动脉内形成时，血管柔软度就会降低，造成血管变硬，并阻塞血液流动（Brannon et al.，2017）。

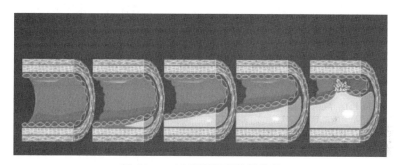

图 11-1　动脉粥样硬化的进程

来源：Pesek Ed.，2011。

根据世界卫生组织的标准，心血管疾病的类型主要包括冠心病、卒中、高血压、心肌病和心律失常等（Yusuf et al.，2015）。下面主要介绍冠心病、卒中、高血压、心律失常以及心力衰竭五种与生活方式相关的心血管疾病。

（一）冠状动脉疾病

冠状动脉疾病（coronary artery disease，CAD）也称冠状动脉性心脏病，简称冠心病（coronary heart disease，CHD），归属为缺血性心脏病，是动脉粥样硬化导致器官病变的最常见类型。冠心病表现为冠状动脉血管发生动脉粥样硬化病变引起血管腔狭窄或阻塞，进而导致心肌缺血、缺氧或坏死（Brannon et al.，2017）。

（二）卒中

动脉粥样硬化和动脉硬化也会影响头部和颈部的动脉，从而限制大脑的血液供应。

大脑动脉中的任何阻塞都会限制或阻止血液流向该系统所服务的大脑区域。缺氧会导致脑组织在3～5分钟内死亡，这种因缺氧而对大脑造成的损害被称为**卒中**（stroken），也是一种比较常见的死亡原因。卒中有两种类型：常见的卒中是由动脉阻塞引起的；出血性卒中是由脑动脉破裂引起的（Brannon et al.，2017）。

卒中目前已成为世界上第二大致死疾病，其中以缺血性卒中发病占主导地位。缺血性卒中主要起源于动脉粥样硬化，进而引发脑组织能量代谢障碍、兴奋性氨基酸毒性作用、氧化/硝化应激、炎症反应、细胞凋亡、细胞自噬等一系列病理过程（陈孝男 等，2019）。

（三）高血压

高血压（hypertension）是我国最常见的心血管疾病，其定义为：成年人凡在未服用降血压药物情况下和在安静状态下，非同日血压至少测量3次，且体循环动脉收缩压（SBP）≥140mmHg 和（或）舒张压（DBP）≥90mmHg。根据血压升高水平，高血压分为1级、2级和3级（具体标准见表11-1）。高血压会严重损害心脏、肾脏、大脑和动脉，甚至导致突发性心梗或死亡（张权 等 主编，2016）。2017年，美国心脏病学会（American College of Cardiology，ACC）基于收缩压干预试验研究（systolic blood pressure intervention trial，SPRINT；一种旨在将血压控制在合理水平的研究）等新证据，将高血压的诊断标准从≥140/90mmHg 降至≥130/80mmHg，定义 130～139/80～89mmHg 为1级高血压；但根据《中国高血压防治指南（2022年修订版）》，我国目前仍采用诊室血压≥140/90mmHg 作为高血压的诊断标准。

表 11-1　成人血压水平的分类《中国高血压防治指南》（2022 年修订版）

类别	收缩压（mmHg）		舒张压（mmHg）
正常血压	<120	和	<80
正常高值	120～139	和/或	80～89
1级高血压	140～159	或	90～99
2级高血压	160～179	或	100～109
3级高血压	≥180	或	≥110
单纯收缩期高血压	≥140	和	≤90

注：当收缩压和舒张压分属于不同级别时，以较高的分级为准。

（四）心律失常

正常心脏激动起源于窦房结，以一定的频率沿着正常的传导系统先后到达心房和心室并引发其激动，这一过程中任何环节出现异常都会导致心律失常（胡玲爱 等 主编，2017）。**心律失常**（cardiac arrhythmias）是各种原因，比如激动传导缓慢、阻滞等所致的心脏跳动节律和（或）频率的异常。节律异常主要包括主导节奏点不是窦房结（激动产生于窦房结以外）和节律不整齐两方面内容。每种心律失常可只表现一种前述异常，亦可同时有多种异常表现。比如，80 次/分钟的非阵发性交界区性心动过速只表现为心脏主导节奏点异常，140 次/分钟的窦性心动过速则为频率异常，而 120 次/分钟心室率的心房纤颤则是节律与频率均不正常（Taylor et al. Eds.，2005）。

根据心律失常时心搏频率，心律失常可分为快速心律失常和缓慢心律失常两大类。快速心律失常主要包括期前收缩、心动过速、心房扑动、心室扑动等；缓慢心律失常主要有窦房结功能低下和房室传导阻滞两种（刘志涛 等 编著，2016）。

根据发生机制，心律失常可分为激动形成异常和传导异常。常见的窦性心律失常便是激动形成异常的一种（余琳琳，曾少丹，2018）。

（五）心力衰竭

心力衰竭（heart failure，HF），即**心衰**，是指心脏的收缩功能和（或）舒张功能发生障碍，不能将静脉回心血量充分排出心脏，导致静脉系统血液淤积、动脉系统血液灌注不足，从而引起的心脏循环障碍症候群。主要表现是呼吸困难、无力和液体潴留（由各种疾病引起心力衰竭，导致液体回流心脏受阻）。在临床实践中，心衰的病因常被分为两类：缺血性心肌病和非缺血性心肌病（王垚 等，2016）。心衰是由多种心脏疾病和血管疾病共同作用发展的终末阶段，是一种进行性的病变，一旦发生，即使没有新的心肌损害，临床上亦处于稳定阶段，自身仍可不断发展。尽管大多数患者经过积极治疗，症状可以有所控制，但由于心脏本身已发生器质性改变，病情仍处于不稳定状态（马丽娟 等，2017）。慢性心力衰竭（chronic heart failure，CHF）是最常见的形式，是各种心脏病的终末阶段。自 20 世纪 90 年代以来，心衰的治疗已取得非常可观的进展，从短期血流动力学和药理学措施逐渐转为长期的修复性策略。心衰的治疗目标不仅仅是改善症状、提高生活质量，更重要的是针对心肌重构的机制，防止和延缓心肌重构的发展，从而降低心衰的病死率和住院率（张权 等 主编，2016）。

二、心血管疾病的检查方法和指标

下面简要介绍一些常见的心血管疾病检查方法及指标。目前，在心血管疾病诊断和监控方面已经有成熟的常规检测过程。首先，患者感到心脏不适时会去寻求医生的帮助，医生通过问诊和查体了解患者的病症和病史，并进行血常规、尿常规、血液生化（肝肾功能、电解质）和心电图等一系列常规检查；然后依病情选择合适的检测项目明确疾病诊断。

临床检测方法主要分为无创检测和有创检测两种（见图 11-2）。具体步骤如下：（a）问诊和查体；（b）听诊器听诊心率和心音；（c）血压计测量血压；（d）心电图检测；（e）超声检查；（f）胸部 X 光检查；（g）计算机断层扫描；（h）插管造影；（i）验血。其中，步骤（b）～（g）是无创检测，步骤（h）～（i）是有创检测。由于有创和无创检测技术的进步，尤其是无创的影像学图和超声心动图的进展，当前心血管疾病诊断和鉴别有了很大的发展。

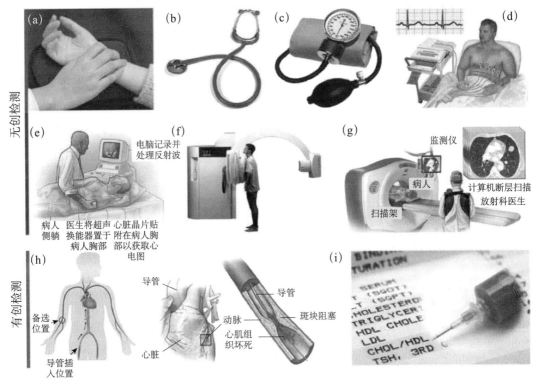

图 11-2　心血管疾病的常规诊断方法

来源：巩燕 等，2016。

第二节　心血管疾病中的心理行为因素

目前，在心血管疾病的病因与病程的研究中，关于心理行为因素的研究越来越多。《中国心血管健康与疾病报告 2022》强调，要促进"以治病为中心"向"以人民健康为中心"转变，建议民众多关注"人群层面的危险因素"，如心理、环境因素和生活方式对心血管疾病的影响。目前研究指出，影响心血管疾病发生发展的重要心理行为因素包括负性情绪、人格特质、生活应激事件、不良生活方式等。

一、负性情绪与心血管疾病

日常生活中的负性情绪，如焦虑、抑郁等与心血管疾病的发生和发展有着密切联系。有效管理或调节负性情绪可以有效预防心血管疾病，并对心血管疾病康复有着重要意义。

（一）焦虑情绪与心血管疾病

焦虑（anxiety）包括紧张、不安、忧虑、烦恼等不愉快的复杂情绪状态，分为慢性焦虑（广泛性焦虑）和急性焦虑（惊恐发作）两种形式。近年来我国焦虑障碍患病率呈上升趋势，《中国居民营养与慢性病状况报告（2020 年）》显示，我国焦虑障碍的患病率已达到 4.98％。焦虑情绪问题与心血管疾病相互作用、互为因果。一方面，焦虑是心血管疾病发生的风险因素，会增加心血管疾病的患病率；另一方面，心血管疾病又可能引起或加重焦虑障碍（Todaro et al.，2007；Tully et al.，2014，2016）。研究者在对心血管疾病患者进行情绪相关问题调查时发现，约有 21％ 的患者存在焦虑情绪（Daniel et al.，2018）；而心血管疾病患者中焦虑障碍的患病率明显高于普通人群（Todaro et al.，2007；Tully et al.，2014）。

两项大型前瞻性研究报告了焦虑情绪与心血管疾病发病率和死亡率的关系。一项研究对 49 321 名男性在服兵役前进行了焦虑评估，在 37 年的随访中发现焦虑障碍诊断与冠心病和急性心肌梗死的发生密切相关（Janszky et al.，2010）。另一项研究对 25 895 名参与者进行了为期 7 年的随访，结果显示焦虑与冠心病发病风险的升高存在显著相关性（Cohen et al.，2015）。还有研究显示，焦虑不仅会使健康个体的冠心病发作风险升高 26％，而且会使心源性死亡风险增加 48％（Roest et al.，2010）。此外，不同类型的焦虑对冠心病风险的影响存在差异：相比广泛性焦虑，惊恐发作会显著增加心血管疾病尤其是心肌梗死风险（Seldenrijk et al.，2015；Smoller et al.，2007；Suls & Bunde，2005；Tully et al.，2015）。

近年来研究发现，生理机制和健康行为机制有助于解释焦虑障碍与心血管疾病之间的关系（见图 11-3）。焦虑障碍患者可能会出现自主神经功能障碍、炎症、内皮功能障碍、血小板功能障碍等变化，而炎症和内皮功能障碍会引起血小板活性增加，导致动脉粥样硬化，从而增加心血管疾病的发病率和死亡率（Narita et al.，2007）。此外，焦虑个体更容易出现饮食不均衡、长期久坐以及运动量不足等不健康行为（Bonnet et al.，2005），从而增加心血管疾病风险。然而，坚持健康的行为（如健康饮食、锻炼、服药等）可以减轻心血管疾病患者的焦虑并减缓疾病的发展或恶化（Kronish & Ye，2013）。因此，及时关注并疏导个体的焦虑情绪对预防心血管疾病是至关重要的。

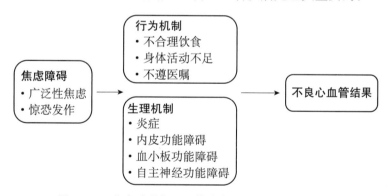

图 11-3　焦虑障碍与心血管疾病之间关系的潜在机制

来源：Celano et al.，2016。

（二）抑郁情绪与心血管疾病

抑郁（depression）通常是指以心境低落为主的心理状态，包括从轻微负性情绪体验到严重的情绪障碍，主要表现为持续悲伤、兴趣和愉悦感丧失、精力减退等，同时伴有注意力不集中、低自信、内疚与无价值感等特征（Compas & Grant，1993）。按严重程度从轻到重依次为：抑郁情绪、抑郁症状和抑郁障碍（Cantwell & Baker，1991；Compas & Grant，1993）。抑郁作为一种负面的情绪反应，主要是指个体对环境或内在刺激产生的悲伤、烦躁、忧郁（郭兰婷，张志群，2003）。一项前瞻性研究表明，抑郁症是心血管疾病的风险因素之一，抑郁症患者更有可能患心血管疾病，并且死亡率也高于一般人群（Hare et al.，2014）。

抑郁与心血管疾病的关系在全球范围内也得到了广泛研究。大量研究发现，抑郁与心血管疾病的发病率和死亡率显著相关（Correll et al.，2017；Li et al.，2018）。在急性心肌梗死患者中，有 2/3 患抑郁症；而在慢性心力衰竭患者中，伴有抑郁症的更为普遍（Colquhoun et al.，2013）。证据表明，超过 20% 的慢性心力衰竭患者伴有抑郁症，同时根据患病率与功能等级的严重程度，发现无症状患者的抑郁症患病率为 10%，严重功能障碍患者的抑郁症患病率为 40%（Rutledge et al.，2006）。此外，还存在一定的性别差异。例如，一项基于 62 839 名 65 岁及以上中国香港参与者的队列研究发现，男性的抑郁症状与冠心病死亡风险相关较高，而在女性中则没有体现（Sun et al.，2013）。

总体来说，抑郁与心血管疾病之间关系的潜在机制较为复杂。在抑郁导致心血管疾病的发病机制方面（见图 11 - 4），研究显示，抑郁可能导致生理紊乱，包括自主神经功能障碍（Barton et al.，2007）、皮质醇升高（Otte et al.，2004）、血小板活化（Serebruany et al.，2003）、内皮功能障碍（Serebruany et al.，2003）、炎症反应（Anisman & Merali，2003）等。这些结果可能导致交感神经张力增加以及血压升高、心率变异性降低（Pizzi et al.，2008）、心律失常（Luukinen et al.，2003）、动脉粥样硬化进展加重等，从而增加心血管疾病的发病率和死亡率。除上述因素外，心理因素，如人格特质、社会孤立等（Chung et al.，2013），以及人口学变量，如年龄、性别、社会经济地位等也会在不同程度上影响抑郁和心血管疾病之间的关系（Hare et al.，2014）。此外，行为

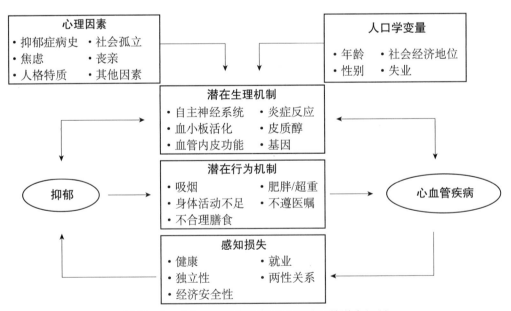

图 11 - 4　心血管疾病和抑郁症之间关系的潜在机制

来源：Hare et al.，2014。

机制也可以解释抑郁与心血管疾病之间的关系，如果抑郁症患者坚持医嘱（Rieckmann et al.，2006）、遵循健康生活方式（如合理饮食、戒烟以及运动等）（Doyle et al.，2014；Win et al.，2011），那么他们患心血管疾病的可能性就会大大降低。

二、人格特质与心血管疾病

以往身心医学的大量研究都显示，人格特质对疾病的发生发展具有重要的预测作用。具有某些人格特质（如 A 型人格、D 型人格以及神经质）的人会有更高的心血管疾病风险。

（一）A 型人格

20 世纪 50 年代，心血管病专家弗里德曼和罗森曼提出 **A 型行为模式**（type A behavior pattern，或称 **A 型人格**），它以强烈的时间紧迫感、争强好胜、缺乏耐心、容易发怒等为特征（Friedman，1996；Matthews，1982）。他们首次发现并描述了人格与心血管疾病之间的联系，并将 A 型人格列为冠心病的独立风险因素（Friedman & Rosenman，1959，1974）。

具有 A 型人格的个体长期处于高唤起的应激状态，神经内分泌和心血管反应性升高，从而增加心血管疾病的发生率。20 世纪 80 年代，美国西部合作团体研究（Western Collaborative Group Study，WCGS）对 3 000 多名男性进行了 8 年追踪，结果发现 A 型人格个体患冠心病的概率是对照组的两倍（Rosenman et al.，1975）。近些年研究发现，与其他疾病相比，A 型人格在心血管疾病中的影响更为明显（Sirri et al.，2012）。而愤怒和敌意作为 A 型人格的主要成分，可以显著预测心血管疾病的死亡率（Chida & Steptoe，2009；Haukkala et al.，2010；Izawa et al.，2011）。敌意的人更倾向于反复思考消极事件的原因和后果（Balsamo，2010），而对负面事件的反刍（即个体过分关注自身的消极情绪或想法，并反复思考其原因和潜在不良后果的现象）会加剧和延长焦虑情绪（Denton et al.，2012），从而放大心血管应激反应（Gerin et al.，2012；Radstaak et al.，2011）。因此，敌意是更具心血管系统危害性的人格因素，而愤怒可以使心绞痛、心肌梗死和心脏病猝死发生的概率增加 50%～75%（Williams et al.，2001）。研究分析发现，在健康人群中，愤怒和敌意对冠心病的有害影响在男性中更大（Chida & Hamer，2008）。此外，愤怒和敌意较高的人更有可能出现吸烟、饮酒、摄入咖啡因、缺乏体育活动等不健康行为（Nabi et al.，2009；Wong et al.，2013），从而增加患心血管疾病的风险。

（二）D 型人格

D 型人格（type D personality）又称忧伤人格（distressed personality），以高水平的消极情感（negative affectivity，NA）和社会抑制（social inhibition，SI）为主要特征（Denollet et al.，1996）。D 型人格中的 NA 主要是指个体长期遭受负性情绪的倾向，SI 是指个体在社会交往过程中压抑自己情绪和行为的表达（于肖楠，张建新，2005）。已有大量研究证明，D 型人格可预测不良健康结果，特别是心血管疾病（Grande et al.，2012；Kupper & Denollet，2018）。

D 型人格与心血管疾病的发病率、死亡率及干预后恢复水平密切相关。德诺莱特等（Denollet et al.，1995）首次阐明了冠心病患者中 D 型人格和疾病预后的关系：73% 的冠心病患者具有 D 型人格；具有 D 型人格的患者心源性死亡的风险是不具有 D 型人格的患者的 6 倍。冠心病患者的 NA 与胸痛有关；而高 SI 个体会有更多的心脏不良反应（心慌、气短、胸闷等症状），心脏复原能力弱，长此以往就会形成动脉粥样硬化，引发冠心病，严重可致死亡（Denollet，2000）。

生理因素（如交感-肾上腺系统、HPA 轴）（Molloy et al.，2008）、心理社会因素（如吸烟、喝酒等）（方建群 等，2008）等可能构成了 D 型人格影响心血管疾病的潜在机制。从生理方面的研究结果来看，在应激状态下，D 型人格个体的交感-肾上腺系统和 HPA 腺轴会激活，皮质醇输出会增多（Molloy et al.，2008），从而增加心血管疾病的发病风险。室性心律失常是交感神经失调的标志之一，临床调查显示，D 型人格与室性心律失常相关（Einvik et al.，2014）。另外，免疫学方面的研究表明，D 型人格与炎症反应有关，即 D 型人格个体的炎症反应会更强烈（van Dooren et al.，2016）。D 型人格个体比非 D 型人格个体具有更高水平的高敏性 C 反应蛋白，这与冠心病的发病密切相关（Son & Song，2012）。此外，心血管对应激的反应程度表现为过度或钝化的反应，这是心血管疾病最终发生和/或发展的生理途径之一（Gramer et al.，2018；Lü & Yao，2021）。研究发现，动机系统尤其是主动应对应激的动机缺失是 D 型人格导致钝化应激心血管反应的内在机制（Lü & Yao，2021）。D 型人格还可通过影响健康行为间接影响心血管疾病的发展。研究显示，D 型人格者报告有更多损害健康的行为，如吸烟、很少从事体力活动等，这些同样会增加心血管疾病发生的风险（Williams et al.，2009）。

（三）神经质

神经质（neuroticism）或情绪稳定性是在几乎所有的人格理论中都被普遍接受的一种基本人格特质。卡特尔（Cattell，1946）将情绪稳定性列为 16 种主要人格因素之一，包括稳定性、敢为性和忧虑性三个方面；在艾克森（Eysenck & Eysenck，1985）的人格理论中，高神经质水平被描述为对刺激反应强烈、难以控制情绪与行为，并与各种负性情绪相联系；科斯塔和麦克雷（Costa & McCrae，1992）的五因素模型中的神经质维度主要描述的是一种情绪痛苦的状态，指体验消极情绪的倾向。总体来说，神经质得分高的个体在面对刺激时更容易体验到消极情绪，且可能会长期处于这种情绪状态，从而影响身心健康，降低生活质量。

有关神经质与健康问题的研究发现，神经质与心血管疾病存在密切联系。较高的神经质水平与较高的冠心病死亡率有关（Shipley et al.，2007）。冠心病患者比常人更加敏感和更倾向于掩饰自己的问题，这符合神经质人格特质的描述（楼秋英 等，2012；赵海平，董博，2010）。一方面，神经质会通过生理机制，包括神经内分泌反应、炎症、自主神经系统功能等增加心血管疾病风险（Schneiderman et al.，2005）；另一方面，神经质会通过特定的行为模式影响心血管疾病风险。例如，较高水平的神经质可能导致不健康的

行为，如不良饮食、吸烟、睡眠障碍、缺乏身体活动或较低的治疗依从性等（Chida &
Steptoe，2009）。

以上有关人格特质与心血管疾病的关系提示，通过一定的技术手段改变与人格特质
相关的行为模式有助于降低心血管疾病风险。例如，医护人员指导患者运用呼吸练习、
冥想练习等心理放松疗法，可在一定程度上改变患者的 A 型行为模式（如争强好胜和时
间紧迫感），从而减少冠心病风险因素，延缓疾病发展（刘名姓 等，2012）。

三、生活应激事件与心血管疾病

生活应激事件对个体的身心健康具有广泛而深远的影响。个体在家庭、工作、自然
以及社会环境中所经历的应激事件对心血管疾病的发生发展具有重要的预测作用。

（一）家庭环境

家庭环境对个体的发展具有重要意义。负性家庭环境事件会导致儿童期和成人期的
心理行为失调，直接或间接地影响着身心疾病的发生、发展和预后。

多项前瞻性研究已经证明，家庭环境与心血管疾病之间存在联系。一项对美国 917
名儿童进行的纵向研究发现，儿童时期亲子关系对青少年心血管健康发展有显著影响，
敌对的亲子关系会导致青少年心率加速，并且出现低质量的饮食摄入和身体活动水平下
降等不良的生活习惯，从而促进心血管疾病的发生和发展（Niu et al.，2018）。另外，
对英国 152 040 名儿童进行的纵向研究发现，儿童期遭受虐待的儿童会出现不良的心理
健康状况和不健康的生活方式，进而增加心血管疾病风险（Ho et al.，2020）。与已婚相
比，未婚、离婚或丧偶与更高的心血管疾病死亡率相关（Wong et al.，2018）。离婚与男
性和女性冠心病发生率增加相关，而丧偶者更容易发生卒中。与已婚者相比，患有心肌
梗死的单身男性和女性的死亡率更高。因此，良好的家庭环境和婚姻关系是最好的心理
支持，有利于提升个体的幸福感和生活质量，从而降低心理和躯体疾病的发生风险。

（二）职业环境

工作压力作为慢性疾病的风险因素，对心血管疾病的作用一直也备受关注。国内外
大量流行病学研究发现，职业应激会增加心血管疾病的发病率和死亡率。

许多前瞻性队列研究探讨了工作压力与心脏病和卒中发病率之间的关系。一项研究
回顾了来自欧洲、美国和日本 27 个队列研究的 60 多万名男性和女性，结果表明工作紧
张和长时间工作与冠心病和卒中发病风险中度相关（Kivimäki & Kawachi，2015），工作
紧张和长时间工作增加了 23% 的冠心病风险（Kivimäki et al.，2012）和 24% 的缺血性
卒中风险（Fransson et al.，2015）。据报告，有工作压力的人群患冠心病的风险是无工
作压力人群的 1.34 倍（Kivimäki et al.，2014），长时间超负荷工作的个体患冠心病的风
险约为 40%（Virtanen et al.，2012），社会经济地位较低的人群患冠心病的风险更高
（Kivimäki et al.，2015b）。相比之下，在所有社会经济群体中，无论是男性还是女性，
无论是年轻员工还是年长员工，长时间工作都与卒中风险增加密切相关（Kivimäki

et al.，2015a）。此外，更大的工作压力还与动脉僵硬度增加相关，而后者会增加心血管疾病风险（Michikawa et al.，2008）。

健康心理学与生活

创伤后应激障碍与心血管疾病

当遭受到威胁性、灾难性的创伤事件（如战争、自然灾害）后，个体可能会出现创伤后应激障碍（PTSD）。这些 PTSD 患者更易患高血压、冠心病、急性心肌梗死等心血管疾病（McFarlane，2010）。

关于 PTSD 与心血管疾病之间相关性的研究结果如图 11-5 所示（汤姆林森 等，2011）。PTSD 患者更容易出现心理问题，如抑郁以及其他一些问题行为。研究发现，53％的 PTSD 患者同时患有抑郁症（Cohen et al.，2009）。此外，PTSD 患者更可能伴有酒精依赖和吸烟行为，而这两者与血压升高和心血管疾病的发生相关（van Driel & Op den Velde，1995；另见王天潇，2013）。也有学者认为，与 PTSD 相关的交感神经系统慢性激活在其中起一定作用（Walczewska，2011）。证据显示，长期的交感神经系统激活，尤其是在与焦虑相关的情况下，动脉僵硬度将逐渐增加。动态血压监测结果显示，PTSD 患者的血压升高和心率变异性增加、夜间血压下降减少，这表明 PTSD 患者的交感神经系统激活增强，患心血管疾病的风险增加。炎症是另一个与 PTSD 和动脉僵硬度、心血管疾病相关的潜在机制。研究显示，PTSD 可能诱发慢性低水平的炎症，从而促进心血管疾病的发生发展（Brudey et al.，2015）。

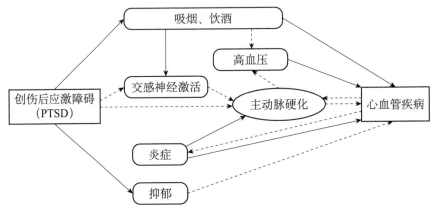

图 11-5   PTSD 患者心血管疾病风险增加的潜在机制

来源：汤姆林森 等，2011。

（三）自然环境

自然环境中的灾害、疾病等对个人、家庭、社会都具有极大威胁。研究发现，灾害对群体的身心健康有着显著而持久的影响。2019 年底突如其来的新冠疫情让全民陷入恐慌，承受着身心方面的巨大压力。新冠病毒影响心血管系统的临床表现包括：心肌损伤，心律失常（心房颤动、室性心动过速和室性颤动），心脏缺血性或非缺血性反应，高血压，心肌梗死，等等（Prasad et al.，2020；Guzik et al.，2020）。在前期开展的新冠临床研究发现，138 例武汉新冠患者中，有 23 例出现心脏缺血性或非缺血性反应，进而诱发心律失常或使原有心律失常加重（Wang et al.，2020）。研究人员通过对唐山大地震受害者近 20 年的追踪研究发现，有一级亲属震亡的受害者患高血压、脑血管病的比例高于无一级亲属震亡的对照组（张本 等，1998）。此外，经历过洪涝灾害的受害者心理健康水平明显下降，且急性心血管病的发病率明显升高（陈新华 等，2000）。

（四）社会环境

研究表明，社会经济地位（socioeconomic status，SES）、社会支持与心血管疾病死亡率呈负相关（Hagger-Johnson et al.，2012；Zhang et al.，2021；Clayton et al.，2019）。研究发现，大约 3 120 万美国成年人（35～64 岁）处于低 SES，其中约 1 600 万（51.3%）是女性；与 SES 较高的个体相比，低 SES 男性、女性的心肌梗死和心血管病死亡率增加了 1 倍（Hamad et al.，2020）。另外，缺乏社会支持与心血管疾病风险增加相关。相比那些拥有中等或高水平社会支持的群体，低水平社会支持群体的心血管病死亡率和发病率要高出 2～3 倍（引自 Arthur，2006）。也有研究发现，较高水平的孤独感可使患心脏病的风险增加 3 倍，而高情绪支持可大幅降低患心脏病的概率（引自 Arthur，2006）。社会人口、权力、不公平感、受教育程度等社会因素也与心血管疾病密切相关（Marmot & Wilkinson Eds.，2006）。据报告，当受到不公平待遇时，个体更容易产生愤怒、敌意等情绪或攻击、报复等行为，进而促进心血管疾病的发生和发展（Greitemeyer & Sagioglou，2017；Gummerum et al.，2016）。对 5 843 名参与者进行的纵向研究显示，与那些报告不公平程度低或中等的参与者相比，报告不公平程度较高的参与者更有可能出现代谢综合征，进而增加心血管疾病风险（De Vogli et al.，2007）。

四、不良生活方式与心血管疾病

随着社会经济的发展、国民生活节奏的加快，尤其是人口老龄化及城镇化的加速，睡眠障碍、物质依赖等不良的生活方式问题日益突出，这增加了心血管疾病的发病率。下面介绍几种常见的不良生活方式和心血管疾病之间的关系。

（一）睡眠障碍

睡眠障碍（sleep disorder）是指睡眠的量或质发生异常，或者是在睡眠-觉醒转换时发生异常的行为或生理事件（National Institutes of Health［NIH］，2005）。《中国睡眠研究报告 2023》显示，就不同群体的睡眠状况而言，民众的睡眠时长有待增加，睡眠质量自评有待提升。报告指出，2022 年，中国民众每晚平均睡眠时长为 7.40 小时，近半数民众（47.55%）每晚平均睡眠时长不足 8 小时，16.79% 的民众每晚平均睡眠时长不足 7 小时。睡眠不足（每晚少于 7 小时）不仅影响个体的认知功能、情绪、工作表现以及生活质量，而且危害人们的健康。研究发现，睡眠时间与心血管疾病之间呈 U 形曲线关系，即睡眠时间过长或过短都会增加心血管疾病的发生率（Wang et al.，2022）。一方面，睡眠障碍会诱发焦虑和紧张情绪，使大脑皮层兴奋-抑制平衡失调，最终导致冠心病、高血压、心力衰竭等心血管疾病的发生或者加重。另一方面，心血管疾病患者也会由于病情等原因出现焦虑、抑郁等情绪，从而造成睡眠质量降低，形成恶性循环。因此，睡眠障碍是心血管疾病的一个重要风险因素，应引起大家的高度重视。

睡眠时间长短是预测心血管疾病的重要指标（Cappuccio et al.，2011）。一项对20 432名20～65岁健康荷兰人长达15～20年的随访发现，睡眠质量差及睡眠时间短的人群相较于睡眠正常人群患心血管疾病的风险高63%，患冠状动脉硬化性心脏病的风险高79%（Hoevenaar-Blom et al.，2011）。同样，许多学者也考察了睡眠时间和失眠症状与心血管疾病的关系，发现睡眠障碍症状与心肌梗死、高血压和卒中的发生呈正相关（Li et al.，2019；Westerlund et al.，2013）。此外，睡眠不足不仅会导致轻度炎症、血压升高、HPA轴活性增强等生理应激反应（de Rooij et al.，2009），而且会导致饮食增加、运动减少等行为，增加心血管疾病风险（Whitworth et al.，2005）。因此，保证良好的睡眠是延缓心血管疾病的重要保护因素。

（二）物质依赖

当个体反复自我用药，导致药物耐受、停药戒断症状以及强迫行为时，这种状态就是**物质依赖**（substance dependence；Taylor，2011），主要表现在吸烟、饮酒等方面，共同构成心血管疾病的风险因素。吸烟是导致心血管疾病的主要行为风险因素，特别是会增加冠心病和心肌梗死的发生风险。一项对563 144名参与者（其中82%是亚洲人）进行的大型研究表明，吸烟会导致血栓形成、血管收缩和脂质代谢改变等，引发动脉粥样硬化和急性冠状动脉综合征，增加患心血管疾病的风险（Nakamura et al.，2008）。吸烟的人患心脏病的可能性是从不吸烟的人的3倍（Bertoia et al.，2012）。幸运的是，戒烟可以降低心脏病发作的风险，同时使用尼古丁替代品和药物帮助冠心病患者戒烟所产生的风险比持续吸烟要低得多。因此，戒烟是心血管疾病有效的预防策略之一。

在饮酒方面，人们总说，大醉伤身，小酌怡情。这与以往的"适度饮酒可降低心血管疾病风险"的研究结果说法相同（Rizzuto et al.，2012）。然而，全球疾病负担研究组（GBD 2016 Alcohol Collaborators）于2018年在著名医学杂志《柳叶刀》上反驳了此说法，即饮酒不能带来任何健康收益，而且在全世界范围内，饮酒都是导致中青年男性（15～49岁）死亡的头号凶手。不论喝多喝少都会增加心血管疾病风险，根本不存在"少量喝酒有益心血管健康"的说法（Biddinger et al.，2022）。任何程度的饮酒都对身体有害，即使是少量的酒精也会增加一个人的心血管疾病风险。与从不饮酒的人相比，少量饮酒者的卒中风险要高出1.14倍，冠心病风险为1.06倍，心衰风险为1.09倍，致死性高血压风险为1.24倍（Arora et al.，2022）。随着饮酒量的增加，患心血管疾病的风险迅速升高（Di Castelnuovo et al.，2006；GBD 2016 Alcohol Collaborators，2018；Mukamal et al.，2010）。

（三）不合理膳食

在全世界范围内，肥胖已经成为一个日益严重的健康问题。根据《世界卫生统计报告（2023）》中的数据，当前全球近 20 亿（超过 40%）成年人和近 3.4 亿（超过 18%）5～19 岁儿童青少年超重或肥胖。并且自 2000 年以来，全球肥胖者比例不断增加。2000 年全球成人肥胖率为 8.7%，2016 年则增长至 13.1%；2000 年，全球有 3 300 万 5 岁以下儿童超重，而在 2022 年，这一数字上升为 3 700 万。大量的临床和流行病学证据表明，肥胖会引起多个器官系统发生病理变化，并与高血压、动脉粥样硬化、代谢综合征、血脂异常、睡眠呼吸暂停等病理症状高度相关（Lavie et al.，2018；Oktay et al.，2017；Parto & Lavie，2017）。超重和肥胖已被证明会增加患心血管疾病的风险（Wilson et al.，2002），并且增加因心血管疾病而死亡的风险（Flegal et al.，2007）。研究显示，32%～49% 的心力衰竭患者属于肥胖人群，31%～40% 属于超重人群。根据美国心脏研究的数据，BMI 每增加 1 个单位，男性患心力衰竭的风险增加 5%，女性增加 7%（Mozaffarian et al.，2015）。幸运的是，研究人员发现改变饮食习惯可以控制体重的增加，降低因肥胖造成的血流动力学、内皮结构和功能等紊乱，从而减少个体患心血管疾病的风险（Lavie et al.，2008，2009）。

（四）身体活动不足

运动量减少、久坐的生活方式会增加患心血管疾病的风险（Simonsick et al.，2005；Wang，2004）。体育活动是治疗心血管疾病的一种关键手段。最近一项研究考察了15 486 名心血管疾病患者自我报告的体育活动水平与死亡率的关系，结果发现较高的体育活动水平可以降低全因死亡率和心血管疾病死亡率（Stewart et al.，2017）。另外，一项针对 2 078 名急性心肌梗死患者进行的临床研究显示，规律运动的患者的心脏病发作风险显著低于缺乏规律运动的患者，可见定期体育锻炼或心肺锻炼能够降低心血管疾病风险（Blumenthal et al.，2004）。锻炼不仅可以增强心肺功能、增加体力、降低胆固醇水平等，而且可以减少吸烟、饮酒等不健康行为，从而提高心血管的适应性和耐受性，降低患心血管疾病的风险（Taylor，2011）。因此，坚持健康的生活方式已经成为预防心血管疾病症状发展、缓解症状、降低死亡风险的关键治疗手段之一（Weintraub et al.，2011）。

第三节　心血管疾病的管理和应对

随着心血管疾病患病人数不断增加，死亡率上升，心血管疾病已成为我国重要的公共卫生问题。通过前面的章节内容，我们已经了解了影响心血管疾病的心理行为因素，也知道通过改变和干预其中一些因素（如生活习惯、认知风格等），并配合医学治疗，可以极大降低心血管疾病的发病率和死亡率。

一、生活习惯的管理

（一）戒烟

戒烟可降低因心血管疾病而死亡的风险。研究表明，在心血管疾病患者中，不吸烟的人死亡率相较于吸烟的人低 50%，发病之前戒烟的人和发病之后戒烟的人与持续吸烟者相比，死亡风险也明显更低（引自苗苗，张虹，2020）。其原因是戒烟可以增加胆固醇外流、改善血管内皮功能、降低血浆炎症介质、增加抗血小板药物的抑制率等（Johnson et al.，2010）。研究证实，戒烟 3 个月可使个体脂蛋白代谢紊乱的情况得到恢复，这可能是心血管疾病风险降低的机制之一（刘道烽，2014）。此外，吸烟会使一氧化氮的释放减少，从而导致冠状动脉痉挛，而戒烟可使一氧化氮释放恢复正常，改善血液循环，从而降低心血管疾病再次发病风险（King et al.，2017）。

（二）饮食管理

饮食是影响心血管疾病的重要因素，个体可以通过饮食管理来预防心血管疾病。例如，鱼油可改善血脂、减少炎症、降低高血压、预防心律失常，从而减缓动脉粥样硬化。亚麻籽油（alpha-linolenic acid，ALA）富含亚麻酸，可通过影响血脂水平、血压、内皮功能和炎症来影响心血管健康。叶酸和维生素 B 具有降低血浆同型半胱氨酸（homocysteine，HCy）浓度的作用（House et al.，1999）。茶和咖啡以及可可产品（如黑巧克力）富含类黄酮化合物，这些类黄酮化合物具有减缓血小板活化、增强一氧化氮生成和调节血压的作用，从而可以有效预防心血管疾病（Rimbach et al.，2011；Jochmann et al.，2008）。鸡蛋中的胆碱可以降低与冠心病风险相关的炎症。此外，鸡蛋的饱腹感有助于控制体重，减少肥胖和糖尿病的发生率，从而预防心血管疾病（Layman & Rodriguez，2009）。大蒜中的生物活性物质是含硫化合物，其种类高达 30 个。研究表明，这些大蒜代谢物具有抗氧化活性，可抑制炎症，减缓血小板活化，全面促进主动脉舒张，预防动脉斑块形成，改善内皮功能（Vidyashankar et al.，2010）。

（三）适当地运动

静坐少动的生活方式是心血管疾病产生和加重的重要风险因素（Furie & Desai，2012）。因此，在心血管疾病的管理与应对中，要适当地进行体育运动。研究表明，中等强度的体育锻炼是降低心血管疾病产生概率的最有效方式之一（引自岳书芳，张培珍，2015）。适合心血管疾病患者的中等强度的运动方式包括有氧运动、力量练习、娱乐性运动、放松性运动等。其中，有氧运动一般包括步行、慢跑、游泳、骑车、登山、滑雪以及太极拳等。力量练习是对肌肉进行缓慢的收缩练习。娱乐性运动包括各种棋牌类活动和交谊舞等。放松性运动包括瑜伽、放松术以及气功等。值得指出的是，心血管疾病患者应避免剧烈运动，如打篮球、冲刺跑等强度过大的运动，减少心脏负荷。

健康心理学与生活

心血管疾病患者应如何进行饮食管理？

心血管疾病患者在饮食上应做到以下几点：

（1）控制胆固醇的摄入量。研究证明，高胆固醇血症的人，冠心病的发病率比正常人高 5 倍。因此，心血管疾病患者应少吃动物脑髓、内脏、蛋黄、蟹黄等高胆固醇食物。

（2）控制脂肪摄入的质与量。饱和脂肪酸会使胆固醇增加，而不饱和脂肪酸则能使胆固醇降低，所以在膳食中要控制猪油、牛脂等饱和脂肪酸的摄入。

（3）多吃富含维生素 C 的食物，如蔬菜、水果。维生素 C 可增强血管弹性，保护血管。

（4）增加膳食纤维的摄入。膳食纤维能吸附胆固醇，阻止胆固醇被人体吸收。

（5）限盐。高盐膳食可增加心血管病的发病率，有轻度高血压或有高血压家族史的人，食盐摄入量应控制在每日 5 克以下，血压较高或伴有心衰者，每日用盐量以 1～2 克为宜。

（6）少食多餐，切忌暴饮暴食，晚餐不宜吃得过饱，否则易诱发急性心肌梗死。

二、心理干预

在前面的章节中，我们指出焦虑、抑郁等不良情绪会诱发心血管疾病。因此，除了通过改变个体的生活方式以降低因疾病而死亡的风险外，通常还会进行一些心理干预。

在临床干预治疗中，针对具有焦虑情绪的心血管疾病患者主要使用的是减压技术、**认知行为疗法**（cognitive behavioral therapy，CBT）、药物疗法和心理/药物联合疗法（Silverman et al.，2019）。例如，CBT 不仅关注心血管疾病患者的行为、情绪等外在表现，而且关注患者不合理的认知问题，通过改变患者对己、对人或对事的看法与态度来改善心理问题，进而减少患者的焦虑等消极情绪并增加积极情绪。CBT 已被证明在治疗心血管疾病方面有很好的效果（Writing Committee for ENRICHD Investigators，2003；Gulliksson et al.，2011；Holroyd，2002；Stewart & Chambless，2009）。

对患有抑郁症的心血管疾病患者，应采取心身结合的治疗手段，在躯体治疗的同时辅以心理治疗能够促进疾病的康复。心理干预主要包括认知行为疗法、人际关系疗法、音乐疗法、运动疗法以及生物反馈疗法等（倪承松，2008）。一项元分析显示，伴有抑郁症的冠心病患者在接受 CBT 治疗后，其心理状况和生活质量都明显改善（Reavell et al.，2018）。

目前，我国针对心血管疾病患者的心理干预还处于起步阶段。首先，大多以对躯体症状的缓解作为治疗护理的目标，对患者的心理关注较少。其次，现有的心理干预大部分停留在简单的宣传层面，个别已经开展的干预都是在医护人员执行诊疗工作过程中顺便进行的，没有定时进行，所以干预的连续性较差。

三、药物治疗

药物治疗是心血管疾病治疗的主要方法，医生会根据患者身体的实际情况，制定单独用药或者联合用药的治疗方案，实现对病情的有效控制，以降低心血管疾病并发症的发生率。

用于治疗心血管疾病的药物主要分为他汀类、硝酸酯类和钙拮抗剂类（Lim et al.，

2007）。他汀类药物的作用是降低血管中的低密度脂蛋白胆固醇，避免其在血管中沉积而导致冠心病发生。此外，他汀类药物还能使血管壁上的斑块稳定，避免血栓的形成。硝酸酯类药物能扩张血管，改善心肌缺血，从而缓解心绞痛。钙拮抗剂类药物的作用是纠正负钙平衡，以避免骨钙丢失与钙代谢紊乱，并减少钙盐在软组织与血管上沉积，降低动脉粥样硬化发生率。细胞膜上有专门的钙离子通道，当细胞膜上的钙离子通道调控失灵后，便会有大量钙离子进入细胞内，引起心肌梗死、心绞痛等，钙拮抗剂可有效关闭钙离子通道，避免其异常内流，从而较好地保护心血管，达到降压等目的。此外，阿司匹林、β-受体阻滞剂等药物可对心血管疾病进行有效的二级预防（预防已发病患者心血管疾病的复发和并发症）。

综上所述，采取低风险的生活方式，如戒烟、合理饮食以及适当运动，可以有效预防心血管疾病的发生。此外，患有心血管疾病的个体应配合专业的医学治疗，并可通过心理干预缓解焦虑和抑郁情绪，从而达到治疗和二级预防心血管疾病的目的。

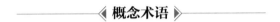

◀ 概念术语 ▶

心血管疾病　冠状动脉疾病　卒中　高血压　心律失常　心力衰竭（心衰）　焦虑　抑郁　A型行为模式（A型人格）　D型人格　神经质　睡眠障碍　物质依赖　认知行为疗法

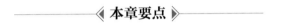

◀ 本章要点 ▶

1. 什么是心血管疾病？

心血管疾病是心脏和血管疾病的统称，其潜在病理机制是动脉粥样硬化，主要包括冠心病、卒中、高血压、心肌病和心律失常等。

2. 影响心血管疾病的因素有哪些？

心理因素包括情绪（焦虑、抑郁等消极情绪）、人格特质（A型人格、D型人格）等；行为因素主要指生活方式（睡眠障碍、物质依赖、不合理膳食）；同时生活环境、遇到的应激事件也会影响心血管疾病的发生与发展。

3. 如何改善心血管健康状态？

保持健康的生活方式（多运动、合理膳食等），遇到情绪问题寻求专业心理咨询师的帮助，如确诊患有心血管疾病应遵循医嘱，配合药物治疗。

◀ 复习思考题 ▶

1. 生活应激事件与心血管疾病有怎样的关系？

2. 如何通过生活习惯的管理来降低心血管疾病的发病率和死亡率？

3. 如何对具有焦虑、抑郁情绪的心血管疾病患者进行心理干预？

◀ **推荐阅读** ▶

Andrade，J. P. ，Pinto，F. J. ，& Arnett，D. K. （Eds. ） （2015）. *Prevention of cardio-vascular diseases：From current evidence to clinical practice*. Springer.

Pesek，K. （Ed. ） （2011）. *Atherosclerotic cardiovascular disease*. Intech Open.

Taylor，R. B. ，David，A. K. ，Field. S. A. ，Phillips，D. M. ，& Scherger，J. E. （Eds. ） （2005）. *Taylor's cardiovascular diseases：A handbook*. Springer.

第十二章

癌症中的心理行为因素、管理和应对

【教学目标】

1. 了解C型人格的特征，掌握不同类型的人格特征与癌症之间的关系。

2. 理解生活方式如何影响癌症的形成，掌握社会网络影响癌症的心理社会行为机制和生理机制。

3. 了解癌症患者常见的心理问题及其筛查方法。

4. 了解癌症所致的社会心理负担包括哪些方面。

5. 掌握癌症患者的个体应对与共同应对的概念和区别，掌握共同应对的理论模型。

6. 了解针对癌症患者的常见心理社会干预方法。

【学习重点】

1. C型人格的特征有哪些？

2. 不同类型的人格如何影响癌症？

3. 生活方式与癌症之间的关系是什么？

4. 癌症患者常见的心理问题有哪些？可以采用哪些筛查方法？

5. 什么是共同应对？什么是共同应对的系统交互模型？

6. 有哪些可以用于癌症患者的心理社会干预方法？

【章节导读】

孙莹是个开朗活泼、喜欢绘画的姑娘。她也曾是被羡慕的"别人家的孩子"，成绩永远都是名列前茅，是爸妈的骄傲。可就在2015年高考结束后，她被确诊为复发难治性霍奇金淋巴瘤。6年抗癌路，50多次化疗、20多次放疗、5次复发，每天都忍受着药物副作用带来的巨大痛苦，还因病休学，热爱的绘画专业也不得不暂停。但孙莹始终保持着乐观的信念，"我要活下去"的信念支撑着她一定要完成学业，她不仅学习成绩名列前茅，还是学校的三好学生。对23岁的孙莹来说，2021年6月23日这一天，是她期待已久的日子。早晨5点，天刚蒙蒙亮，她和妈妈就已经开始洗漱、扎头发、挑选衣服……上午 10 点，一场为孙莹单独举办的毕业典礼在河南省肿瘤医院淋巴综合病区举行，她终于迎来了神圣的一刻。"天天就盼望着穿上这套学士服，"在这场特殊的毕业典礼上，孙莹说出了感谢，并分享了自己的愿望，"等痊愈了，我想做一名老师，把所学回报给社会，回馈所有帮助过我的人，尽自己所能给更多人带去正能量。人生还有很长的路要走，我要和妈妈勇敢地走下去。"（新闻来源：《河南商报》，2021 年 6 月 24 日）

不同的因素可能影响癌症的发生，而癌症也会导致患者产生不良的心理反应，常见的反应包括抑郁、焦虑、适应不良以及自杀。本章将介绍与癌症相关的心理行为因素，包括人格、生活方式和社会网络。此外，本章还将介绍能够帮助患者有效应对不良反应的心理社会干预方法。

第一节 癌症中的心理行为因素

随着癌症发病率和死亡率的迅速上升，癌症已成为全球人口死亡的主要原因。据统计，2020 年全球 1 930 万人新确诊癌症，近 1 000 万人死于癌症。虽然死亡率很高，但研究发现有 1/3 的癌症是可以预防的，所以对癌症的了解和预防是不可或缺的。本节主要讲述可能影响癌症发病的各种心理行为因素，包括人格、生活方式和社会网络。

一、人格与癌症

（一）C 型人格

C 型人格（type C personality）是最广为人知，也是与癌症关联最为密切的一类人格类型。C 型人格来源于格里尔和沃森（Greer & Watson，1985）对女性乳腺癌的研究。他们发现癌症与和某种情绪异常表达相关的行为模式存在重叠，并将这类行为模式命名为 C 型人格。

尽管 C 型人格吸引了研究人员的注意，但却没有合适的测量工具来对其进行评估。鉴于 C 型人格的关键要素通常被认为是情绪压抑，沃森和格里尔（Watson & Greer，1983）认为应当通过情绪控制量表对 C 型人格进行评估，该量表包括愤怒控制、焦虑控制和抑郁控制三个方面。然而，该量表并不能展现 C 型人格的全貌，而仅仅对 C 型人格结构中的一个要素进行了评估。因此，心理学家对 C 型人格进行了重构并开发了测量工具。他们认为 C 型人格主要由两个方面组成：顺从（对应于人际领域）和情感受限（对应于内部领域）。虽然顺从和情感受限这两个方面存在一定的概念重叠，但顺从更接近自我约束，而情感受限更接近被动限制。顺从表现为病态的随和、善待他人，过多的自我调整、依赖，过度耐心、平和，难以拒绝他人，过度关注他人，为他人牺牲自己的需要。情感受限则主要表现为对负性情绪（尤其是愤怒）的压抑，对所感知情绪的认识不足，无法识别、命名和表达情绪，缺乏快感，面对逆境时被动和无助。需要注意的是，C 型人格并不能被简单拆分为顺从和情感受限，而是二者的特殊组合。

（二）人格特质

根据格里尔和沃森的研究结果，较高的神经质和内倾性与 C 型人格相关，并可能影响癌症的发生。然而，实证研究的结果却不总是证实这种理论，有时甚至直接与之相矛盾。一项针对男性肺癌患者的研究发现，癌症的发生反而与较低水平的神经质有关（Kissen & Eysenck，1962）。同样，后续研究也发现癌症发病率与低神经质和高外倾性显著相关。艾森克（Eysenck，1991）将神经质和癌症之间的负相关解释为：低神经质水平的人大多存在情绪压抑，这可能导致了癌症的发病。

但也有研究专门探讨了人格特质（包括外倾性、神经质、宜人性、尽责性和开放性）与癌症发病率和癌症死亡率之间的关系，结果发现这些人格特质与癌症的整体发病率或者特定部位癌症的发病率（如肺癌、结肠癌、乳腺癌、前列腺癌、皮肤癌和白血病）并没有直接关联，并且与癌症死亡率也无关（Jokela et al.，2014）。

因此，尚不能对人格特质与癌症的发病率和死亡率存在明显关系做出定论。然而，比较确定的是，人格特质的确能够影响癌症患者的心身健康：（1）神经质水平较高的癌症患者其情绪和心理健康问题的发生率较高，且健康行为较少，健康状况也较差；（2）外倾性较高的癌症患者其身体健康状况较好，情绪和心理健康问题也较少；（3）尽责性较高的癌症患者其情绪问题较少，健康状况也较好。

二、生活方式与癌症

过去几十年的研究表明，大多数的癌症是由不良生活方式引起的，包括不健康饮食、吸烟、缺乏体育运动等。

健康心理学与生活

你知道"生活方式癌"吗？

2019 年世界卫生组织的一份报告显示，近 1/3 的癌症是可以预防的。而在这些可预防的癌症中，80% 与生活方式有关，这类癌症因此也被称作"生活方式癌"。

"生活方式癌"是指由不健康的生活方式导致的癌症，包括肺癌、肝癌、胃癌、食道癌、乳腺癌等。比如，吃腌制食品、烫食、进食速度快等都是食道癌的危险因素；高脂肪、低纤维素饮食者更易患乳腺癌；肥胖、久坐不动与结直肠癌密切相关；肺癌与吸烟有关；性生活紊乱的妇女患宫颈癌的概率较高；等等。"生活方式癌"的发病率为 11.13/100 000～36.46/100 000，死亡率为 6.39/100 000～28.09/100 000。其中肺癌发病率和死亡率最高，食道癌的发病率最低，乳腺癌死亡率最低。

那么，怎样才能预防"生活方式癌"呢？最好的预防办法是拥有健康的生活方式。研究发现，生活方式的改变可以降低癌症发生的风险（Wang et al.，2019b）。每增加一种健康生活方式（例如少抽烟、多运动），癌症发生风险就可降低6％。保持的健康生活方式越多，癌症发生风险也就越低。若能同时保持6种以上健康生活方式，癌症发生风险将会降低17％。所以，赶紧戒掉你的不良生活方式，养成良好的生活习惯吧！

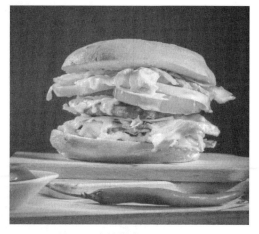

高热量食品

（一）饮食与癌症

不良饮食可能导致30％～35％的癌症的发生，特别是由饮食导致的肥胖（BMI≥30）与多种癌症的发生密切相关。由于膳食营养素是联合食用的，食物和营养素之间的协同作用可能会产生一种代谢环境，从而起到预防癌症或减少癌症发生的作用。生态学研究表明，与北欧、英国和美国居民相比，地中海地区居民的总体癌症风险较低，许多研究将其归因于地中海地区居民良好的饮食习惯。**地中海饮食模式**（Mediterranean diet）主要以蔬菜和全谷物为主，新鲜水果作为甜点，橄榄油作为主要脂肪来源，动物性蛋白质摄入量有限，并且酒类饮用较少。从饮食结构上讲，地中海饮食所含的脂肪比例适度，且纤维和抗氧化剂含量较高，这有助于减少全身炎症的发生，从而降低致癌风险。

健康心理学与生活

最佳饮食方式——地中海饮食模式

根据2013年美国新闻与世界报道网站（U.S. News & World Report）公布的饮食排名，地中海饮食被评为综合饮食榜第一，而这已经是地中海饮食连续第6年位居全球最佳饮食榜首。

那么，什么是地中海饮食呢？它泛指希腊、西班牙、法国和意大利南部等处于地中海沿岸的南欧各国以蔬菜水果、鱼类、五谷杂粮、豆类和橄榄油为主的饮食风格。地中海饮食不仅可以减少患心脏病的风险，还可以保护大脑血管免受损伤，降低卒中和记忆力减退的风险。其饮食结构具体如图12-1所示。

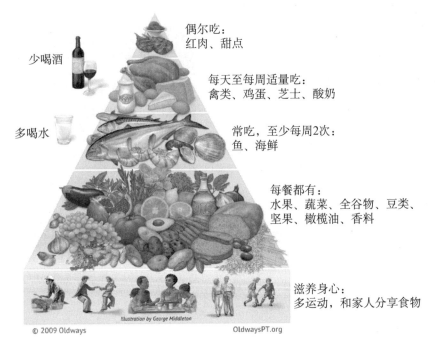

图 12-1　地中海饮食结构

除了饮食结构对癌症的直接影响，不健康饮食导致的肥胖也被认为是癌症的风险因素。BMI 过高会直接增加多种癌症的发病率，包括乳腺癌、结肠癌、肾癌、食道癌等。肥胖也会直接影响癌症治疗的结果和预后，甚至影响癌症死亡率。

（二）吸烟与癌症

吸烟所致癌症的死亡人数众多，特别是肺癌的死亡率，一直居高不下（Viale，2000）。吸烟也会显著影响口腔癌、食道癌、喉癌、膀胱癌、胃癌、胰腺癌、肾癌和宫颈癌的发生率和死亡率。

尽管戒烟对于癌症患者的心身健康存在多种好处，但依然有 14%～58% 的癌症患者在接受癌症治疗后继续吸烟（Gritz et al.，2020；Ramaswamy et al.，2016）。一项系统综述分析了针对癌症患者进行的戒烟干预措施的效果，这些干预措施包括由专业医护人员提供健康咨询、认知行为疗法、动机访谈、分发教育材料等。然而，结果发现，这些措施无论是单独使用还是结合使用，均不能较好提高癌症患者的戒烟成功率（Yingst et al.，2023）。

（三）体育活动与癌症

大量证据证实，适度参与运动能够降低癌症的发生风险，并且随着体育活动水平的提高，不同部位的癌症发生风险会以线性方式降低。例如，适度体育活动能够使结肠癌和子宫内膜癌的平均发生风险降低 25%～30%，使乳腺癌和肺癌的平均发生风险降低

20％～25％，使卵巢癌的发生风险降低 10％～15％，使前列腺癌的平均发生风险降低 10％（Cheng et al.，2020）。

目前已有大量研究探究了规律体育活动预防癌症发生的作用机制，主要涉及内源性激素水平、代谢激素水平和生长因子的变化，以及炎症和免疫功能的变化。身体活动对癌症发生的保护作用可能受到多种因素的影响，并且可能受个体因素的影响，例如年龄、性别和肥胖程度，以及活动相关因素（如活动类型、持续时间、频率和强度）。

1. 肥胖

体育活动预防癌症的一种关键机制是身体脂肪尤其是腹部脂肪的相应减少。脂肪细胞具有代谢活性，并能够产生多种信号分子，包括脂肪因子和性激素。包括脂联素、瘦素和抵抗素在内的几种脂肪因子的循环水平与癌症风险有关，并且与癌症发生存在因果关系。

2. 炎症

全身性炎症正常水平的改变与癌症的发生有关。炎症的细胞介质，包括 C 反应蛋白、IL-6、TNF-α 等细胞因子，以及脂联素等抗炎因子水平降低，与癌症风险增加有关。规律的体育活动可以通过降低巨噬细胞产生的细胞因子水平直接影响炎症，或者通过减少脂肪组织产生的细胞因子间接影响炎症，从而降低患癌风险。

3. 雌激素

通常认为雌激素可以通过多种机制影响癌症发生，包括受体介导的激素刺激细胞增殖、增加基因突变率等。例如，有元分析检视了从 1992 年 1 月 1 日至 2018 年 1 月 1 日全世界范围内已发表和尚未发表的绝经期激素治疗与乳腺癌发病风险之间的关系，发现雌激素会在一定程度上增加乳腺癌的患病率（Griswold et al.，2019）。

学术前沿

情绪是否会影响癌症治疗效果？

情绪影响一直是癌症相关研究中的热点因素，许多研究指出，长期处于抑郁、焦虑的情绪之下会大大增加癌症的发病率。

近期在《自然·医学》（*Nature Medicine*）上发表的一项研究通过将小鼠暴露于具有攻击性的小鼠前来模拟人类社交失败（social defeat，SD）的情景。由于 SD 会导致长期的焦虑和抑郁状态，研究评估了 SD 对氨基甲酸乙酯诱导的小鼠非小细胞肺癌的影响以及对奥沙利铂治疗的反应（即对癌症治疗后患者预后产生的可能影响）。结果发现，内源性糖皮质激素在反复的社交失败等应激反应中会增加，而过高的糖皮质激素会导致体内免疫监视效应减弱，从而降低治疗效果。简单来说，就是心情不好，会严重影响肿瘤的治疗效果。

来源：Yang et al.，2019。

三、社会网络与癌症

社会网络（social network）由一系列包含自我与他人的社会关系组成。而社会支持（social support）则是个体从其所拥有的社会关系中获得的精神上和物质上的支持（社会关系是指家庭成员、亲友、同事、团体、组织和社区等），这些支持能减轻个体的心理应激反应，缓解精神紧张状态，提高社会适应能力。癌症作为一种生活应激事件，不仅影响癌症患者本身，也会影响与其关系密切的人（例如家庭成员和伴侣）的生活。同样，癌症患者的社会网络也会影响其应对癌症的能力。社会功能较差的患者大多与社会环境的互动不足或存在不健康的互动方式，他们较少谈论自己的癌症经历。根据社会认知加工模型，不足或者消极的社会经历会阻碍癌症患者对癌症经历进行情感和认知处理，影响患者的心理调适能力。因此，癌症患者的社会功能可以很好地预测其心理调适状况。

伯克曼等（Berkman et al.，2000）提出的社会网络和健康模型认为，社会网络可以通过社会行为途径（social and behavioral pathways）影响患者健康，而这些途径又通过最接近健康结果的生物心理途径（biological and psychological pathways）影响癌症结果（见图 12-2）。社会行为途径包括社会支持、社会资源和社会参与/互动。生物心理途径包括生理影响和情绪影响。社会网络通过这些途径，影响癌症的发生、复发以及患者的死亡。

（一）社会行为途径

提供社会支持是社会网络影响癌症结果的途径之一，包括实体支持（tangible support）、情绪支持（emotional support）、信息支持（informational support）和情感支持（affectionate support）。实体支持包括乘车去医院、去买药或提供健康膳食。此外，社会网络中的成员还可以通过介绍医生和医院、可能的治疗方法来提供信息支持，或者通过提供情绪支持来缓解压力。情感支持则包括拥抱或其他温暖和关怀的行为。

除了社会支持，社会网络也会影响患者的社会资源。社会网络不仅可以提供直接的社会支持（来自外部个体），也可以促进个体对社会网络中其他人所处和所熟悉的社会机构与所拥有的社会资源之间的整合。这使得癌症患者可能接收到不同类型的资源、建议、参与临床试验的机会等，这些因素会直接影响治疗决策的差异，并影响患者的预后。

社会参与/互动能通过行为规范的传播来影响个体的行为和健康结果。对社会网络成员的认同，可能会拓展为对其行为的认可，增加对其进行行为采择的可能性。例如个体的健康相关行为，包括吸烟、饮食、饮酒和肥胖状况，也可能会影响社会网络中其他个体的健康相关行为。

（二）生物心理途径

社会网络可能影响患者的生理变化，这也是癌症进展的基础和决定因素。例如，社会隔离通常被看作一种慢性心理应激源，会激活患者的 HPA 轴，导致儿茶酚胺（应激激素）的分泌，且通过肾上腺素对肿瘤标志物产生影响。

　　有相当多的证据表明，自我效能是社会支持运作的社会心理途径之一。自我效能是指人们对自己执行特定行为的能力的信心，已被证明与各种健康和功能结果有关。自我效能的增强与治疗依从性的提高、自我护理行为的增加，以及身体和心理症状的减少有关。一项针对前列腺癌患者的研究发现，患者的自我效能和来自伴侣的支持能促进患者进行盆底肌锻炼。而且，社会支持和自我效能能够相互影响；也就是说，社会支持可能增强自我效能，自我效能也可能培养支持（Hohl et al.，2016）。

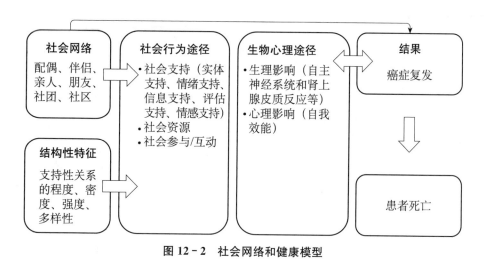

图 12 - 2　社会网络和健康模型

来源：Berkman et al.，2000。

第二节　癌症患者的常见心理问题及其筛查

　　癌症不仅会给患者带来身体上的痛苦，也会带来精神、心理上的负担，导致患者出现抑郁、焦虑等心理问题。这种负担可能在癌症的整个治疗过程中持续存在，甚至持续数年之久。研究发现，癌症患者抑郁症的患病率是普通人群的 2～3 倍（Bravery et al.，2020）。对于癌症患者而言，若不能及时改善情绪，减少心理问题，其生活质量、治疗依从性以及生存期等都将受到损害。本节主要介绍几种常见的心理问题以及如何进行筛查。

一、抑郁

（一）发病率及风险因素

　　对于身受多重生理和心理问题困扰的癌症患者而言，痛苦是很常见的，而抑郁是该人群最常见的痛苦之一。尽管在身体遭受更大痛苦和处于疾病晚期的人中抑郁更为常见，但抑郁会发生在癌症发展过程的所有时期。疾病的身体负担以及生物、心理和社会因素都可能在抑郁症状的出现中发挥作用。抑郁是一种连续型的心理症状；轻度抑郁表现为非病理性的悲伤；中度抑郁表现为有情绪低落的亚型抑郁和适应障碍；重度抑郁则表现为悲观厌世、绝望、妄想、食欲不振、功能减退，并伴有严重的自杀企图甚至自杀行为。临床上显著的抑郁需要治疗，不仅因为它会带来心理负担，还因为它与较差的生活质量、更长的住院时间、更多的身体痛苦、较差的治疗依从性、自杀有关。

根据癌症类型和分期、疾病负担、评估抑郁症状的时间和方法，以及所研究人群的人口统计学特征等因素，报告的癌症患者抑郁症状的患病率各不相同。已发现在生命末期和特定癌症（如胰腺癌、口咽癌和肺癌）中抑郁症状的发生率较高。研究显示，抑郁症在头颈部肿瘤患者中发生比例最高，为 22%～57%；其次为胰腺癌和乳腺癌，分别为 33%～50% 和 1.5%～46%；而妇科肿瘤则较低，约为 12%～23%（Massie，2004）。总体上，大约 15% 的癌症患者存在重度抑郁（Mitchell et al.，2011）。癌症患者的抑郁症患病率至少是普通人群的 3 倍，虽然轻度抑郁通常不会发展为重度抑郁，但它仍然会显著损害患者的生活质量和幸福感（Chochinov，2001）。

影响癌症患者抑郁形成的相关因素很多，包括一般因素、与癌症及其治疗相关的因素、心理社会因素等。其中，一般因素包括性别、婚姻和年龄。近年来，许多学者对抑郁症的性别差异进行了大量的研究，认为女性抑郁多于男性。研究已确定雌激素水平下降易使女性产生抑郁，而激素替代疗法可协助患者减轻抑郁（Kissen & Eysenck，1962）。但是研究发现，癌症患者的抑郁与婚姻和年龄关系不大。

与癌症及其治疗相关的因素包括癌症的类型、疼痛和化疗等。研究发现，不同类型癌症患者的抑郁状态不同。例如，各种癌症中乳腺癌患者的抑郁程度最高，主要原因可能是内分泌失调、因手术导致体形改变、主动压抑情绪等。慢性疼痛也与癌症患者抑郁相关，疼痛构成了一个重要的躯体和心理应激源，可能诱发或加重精神痛苦。研究表明，癌症患者化疗组比手术组抑郁程度高。主要原因可能有：化疗是一种特殊的应激，化疗药物本身的副作用使患者体会到疾病的存在，常常担心复发，进而影响了患者的生活质量。

最后是心理社会因素，主要有人格、社会支持和负性生活事件等。研究证实神经质与抑郁有关，针对癌症患者的同类研究也发现了相似结果。除了人格因素，研究发现社会支持总分与癌症患者除躯体化之外的心身症状均呈负相关，这表明社会支持能明显改善癌症患者的心理状况。同时，家庭外源性支持对癌症患者心身状况的影响大于家庭内源性支持，这说明与周围保持密切联系，增加家庭外源性支持更有利于癌症患者的心身康复。而负性生活事件则与癌症患者抑郁发生呈正相关。过多的负性生活事件往往导致患者心理承受能力下降，产生悲观、抑郁情绪。

（二）筛查

临床上对抑郁障碍的诊断一般有两种方法。一种是临床会谈，即首先询问病史，包括发病年龄、有无心理社会因素（尤其是一些创伤性生活事件；需要注意的是，一些人在发生所谓的生活事件时已具有一些症状）、是否有躯体疾病、既往发作的临床表现、发作的频度、既往治疗方法、疗效以及家族史等，然后依据诊断标准进行诊断。另一种方法是应用量表。关于抑郁障碍的量表较多。最常用于癌症患者抑郁筛查的量表有汉密尔顿抑郁评定量表（Hamilton Depression Rating Scale，HAM-D）、抑郁自评量表（Self-Rating Depression Scale，SDS）、患者健康问卷（Patient Health Questionnaire，PHQ-9）等。这些常用的量表大多数是从英语国家引进的。

HAM-D是精神科应用较为广泛的抑郁量表之一，准确性相对较高，目前被广泛应用于癌症患者抑郁的筛查。该量表共17项，总分0~6为无抑郁，7~16为轻度抑郁，17~23为中度抑郁，≥24为严重抑郁。共有7类因子，分别为焦虑/躯体化、体重、认识障碍、日夜变化、阻滞、睡眠障碍、绝望感。该量表信效度良好。然而，由于临床上阈值的不同，临床诊断结果也千差万别。将其应用于研究后发现，在所有癌症类型中，乳腺癌和肺癌患者比其他类型癌症患者更易有情绪问题。

SDS是目前应用最广泛的抑郁自评量表之一。该量表共含有20个项目，采用4级评分法，原型是威廉·庄（William W. K. Zung）编制的抑郁量表。其特点是使用简便，并能相当直观地反映抑郁患者的主观感受及其在治疗中的变化。主要适用于具有抑郁症状的成年人，包括门诊及住院患者。

PHQ-9是斯皮策（Robert L. Spitzer）根据DSM-Ⅳ诊断标准编制的用于初级保健的自评问卷（Spitzer et al.，1999）。其中的抑郁障碍量表完全根据DSM-Ⅳ关于抑郁障碍的9项症状制定。因简短、易于操作，PHQ-9很快被用于广泛的科学研究及临床实践。PHQ-9具有良好的效度和信度，可用于综合医院中对抑郁障碍的初筛和严重程度评估。

健康心理学与生活

什么是癌症相关抑郁?

癌症相关抑郁（cancer-related depression，CRD）是指由肿瘤诊断、治疗及其并发症等导致患者失去个人精神常态的情绪病理反应。恶性肿瘤给患者带来明显的身体不适，易引起相关精神疾病，其中最常见的是癌症相关抑郁。数据显示，癌症患者的抑郁发生率为8%~24.6%，其中14%为轻度抑郁，18%为中度抑郁，24%为严重抑郁（Krebber et al.，2014；Mitchell et al.，2011）。

癌症患者的抑郁不仅会在生理上增加治疗的疼痛敏感性、抑制免疫功能，还会增加不良反应的发生率，降低治疗依从性，改变生活规律，严重影响生活质量和预后。更严重的是，关于自杀的研究发现，与未患癌症的女性相比，乳腺癌患者的自杀风险更高（Shi et al.，2022）。

二、焦虑

（一）发病率及风险因素

焦虑是一种自然的、普遍的适应性反应，它会引起认知、情感、生理和行为的变化，使个人准备好抵御潜在的危险或威胁。对于大多数人来说，由于癌症的诊断对健康构成了重大威胁，相关的焦虑通常有助于激励人们努力寻求适当的评估、治疗和支持。然而，许多患者会出现较为严重的焦虑症状，导致明显的痛苦和功能受损。对于新诊断为癌症的患者，医疗过程中固有的许多不确定性往往会加剧焦虑，因为患者反复期待病理检查的结果，并为癌症治疗的副作用和频率做准备。这种焦虑可能表现为治疗依从性差，例如由于恐惧而拒绝接受所需的活检和扫描，或过度担心疾病进展并寻求临床医生提供持续的保证等。

癌症患者的焦虑障碍患病率从 0.9% 到 49% 不等（Hashemi et al.，2020）。国外研究发现，焦虑障碍在癌症患者中的发病率约为 10.3%（Mitchell et al.，2011）。而国内癌症患者的焦虑障碍患病率为 49.7%（Yang et al.，2004）。其中，结直肠癌患者焦虑障碍患病率最高，为 47.2%，且术前术后的发病率存在差异；其次是乳腺癌患者，其焦虑障碍患病率为 41.9%（引自 Maass et al.，2015）。虽然癌症诊断和随后的治疗经历可能会引发新的焦虑，但患者更经常报告由于医疗应激源而导致现有焦虑问题恶化。焦虑症状似乎也会随着时间的推移持续存在，并且仍然是长期癌症幸存者面临的问题。焦虑通常与抑郁、呼吸困难、恶心和疼痛等其他症状同时发生，这些症状会使患者对医学治疗的信任度降低、减少化疗剂量和延迟治疗，并选择更激进的治疗方式。在癌症发展轨迹上，许多患者在应对生活角色的转变、功能丧失、财务压力以及癌症死亡风险的过程中，焦虑程度不断上升。

癌症的风险因素特征不明显，它与患者年龄、性别或社会经济地位无关，而与患者的病程、防御方式以及社会支持等密切相关。研究发现，在病情被确诊的初期，患者出现的焦虑情绪最严重，但其焦虑情绪可随着其病情的发展逐渐减轻（King et al.，1997）。这可能是由于确诊初期的癌症患者欠缺疾病知识，不了解当前医疗水平，无法预测疾病的过程和预后。种种不确定因素以及随之而来对各种复杂治疗的恐惧，均可使患者出现不安和焦虑情绪。随着各种治疗和健康教育的实施，患者对自身疾病有关知识了解更多，对疾病的不确定感降低，并能积极配合治疗和护理，这时焦虑情绪逐渐减轻。癌症是一个强烈的负性生活事件，应对此事件的方式可影响应激反应的性质及强度。若应激反应的性质及强度超过一定的范围，就会影响到患者的焦虑水平。例如，癌症患者的应对方式在发病初期多以"回避"为主，在积极治疗过程中多以"面对"为主，到晚期则以"屈服"为主。社会支持同样能改善焦虑，为患者提供良好的社会支持，可以缓冲其心理应激反应，缓解生活事件对其造成的心理压力。

（二）筛查

癌症患者焦虑的筛查主要采用自陈式量表，例如状态-特质焦虑量表（State-Trait Anxiety Inventory，STAT）、医院焦虑和抑郁量表（Hospital Anxiety and Depression Scale，HADS）和 90 项症状清单（Symptom Checklist-90，SCL-90）。

STAT 由施皮尔贝格尔（Spielberger，1970）编制，分为两部分，即状态焦虑问卷和特质焦虑问卷。状态焦虑指患者当前的焦虑程度，是一种病理状态，持续时间短，程度相对严重，有显著自主神经功能失调症状；特质焦虑为患者一贯的焦虑情况，是患者自幼表现出的焦虑倾向，并可伴随终身。两部分问卷可分开使用，各有 20 个条目，根据实际情况进行选择。该量表简单，信效度高，采用 4 级评分法。患者自评症状严重程度为：完全没有（1）、有些（2）、中等程度（3）、非常明显（4）。总分范围为 20～80，得分越高则越焦虑，完成测评需 10～20 分钟。

HADS 由齐格蒙德和斯奈思（Zigmond & Snaith，1983）编制，主要被用于住院患者非精神病性焦虑和抑郁症状的筛查。该量表有 14 个条目，由 2 个分量表组成，7 个条目评定焦虑（HADS-A），7 个条目评定抑郁（HADS-D）。每个条目均采用 4 级评分法（0～3），每个分量表的计分范围为 0～21。国内已有很多研究将该量表应用于癌症患者焦虑的筛查，具有良好的信效度。

SCL-90 共 90 个项目，包含 9 个因子，分别为：躯体化、强迫症状、人际关系敏感、抑郁、焦虑、敌对、恐惧、偏执及精神病性。每个项目采用 5 级评分法，即无、轻度、中度、相当重和严重，分别赋分 1～5。其中，焦虑分量表的得分范围为 10～50。得分≥30 表明个体较易焦虑，易表现出烦躁、不安和神经过敏的状态，极端时可导致惊恐发作；得分＜20 表明个体不易焦虑，易表现出安定的状态，即分数高低与焦虑程度成正比。SCL-90 可自评也可他评，一次评定时间 20 分钟左右，评定时间范围为当前或最近一周，但该量表不适合躁狂症和精神分裂症患者。将 SCL-90 应用于癌症患者心理卫生问题的调查发现，SCL-90 具有较好的信效度。

三、适应障碍

（一）发病率及风险因素

从诊断到治疗、康复和复发，在癌症发展轨迹中的各个阶段，患者都可能遭遇不可预测的应激源。对这些急性、慢性或复发性癌症相关应激源的反应也包含从正常的痛苦到达到精神疾病诊断阈值的严重心理障碍。**适应障碍**（adjustment disorder）则被描述为与应激源相关的过度症状和行为，但不符合任何其他抑郁、焦虑或应激相关障碍的诊断标准。

尽管医学和精神病学文献对适应障碍缺乏关注，但适应障碍似乎是癌症和其他疾病患者最常见的精神病学诊断。元分析结果表明，癌症患者中适应障碍的患病率为 19.4%，而重度抑郁症为 14.9%，焦虑症为 10.3%。癌症人群中，适应障碍与诸如分期、预后和疾病负担、早期复发、较低的体能状态、疼痛和社会因素（包括生活条件和社会支持）等变量相关。同时，适应障碍可能会消退或发展为全面的抑郁、焦虑或创伤相关障碍。有研究者对被诊断为适应障碍的患者进行了 5 年的随访，发现 21% 的人发展出了重度抑郁症（Andreasen & Hoenk，1982）。适应障碍的发病机制在于应激反应症状，其中应激源会引发心理症状和适应不良，直到应激源减弱或出现新的适应状态。应激的严重程度或持续时长可能会挤压个人资源并导致症状发生，见图 12-3。

癌症患者的适应障碍与年龄、收入、学历和病程等因素无关，但可能与以下因素有关。首先，研究发现农村地区比城市地区的适应障碍检出率更高，而把经济、工作作为

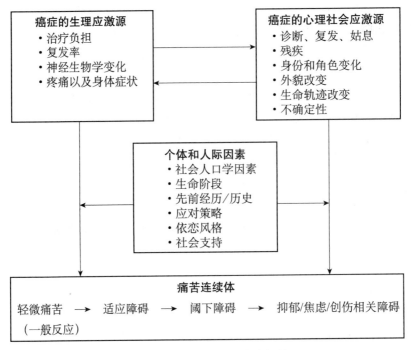

图 12 - 3　适应障碍的发病机制

来源：Andreotti et al.，2015。

最大应激事件的乳腺癌患者的适应障碍检出率显著高于把乳腺癌作为最大应激事件的患者，这可能是农村地区检出率较高的原因；其次是运动频率，研究发现运动频率较高（3次/每周）的乳腺癌患者的适应障碍检出率显著低于运动频率较低（几乎不运动）的患者；最后是社会支持水平，癌症患者社会支持水平越高，适应障碍检出率越低（汤海燕，2020）。

（二）筛查

尽管研究逐渐发现癌症患者群体存在较严重的适应障碍，但当前依然缺乏对适应障碍的明确诊断标准。直到 2018 年，ICD-11 对适应障碍进行了新的定义，并将其与创伤后应激障碍、复杂性创伤后应激障碍等归为一类。此外，梅尔克等（Maercker et al.，2007）研发了适应障碍自评量表（Adjustment Disorder—New Module 20，ADNM-20）。ADNM-20 与 ICD-11 对适应障碍的诊断标准相一致，满足了适应障碍的测量需求，具有良好的心理测量特性，被广泛应用于适应障碍的筛查与诊断。

ADNM-20 由应激源列表和症状列表组成（Lorenz et al.，2016）。应激源列表包括 7 个急性应激事件（如离婚、搬家）和 9 个慢性应激事件（如与邻居冲突、严重疾病）。被调查者需要选择过去两年经历过的所有应激事件，并填写急性事件的发生时间以及慢性事件的发生和结束时间。症状列表包括 19 个症状项目和 1 个测量功能损害的项目。该量表衡量两种核心症状：不适应和专注。还测量四种附属症状：焦虑、冲动、逃避和抑郁。所有项目均采用 4 级评分法（1＝从未；2＝更少；3＝有时；4＝经常），分数越高，症状越严重。该量表已在癌症患者中使用，具有良好的信效度。

四、自杀

（一）发病率及风险因素

与自杀相关的概念包括自杀企图、自杀意念和自杀行为。自杀企图是指非致命的、自我导向的、具有潜在伤害的行为，即使该行为没有对个体造成伤害，也包含个体欲通过该行为而死亡的意图。自杀意念是指思考、考虑或计划自杀。自杀行为具体包括考虑自杀方式、做出自杀准备和采取结束生命的行为。

癌症作为一种慢性疾病，给患者造成了长期的创伤性应激；与病魔长久斗争的过程使患者产生了严重的心理困扰，如恐惧死亡、痛苦、不良身体反应、预后不佳、家庭和社会角色转变等，这些心理困扰都可能导致患者产生自杀念头。据统计，癌症患者自杀总发生率为每年 39.72/100 000，并且癌症患者自杀风险是普通人群的 1.5～1.7 倍（Calati et al.，2021）。相比真正实施自杀，自杀意念在癌症患者群体中更加普遍。最近的一项综述发现，癌症患者的自杀意念流行率约为 0.7%～45.5%（Kolva et al.，2020）。一项元分析结果显示，中国住院癌症患者自杀意念的发生率为 21.6%，并且女性患者更有可能产生自杀意念，这可能是因为处于弱势地位的女性患者求助力量相对薄弱，缺少利用社会支持的意识，因此倾向于通过自杀寻求解脱（Wu et al.，2021）。值得注意的是，癌症患者自杀意念往往并不贯穿癌症的发展全程，主要集中于晚期患者以及住院、采取姑息治疗、经历剧烈疼痛或严重抑郁的患者。

癌症患者自杀的风险因素可以大致分为一般风险因素和癌症相关风险因素。一般风险因素包括社会人口学因素（如男性、年老的癌症患者自杀风险更高）、有家庭自杀史或童年受虐经历、患者先前有自杀企图、诊断有心理或精神疾病（如抑郁、焦虑）和身体症状（如疼痛），以及缺乏社会支持等；癌症相关风险因素包括癌症类型（如肺癌、食道癌、胃癌、胰腺癌以及头颈癌）、癌症分期、治疗类型、缺少身体活动、症状负担等因素（Calati et al.，2021；McFarland et al.，2019）。此外，癌症诊断初期是患者自杀的高风险时期，在童年或青少年时期就被诊断为癌症的患者也更可能自杀（McFarland et al.，2019）。

（二）筛查

当前研究中用于测量癌症患者自杀意念的量表较多，测量工具的多样化也可能是自杀意念流行率波动范围较大的原因之一（Kolva & Ph，2020）。大多数研究利用其他心理症状筛查量表中的单个题项进行测量，最常用的工具包括贝克抑郁量表（BDI）（题项9）、患者健康问卷（PHQ-9）（题项 9）以及简短症状量表（BSI-18）（题项 9）（Kolva et al.，2020）。但此种测量仅能测出患者在过去一两周内的自杀念头，而无法捕捉到自杀意念的偶然性（Kolva et al.，2020）。也有研究者开发了专门用于测量自杀意念的量表，在癌症患者群体中最常用的量表包括贝克自杀意念量表（Beck Scale for Suicidal Idea-tion，BSSI）、自杀意念自评量表（Self-Rating Idea of Suicide Scale，SIOSS）、耶鲁自杀倾向评价表（Yale Evaluation of Suicidality，YES）等。

BSSI 包含 19 个题项，由 3 个维度组成：主动自杀欲望、明确的自杀计划以及被动自杀欲望。每个题项均采用 3 级评分法，"0"表示"无"，"1"表示"不确定"，"2"表示"是"，题项总分越高表示个体自杀意念程度越高。该量表内在一致性较高，其信效度在癌症患者群体中已得到验证（Beck et al.，1979）。

SIOSS 共有 26 个题项，由 4 个因子组成：绝望、乐观、睡眠和掩饰（引自夏朝云，2007）。每个题项均采取"是"和"否"进行回答。绝望、乐观和睡眠这 3 个因子的总分用于自杀意念筛查。该总分小于 12 表示无自杀意念，总分在 12 及以上说明有自杀意念，且总分越高表示个体的自杀意念越强烈。掩饰因子用于鉴别测量是否可靠，若该因子得分不超过 4，则说明测量可靠。该自评量表已被证明在中国癌症患者群体中具有良好的信度和效度，可以快速、有效地对癌症患者进行自杀意念的筛查。

YES 包含 13 个题项，其中的 11 个题项来源于生存理由量表（RLS）、贝克自杀意念量表（BSSI）、贝克绝望量表（BHS）等量表。该量表总分范围为 0～13，总分为 3 及以下表示个体自杀倾向较低，高于 3 表明自杀倾向较高，总分越高表明自杀倾向越高（Latham & Prigerson，2004）。该量表已被证明具有良好的信效度。

五、癌症复发恐惧

（一）发病率及风险因素

虽然癌症医学治疗手段的进步提高了癌症患者的存活率，但是大部分癌症幸存者仍然承受着癌症复发恐惧的痛苦。**癌症复发恐惧**（fear of cancer recurrence）被定义为"担心或忧虑癌症可能在同一部位或身体的其他部位复发或恶化"。

研究发现，几乎所有癌症康复者和照顾者都报告了癌症复发恐惧症状。能够诱发癌症复发恐惧的因素包括（Qzakinci et al.，2014）：（1）关于癌症的谈话；（2）结识病友；（3）通过媒体看到癌症相关信息；（4）参加葬礼（或与死亡相关的活动）；（5）与专业医护人员约谈；（6）复查或其他体检程序；（7）感觉不舒服。此外，身体的不适症状（如疼痛、疲劳）或者癌症确诊的周年日都可能是癌症复发恐惧的诱导因素（Simard et al.，2013）。

存在癌症复发恐惧的癌症患者在情绪方面会表现出对癌症复发的恐惧与担心；在行为方面会过度检查身体症状，不断寻求医疗检查服务以确认癌症是否复发；在认知方面会将身体不良症状解释为癌症复发的迹象，并不断产生与癌症相关的侵入性想法，从而加剧对癌症复发的恐惧。高水平的癌症复发恐惧已被证明对患者生活质量、心理适应、情绪、未来目标和计划制定、思维和认知功能，甚至照顾者的生活质量都有明显损害。存在高水平癌症复发恐惧的康复者更有可能拒绝从癌症中心出院并接受随访，或重新入院到专门的癌症中心，使用更多的替代药物。此外，频繁的身体检查也会对自身的心理状态和经济状况造成负担。因此，癌症复发恐惧的影响是广泛的，会潜在提升个体和家庭的生活成本。

研究者基于疾病自我调节模型、自我调节执行功能模型、疾病的不确定性理论、社会认知加工理论和恐惧管理理论，提出了癌症复发恐惧的形成机制，如图 12 - 4 所示（Simoelli et al.，2017）。根据这一模型，患者首先会采取回避或恐惧管理防御措施应对与癌症相关的内部（如身体症状或治疗的副作用）和外部（如癌症相关报道、治疗随访等）线索；那些无法回避的内外部线索则会进一步激发患者的认知过程，包括对线索的评估（如将身体疼痛解释为癌症复发的先兆）和认知情绪加工；同时，患者对内外部线索的认知加工过程还会受到社会环境和其他情境因素的影响，在多方因素作用下，患者可能会发展出适应性的或适应不良的认知加工过程。最终，对与癌症相关的内外部因素的不良认知加工会引发患者的癌症复发恐惧，进一步影响患者的心理或行为结果。

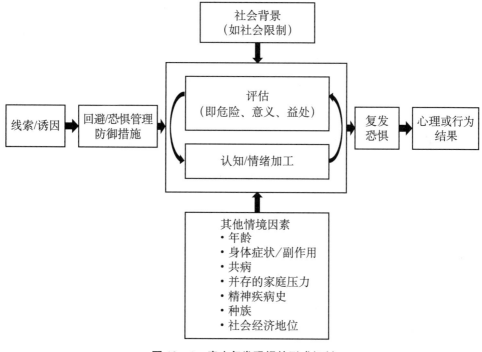

图 12 - 4　癌症复发恐惧的形成机制

来源：Simonelli et al.，2017。

（二）筛查

目前，心理测量特性较好的癌症复发恐惧诊断工具包括癌症复发恐惧量表（Fear of

Cancer Recurrence Inventory，FCRI）和疾病进展恐惧量表（Fear of Progression Questionnaire，Fop-Q），这两个量表均适用于异质性癌症人群（Thewes et al.，2012）。FCRI 包括癌症相关诱因、严重程度、心理困扰、应对方式、功能损伤、洞察力和安慰（reassurance）等维度。该量表共有 42 个条目，每个条目均采用 5 级评分法，"0"表示"从不"，"5"表示"总是"，总分越高表示癌症复发恐惧水平越高。其中含有 9 个条目的严重程度分量表被证明具有良好的信度和效度，该分量表分数高于 13 表明患者的癌症复发恐惧水平达到临床诊断标准。FCRI 是目前唯一一个明确提出癌症复发恐惧临床诊断标准的测量量表。

Fop-Q 主要测量慢性疾病（如癌症、糖尿病和风湿病）患者对病情恶化的恐惧程度，包括情感反应（13 个条目）、家庭关系（7 个条目）、职业（7 个条目）、自主感丧失（7 个条目）和应对焦虑（9 个条目）5 个维度，共有 43 个条目，每个条目均采用 5 级评分法，"1"表示"不存在"，"5"表示"总是存在"，总分越高表示癌症复发恐惧水平越高。Fop-Q 更关注疾病的进展而不是复发，因此相比癌症早期患者和长期幸存者，该量表更适用于晚期患者或进展期患者。

健康心理学与生活

癌症复发恐惧水平的测量

请根据过去一个月以来的情况，回答以下题目并选择最适当的数字。对于第 1～5 题，"0"表示"从不/一点也不"，1 表示"很少/一点"，"2"表示"有时候/有些"，"3"表示"大多数时间/很多"，"4"表示"总是/非常"。

1. 我担心癌症复发的可能。
2. 我害怕癌症复发。
3. 我相信担心或焦虑癌症复发的可能是正常的。
4. 当我想到关于癌症复发的可能时，会激发其他不愉快的想法或想象（如死亡、受苦、我家人的后续问题）。
5. 我相信我已经治疗好了，而且癌症不会再回来了。
6. 就你的观点，你认为你处于癌症复发的危险之中吗？
　　0 一点也不危险　1 有点危险　2 有危险　3 很大的危险　4 非常危险
7. 你多常想到癌症复发的可能？
　　0 从未　1 一个月几次　2 一个礼拜几次　3 一天几次　4 一天好几次
8. 你每天花多少时间想到关于癌症复发的可能？
　　0 从未想过　1 几秒钟　2 几分钟　3 几小时　4 好几个小时
9. 你已经想了多久关于癌症复发的可能？
　　0 从未想过　1 几个礼拜　2 几个月　3 几年　4 好几年

将 9 个条目的得分相加即可得到总分。其中，第 5 个条目需要反向计分。总分大于 13 即表明癌症复发恐惧水平达到临床诊断标准。

六、创伤后应激障碍

癌症造成的创伤并非仅存在于癌症诊断之时，而是可能贯穿整个疾病周期。癌症过程起始于自我检查以及医学检查，患者在经历了高度焦虑的癌症确诊后，仍要面对痛苦复杂的治疗；在治疗结束后，癌症康复者还需面对康复治疗以及癌症转移、复发的可能。因此，癌症的诊断和治疗可以被认为是一系列显性或隐性的创伤事件。

（一）发病率及风险因素

大部分癌症患者认为癌症是一种创伤事件。一项纳入了 1 017 名成年癌症患者的元分析发现，约 31.7％的患者在自陈报告中表现出达到临床水平的 PTSD。其中，女性患者群体中 PTSD 的流行率（38.9％）高于男性患者（24.5％）（Unseld et al.，2019）。对于患癌儿童，约 20.9％表现出达到临床水平的 PTSD（Al-Saadi et al，2022）；4％～75％患癌儿童的父母被诊断为 PTSD（van Warmerdam et al.，2019）。

癌症相关 PTSD 首先受到相关医学特征的影响，致死率高的癌种、癌症的威胁性、癌症晚期以及近期完成癌症治疗都会加剧 PTSD 的症状。人口学因素中，年龄较小的患者更容易出现较严重的 PTSD，并且收入的增加和受教育程度的提升都能够有效预测更低水平的 PTSD；而在心理因素中，个体在癌症确诊前的心理障碍、家族精神病史、创伤造成其感知到的威胁增加，以及社会支持的缺损都是癌症相关 PTSD 的促进因素（van Warmerdam et al.，2019）。

（二）筛查

在 ICD-11、DSM-5 和 CCMD-3（《中国精神障碍分类与诊断标准》）等现行的精神疾病诊断标准中，PTSD 的诊断标准基本一致。DSM-5 中的诊断标准是：（1）患者曾经经历、目睹或面临导致或可能导致自己、他人死亡或严重躯体伤害的事件，患者感到极度害怕、无助或恐惧。（2）创伤事件以不同形式持续重现，包括反复与强迫性的回忆、反复而痛苦的梦魇，以及感觉好像创伤事件再次发生的错觉、幻觉和分离性闪回发作。（3）持续回避创伤关联刺激，对一般事物反应麻木。（4）持续存在易唤起症状，表现为过分警觉和夸大的惊跳反应。（5）症状持续超过 1 个月。（6）导致显著的痛苦或对患者的社会、职业等功能产生明显损害。另外，PTSD 也可以分为三个亚型：急性型（<3 个月）、慢性型（≥3 个月）和迟发型（应激源后≥6 个月出现症状）。

癌症患者 PTSD 的诊断和评估主要采用临床访谈的形式。临床访谈通常由经验丰富的临床心理医生实施，可准确有效地测查患者的各种症状。在这类访谈中，使用最多的是斯皮策等开发的 DSM-IV 结构性临床访谈（Structured Clinical Interview for DSM-IV，SCID）。SCID 可有效诊断是否患有 PTSD，但无法确定这些症状的强度和频率。临床访谈中常用的还有 PTSD 症状量表访谈（PTSD Symptom Scale Interview，PTSD-I）。该访谈简便易行，虽不能准确诊断 PTSD，但可提供 PTSD 的严重程度和频率。因此，临床上常将几类访谈联合起来使用。

第三节 癌症的个体应对和共同应对

前两节我们了解了与癌症相关的一些因素以及常见的心理问题，也知道了这些心理问题对患者身心的影响。本章将介绍癌症患者面临各种负担时会采用的一些应对方式。根据是否有患者家属参与，应对方式可分为个人应对和共同应对。

一、癌症患者面临的社会心理负担

癌症治疗和支持性护理的成本是患者及其家人关注的重要问题。一般来说，癌症及其治疗的相关成本可以分为三大类：直接成本、间接成本和社会心理成本（见图 12-5）。直接成本包括医疗和非医疗护理资源的使用，以及获得此类资源所花费的时间；间接成本是由癌症导致的资源和机会损失；社会心理成本通常被定义为与癌症相关的无形成本，例如疼痛和痛苦。

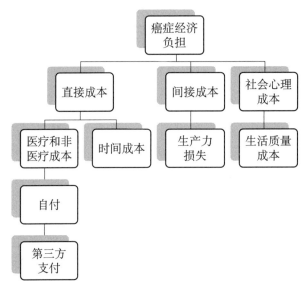

图 12-5 癌症治疗的负担

来源：Abbey et al.，2015。

癌症所致的社会心理负担是指癌症给患者及家人带来的负面影响（见图 12-6）。社会心理负担往往被分为生理负担（physical）、心理负担（psychological）和社会负担（social）和精神负担（spiritual）四个方面。这四个方面的负担也会加大癌症所致的社会心理成本，不仅影响癌症患者和康复者自身的生活质量，也对患者家人的生活质量造成损害。生理负担包括癌因性的疼痛、恶心、疲乏、疲劳、便秘、食欲不振；心理负担包括焦虑、痛苦、抑郁、控制和注意功能损伤、外貌改变，以及无用感；社会负担包括工作机会丧失、家庭矛盾、经济压力、人际关系变动；精神负担包括不确定性、希望和活力丧失、目标感和使命感受挫。

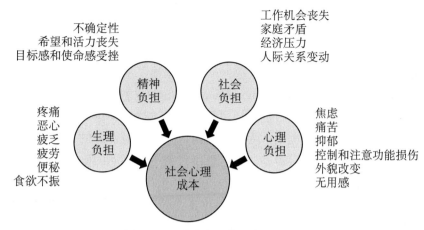

图 12 - 6　癌症所致的社会心理负担

来源：Abbey et al.，2015。

实践与应用

癌症患者如何在生活中进行自我心理调适?

对于癌症患者，在生活中进行自我心理调适十分重要。以下是一些建议：

（1）了解相应知识。恐惧和恐慌是癌症患者及其家属面对癌症时最常见的心理反应。咨询医生，查询相关的资料，对癌症病情的发展及治疗方案有了一定的了解后，可以降低恐惧。

（2）调整心情，树立信念。患者得知自己的病情后会产生悲观、恐惧及紧张的情绪，有的甚至抱着消极态度，拒绝治疗，等待死亡。家属要耐心疏导，帮助患者从痛苦中解脱出来，树立起战胜癌症的信心，接受并配合治疗。

（3）积极回归社会。多数癌症患者术后会在家调养恢复，然而在家中独处的环境不利于患者的康复。长时间的独处会导致不少患者抑郁、沉闷、消极，而走出去，与有一样抗癌经历的病友沟通交流，多参加集体活动，更有利于患者乐观面对生活。

（4）坚持适度运动。运动能帮助患者缓解压力。在运动中，患者的不良情绪得到释放，压力会减轻，能增强信心。并且，运动能直接杀死癌细胞，让肿瘤缩小。患者可以根据自己的体能情况，选择合适的运动项目和强度。

二、个体应对

癌症的诊断会触发一系列改变生活的决定，这些决定会引起应激（如财务问题、角色变化）并增加个人脆弱性。癌症会导致不确定感、个人控制能力丧失和无力感，癌症的后果以及治疗的副作用可能会产生影响生活的后遗症。为了保持生活的稳态，个体需要对这些存在的问题进行应对。

应对（coping）可以被定义为个体在面临被评价为应激源的事件时，在认知或行为上尝试对其进行管理。该定义认为：（1）应对应根据应对过程而非应对行为的效果来分类；（2）应对过程包含认知和行为两类反应；（3）应对由不同的反应而非单一的反应按顺序组成；（4）应对行为可以区分为改变外部现实的**问题中心应对**（problem-centered coping）和改变对环境的要求和评价的**情绪中心应对**（emotion-centered coping）。

除了区分出不同的应对方式，现代应对研究也提出了应激认知反应中的两个核心结构：警惕（vigilance）和认知回避（cognitive avoidance）。警惕是指在长时间内保持注意力集中和对刺激保持警觉。认知回避是指习惯性地通过摆脱不想要的侵入性想法来控制或者改变身心状态。在这个过程中，为了避免闯入性思维所引起的负性情绪，个体会采取各种回避策略，如思维控制、转移注意、思维代替等。不同的研究者将这两个核心结构演化成了不同的概念，例如伯恩（Byrne，1961）提出了压抑-敏感这一一维结构。在面对应激事件时，处于压抑（repression）维度的个体倾向于否认或最小化应激的存在，减少表达痛苦的感觉，并避免思考应激所带来的负面后果。而处于敏感（sensitization）维度的个体则会增加相关信息搜索的行为，使用思维反刍和过度担忧的方式对应激线索做出反应。与之相类似，米勒（Miller，1995）则将这两个核心结构命名为监控和钝化。个体采用分心、否认、重新解释等回避性认知策略减少应激线索的影响，降低唤起水平，这些应对策略被称为钝化（blunting）。而寻求应激源有关信息的应对策略则被称为监控（monitoring）。米勒认为，在应激源可控时，监控的应对策略更具有适应性，可以帮助个体采取更优化的手段应对应激源。而当应激源不可控时，钝化的应对策略则更具适应性，可以减少应激源对个体的影响。

已有研究考察了癌症患者常采取的不同应对策略及其对心理症状的影响。采用积极的问题解决指向策略（如积极重评、寻求资源、问题解决等）能帮助癌症患者减少心理痛苦和情绪困扰，并改善其生活质量。一些横断研究表明，寻求社会支持、积极接纳癌症、采用问题解决策略和以乐观主义应对癌症，可以有效缓解前列腺患者和乳腺癌患者的焦虑和抑郁症状，从而帮助患者应对癌症。一些干预研究也证实了改善应对策略对癌症患者的益处。例如，患者在个体艺术治疗中利用各种艺术材料进行创作，在创作过程中探索和释放痛苦的想法、情绪和感受，可以更好地应对化疗带来的负面影响；旨在帮助患者利用家庭支持的家庭护理训练治疗，通过将治疗重点从患者个体转移到家庭，可以改善患者的应对方式并缓解其应激。

相反，适应不良的应对策略（如回避、放弃、被动应对、反刍、压抑等）会导致患者产生更多的心理症状。例如，采用回避、自责的应对策略就与乳腺癌和头颈癌患者的癌症复发恐惧及其他心理障碍相关。持"宿命论""人生无望"应对方式的前列腺癌和乳腺癌患者则会报告更多的焦虑和抑郁症状。

三、共同应对

癌症所致的社会心理负担不仅会影响癌症患者，也会影响患者家属以及主要照护者，特别是配偶。癌症诊断迫使患者及其配偶必须开始做出医疗决策，重新分配家庭责任，并且需要适应疾病带来的长期威胁。近年关于癌症相关应激应对的研究采用了更为系统的观点，对应对的考虑重点也从"患者单一影响"转变为"患者及配偶共同影响"。

共同应对（dyadic coping）被定义为患者及其配偶对两人关系之外的环境应激的应对。对于关系内部的应激，患者及配偶通常会使用个体应对策略，而非共同应对。共同应对不仅仅是配偶为患者提供支持，也涉及双方之间的沟通和支持交换。共同应对需要双方共同参与应激应对过程，提供和接受彼此提供给对方的支持，参与解决问题的共同活动以及共同的情绪调节。因此，面对癌症时，患者及其配偶会作为一个整体而非个体来做出应对反应。

癌症患者及其伴侣常用的共同应对方式可以大致分为积极共同应对和消极共同应对。积极共同应对包括支持性共同应对（如向对方表达共情式理解）、授权共同应对（如替对方承担一些责任以帮助对方应对癌症）和公共共同应对（如双方共同采取行动解决问题）。消极共同应对包括矛盾共同应对（如当伴侣认为自己的付出没有任何必要，因而不愿意向对方提供帮助时出现矛盾行为）、敌对共同应对（如以疏远、讽刺、不在意或轻视伴侣的应激等消极方式向伴侣提供帮助）和表面性共同应对（如以不真诚、缺乏同情心的方式向伴侣提供帮助）。现有研究表明，积极共同应对可以增加夫妻联结、缓解患者及其伴侣的应激、改善他们的心理健康和情绪功能，从而促进双方对关系满意度产生积极评价、提高婚姻关系质量。相反，采取消极共同应对会降低夫妻关系满意度、增加患者及其伴侣的抑郁症状。相比伴侣，癌症患者更容易受到消极共同应对的负面影响：一方面，患者面临较长的治疗周期和疾病对自身生命和健康的威胁，导致其对消极行为更加敏感；另一方面，面对癌症相关应激，采取消极应对的患者常常感到不被理解、不被支持，认为自己孤身一人对抗病魔，其伴侣的消极态度和行为则会进一步加重患者的挫败和无望，进而使患者表现出更多的心理症状。

共同应对虽然涉及应激应对的策略，但其侧重点主要在于双方的互动过程。为此，研究者建立了理论模型来解释共同应对的机制。

（一）关系聚焦模型

关系聚焦模型（relationship-focused model）考虑到个体在采用"以情绪和问题为中心"的个体应对策略时，还需要采用"以关系为中心"的应对策略以管理、调节和维持人际关系（见图 12-7）。科因和史密斯（Coyne & Smith，1991）确定了两种"以关系为中心"的应对策略：积极参与（active engagement）和保护性缓冲（protective buffering）。积极参与指的是个体通过了解生病伴侣有关医疗或其他问题的想法和感受来提供支持。作为一种积极的支持形式，积极参与能够缓解双方的应激症状，促进二人关系。保护性缓冲则指的是个体向对方隐藏或否认自己的担忧，并采用屈服的方式减少冲突。尽管这种应对策略是出于积极的动机，但往往会产生负面影响。在此基础上，科恩和史密斯又提出了第三种应对策略，即过度保护（over-protection）。它指的是当个体低估患病伴侣的能力时，往往会提供不必要的支持，甚至是限制患病伴侣的行为。过度保护是一种消极的共同应对策略，会对个体心理健康和双方关系造成不利影响。奥布莱恩（O'Brien，2000）则将关系应对策略分为积极和消极应对策略。积极应对策略包括共情、提供支持和妥协，而消极应对策略则包括退缩和敌对。奥布莱恩特别关注共情式回应，即"个体站在患病伴侣的角度看待世界，体验疾病引起的情感和认知，了解对方在交流中的心理状态"。

关系聚焦模型的优势在于关注病患伴侣采用哪些措施来帮助病患缓解心理应激,并确定了积极的关系应对策略。然而,该模型并没有考虑双方共同应对应激的行为和外界环境因素的影响。

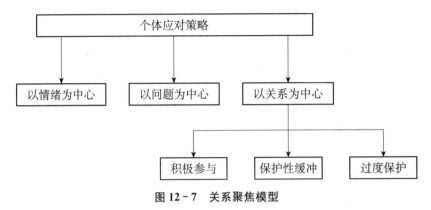

图 12 - 7　关系聚焦模型

来源:Coyne & Smith,1991。

(二)协作应对模型

区别于之前的模型,莱昂斯(Lyons,2001)提出的协作应对模型(communal coping model)不再将应激源视为"我的"或是"你的"问题,而是"我们的"问题,从而形成协作应对。协作应对的形成过程包括三个步骤:首先,伴侣中至少有一方具备协作应对的倾向,即认为协作应对对解决问题是有益的、必要的。其次,协作应对需要双方就应激源进行沟通,分享相应的细节和意义。最后,双方通过合作行动来处理应激源,通过协作制定减少负面影响的策略。

如图 12 - 8 所示,协作应对模型根据评价和行动两个维度将应对方式分为 4 个类别。其中,评价维度是指个体将应激源视为个体的问题还是夫妻双方共同的问题,行动维度则反映了采取应对策略的主体是个人还是夫妻双方。

需要注意的是,与关系聚焦模型不同,协作应对模型的主要目标并不是修复或加强夫妻双方的关系,而是加强患者对慢性疾病的适应。协作应对模型的优势在于将应激源的个人问题转化成夫妻双方的共同问题,并强调协作应对的重要性。

(三)系统交互模型

系统交互模型(systemic-transactional model)将共同应对纳入一个更广阔的模型(见图 12 - 9)。根据系统交互模型,共同应对是患者在个体应对失败后所采用的备用策略。患者通过言语、非言语行为向伴侣传达有关应激体验的信号,伴侣在感知、解码应激信号后,对患者做出反应以维持、恢复个体以及夫妻之间的平衡状态。这个交互过程会受到不同因素的影响,例如环境、应激源类型、双方的关注程度、应激源产生的原因、归因、个人动机等。

系统交互模型不仅确定了共同应对的形成过程,还对应对策略进行了划分。有益于

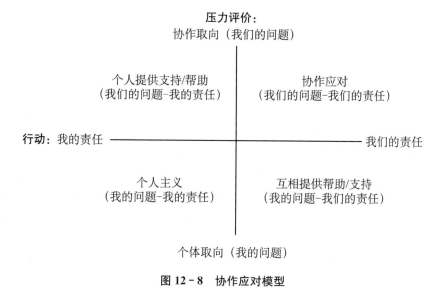

图 12 - 8　协作应对模型

来源：Lyons，2001。

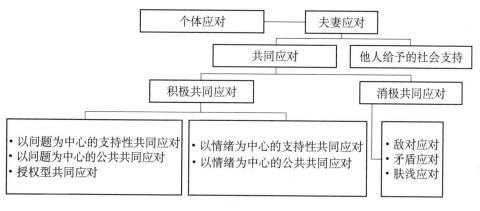

图 12 - 9　系统交互模型

来源：Bodenmann et al.，2006。

伴侣双方及其关系的共同应对被界定为积极的共同应对，包括支持性共同应对、授权型共同应对和公共共同应对。支持性共同应对（supportive dyadic coping）指的是一方通过以情绪/问题为中心的应对策略协助另一方，授权型共同应对（delegated dyadic coping）则是个体接管另一方的一些职责任务来减轻对方的应激，而公共共同应对（common dyadic coping）则是双方互补地共同参与应对。与之相反，敌对、矛盾和肤浅的应对策略则被认为是消极的共同应对。敌对（hostility）指的是对伴侣疏远、嘲弄、冷漠，矛盾（contradiction）指的是不情愿地提供支持或表明不需要支持，肤浅（superficiality）指的是对患者提供不真诚的帮助。

　　系统交互模型融合了前人所构建的共同应对模型，特别是纳入了应激评价过程（评价应激源是"我的""你的"，还是"我们的"）。虽然系统交互模型提及了环境因素对共同应对的影响，但没有考虑环境因素如何对交互过程产生作用。

第四节 癌症患者的心理社会干预

癌症患者面临抑郁、焦虑、癌症复发恐惧、适应障碍等心理困扰，这些心理困扰不仅会危害患者的身心健康，还会影响他们的生活质量、预后甚至生存，因此有必要对癌症患者进行心理社会干预，促进身心康复。近二十年来，大量的国内外研究考察了多种心理社会干预（如认知行为疗法、心理教育、放松训练等）对癌症患者身心健康和生活质量的影响。国外学者研究发现，心理社会干预不仅能在短期内有效改善癌症患者的焦虑、抑郁等情绪，提高患者的生活质量，而且这种效果能持续至干预后12～18个月（Faller et al.，2013）。国内研究结果也表明，认知行为疗法、正念疗法、音乐疗法及协同护理模式等心理社会干预能提高癌症患者的心理弹性，减少情绪困扰，改善负性情绪，促进患者积极适应癌症。本节重点介绍几种常用于癌症患者的心理社会干预方法。

一、认知重塑

认知重塑主要包括以下内容：（1）心理诊断。患者入院后护理人员先与其进行详细交谈，了解患者心理现状及认知不良的主要原因。（2）认知干预。主要针对患者认知不良的不同原因采取相应干预措施。以乳腺癌患者为例，如果患者缺乏乳腺癌治疗相关知识，从而对预后产生担忧，则视其文化水平及认知能力进行相关知识教育，采用口头讲述结合视频教学的方式，介绍乳腺癌的发病机制、常用治疗方法，重点讲解手术及术后放化疗对康复的重要意义、术后可能出现的并发症及其处理方法，让患者提前做好心理准备。若患者是因缺乏社会、家庭支持，护理人员则加强与其家属沟通，做好家属思想解释工作，嘱咐家属多关心、理解患者，鼓励家属在患者住院期间常来院探望、给予充分的亲情关怀，以协助患者建立治疗疾病的信心。（3）重塑认知。在个体化认知干预后，找出患者存在的不合理认知，采用对质的方法帮助患者顺着其思路推理，让患者自觉发现其中的错误想法，意识到这种认知可能会不利于其疾病康复。

二、行为训练

行为训练的主要内容包括：（1）放松训练。根据患者病情程度采取不同强度的放松训练。例如，对于恢复较好者，可安排散步、打太极拳等室外运动锻炼；对于情况较差者，则采用深呼吸、冥想等方法进行训练。（2）音乐疗法。根据患者病情、心理特征及爱好，选择不同风格的音乐，主要以轻柔舒缓的音乐为主，使其置身于柔美的意境，进一步引导并带领患者进行联想，让患者在优美、舒缓的音乐氛围中慢慢享受，从而转移其注意力，缓解负性情绪。（3）运动疗法。护理人员指导患者选择自己适合的运动方式，如竞走、慢跑、骑行等有氧运动，具体的时间、频率、强度等均根据个体情况而定。（4）健康教育。督促患者养成良好的饮食生活习惯。饮食低盐低脂，多食蔬菜水果。平时生活作息规律，戒烟酒，养成健康的生活方式。

健康心理学与生活 ───────────────────

如何进行放松训练？

放松训练的方式主要有以下两种：

（1）深呼吸放松法。具体做法：采用鼻子呼吸，腹部吸气。双肩自然下垂，慢慢闭上双眼，然后慢慢地深深地吸气，吸到足够多时，憋气 2 秒钟，再把吸进去的气缓缓地呼出。

（2）想象放松法。具体做法：想象最能让人感到舒适、惬意、放松的情境，通常是在大海边。例如："我静静地俯卧在海滩上，周围没有其他的人；我感觉到了阳光温暖的照射，触到了身下海滩上的沙子，我全身感到无比的舒适，海风轻轻地吹来……"

三、正念减压疗法

正念减压疗法（mindfulness-based stress reduction，MBSR）一般包括持续 8 周的团体训练课程，每周 1 次，每次 2～2.5 小时，其余时间由患者自行练习，每次练习 45～60 分钟，在第 6 周进行一整天全程禁语的正念禅修，对之前的练习进行回顾。该疗法也包括与挑战和成就相关的团体互动，指导参与者将正念融入生活和应激情境。此疗法侧重于通过正规的练习，如静坐冥思（注意因呼吸而引起的腹部运动，观察鼻翼呼吸的感受，遇到情绪或疼痛感受时，鼓励患者去努力观察它，且将注意力转回到腹部运动中）、身体扫描（引导患者依次去观察身体从脚趾至头顶的不同部位的感受）和正念瑜伽（引导患者在练习瑜伽的同时关注当下的身体和心理感受）等培育正念，并将其运用到日常生活中，以应对不同的身体症状和心理困扰。

已有大量研究将 MBSR 应用于癌症患者群体，并考察其对患者身心症状和生活质量的影响。研究发现，MBSR 能有效改善癌症患者的心理症状（如应激、焦虑、抑郁和心理痛苦）（Rush & Sharma，2016；Smith et al.，2010）和生理症状（如疲乏、失眠）（Suh et al.，2021；Xie et al.，2019），并提高患者的生活质量（Musial-Bright et al.，2011）。而且，相较于其他类型患者，肺癌和乳腺癌患者更能从 MBSR 中受益。从长期来看，MBSR 对患者生活质量的积极影响甚至能持续至治疗结束后两年（Schell et al.，2019）。基于现有研究，可以得出结论：MBSR 是一种能改善癌症患者身心健康、帮助其更好地适应癌症的有效的心理干预训练。

然而，目前在临床实践中，部分癌症患者因为身体活动性较差，存在化疗导致的身体虚弱和疲乏，或者由于手术导致的上肢活动受限等原因，无法正常完成 MBSR 中的部分练习。因此在临床实践中有必要针对癌症患者的特点，对 MBSR 进行调整。例如，可以将强调力度和柔韧度的正念瑜伽练习改为简单的伸展运动，取消长达 6～8 小时的冥想练习，将 8 周课程缩短为 7 周，等等。

四、正念认知疗法

正念认知疗法（mindfulness-based cognitive therapy，MBCT）融合了认知疗法与正念减压疗法，最初致力于解决抑郁复发问题。MBCT 主张带着痛苦与紧张的情绪生活，当训练者意识到消极状态出现后，训练者应"面对"而不是"逃避"潜在困难，同时以一种开放的、接纳的态度来应对当前出现的负面想法与消极情绪。MBCT 的核心技术是集中注意力，觉察自己的身体与情绪状态，顺其自然，不做评判。这种正念练习能促使个体产生一种能意识到的觉醒模式，而不是一种习惯化、自动化的浑然模式。

MBCT 有助于癌症患者积极地适应癌症、保持良好的身心健康状况。相比常规护理，MBCT 对提升癌症患者的生活质量，减少癌症患者焦虑、抑郁和应激症状，降低癌症复发恐惧，缓解疼痛和疲乏等生理症状有显著的效果（Lin et al.，2022；Ruano et al.，2022）；而且，年轻患者和早期癌症患者更能从 MBCT 中受益。

然而，由于缺乏治疗师、费用问题、场地和时间方面限制等原因，很多癌症患者无法参加面对面的 MBCT 干预。为了解决这一问题，研究者们开始探讨线上 MBCT 改善癌症患者心理症状的有效性。研究结果表明，基于网络的 MBCT 能显著减少癌症患者的焦虑和抑郁症状，并且对焦虑症状的改善效果能维持到干预结束后 6 个月（Nissen et al.，2019）。这给未来针对癌症患者的心理干预提供了新的思路。

健康心理学与生活

用正念的方式吃葡萄干

葡萄干练习通常是这样的：

首先，用两根手指夹住葡萄干，非常仔细地检查它。这时你会发现，葡萄干的表皮上布满了褶皱，褶缝颜色较深，褶脊在光线的照射下发出微弱的光。然后，换个角度，直到观察到所有不同的色调。然后，把它放在你的手掌上。你能感觉到它的重量吗？把它放到耳边，像听贝壳一样仔细聆听。如果你挤压它，你能听到什么吗？指尖感觉如何？现在它可能变得有点暖和、潮湿。你能感觉到葡萄干的尖顶和裂缝吗？换一只手。感觉一样还是有所不同？能具体描述一下吗？

到现在为止，你应该已经清楚了，所谓葡萄干练习，就是每次用一种感官去仔细地观察它，从而让你的注意力完全集中到葡萄干上。把它放在你的鼻子下，闻一闻，有味道吗？在你最终将葡萄干放入嘴里之前，正念训练师可以把时间拖上整整 5 分钟。即便到了此刻，你也不能就这么简简单单地吃掉它。首先，你必须把葡萄干放在舌头上，注意它带给你的感受。理想情况下，葡萄干要放在舌头上 30 秒钟。然后，也只有在那之后，你才能开始慢慢地咀嚼它，体会嘴里发生的一切，如甜甜的味道、唾液流动的方式和咀嚼吞咽的感觉。

五、接纳承诺疗法

接纳承诺疗法（acceptance and commitment therapy，ACT）是一种基于关系框架理论和功能情境主义的行为疗法。该疗法旨在提高个体对于引发痛苦的情感、想法等内部感受的接纳意愿，减少回避行为，同时结合认知行为技术促使个体将意愿付诸行动，实现自己的生活目标，从而有效提升个体自身的生活质量。ACT 旨在提高心理灵活性，即让个体更充分地体验当下，从而能够在行为上做出改变或持久努力以达到既定的目标。ACT 用 6 个过程来帮助患者增加心理灵活性：接纳、认知解离、体验当下、以己为景、价值观、承诺的行动。这 6 个过程彼此重合与交互，相互支撑，在具体的治疗中可以根据患者的实际情况来灵活调整。

目前，ACT 已被用于乳腺癌、肺癌、胰腺癌等不同类型的癌症患者，并取得不错的效果。例如，有研究对晚期胰腺癌患者实施 ACT 干预，鼓励患者接受现实，直面痛苦，活在当下，最终缓解了患者的负性情绪，同时提高了生活质量，改善了疲惫和失眠状况。另一项研究对口腔癌和膀胱癌患者实施 ACT 干预，最终有效降低了患者的癌症复发恐惧，帮助患者改善了对疾病的认识，以更积极的态度面对疾病（Corter et al.，2012）。

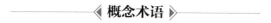

◈ **概念术语** ◈

C 型人格　地中海饮食模式　社会网络　癌症相关抑郁　适应障碍　癌症复发恐惧问题中心应对　情绪中心应对　共同应对　正念减压疗法　正念认知疗法　接纳承诺疗法

◈ **本章要点** ◈

1. C 型人格的特征有哪些？

C 型人格主要由两个方面组成：顺从（对应于人际领域）和情感受限（对应于内部领域）。虽然顺从和情感受限这两个方面存在一定的概念重叠，但顺从更接近自我约束，而情感受限更接近被动限制。顺从表现为病态的随和、善待他人，过多的自我调整、依赖、过度耐心、平和、难以拒绝他人，过度关注他人，为他人牺牲自己的需要。情感受限则主要表现为对负性情绪（尤其是愤怒）的压抑，对所感知情绪的认识不足，无法识别、命名和表达情绪，缺乏快感，面对逆境时被动和无助。需要注意的是，C 型人格并不能被简单拆分为顺从和情感受限，而是二者的特殊组合。

2. 不同类型的人格如何影响癌症？

目前，尚不能对人格特质与癌症的发病率和死亡率存在明显关系做出定论。然而，比较确定的是，人格特质的确能够影响癌症患者的心身健康。最近研究发现：（1）神经质水平较高的癌症患者其情绪和心理健康问题的发生率较高，且健康行为较少，健康状况较差；（2）外倾性较高的癌症患者其身体健康状况较好，情绪和心理健康问题较少；

（3）尽责性较高的癌症患者其情绪和心理健康问题较少，健康行为较多，健康状况较好。

3. 生活方式与癌症之间的关系是什么?

现有研究表明，大多数的癌症是由不良生活方式引起的，包括不健康饮食、吸烟、缺乏体育运动等。在不健康饮食方面，吃腌制食品、烫食、进食速度快、高脂肪和低纤维素饮食等是食道癌和乳腺癌的风险因素，而地中海饮食模式则可以有效降低人们的致癌风险。吸烟不仅是肺癌的重要风险因素，也会显著影响口腔癌、食道癌、喉癌等多种癌症的发生率和死亡率。尽管当前研究没有发现身体活动与癌症发生风险之间存在关联，但体育活动可以引起内源性激素水平以及代谢激素水平和生长因子的变化、炎症和免疫功能的改变，从而帮助个体有效预防癌症。

4. 癌症患者常见的心理问题有哪些? 可以采用哪些筛查方法?

癌症患者不仅要遭受巨大的生理痛苦，还会存在多种心理问题，例如抑郁、焦虑、适应障碍、癌症复发恐惧和创伤后应激障碍等。癌症患者的抑郁症患病率至少是普通人群的 3 倍，同样有 10%～30% 的患者患有焦虑障碍。这些心理痛苦会严重影响患者的生活质量以及幸福感。目前常采用临床会谈和自陈式量表两种方式对癌症患者的心理问题进行筛查。常用的自陈式量表包括汉密尔顿抑郁评定量表、状态-特质焦虑量表、医院焦虑和抑郁量表、90 项症状清单、适应障碍自评量表、贝克自杀意念量表、癌症复发恐惧量表等。

5. 什么是共同应对? 什么是共同应对的系统交互模型?

共同应对被定义为患者及其配偶对两人关系之外的环境应激的应对。对于关系内部的应激，患者及配偶通常会使用个体应对策略，而非共同应对。共同应对不仅仅是配偶为患者提供支持，也涉及双方之间的沟通和支持交换。根据系统交互模型，共同应对是患者在个体应对失败后所采用的备用策略。患者通过言语、非言语行为向伴侣传达有关应激体验的信号，伴侣在感知、解码应激信号后，对患者做出反应以维持、恢复个体以及夫妻之间的平衡状态。这个交互过程会受到不同因素的影响，例如环境、应激源类型、双方的关注程度、应激产生的原因、归因、个人动机等。

6. 有哪些可以用于癌症患者的心理社会干预方法?

目前常用于癌症患者的心理社会干预方法包括认知重塑、行为训练、正念减压疗法、正念认知疗法和接纳承诺疗法等，这些干预方法已得到大量临床试验的验证，可以有效改善患者的心理健康状况、提高生活质量。认知重塑包括心理诊断、认知干预和重塑认知等内容，重在通过不同方式改善患者的不良认知。行为训练通过放松训练、音乐疗法、运动疗法和健康教育等多种方式激活患者的积极行为模式，从而改善他们的负性情绪。正念减压疗法和正念认知疗法虽各有侧重，但都旨在提高患者的正念水平，教会患者以开放、接纳、顺其自然、不做评判的态度来应对当前出现的负面想法与消极情绪，通过集中注意力、觉察自己的身体与情绪状态，促使个体产生一种"能意识到的"觉醒模式。接纳承诺疗法旨在提高个体对于引发痛苦的情感、想法等内部感受的接纳意愿，减少回避行为，同时结合认知行为技术促使个体将意愿付诸行动，实现自己的生活目标，从而有效提升个体自身的生活质量。

◈ 复习思考题 ◈

1. 你认为人们可以养成怎样的生活习惯来帮助其降低患癌风险？

2. 你认为癌症患者及其伴侣可以如何有效地共同应对癌症带来的生理和心理负担？

3. 案例分析：

周女士是一名国企员工，43岁，体态发育正常，高中文化，再婚，有一个养女，自己没有生育史，半年前的单位体检中，X片提示肺部阴影。在诊断为肺癌之后，表现出持久的心情低落，对生活中的事情没有兴趣，并有过度的焦躁不安，常常夜里无法入睡，体重大幅下降。其主治医生建议其在进行医学治疗的同时也接受专业的心理咨询，一段时间的心理咨询过后，其心理症状逐渐好转，癌症的医学治疗也很成功。但是在肺癌治愈后，周女士又陷入了对癌症复发的担忧，每天都会打电话问医生自己癌症会不会复发，尽管医生已经告诉她只要做好愈后工作，一般不会复发。但周女士无法认真工作，每当身体感到一点疼痛，甚至听到别人在谈论癌症相关话题时，她就觉得癌症可能要复发了，生活受到了极大的影响。

问题：

（1）假如你是咨询师，如何对周女士进行咨询工作？

（2）试分析周女士的癌症复发恐惧。

◈ 推荐阅读 ◈

奥凯利．（2012）．*追逐日光*（蒋旭峰译）．中信出版社．

凌志军．（2012）．*重生手记：一个癌症患者的康复之路*．湖南人民出版社．

穆克吉．（2013）．*众病之王：癌症传*（李虎译）．中信出版社．

赛尔旺-施莱伯．（2017）．*每个人的战争：抵御癌症的有效生活方式*（张俊译）．广西师范大学出版社．

熊顿．（2012）．*滚蛋吧！肿瘤君*．北京理工大学出版社．

于娟．（2011）．*此生未完成：一个母亲、妻子、女儿的生命日记*．湖南科学技术出版社．

第十三章

终末期疾病患者的心理问题和哀伤应对

【教学目标】

1. 了解有关死亡、终末期疾病患者的心理问题以及患者亲属哀伤反应的基本常识。

2. 探索与思考有关死亡、丧失等人生重要议题的态度，树立积极、健康的生死观。

3. 理解与尊重处于生命终点的患者及其家属的心理状态，并学会正确、科学的应对技能。

4. 更好地帮助自己及他人应对丧失，思考如何更有意义地度过自己的人生。

【学习重点】

1. 如何界定与面对死亡？

2. 什么是死亡观与死亡态度？它们随个体及社会的发展有何变化？

3. 死亡教育是如何界定的？其现状如何？

4. 终末期疾病患者会面临哪些心理挑战？又该如何应对？

5. 正常哀伤与病理性哀伤有何区别？如何有效地走过亲人离世的哀伤历程？

【章节导读】

"世界人口"网站（https：//www. worldometers. info/cn/）显示，2022 年 3 月 18 日，当天死亡人数为 114 695，全年死亡人数为 12 777 917。死亡一直客观存在于这个世界，只是大多数人对此视而不见。

小林曾经也是这其中的一员，还未意识到死亡与自己有什么关系。小林生活在一个幸福的家庭，父母非常恩爱，对小林也温和而民主。小林正在读研究生，开始憧憬自己毕业后经济独立并回报父母的生活画面。但父亲突如其来的检查报告粉碎了这一切。父亲被检查出胰腺癌晚期，所剩的生命非常有限且充满痛苦。

这个消息对于全家来说如同晴天霹雳。小林第一次意识到原来人是会死的，父母有一天会离开自己。小林感受到强烈的冲击，完全不知道该如何面对病重的父亲、崩溃的母亲，该如何面对变故的家庭以及后续的生活。在经历过最初的震惊与无助之后，小林开始主动寻求资源帮助自己及家庭度过这一艰难的时期。在陪伴父亲的最后时光中，他们一家人有了更为深刻的联结，小林和母亲帮助父亲完成各项心愿，采取各项专业护理减轻父亲的痛苦，家人之间也进行了充分的告别。这一切并不容易，小林依然非常悲痛，但他知道这是正常的反应，他也对死亡、对自己未来的人生开始有新的思考。

小林及其家人所面临的挑战并不少见，我们如能提前了解并思考有关死亡的种种，学习如何调整心态及面对哀伤，则能够给终末期疾病患者提供更多的支持，也更能够领悟自己人生的价值，这将是一件非常有意义的事情。

第一节　死亡与死亡教育

死亡是我们每个人的最终归宿，无论是否愿意，我们最终都要直面死亡。从这个角度来说，死亡应该是我们每个个体人生中的必修课，让我们学习为这一天的到来做好准备。在这一节，你将了解到死亡的界定、死亡观及死亡态度的相关理论、死亡教育的概况。

一、死亡概述

死亡是一个禁忌的话题，我们在生活中很少直接提及死亡，而是多用"走了""去了更好的地方""不在了"等隐晦的提法。但死亡是绝对公平的，是每个人都要走向的终点。虽然我们对死亡避之不及、讳莫如深，但死亡是生命历程的一部分，是生命的最后阶段。我们对死亡的无知只会增加焦虑与遗憾。死亡与生命力是硬币的两面，只有了解与反思过死亡，才能够更好地活出自己的人生。

在学术领域，死亡也是一个禁忌话题，很少有研究聚焦于死亡议题。直到 1959 年才开始出现有关死亡的科学研究。这个领域的先驱是赫尔曼·费弗尔（Herman Feifel）和伊丽莎白·库布勒-罗斯（Elizabeth Kübler-Ross），他们的工作奠定了有关死亡的现代研究基础。之后，其他学者开展了有关死亡的各种研究（引自 Asatsa，2020）。

（一）死亡的界定

在《辞海》中，人和高等动物的死亡被分为三类：一是因生理衰老而发生的生理死亡或自然死亡；二是因各种疾病造成的病理死亡；三是机械的、化学的或其他因素所造成的意外死亡（引自胡晓静，2016）。在 20 世纪 50 年代之前，由于正压通气与心肺复苏技术还未出现，判定死亡的唯一标准是心肺死亡，即呼吸、循环和脑功能的永久性停止。之后，随着医学科技与急救技术的发展，失去心跳与呼吸的个体有可能被抢救回来，有些病情严重的人可以在体外生命支持技术的辅助下长时间维持呼吸与循环功能，而脑功能可能永久性停止。由此，传统的心肺死亡标准受到挑战。1968 年，美国哈佛医学院将其定义为**脑死亡**（brain death），并制定哈佛脑死亡标准（引自 Beecher，1969）。

在美国哈佛医学院提出脑死亡的诊断标准后，世界各国都提出了各自的标准。随后多个国家及医学组织公布新的死亡定义——脑死亡。美国在 1971 年把脑干死亡作为脑死亡的概念。1976 年，英国将完全不可逆的脑干功能消失作为脑死亡概念（引自赵晓飞，2016）。现阶段，以美国、日本为代表的国家及地区均对脑死亡进行了立法，明确了脑死亡的标准（引自蒋继贫 等，2020）。

2013 年，《中华神经科杂志》发布了《脑死亡判定标准与技术规范（成人质控版）》。自此，中国有了脑死亡判定行业标准。2019 年 5 月，国家卫生健康委员会脑损伤质控评价中心推出《中国成人脑死亡判定标准与操作规范》（第二版）。其中，脑死亡判定的先决条件为昏迷原因明确与排除各种原因的可逆性昏迷。临床判定标准包括深昏迷、脑干反射消失、无自主呼吸，并要全部符合这三项标准。确认试验标准包括 EEG 显示电静息，正中神经 SLSEP 显示双侧 N9 和（或）N13 存在但 P14、N18 和 N20 消失，TCD 显示颅内前循环和后循环血流呈振荡波、尖小收缩波或血流信号消失，并要至少符合其中两项标准。

尽管脑死亡的标准已经提出多年，但是不同国家和地区在脑死亡的概念、标准、临床实践和文字记录等方面仍存有差异。世界脑死亡项目根据对一个大型多学科国际小组的文献和专家意见的审查，发布了 2020 版关于确定脑死亡标准的共识声明（引自 Lewis & Kirschen，2021）。脑死亡标准是基于神经科学，但是脑死亡是否等同于死亡一直存有争议。支持者认为，脑死亡标准具有科学性，有助于减少过度医疗现象，节约宝贵的医疗资源，也有利于器官捐献（引自蒋继贫 等，2020）。反对者则认为，脑死亡标准是为了方便器官捐献而编造的"法律虚构"（引自胡文政 等，2021）。目前我国公民对脑死亡相关知识的认知程度较低，甚至医学院校的师生及医务工作者所掌握的脑死亡知识水平也与其职业属性并不相称（李小杉 等，2020）。有关死亡的界定非常复杂，不仅涉及医学，还包括伦理学、法学等领域，社会文化背景更要考虑。

（二）死亡原因

统计数据表明，死亡贯穿我们的一生。5 岁以下儿童死亡的主要原因是事故，占这一群体死亡总数的 40%。15～19 岁青少年个体死亡原因主要是意外伤害（以车祸为主）、谋杀与自杀。成年期过早死亡的主要原因是心脏病发作或卒中。而老年人则主要死于慢性基础性疾病和退行性疾病，如癌症、卒中或阿尔茨海默病。在 100 多年前，人们主要死于传染病，如肺结核、流感或肺炎。20 世纪，公共卫生和预防医学技术取得了巨大的进步，所有年龄组的死亡风险都有所下降。死亡的主要原因是心脏病或癌症等慢性疾病，而不是急性疾病（引自 Taylor，2018）。2021 年，美国人的平均预期寿命为 76.4 岁（死亡原因排序见表 13-1；Xu et al.，2022）。这意味着普通民众在相当长的时间里要与预期死亡相伴，理解与死亡相关的各种议题显得尤为重要。

表 13-1 2021 年美国死亡原因排序

排名与原因	死亡数量（每 10 万人）
1. 心脏病	173.8
2. 癌症	146.6
3. 新冠病毒	104.1
4. 事故（意外伤害）	64.7
5. 卒中（脑血管疾病）	41.1
6. 慢性下呼吸道疾病	34.7
7. 阿尔茨海默病	31.0
8. 糖尿病	25.4
9. 流感和肺炎	14.5
10. 肾脏疾病	13.6

来源：Xu et al.，2022。

（三）死亡质量

死亡质量（quality of death and dying）是指对临终者终末期生活质量和死亡过程的经历及感受的综合评价。与临终关怀相比，死亡质量更侧重于描述临终者对临近死亡整个过程的准备及经历（雷蕾 等，2018）。死亡质量指数是指一个国家给即将去世的患者提供的姑息治疗的质量，即患者离世前的生活质量。富裕国家往往在这一指数的排名上表现更好，有些发展中国家也取得了显著进步。经济学人智库（EUI）发布的《2021 年度死亡质量指数》显示，在全球 80 个国家和地区中，排名第一的为英国，其次为爱尔兰和中国台湾，排在最后的为巴西、黎巴嫩和巴拉圭。

近年来，死亡权日益受到关注。与死亡权密切相关的是安乐死和尊严死。在美国人口中，对自杀和协助绝症患者自杀这类想法的接受程度有所提高。1990 年，美国国会通过了《病人自决法案》，要求医疗保险和医疗补助机构制定有关病人希望延长生命治疗的书面政策和程序。其中包括不复苏（DNR）命令的规定，患者可以选择签署或不签署。许多欧洲国家，以及澳大利亚和加拿大，对协助死亡的支持水平要高得多，有几个国家支持率接近 90%（引自 Taylor，2018）。

目前在我国，关于安乐死和尊严死的定义还未完全形成共识。"安乐死"一词来自希腊，意思是"善死"。临终者通常在经历极度痛苦时请求安乐死或协助自杀。安乐死需要满足如下一系列条件：（1）患者必须有精神能力，且患有绝症，生命期限不到 6 个月；（2）必须了解替代方案，如疼痛控制和临终关怀；（3）必须提出至少 3 次请求；（4）病例必须由第二名医生审查，以确保准确性，并确保家庭成员没有向患者施压，迫使其选择死亡（Taylor，2018）。尊严死是指患者在与疾病有关的所有事项上都具有独立决定的权利，特别是与疾病过程和治疗有关的决定（Hemati et al.，2016）。在这个过程中，应最大限度尊重、符合并实现本人意愿，使之尽量有尊严地告别人生。缓和医疗和安宁疗护所指向的死亡方式都属于尊严死。

安乐死和尊严死最主要的区别在于致死行为的主动性与结束生命的时机。安乐死是通过主动的致死行为提前结束生命，而尊严死不涉及积极的致死行为，死亡时间既不主动提前也不通过医疗手段人为拖后，而是遵循自然的死亡时间，这是二者最本质的区别。尊严死提倡世界卫生组织提出的三原则：（1）重视生命并认为死亡是一种自然过程；（2）既不加速也不延后死亡；（3）提供解除痛苦和不适症状的办法。

二、死亡观和死亡态度

死亡观（death-related thoughts）和**死亡态度**（death attitudes）是个人价值观的重要组成部分，很大程度上决定了我们以怎样的姿态面对自我与他人的死亡。学术界有关死亡观与死亡态度的研究较为丰富，提出了各种分类方式，也发展出了相关的测量工具。

（一）死亡观的界定

有关死亡观的界定有如下四种提法：其一，死亡观是人们对死亡的内容、本质、价值和意义的根本性看法，是世界观和人生观的组成部分（张玲 等，2019）。其二，死亡观是人对自己及对他人死亡或濒死的态度反应，是个体对死亡做出反应时所持的评价性的、较稳定的内部心理倾向（Dezutter et al.，2009）。其三，死亡观包含对待死亡的态度、死亡标准的定义、死亡方式的选择、死亡的处置方式四方面内容（赵晓飞，2016）。

总之，死亡观包含人对死亡的认知、情感与思考等。心理学家经过研究发现，人大概在 9 岁就拥有了较为明确的死亡概念，意识到每个人终将走向死亡（引自许琪梅，2016）。随着社会的发展以及个体的成长，死亡观处于不断变化之中。从社会层面来说，死亡观从重生避死逐渐发展到现在的临终关怀；从个体层面来说，死亡观从畏惧、否认死亡逐步发展到接受与承认死亡，甚至为死亡做好准备。

（二）死亡观的发展

死亡观的发展与年龄有密切关系（Taylor，2018）。下面将按照个体人生的发展阶段逐一进行说明。

1. 儿童死亡观

儿童的死亡观发展非常缓慢。在 5 岁之前，大多数儿童认为死亡只是睡了一个好觉。这一年龄阶段的儿童往往对死亡感到好奇，而不是害怕或悲伤，他们还没有意识到死亡是不可逆转的状态。在 5～9 岁，虽然儿童对于死亡还无法形成逻辑理解，但已经发展出有关死亡的观点。对于部分儿童，死亡被拟人化为一个阴暗的形象，例如幽灵或魔鬼。他们可能相信死亡发生是因为超自然生物把人带走了。在 9～10 岁，儿童才能够意识到死亡是普遍和不可避免的，会对死亡所涉及的过程（如埋葬和火化）有所了解，知道尸体会腐烂，意识到已经死亡的人将不会再回来。

2. 青少年与成年早期死亡观

当提到死亡时，这一阶段的个体都会联想到创伤或事故，这种观点具有现实基础。虽然青少年死亡率较低，但该年龄组排在前三位的死亡原因为意外伤害、谋杀与自杀。这个年龄阶段的个体很难接受自己患有绝症，若真发生则会产生强烈的不公平感。

3. 中年死亡观

进入中年，死亡显得更加现实，因为更为常见，这个年龄阶段的个体开始有慢性健康问题。对死亡的恐惧可以象征性地表现为对失去的恐惧，例如对失去身体外貌、性能力或运动能力的恐惧。有些人在中年阶段会发生突然的生活巨变，例如离婚、再婚或是工作调整等，这些可以被视为推迟死亡的努力。当被问到死亡方式时，这一阶段的大多数人更倾向于突发的、无痛的和非残疾的死亡。这种死亡避免了经历身体的恶化、疼痛等，家庭成员也不用承受情绪折磨与经济压力。但这种死亡也可能让家人难以应对经济危机等现实问题。

4. 老年死亡观

对于 65 周岁以上的老年人，他们通常比年轻人更能够面对死亡。老年人在经历朋友和亲戚的去世后，已经意识到自己距离死亡也越来越近，开始做一些初步的准备。健康心理学家检视了预测老年人死亡的因素后发现，除了身体疾病，心理社会因素也很重要（Zhang et al.，2009）。心理健康状况不佳和生活满意度较差会降低老年人的生活质量，亲密的家庭关系可以保护健康。因此，针对老年人的健康目标更倾向于提高生活品质而非降低死亡率。

菲利普·阿里耶斯（Phillipe Ariès）是法国的文化历史学家，他提出了五种主要的死亡观，包括：（1）死亡是顺其自然的；（2）死亡是让人不安的；（3）死亡是熟悉又陌生的；（4）死亡是生者不能逾越的另外一个世界的界限；（5）死亡是讳莫如深的（引自 Corr et al.，2013）。

（三）死亡态度

死亡态度是指人对自己以及对他人死亡过程与死亡结果的态度反应，是个体对死亡做出反应时所持的评价性的、较稳定的内部心理倾向，包含积极和消极两种态度。死亡态度是指人们对不可避免的死亡事实和死亡观念的情绪反应、评价和行为倾向（Wang et al.，2020c）。目前最常见的死亡态度评估工具有两个：一个是多维死亡倾向调查表（MODDI-F），评估的是对于死亡的消极态度；另一个是死亡态度问卷修订版（DAP-R），用来衡量人们对于死亡恐惧、不同类型的接受以及避免思考和谈论死亡的广泛态度（Brudek et al.，2020）。

1. 死亡态度的分类

有研究者提出了死亡态度的五个维度，即死亡恐惧、死亡回避、趋近接受、逃离接受和自然接受（Wong et al.，1994）。其中，前两种是消极的死亡态度，后三种是积极的死亡态度。

（1）死亡恐惧。谈论与死亡过程有关的消极想法与感受，常被认为是一种对抗死亡焦虑的方式。由于无法预知死亡的时间与方式，死亡感受与死亡后的世界也是未知数，个体最大的恐惧之一就是死亡恐惧。死亡恐惧是一个多维的概念，涉及自身的死亡、重要他人的死亡、死亡的过程、死亡的状态。莱明和迪金森（Leming & Dickinson，2010）提到八种典型的死亡恐惧，见表 13 - 2。

表 13 - 2   八种死亡恐惧

类型	表现举例
不能自理	由他人照顾吃饭、排便
死亡过程中的痛苦	癌症晚期的疼痛
死亡过程中的屈辱	被不带情感的摆弄、照顾
死亡过程中可能遭受的孤立、隔离与抛弃	身边没有人可以谈论死亡恐惧
亲人的离去	担心无法承受所爱之人离去
对来世的担忧	担心下辈子遭报应
死亡的结局	担心死相难看
身体的命运	担心身体不由自己掌控

来源：Leming & Dickinson，2010。

（2）死亡回避。死亡回避是指抗拒谈论与死亡相关的话题以应对死亡恐惧，例如采取回避的方式逃离或避开与死亡相关的场合、事物、地点或者象征物。生活中人们往往对死亡避而不谈，其中的各种禁忌就是死亡逃避的表现。

（3）三种积极死亡态度。表 13 - 3 列出了三种积极死亡态度的表现。研究表明，无论是医学专业还是非医学专业大学生，都对死亡表现出自然接受的态度，将死亡视为整个生命历程的组成部分；但在内隐死亡态度表现上，死亡与消极词汇存在更为紧密的联系（胡媛艳 等，2017）。

表 13 - 3   三种积极死亡态度

名称	表现
自然接受	将死亡看作人生的一个阶段，不排斥、不恐惧、不欢迎，对于死亡表现出坦然与平和。
趋近接受	对死亡的接受建立在宗教系统的来生转世观念上，认为人死后会到达更美好的地方。
逃离接受	把死亡作为一种摆脱痛苦生活的方式。

来源：Asatsa，2020。

2. 死亡恐惧与年龄的关系

研究表明，消极的死亡态度随着年龄的增长而下降，而积极的死亡态度则随着年龄的增长而上升（见图 13 - 1 和图 13 - 2；Asatsa，2020）。

从生命周期角度来看，横断研究与纵向研究都表明死亡恐惧呈下降趋势。除了这种线性关系，也有一些研究发现死亡恐惧和年龄之间呈曲线关系。中年人死亡恐惧程度最高，年轻人和老年人的恐惧程度最低。中年时期死亡恐惧增加可能是衰退期开始和生活目标未实现引起的焦虑造成的。在晚年，人们可以解决大部分早期未解决的冲突，为接

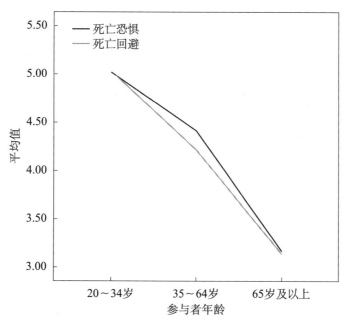

图 13 - 1　消极死亡态度随年龄增长的变化趋势

来源：Asatsa，2020。

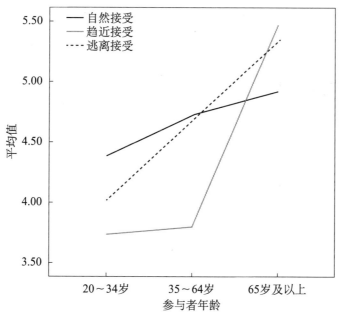

图 13 - 2　积极死亡态度随年龄增长的变化趋势

来源：Asatsa，2020。

受死亡创造条件（Asatsa，2020）。

3. 死亡焦虑与社会支持的关系

　　研究表明，在控制了自评健康状况和慢性疾病这两个变量之后，随着时间的推移，更高的社会支持预示着更低的死亡焦虑水平。亲密关系可以调节情绪，减少与死亡恐惧相关的感受和想法。更高水平的社会支持与较低水平的死亡焦虑相关。死亡焦虑水平的下降与优质配偶的关系最为密切（Chopik，2017）。

⚡ **实践与应用** ————————————————————————————

测测你的死亡恐惧程度

请阅读以下 26 个句子，对每项内容做出你的判断：是强烈赞同（SA）、赞同（A）、倾向于赞同（TA）、倾向于不赞同（TD）、不赞同（D），还是强烈不赞同（SD）？请根据第一印象作答，没有标准答案。对于每一个分量表，3.5 及以上的分数都说明调查对象对死亡有轻微恐惧。

一、害怕依赖他人

题项	SA	A	TA	TD	D	SD
在我临终时希望他人照料自己。	1	2	3	4	5	6
我害怕依赖他人照顾自己的生理需求。	6	5	4	3	2	1
在我临终时不希望成为别人的经济负担。	6	5	4	3	2	1
因不治之症丧失自理能力让我焦虑不安。	6	5	4	3	2	1

分数总和为_____除以 4 为_____

二、害怕痛苦

题项	SA	A	TA	TD	D	SD
我害怕自己在痛苦的折磨中死去。	6	5	4	3	2	1
我害怕死亡的过程太过漫长。	6	5	4	3	2	1

分数总和为_____除以 2 为_____

三、害怕丧失尊严

题项	SA	A	TA	TD	D	SD
临终时丧失外表吸引力让我苦恼。	6	5	4	3	2	1
我怕临终时的无助感。	6	5	4	3	2	1

分数总和为_____除以 2 为_____

四、害怕隔离、分离与孤独

题项	SA	A	TA	TD	D	SD
我不担心独自面对死亡。	1	2	3	4	5	6
我对死后独自长眠没有感到不安。	6	5	4	3	2	1
和挚爱之人阴阳相隔让我焦虑不已。	6	5	4	3	2	1

分数总和为_____除以 3 为_____

五、对后世担忧

题项	SA	A	TA	TD	D	SD
不清楚死后是什么样子让我心神不安。	6	5	4	3	2	1
对于后世的生活我很困惑。	6	5	4	3	2	1
一想到死后可能接受审判我就感到担忧。	6	5	4	3	2	1

分数总和为_____除以 3 为_____

六、害怕死亡之最终结局

题项	SA	A	TA	TD	D	SD
死后人将不再思考让我害怕。	6	5	4	3	2	1
死时尚未实现梦想会让我挫败无助。	6	5	4	3	2	1
时光如梭总是让我措手不及。	6	5	4	3	2	1
可能英年早逝的念头并不会让我苦恼。	1	2	3	4	5	6
死时丧失一切身份地位会让我惊慌。	6	5	4	3	2	1

分数总和为_____除以 5 为_____

七、害怕离挚爱而去

题项	SA	A	TA	TD	D	SD
对于我的死亡可能对他人带来的影响我并不烦恼。	1	2	3	4	5	6
我担心至亲之人不能在情感上接受我离去的事实。	6	5	4	3	2	1
我担心自己可能成为他人的经济负担。	6	5	4	3	2	1

分数总和为_____除以 3 为_____

八、担心自己身体的最终命运

题项	SA	A	TA	TD	D	SD
自己的身体会腐烂的事实不会让我忧虑。	1	2	3	4	5	6
看到尸体让我不安。	6	5	4	3	2	1
死后自己的身体可能被放置于棺材之中不会让我担忧。	1	2	3	4	5	6
自己死后可能被埋起来让我恐惧不安。	6	5	4	3	2	1

分数总和为_____除以 4 为_____

来源：Leming & Dickinson，2010。

三、死亡教育

死亡教育（death education）是生命教育的重要组成部分。只有向死而生，才能明白生命的可贵。但是现实生活中，由于缺乏死亡教育，很多人并不知道如何面对死亡，尤其是生老病死真正来临的时候，往往非常无措，没有任何准备，完全无力应对。例如，很多人对脑死亡、临终关怀、器官捐献等存在偏见和误解。在关于生命意义和生死关系态度的问题上，不少人认识消极和模糊，对人生缺乏思考，把生与死完全对立起来，没有对生死关系进行深刻反思。因此，死亡教育的必要性日益凸显。

（一）死亡教育的界定

死亡教育主要是基于心理学角度开展的，不同于从哲学和宗教层面谈论死亡，主要目的是提高经历他人死亡的个人的心理社会福利，研究和讨论的共同主题是悲伤、丧亲、创伤和临终关怀（Wu，2020）。我国台湾学者张淑美认为，死亡教育旨在探讨死亡以及各种濒死、哀伤的主题，促使人们深切反思自己与他人、社会、自然乃至宇宙的关系，认识生命的终极意义与价值，并面对死亡、克服对死亡的恐惧与焦虑、超越死亡、反思生命，使人们能体会谦卑与珍爱，展现人性光辉，活出生命的意义（引自胡晓静，2016）。死亡教育旨在促进对死亡和丧亲之痛的理解，促进对存在主义主题的反思（Testoni et al.，2019）。

死亡教育的最终目标是帮助个体减轻对死亡的负面情绪或情感，以丰富的死亡相关知识来教导个体珍惜和提升生命，引导个体探索和重新发现生命的意义，以消除死亡的禁忌（Wong，2017）。虽然有关死亡教育的具体描述各有侧重，但基本上认为应通过各种教育方式引导民众直面死亡，消除对死亡的恐惧与误解，最终能够活在当下，找到人生的意义与价值，提升生活品质。

（二）死亡教育的作用

死亡教育在专业人员层面、社会层面都能够发挥作用（Doka，2015）。首先，死亡教育对服务于患有威胁生命疾病的人以及失去亲友的人的专业人员非常重要，死亡教育能够提升他们的专业技能，帮助他们更好地应对这一挑战，但这个领域的实证证据还非常有限。其次，死亡教育能够从社会公共卫生的角度提升群体的幸福水平，例如：引导民众更好地接纳死亡和丧失；减少与疾病和死亡有关的恐惧、焦虑；让民众了解死亡和如何应对丧亲情境。

一些研究证明了死亡教育的效果。例如，一项针对大学生死亡教育成效的研究表明，上过死亡教育相关课程的实验组在正确认识死亡、敬畏死亡、敬畏生命和关爱生命等维度上，与对照组学生相比都具有显著差异；在对个人责任、安乐死以及遗体捐赠等问题的认知上，实验组的认同率也均高于对照组（关鸿军，刘辉，2010）。

（三）死亡教育的开展方式

死亡教育主要通过课堂教学的方式开展。大致可以分为三类：第一类以知识讲授为主，以认知为中心，预先准备好与死亡有关的各单元内容，按照预先的课程设计进行授课。第二类以活动参与为主，以体验为中心，例如通过讲故事或艺术治疗活动进行死亡教育。第三类以小组讨论为主，以价值观为中心，例如开展以死亡教育为主题的团体辅导、小组讨论，引导成员交流有关死亡的各种观点（Testoni et al.，2019；胡晓静，2016）。其中，说教课程对死亡态度和死亡焦虑的影响很小，而体验课程在减少死亡焦虑方面取得了一些成功（Doka，2015）。

（四）死亡教育的历史及发展

1963 年，罗伯特·富尔顿（Robert Fulton）在明尼苏达州的一些大学首次开设了死亡教育课程。随后五年，死亡教育逐步在美国各大高校推行（引自胡晓静，2016）。在这一时期，许多大学开始开发和开设与死亡有关的课程。这些课程分布在许多不同的专业，包括护理学、社会学、心理学、健康教育、哲学、教育、咨询和宗教研究。近年来，死亡教育中有关专业工作者的部分明显加强，例如增加了 EPEC（临终护理医师教育）、ELNEC（临终护理教育联盟）等系统课程（Doka，2015）。

小学、中学、高中也相继开设了死亡教育课程，但是这些课程的有效性还需要进一步的实证支持。死亡教育的创始人汉内洛蕾·瓦斯（Hannelore Wass）致力于通过建立坚实的理论和实证基础来促进死亡教育的发展。死亡教育涉及五个方面：目标、内容和观点、教学方法、教师能力、效果评估。因此，死亡教育未来发展的趋势是提供系统和全面的死亡教育，为相关教师提供培训，对死亡教育的有效性进行评估（Doka，2015）。

目前国内开展死亡教育的机构主要是少数省份的某些高校以及某些城市的中学，比较有影响力的有陆晓娅开设的"生死课"。死亡教育的开展领域主要是医学、教育学以及心理学，并且集中在学校。

第二节 终末期疾病患者的心理问题及干预

终末期疾病患者（terminally ill patients）即将走向死亡，承受着巨大的身心痛苦。他们要面对的心理挑战涉及情绪、心理、躯体与社会角色。本节将介绍终末期疾病患者常见心理问题的发展阶段、具体表现，以及心理、社会与躯体方面的干预方式。

一、终末期疾病患者的心理发展理论

（一）终末期疾病患者的界定

对于临终阶段时限界定，迄今为止世界上还没有统一。各国或地区都依据实际情况有自己的认识或制定的标准。我国学者苏永刚认为不论患何种疾病，不论年龄大小，凡是在现有的医疗技术水平条件下，所患疾病已经没有被治愈的希望，而且不断恶化，并且被认定预期生命不超过 6 个月的，均可被视为终末期疾病患者。美国学术界认为生命

只剩下不足 6 个月的人处于临终阶段，而日本学术界则将临终阶段定为 2～6 个月的存活期。目前学术界尚未达成共识，但其期限最长一般不超过 6 个月。英国界定较为宽泛，将预后 1 年之内的病人视为终末期疾病患者（引自洪颜，2015）。

（二）终末期疾病患者的心理历程

终末期疾病患者面临死亡会经历复杂的心理历程，伊丽莎白·库布勒-罗斯医生是一名精神病学家，曾经近距离观察终末期疾病患者的心理状态，总结了他们常常经历的心理过程（引自 King，2020；Corr et al.，2013）。

1. 否认

否认通常是患者接收到自己生命快要结束信息时的第一反应。这一事实通常无法被马上接受，患者拒绝相信自己真的要死了，认为这是医生诊断错误。否认在最初阶段具有心理保护作用，能够给患者一个缓冲期，让患者对于自己快要走向死亡的事实逐渐接受，而不至于立刻崩溃。

2. 愤怒

否认之后是愤怒。患者感受到一种强烈的不公正感，无法理解为什么是自己要走向死亡，而身边的人都健康地活着。患者可能会将愤怒发泄到亲友、医护人员等人身上。愤怒的背后是患者的恐惧与无助。

3. 讨价还价

在愤怒之后是一个以讨价还价为特征的阶段。绝望的患者妄图付出一切代价避免死亡，例如寻求宗教支持、尝试各种"民间偏方"、发誓为过去的罪恶赎罪等，总之不顾一切地想要延长自己的生命。

4. 消沉

在经历了讨价还价的折腾之后，患者会发现走向死亡已经是无法改变的事实，所以可能会开始陷入抑郁的情绪。在某种意义上，终末期疾病患者是在为他自己预期的死亡而伤悲。他也许会变得相当孤僻，并拒绝亲人和朋友的探望，想要一个人待着。

5. 接受

最后，患者不得不接受自己即将死亡的事实。在这一阶段，患者的愤怒、怨恨和消沉一般都不再存在，而是感到疲惫与平静，既不觉得快乐也不觉得悲伤。有些患者会利用这段时间做准备，决定如何分配他的剩余财产，并对老朋友和家人说再见。

二、终末期疾病患者常见的心理问题

终末期疾病患者要承受身心方面巨大的痛苦、压力，以及来自社会的歧视与误解。在这种极端状态下，会出现一些常见的心理问题，包括抑郁、焦虑和痛苦等（Ando et al.，2008）。

常用于评估终末期疾病患者心理状态的工具为医院焦虑和抑郁量表（HADS）。该量表编制于 1983 年，目前被广泛应用于综合医院患者焦虑和抑郁情绪的筛查以及心身疾病的研究，其信度和效度也已经得到验证，国内使用的为翻译校对后的中文版（例如李香花 等，2016）。其他常用工具还有抑郁自评量表（SDS）、患者健康问卷（PHQ-9）。其中，PHQ-9 在国内中医内科、老年人群以及综合医院人群中被证实有较好的信度和效度（引自唐丽丽 主编，2016）。

对于终末期疾病患者心理问题，常见的研究群体为癌症患者和肾病晚期患者。研究发现，焦虑和抑郁的程度与癌症类型、肿瘤分期、职业、婚姻状况、经济条件、家庭和社会支持、性别、年龄等众多因素有关（Linden et al.，2012；李香花 等，2016）。

有关癌症患者的研究表明，抑郁发病率为 5%～50.6%（引自唐丽丽 主编，2016；李力 等，2006）；终末期肾病患者的抑郁发病率为 19%～60%，是一般人群的 5 倍以上（引自温鑫 等，2020）。一项为期 5 年的大样本研究发现，12.9% 的癌症患者报告了抑郁症的临床症状，另外 16.5% 的患者描述了亚临床症状；19% 的患者表现出临床水平的焦虑，另外 22.6% 的患者有亚临床症状（Linden et al.，2012）。性别、文化水平、既往化疗史、知情、慢性持续性疼痛、KPS 评分、经济压力及社会支持等因素与抑郁发生显著相关（李力 等，2006）。赵淑梅等（2019）采用流调用抑郁自评量表（CES-D）评估了176 例透析患者，发现抑郁发生率为 42.2%。

三、终末期疾病患者的心理干预

终末期疾病患者的心理干预在肿瘤领域较为成熟，并制定了相应指南，其他疾病类型患者的心理干预也可借鉴。20 世纪 70 年代，吉米·霍兰（Jimmie Holland）在美国及世界范围内创建了心理社会肿瘤学。我国于 2006 年成立了中国抗癌协会肿瘤心理学专业委员会（CPOS），并于 2016 年编纂了《中国肿瘤心理治疗指南》，希望能够将肿瘤患者纳入生物-心理-社会模式。大量证据表明，有效的心理社会服务可以改善恶性肿瘤患者的症状和心理痛苦，提高患者的生活质量甚至延长生存期（引自唐丽丽 主编，2016）。

终末期疾病患者的心理干预是一项系统工程，也越来越受到重视。2016 年 3 月，国家卫生计生委办公厅、国家中医药管理局办公室联合印发了《关于加强肿瘤规范化诊疗管理工作的通知》，在"优化肿瘤诊疗模式"中明确指出"关注患者的心理和社会需求"，"结合医学模式转变，医疗机构和医务人员要关心、爱护肿瘤患者"。

（一）心理社会服务模型

该模型由美国医学研究所（IOM）提出，模型建议识别每例患者的心理社会需求，制订和实施心理社会照料计划。既为患者提供心理社会服务，同时又能协调医疗和心理社会治疗，使患者能够管理疾病和健康，见图 13-3。

一项跨度为 25 年的针对癌症患者的心理社会干预元分析显示，最常用的干预方法是认知行为疗法（32.4%），治疗目标通常是改善生活质量（69.5%）；提供干预的专业人员通常是护士（29.1%）或心理学家（22.7%）（Moyer et al.，2009）。

针对焦虑最有效的为心理干预和药物治疗。其中，心理干预方式包括教育、心理治疗、应激管理和支持性心理咨询。具体的疗法主要为认知行为疗法和支持性表达疗法。放松训练也可以单独使用或是整合到多模式的干预中。也有一些研究表明，音乐疗法、

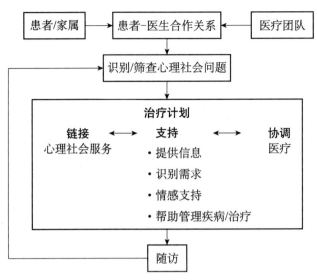

图 13 - 3   心理社会服务模型

来源：Holland & Weiss，2008；唐丽丽 主编，2016。

运动疗法也能够缓解患者的焦虑情绪（引自唐丽丽 主编，2016）。还有研究证明，短期生活回顾的做法能够有效地改善晚期癌症患者的精神和社会心理健康（Ando et al.，2008）。表 13 - 4 为终末期疾病患者的心理社会需求及相应的健康服务。

表 13 - 4   心理社会需求及健康服务

心理社会需求	健康服务
有关疾病、治疗、健康和服务的信息	提供相关信息并帮助患者及家属理解与使用信息
协助应对伴随疾病与治疗的情绪	1. 同伴支持项目 2. 个体或团体心理咨询与治疗 3. 有关精神症状的药物管理
协助管理疾病	疾病自我管理与照顾项目
协助改变行为以减轻疾病的影响	行为促进干预 1. 健康行为评估与监管 2. 身体咨询 3. 教育
物资与后勤保障	提供资源
协助管理学业、工作及家庭生活方面的困难	1. 针对家庭成员及照顾者的教育 2. 协助每日生活安排 3. 合法的保护和服务 4. 认知测试和教育协助
财务建议	1. 财务计划与咨询 2. 保险咨询 3. 资产评估与咨询 4. 资助拨款

来源：Adler & Page Eds.，2008。

（二）任务型理论

任务型理论于 1992 年提出。该理论将应对即将到来的死亡当作任务，强调在对抗疾病和死亡的时候，充分发挥自己的主动性。任务型理论从身体、心理、社会和精神四个层面出发实施干预的具体内容（见表 13 - 5；Corr et al.，2013）。

表 13 - 5　任务型理论

层面	表现
身体	满足身体上的需要，尽量减少不适
心理	最大限度提高心理安全感、心理自主性和丰富性
社会	保持并加强人际关系，参加社团活动
精神	发掘与升华生命的意义，寻找希望

来源：Corr et al.，2013。

1. 身体层面

终末期疾病患者最迫切的需求就是减轻身体方面的疼痛。除了药物干预，心理干预对于疼痛的缓解也有帮助。很多研究表明疼痛与心理有关，带有很强的主观性，并非完全的客观或物理存在。生物反馈技术、引导想象、冥想、治疗性触摸和自我催眠技术都可以帮助患者缓解疼痛。有效的心理辅导技术也可以帮助患者放松。这类方法可以与药物治疗相互辅助。

2. 心理层面

心理层面的干预相比身体层面有更大的挑战。患者在巨大的痛苦折磨下，其心理状态也难以保持稳定，会表现出愤怒、悲伤、恐惧、焦虑等各种情绪。心理层面的干预不是要"消除"患者的各种情绪，而是正常化这些情绪；不把情绪看作问题或麻烦，而是患者的正常反应，承认这些情绪，给患者"许可"，让他们有空间表达情绪。

3. 社会层面

随着病情的加重，患者的人际空间会大大缩减。干预人员需要了解患者最在乎哪些人，与这些人关系如何。如何帮助患者维系与这些人的关系非常重要。患者的心理压力还来源于自己死后社会位置与角色变化给家庭、工作带来的影响。有效的干预是倾听他们的顾虑，尝试帮他们找到一些资源，鼓励与帮助他们解决具体的问题。

4. 精神层面

临终者经常会遇到很多精神层面的问题，通常都是关于人生的意义。有关精神层面的问题没有现成答案，当患者提起的时候，最好的做法是聆听，与他们同在。患者可以通过很多方式找到生命的意义。一些艺术作品，例如诗歌、绘画、文学著作、影视剧等，可以激发患者的创造力。

促进安宁疗护中心建设   提高患者生命质量

安宁疗护中心是帮助终末期疾病患者在临终前控制痛苦和不适症状，提供身体、心理、精神等方面的照护和人文关怀等服务，以提高生命质量，帮助患者舒适、安详、有尊严离世的医疗机构。为进一步推进安宁疗护发展，国家卫健委于 2017 年印发了《关于印发安宁疗护中心基本标准和管理规范（试行）的通知》，其中明确了床位数应在 50 张以上等相关规定。

但是，通知中 50 张床的"高门槛"也让其他多元主体在安宁疗护服务方面的试水止步。此外，医保未覆盖、社会认知程度不高、国家政策支持缺乏、从业人员资质认定和培训体系不完善等也是影响安宁疗护中心建设的重要因素。

对此，提出以下建议：

（1）重视分级体系建设，因地制宜放宽床位限制。

建议在试点基础上，进行综合测评，学习国内外成熟的经验，依托当前卫健委推行的分级诊疗（医联体）模式，建立健全安宁疗护体系（安宁中心、共建社区、共建居家），拓展居家安宁服务。

建议考虑将安宁疗护中心建立在二级医院或社区医院，包括民营机构，因地制宜设置床位数等准入条件，适度放宽限制。

（2）重视专业准入，进行规范化培训。

建议成立质控中心，由三级医院相关科室（如姑息治疗科）负责区域内安宁疗护中心的专业准入及质量控制，培训专业人才，强调安宁疗护的体系化、规范化、同质化。

（3）给予全方位支持，提高社会认知度。

促进医疗保障体系覆盖，鼓励社会相关单位、企业、个人给予多方位资金支持；招募志愿者并进行规范化培训，提供必要的人力支持；健全相关法律法规；加强宣传，提高社会认知度和接受度；医学院开设相应课程，加强相关研究，提高专业人员认知度。

总之，安宁疗护需要政府、医疗机构、民众多方理解和共同努力，切实打通"全生命周期"服务的最后一公里，建立起适合中国的安宁疗护发展模式和体系。

来源：李然，王卓，2020。

第三节   终末期疾病患者亲属的哀伤及其应对

终末期疾病不仅对于患者本人是巨大的煎熬，对于患者亲属来说也是难以面对的挑战。只有不曾爱过的人才能免于遭受悲痛，只要有爱，就要做好承受分离的准备。这就是爱的代价。我们不是放弃爱，而是学习如何为离别做好准备。终末期疾病患者的亲属会经历失去亲人的巨大痛苦，过程中的各种身心反应称为**哀伤反应**（grief reactions）。对于大部分个体而言，哀伤反应会逐渐减轻，但对于少数个体则可能转为复杂性哀伤。哀伤反应的表现与众多因素有关，如能够积极地应对则更有利于度过哀伤，重启人生。

一、哀伤反应的类型及表现

要了解哀伤反应，首先要了解丧失的概念。广义的丧失是指失去对自己有重要意义的人与物，而狭义的丧失特指丧亲。哀伤反应是指一种悲痛的反应，是对丧失的一种内在和外在的反应。丧亲之痛可能会引发一系列情绪、认知、行为和躯体症状（Wen et al.，2020）。

（一）哀伤反应的类型

哀伤反应可以分为预期哀伤、正常哀伤和延长哀伤障碍。

1. 预期哀伤

预期哀伤最初由林德曼（Erich Lindemann）于1944年提出，是指在丧失发生之前，人们就知道将要发生的事情，所以即使丧失还没有发生，就已经体会到哀伤反应。最初人们认为预期哀伤能够减轻亲人真正离去后的哀伤反应程度，但现有的研究并不支持这一点（Treml et al.，2021）。预期哀伤的前提条件是死亡预警，核心问题是哀伤反应在真正丧失发生之前就开始了。有研究者最初将预期哀伤定义为"因为得知所爱之人即将离去，联想到过去、现在、未来所有的痛失经历而产生悲痛、应对、计划和社会心理重组等一系列过程的一种现象"，其中既涉及濒死者本身，也涉及濒死者的亲属（Corr et al.，2013）。

2. 正常哀伤

几乎每个人都会在一生中失去所爱之人。面对这一丧失，哀伤是不可避免的，也是正常的反应。亲人去世后，失去亲人的人可能会感到悲伤、愤怒、内疚、焦虑和绝望。他们可能会不断地想到死者和导致死者死亡的事件。他们通常会有生理反应，比如睡眠问题或是身体不适。在社交方面，他们可能很难专注工作或看望朋友和家人。对于大多数人来说，这些痛苦的情绪和想法会在死者死亡后6个月左右逐渐消失，丧亲者将重拾内心的平静，最终获得成长。虽然失去所爱之人是痛苦的生活事件，但大多数人会在适当的时候适应它。大多数人面对丧亲时的表现属于正常哀伤，虽然在最初的阶段反应强烈，极其痛苦，但随着时间的流逝能够逐渐平复，恢复正常的生活。这类哀伤反应是对丧失的正常反应，并不是精神障碍，也不需要特别治疗，本身即是健康的一种表现，也是爱的表现（Corr et al.，2013）。

3. 延长哀伤障碍

大部分个体在亲友离开半年左右能够恢复基本的社会功能，但有小部分个体会发展出持久、强烈、无法平复的病理性哀伤反应，严重影响社会功能，这种表现被称为**复杂性哀伤**或**延长哀伤障碍**（prolonged grief disorder，PGD）。在2013年出版的DSM-5的附录中，新增了两个与病理性哀伤相关的诊断：持续性复杂哀伤相关障碍（persistent complex bereavement-related disorder，PCBRD）和哀伤相关适应障碍（adjustment disorder related to bereavement）。ICD-11 沿用了延长哀伤障碍（PGD）名称并将其纳入疾病分类。术语 PGD 被认为更容易定义和解释这种病理性哀伤，将持续时间作为重要特征，并且避免与创伤后应激障碍（PTSD）相混淆（Killikelly & Maercker，2017）。

　　目前有关 PGD 的主要争论在于诊断标准，即 ICD-11 中的 PGD 诊断标准与 PGD-2009 诊断标准（见表 13-6）。有人认为 ICD-11 中的 PGD 诊断标准与 PGD-2009 诊断标准在症状结构上类似，已经得到较好的验证，且在临床应用方面更为便捷，符合世界卫生组织提高临床效用和国际适用性的要求和建议（Killikelly & Maercker，2017）。但也有人对此表示质疑，认为 ICD-11 中的 PGD 诊断标准与 PGD-2009 诊断标准存在明显差异，是否具有相同的症状结构还需要进一步的实证研究，并且缺乏有效的工具来评估这些标准，还有可能增加过度诊断的风险（Eisma & Lenferink，2017）。

表 13-6　PGD-2009 诊断标准与 ICD-11 中的 PGD 诊断标准

PGD-2009 诊断标准	ICD-11 中的 PGD 诊断标准
A. 事件 丧亲。 B. 分离痛苦 丧亲者强烈渴望见到逝者，并为此感到强烈的身心痛苦。 C. 认知、情绪与行为症状 丧亲者必须有以下 5 种或更多症状： 1. 自我角色混乱，自我感降低。 2. 很难接受丧失。 3. 回避有关丧失事实的提醒。 4. 丧失后难以相信他人。 5. 存在与丧失有关的怨恨和愤怒。 6. 生活无法继续。 7. 情感淡漠麻木。 8. 感觉生活很空虚，没有意义。 9. 对于丧失感到十分震惊。 D. 持续时间 这些症状持续至少 6 个月。 E. 严重程度 对于社交、职业和其他重要领域的功能都有严重的影响。 F. 与其他精神障碍的关系 不能很好地被抑郁障碍、广泛性焦虑障碍和创伤后应激障碍解释。	A. 至少符合以下其中一项 1. 持续而普遍地渴望再次见到逝者。 2. 满脑子都是逝者，伴随强烈的情绪痛苦，表现出悲伤、愤怒、否认、责备等。 B. 强烈情绪痛苦举例 1. 难以接受死亡。 2. 感觉失去了自我的一部分。 3. 无法体验积极情绪。 4. 情绪麻木。 5. 难以参加社交或其他活动。 C. 时间和严重程度 至少持续 6 个月，明显超出个体所处社会、文化、宗教的通常标准。这些表现对个人、家庭、社会、教育、职业或是其他重要领域的功能造成障碍。

来源：Killikelly & Maercker，2017。

　　关于 PGD 患病率的报告基本来自西方国家，各国、各人群中 PGD 的时点患病率见表 13-7。从表中可以看到，一般丧亲人群的 PGD 时点患病率为 3.7%～12.8%，美国高于欧洲国家。而在难民与老兵等特殊群体中，时点患病率往往更高（引自唐苏勤 等，2014）。我国有关 PGD 患病率的数据很少，目前更多集中于失独群体的研究。

表 13 - 7 PGD 时点患病率

研究	国家	样本	时点患病率	样本量
Kersting et al.，2011	德国	一般丧亲人群	3.7%	2 520
Goldsmith et al.，2008	美国	一般丧亲人群	12.8%	537
Maercker et al.，2008	瑞士	老年丧亲人群	4.2%	1 225
Kersting et al.，2011	德国	死亡事件严重的丧亲人群	6.7%	1 445
Schaal et al.，2010	德国	经历卢旺达种族大屠杀的孤儿、丧偶者	8.0%	400
Kersting et al.，2007	德国	流产妇女	13.7%	62
Guarnerio et al.，2012	意大利	植物人照顾者	15%	40
Schulz et al.，2006	美国	痴呆患者照顾者	20%	217
Goldsmith et al.，2008	美国	非裔美国丧亲者	21%	66
Newson et al.，2011	荷兰	正处于哀伤状态的老年丧亲人群	25.4%	1 089
Momartin et al.，2004	澳大利亚	波斯尼亚难民	30%	126
Morina et al.，2010	美国	科索沃参战老兵	38.3%	60

来源：唐苏勤 等，2014。

人们提出了各种各样的理论来解释正常哀伤是如何变成长期哀伤的。其中，认知行为模型得到了大量的实证支持。该模型提出，个体风险因素（如与死者的关系、丧失特征）通过三个中介和相互作用的核心过程影响哀伤症状，它们是疾病发展和维持的核心。这三个过程分别是：（1）丧失经历与自传信息库的整合不充分；（2）负面信念和对哀伤反应的不正确解释；（3）焦虑和抑郁的回避策略。因此，消极认知在这个模型中起着重要作用（Doering et al.，2021）。

（二）哀伤反应的表现

哀伤反应是一种痛苦但常见的体验。大多数人在人生的不同阶段会面临亲朋好友的去世。人们的哀伤反应有很多共同点，但又是极其个人化的历程，在强烈程度和持续时间上存在明显的个体差异。

50%～85%的丧亲者的哀伤反应属正常范围，最初几个月在认知、情感、身体及人际功能方面出现中度紊乱，包括一系列复杂的、个体化的、时间长短不一的情绪和心理反应，如情绪麻木、震惊、不相信、否认、分离焦虑、做梦、幻想、幻觉、悲伤、绝望、失眠、厌食、疲劳、对事物失去兴趣、日常生活混乱等。大部分个体在一年左右能够恢复到正常功能的水平（Bonanno & Kaltman，2001）。图 13 - 4 为哀伤反应的纵向表现。

大多数丧亲者在失去亲人后的第一年通常会经历四种类型的功能紊乱：认知紊乱、

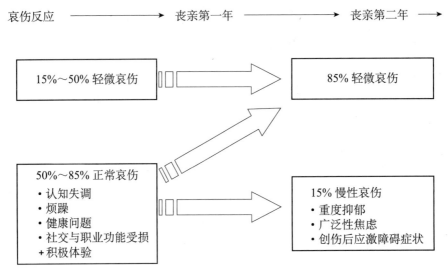

图 13-4 哀伤反应的发展历程

来源：Bonanno & Kaltman，2001。

情绪不适、身体不适以及社会与职业功能受损（Bonanno & Kaltman，2001）。

1. 认知紊乱

丧亲者最初难以接受亲人离去的事实，例如难以集中注意力，不由自主地回忆起死者生前的样子，认为死者似乎还活着或曾出现在公共场所。认知紊乱还表现为自我身份的紊乱感，即丧亲者会有一种失去身份确认的感觉。例如，针对丧偶群体的研究发现，87％的人觉得随着配偶的离去，部分的"自我"有缺失感，55％的人发现自己做事更像已故配偶，或变得更像已故配偶（Shuchter & Zisook，1993）。丧亲者还会产生一种人生无意义感，更倾向于相信亲人的离开是偶然，也对未来有更强烈的不确定感。

2. 情绪不适

丧亲者在失去亲人后的最初几个月会经历情绪不适，这种状态在失去亲人后的第一年逐渐消退，而更极端或更持久的情绪不适往往只在少数极度悲伤的人身上出现。情绪不适通常表现为焦虑、愤怒、易怒、敌意、悲伤、恐惧、孤独和内疚。丧亲者情绪痛苦的核心是一种对死者强烈的"思念"，也称为"高度渴望"。

3. 身体不适

丧亲者与同龄人相比，身体健康水平有所下降，例如健康感知较差、就诊的次数增加、生病次数及病情严重程度有所增加、服用更多的药物等，不过这种情况在丧亲第一年到第二年后有明显改善。研究发现，只有13％的丧亲个体报告了长期较高的身体不适（Bonanno et al.，1999）。越来越多的证据表明，哀伤反应与相对短暂的免疫功能衰退之间存在联系。

4. 社会与职业功能受损

哀伤反应会导致大部分丧亲者在人际、职业方面的社会功能暂时受损，最常见的表现是社会退缩和孤立，无法履行正常的社会和职业功能。与丧偶相关的研究发现，大多数丧失配偶的人在失去配偶后的最初几个月退出了社交活动；但是在失去亲人一年后，超过一半的人社交活动有所增加，而绝大多数人在第二年之后又恢复到正常的社交活动水平。

（三）哀伤反应的影响因素

延长哀伤的预测因素包括丧失前变量、丧失相关变量以及丧失期变量。将诸如年龄、性别和受教育程度（人口统计学变量）等丧失前变量作为风险因素的研究所得出的结论并不一致。一些研究发现，年龄大、女性、受教育程度低是预测因素，而其他研究没有发现这种关联（Treml et al.，2020）。也有研究指出，男性大多以隐忍的方式处理哀伤，虽然哀伤症状较轻，却往往导致持久的伤害（门华琳 等，2019）。

丧失相关变量是指与丧失本身相关的变量，例如死亡原因、死者年龄、生前与死者的关系、亲人死亡时间等。死亡原因、丧失后时间和丧失数量对 PGD 的影响存在不一致。一些研究发现，暴力或猝死后延长哀伤的风险增加。其他研究发现，不同死因的哀伤反应强度没有显著差异（Doering et al.，2021）。与已故者关系越亲密、已故者去世的年龄越小、对于已故者的离开没有预期、距离丧亲时间越短，哀伤反应越重（马晓 等，2020）。

丧失期变量主要是指社会支持。延长哀伤与较少的社会支持有关。社会支持是预防或减轻丧亲者哀伤的重要保护因素。有研究指出，来自家属朋友以及专业人员的支持能够有效平复丧亲者的哀伤情绪（门华琳 等，2019）。

除此之外，文化因素被公认为理解一个人的丧失、哀悼和悲伤经历的关键因素。每一种文化都有自己特有的哀悼方式及丧葬文化，深刻影响着丧亲者的哀伤反应（门华琳 等，2019）。

《中国肿瘤心理治疗指南》一书也总结了复杂悲伤的高危因素，包括：照护者低于60 岁；缺少社会支持；既往或当前有抑郁症；低收入；想法容易悲观；生活应激事件较多。其他容易导致复杂悲伤的相关因素还有男性、非预期死亡、矛盾型性格、缺乏宗教信仰等（唐丽丽 主编，2016）。

二、哀伤反应的评估

哀伤反应的评估是哀伤领域重要的研究主题之一，研究者们发展出了一系列较为成熟的问卷与量表，并面向不同国家的对象反复验证其信效度。这部分介绍三种常用的哀伤评估工具。

（一）哀伤认知问卷

为了能够有针对性地对消极认知进行修正，识别和评估与哀伤相关的消极认知，博伦和伦斯韦尔特-米尔德斯（Boelen & Lensvelt-Mulders，2005）编制了哀伤认知问卷

（Grief Cognitions Questionnaire，GCQ）。该量表作为唯一的哀伤认知评估工具，在丧亲者哀伤认知评估中起到非常重要的作用。量表共 38 个条目，分数越高表明负性认知越严重。该量表共 9 个维度，分别为对自我的负面信念、对世界的负面信念、对生活的负面信念、对未来的负面信念、自责、对他人的负性认知、自身哀伤反应的恰当性、珍惜哀伤反应，以及对哀伤反应的威胁性解释。大量证据表明，GCQ 是评估丧亲后消极认知的可靠、敏感和有效的工具。该量表于 2014 年被译为中文，并在中国丧亲者样本中表现出了良好的信效度和稳定的因素结构，可用于国内丧亲人群的心理测量（引自赵毛妮 等，2017）。

（二）延长哀伤障碍问卷

延长哀伤障碍问卷（Prolonged Grief Disorder Questionnaire，PG-13）由普里格森等（Prigerson et al.，2009）编制，用于快速诊断丧亲者是否存在延长哀伤障碍。该量表共有 13 个条目，其中分离痛苦 2 个，认知、情绪和行为症状 9 个，病程标准 1 个，功能受损 1 个。

PG-13 是一个结构化的临床访谈工具，可评估长期的悲伤症状，分数越高表示悲伤症状越严重。PG-13 已被证明是有效和可靠的，具有良好的内部一致性（Treml et al.，2020）。许多研究使用了 PG-13 诊断标准，并在不同文化中得出了关于 PGD 流行率的一致结果（Işıklı et al.，2020）。该量表具有良好的信效度，可作为国内 PGD 人群的心理测评工具（门华琳 等，2019）。

（三）复杂性哀伤量表

复杂性哀伤量表（Inventory of Complicated Grief，ICG）同样由普里格森等（Prigerson et al.，1995）编制，用于筛查丧亲者是否存在复杂性哀伤。该量表共 19 个条目，2016 年被译为中文。该量表具有良好的信效度，可在中国文化背景下使用，是测评丧亲者病理性哀伤的有效工具（门华琳 等，2019）。

三、应对哀伤的原则及方法

失去所爱之人是大多数人一生中必须面对的最痛苦的经历之一，但正常的哀伤并不是心理疾病，大多数人无需专业的心理干预就能适应。然而，丧亲之痛在一段期间内会导致身心健康水平有所下降，尤其是存在高风险因素的个体，如缺少恰当的应对，有可能转为慢性的复杂哀伤。应对哀伤没有单一、标准的办法，但理解哀伤可以帮助丧亲者意识到他们的经历并不孤单（Stroebe et al.，2007）。

（一）应对哀伤的原则

哀伤双轨模型可以作为应对哀伤的整体干预框架，无论是专业助人者还是丧亲者本人都能够从这一框架中得到启发，探索适合的干预方法。哀伤双轨模型关注丧亲者对哀伤的反应，一方面丧亲者需要继续自己的生活；另一方面丧亲者需要继续与死去的亲人建立联结。在哀伤双轨模型中，轨道Ⅰ强调生物-心理-社会功能，轨道Ⅱ关注丧亲者与逝者从过去到之后关系的发展（见表 13-8）。个体在两条轨道上的表现可能并不一致，需要同时进行评估。例如，有的丧亲者在轨道Ⅰ上社会功能正常，但却极力回避与逝者有关的回忆，绝口不提逝者；有的丧亲者充分怀念逝者，但是社会功能并未恢复，始终停留在较低水平（内米耶尔 编著，2016）。

表 13-8　哀伤双轨模型

轨道Ⅰ：生物-心理-社会功能	轨道Ⅱ：与逝者的关系
● 情感和认知上表现出痛苦	● 对丧失事件或逝者较为关注
● 身体上有不适症状	● 对逝者存在病态的回忆或回避回忆
● 出现创伤指标（如创伤后应激障碍）	● 对逝者的情感反应过高或过低
● 出现人际问题（与家人和他人的关系）	● 存在与逝者有关的冲突或消极反应
● 自尊、自我系统等受损	● 当描述与逝者关系时，感到强烈震惊
● 意义建构面临挑战	● 想起逝者时自我意识瓦解
● 工作、学习和生活方面出现困难	● 在转化与逝者的关系上存在困难

（二）哀悼任务理论

威廉·沃登（J. William Worden）博士从任务的角度而非阶段的角度看待哀悼历程，他在 1982 年出版的《哀伤咨询与哀伤治疗》（*Grief Counseling and Grief Therapy*）一书中提出了四项哀悼任务：（1）接受现实；（2）走出阴影；（3）适应没有对方的生活；（4）在精神上将对方重新定位。这一理论将应对哀伤视为一个积极主动的过程，可以帮助我们更好地理解哀伤的可变性与复杂性（引自 Corr et al.，2013）。

1. 接受现实

接受现实是一个过程，也是应对哀伤最重要、最关键的一步。只有接受亲人已经死亡这一事实才能够继续未来的生活；如果拒绝接受现实，自己的人生也就停滞在了这一刻。

2. 走出阴影

回避与压抑哀伤反应反而会阻断正常的哀伤历程，更加难以从悲痛中走出。正确的做法是勇敢面对与表达悲痛，不要回避。通常情况下，痛苦的强度会逐渐减弱，但在最初的确难以忍受。哀伤反应有时会被误解为不该有的错误反应，这对个体身心与社会的人文关怀都会产生不利影响。

3. 适应没有对方的生活

悲痛的人往往不知道失去的究竟是什么。丧亲者需要一个过程才能够确认失去某个人对自己意味着什么，并认清对方曾在自己生活中扮演的各种角色。最终要接受一个事实：对方真的已经离开了你，离开了你的生活，再也不能承担那些重要的角色，生活再也无法回到过去。自己要重新适应新的生活。

4. 在精神上将对方重新定位

在精神上重新定位并不是忘记对方，而是在心里重新为逝者找到一个位置，将对方转化为内在客体；通过这种方式继续与逝者保持情感联结，找到健康的独立生活新方式，继续自己的人生。

（三）应对哀伤的方法

正常的哀伤反应是否需要干预，已有研究结果并不一致；而延长哀伤（特别是在共病抑郁的情况下）则需要专业干预，通常是心理治疗，药物治疗也要考虑其中（Jordan et al.，2014）。《中国肿瘤心理治疗指南》提到的针对丧亲者的干预手段包括：医务人员对家属/照护者的居丧支持；心理动力学干预，如人际心理治疗、认知行为治疗、团体治疗；以家庭为中心的悲伤治疗；基于网络技术的治疗；药物干预。除药物治疗之外的其他干预方式都可以被称为心理社会干预，下面介绍几种常见的心理社会干预方法（内米耶尔 编著，2016）。

1. 正念训练

正念训练是指导人们以一种不评判、开放、好奇的态度，将自己的注意力聚焦于当下的体验，包括当下的想法、情绪状态以及身体感受。这种方法有助于丧亲者建立安全感，协助他们调整情绪。正念训练把注意力放到正在体验的感觉上，不去逃避或改变它。针对哀伤和失落感所采用的正念训练旨在帮助丧亲者通过练习去直面与接纳自己的各种哀伤反应，而不是因为痛苦去否认与回避。正念训练还有去中心化的作用，帮助练习者和自己的"症状"保持一定距离，能够站在更远处去观察自己头脑中出现的各种想法。当意识到想法与感受不等同于自己的时候，当事人就能够找回更强的掌控感。例如，从说"我很痛苦"改为说"我观察到我有一种感受，这里面有难过、有愤怒、有内疚，还有好多苛责的声音"。

正念让人可以做到实时觉察自己的瞬时经验，即使哀伤非常强烈，也可以做到。针对哀伤的正念训练可以帮助丧亲者通过练习做到不去逃避哀伤，而是接纳和面对哀伤。正念除了聚焦与哀伤有关的体验，也会帮助丧亲者拓宽注意广度，重新与自己的日常生活建立联结，例如开始注意到食物的味道、清新的空气、温暖的微风、走路时双脚的感受等。在哀伤平复的过程中，既注意到不快乐也留意到快乐，可以给丧亲者一个缓冲空间，使之重新回归正常生活。

2. 直面哀伤

丧亲者往往很难接受失去亲人这个事实，觉得失去亲人陪伴的生活难以维系，产生很多悲观、灾难性的想象，进而逃避未来的生活。根据认知行为疗法的主张，丧失应对中的灾难性误解，是这种回避行为的重要动力。这又反过来妨碍了对丧失事实的接受，阻碍了对误解的修正、对自己和逝者看法的适应以及建设性行为的出现，从而导致痛苦持续。

直面哀伤对于打破哀伤维系过程中的灾难性误解和回避行为来说非常具有针对性。在具体操作上，通常给丧亲者布置练习或作业，让他们在练习的过程中有机会验证他们所持有的灾难性误解，并减少他们不利于适应的回避行为。直面哀伤通常包括的步骤见图 13-5。

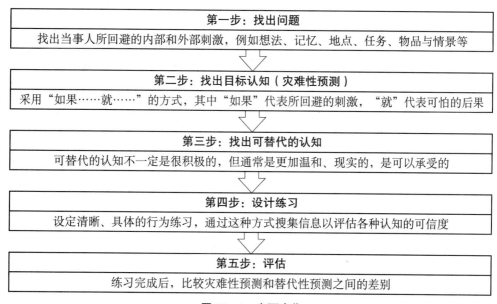

图 13-5 直面哀伤

这种方法需要治疗师和当事人之间建立安全的治疗关系作为支撑，当事人要能够充分了解这一方式的原理并且有实施的动机。结合其他认知行为干预方法，直面哀伤对于经历延长哀伤并无法行动的当事人已被证实是有效的。

3. 行为激活

虽然短期内很多丧亲者可以恢复基本的自我照料能力，但是他们的社会功能通常并没有完全恢复。行为激活的方式对于伴随抑郁或是有回避行为的人尤其有帮助。行为激活通过提高活动水平与减少回避行为来帮助当事人跳出恶性循环。

实际实施行为激活的过程中，可采用记录行为日志的方式。行为日志表可以是电子的，也可以是纸质的，通常是以小时为单位来进行记录。当事人需要记录每小时自己的行为，并且给这一行为的愉悦度与胜任度打分。打分区间通常为 1~10，分数越高，水平越高。行为激活的具体操作步骤如图 13-6 所示。

行为激活技术实施简便，被证明能够有效改善抑郁，并且对于丧亲者同样适用，通常也是结合其他干预方式一起使用。

4. 协调社会支持

社会支持是缓解哀伤反应的重要保护因素。和丧亲者一起回顾、梳理他们的社会支持系统，并从中得到恰当的协助也是哀伤应对的主要方式之一。开展这项工作的一种工具是 DLR 方法。

DLR 方法是一种有效的记忆方法，它把丧亲者的社交领域分为实干者（D）、倾听者（L）、放松者（R）和破坏者（X）（见图 13-7）。首先要评估丧亲者的支持系统，之后将该系统中所有能够提供帮助的人按照这一标准进行分类，并确定最为方便的联系方式。

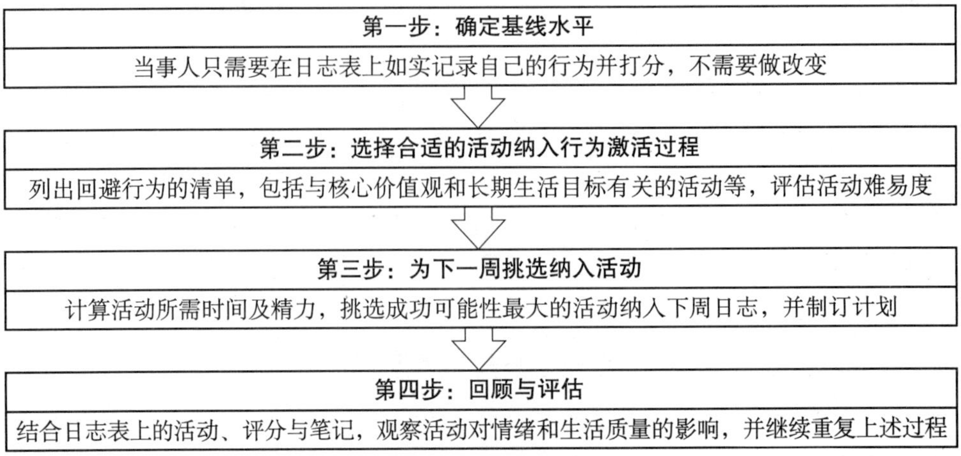

第一步：确定基线水平
当事人只需要在日志表上如实记录自己的行为并打分，不需要做改变

第二步：选择合适的活动纳入行为激活过程
列出回避行为的清单，包括与核心价值观和长期生活目标有关的活动等，评估活动难易度

第三步：为下一周挑选纳入活动
计算活动所需时间及精力，挑选成功可能性最大的活动纳入下周日志，并制订计划

第四步：回顾与评估
结合日志表上的活动、评分与笔记，观察活动对情绪和生活质量的影响，并继续重复上述过程

图 13-6　行为激活

每周至少与一位实干者、一位倾听者、一位放松者进行互动。

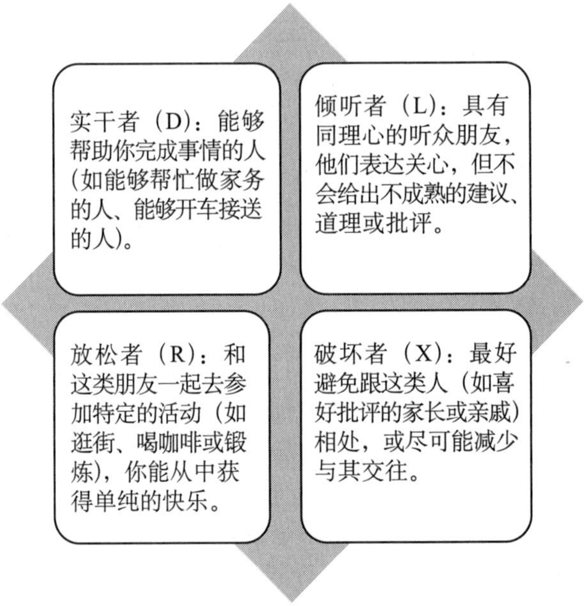

实干者（D）：能够帮助你完成事情的人（如能够帮忙做家务的人、能够开车接送的人）。	倾听者（L）：具有同理心的听众朋友，他们表达关心，但不会给出不成熟的建议、道理或批评。
放松者（R）：和这类朋友一起去参加特定的活动（如逛街、喝咖啡或锻炼），你能从中获得单纯的快乐。	破坏者（X）：最好避免跟这类人（如喜好批评的家长或亲戚）相处，或尽可能减少与其交往。

图 13-7　DLR 方法

其中 X 具有破坏性，丧亲者应该努力避免和这类人接触。对于其他三类支持人员，丧亲者可以将需要的帮助根据实际情况分散到不同的人身上，以避免让某个人产生耗竭。

大部分丧亲者一方面需要人际支持，另一方面又担心被拒绝或麻烦他人。面对这种顾虑，系统地梳理那些在个人与工作领域能给他们提供实际帮助、给予情感支持或带来简单愉悦的朋友是极其有益的。与此同时，如果能让脆弱的丧亲者远离那些消极的关系，效果会更好。拓展支持系统不仅可以满足哀伤者的不同需求，还可以减少他们对某一固定个体（例如咨询师）的日益依赖。

以上从情绪、认知、行为以及社会支持层面介绍了四种具体的干预方式。除此之外，表达性艺术、情绪身体想象、空椅技术、丧亲支持团体、生命叙事、眼动身心重建等干预方式也都能够被应用于哀伤领域。重要的不是技术本身，而是如何帮助丧亲者找到并应用适合他们的方式。但无论是哪种方式，最核心的都是对丧亲者所经历的事件和所处的世界保持尊重和共情，让丧亲者通过自己的努力重新给失去亲人这件事赋予意义，找到未来生活新的可能。

生命的结束不等于关系的结束，我们与去世亲人之间的爱是可以跨越时空的。哀伤是彼此之间相爱的证明。面对丧亲，我们需要充分哀悼，需要一段时间来适应逝者离去的生活。绝大多数人在丧亲之后能够逐步回归到正常的生活轨道，甚至通过反思与怀念找到了人生的新的意义，对人生有了更为丰富的体验。

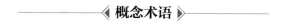

◀ 概念术语 ▶

脑死亡　死亡观　死亡态度　死亡教育　终末期疾病患者　哀伤反应　延长哀伤障碍

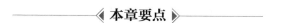

◀ 本章要点 ▶

1. 如何界定与面对死亡？

死亡是生命历程的一部分，是生命的最后阶段。在学术领域，死亡是一个禁忌话题。赫尔曼·费弗尔和伊丽莎白·库布勒-罗斯的工作奠定了有关死亡的现代研究基础。脑死亡是神经科学领域的死亡标准，但还未完全达成共识，我国公民对脑死亡的接受度有待提升。死亡的界定也非常复杂，涉及医学、伦理学与法学等领域。随着公共卫生的进步，目前死亡的主要原因是心脏病或癌症等慢性疾病，而不是急性疾病。当前社会更加关注死亡质量，即对临终者终末期生活质量和死亡过程的经历及感受的综合评价，死亡权日益被关注。在我国，关于安乐死和尊严死的定义还未完全形成共识，姑息治疗服务缺口非常严重，还处于起步阶段。

2. 什么是死亡观与死亡态度？它们随个体及社会的发展有何变化？

死亡观是人们对死亡的内容、本质、价值和意义的根本性看法。死亡态度是指人对自己以及对他人死亡与濒死的态度反应，是个体对死亡做出反应时所持的评价性的、较稳定的内部心理倾向，包含积极和消极两种态度。随着社会的发展以及个体的成长，死亡观处于不断变化之中。从社会层面来说，死亡观从重生避死逐渐发展到现在的临终关怀；从个体层面来说，死亡观从畏惧、否认死亡逐步发展到接受与承认死亡，甚至为死亡做好准备。从生命周期角度来看，有研究表明死亡恐惧呈下降趋势，也有一些研究发现死亡恐惧和年龄之间呈曲线关系，中年人对死亡的恐惧程度最高，年轻人和老年人的恐惧程度最低。

3. 死亡教育是如何界定的？其现状如何？

死亡教育的最终目标是帮助个体减轻对死亡的负面情绪或情感，通过提供丰富的死亡相关知识来教导个体珍惜和提升生命，引导个体探索和重新发现生命的意义，以消除死亡的禁忌。死亡教育主要通过知识讲授、活动体验与小组讨论的方式开展。我国死亡教育处于刚刚起步的阶段，还有许多工作需要逐步推进。

4. 终末期疾病患者会面临哪些心理挑战？又该如何应对？

终末期疾病患者是指在现有的医疗技术水平条件下，所患疾病已经没有被治愈的希望，而且不断恶化，并且被认定预期生命不超过 6 个月的人。终末期疾病患者承受着巨大的身心痛苦，心理上会经历抑郁、孤独、焦虑等情绪，但他们依然是活生生的人，他们人生阶段最后的生活质量能够决定他们对这一生的整体感知。我们可以在身体、心理、社会与精神层面为这些人提供支持，重要的是把他们当作有尊严的人一样去尊重。

5. 正常哀伤与病理性哀伤有何区别？如何有效地走过亲人离世的哀伤历程？

终末期疾病患者亲属面对亲人即将离去的事实会表现出哀伤反应。哀伤反应是对亲人离去的内在和外在的反应，表现在生理、情绪、行为、认知四个方面。大部分人所经历的是正常哀伤反应，这种哀伤随着时间的推移会逐渐平复。少数个体会发展出持久、强烈、无法平复的病理性哀伤反应，严重影响社会功能，这种表现被称为延长哀伤障碍。延长哀伤障碍是一种病理性哀伤，需要专业的干预。应对哀伤的基本原则是接受亲人离去的事实，减少回避行为，逐渐恢复正常生活，重新定义与逝者的关系，最终适应亲人离去的生活，带着逝者留给自己的爱与力量继续前行。应对哀伤常用的方式以心理社会干预为主，如有必要也可结合药物治疗。

◀ 复习思考题 ▶

1. 谈谈死亡教育的意义及开展方式。
2. 根据任务型理论，可面向终末期疾病患者开展哪些工作？
3. 评估哀伤反应的工具有哪些？

◀ 推荐阅读 ▶

科尔，内比，科尔．(2011)．*死亡课：关于死亡、临终和丧亲之痛*(6 版，榕励译)．中国人民大学出版社．

雷明，迪金森．(2016)．*温暖消逝：关于临终、死亡与丧亲关怀*(8 版；庞洋，周艳译)．电子工业出版社．

梅兹里希．(2020)．*当死亡化作生命*(韩明月译)．中信出版集团．

"选择与尊严"网站：http://www.lwpa.org.cn

第十四章

健康心理学所面临的挑战与未来展望

【教学目标】

1. 系统了解健康心理学当前和未来所面临的各种挑战。

2. 前瞻性地展望健康心理学未来的前景。

【学习重点】

1. 健康心理学当前和未来面临哪些重要的挑战？面对这些挑战，健康心理学家可以做哪些工作？

2. 健康心理学未来的发展前景如何？面对未来对健康的高需求，健康心理学应如何不断地加以调整？

3. 未来健康心理学的实践工作应朝着哪些方向发展？

【章节导读】

在对抗慢性疾病和新冠疫情的过程中，健康心理学一直发挥着重要的作用。但在面对人民持续提升的健康需求、缩小健康差距、控制医疗卫生费用和助力医疗改革等医疗卫生事业的需求以及应激管理方面，健康心理学仍然面临巨大的挑战，在这些方面健康心理学家可以做很多重要的工作。同时，健康心理学的未来发展前景也是非常光明，大有可为。无论是在因应人民群众对未来健康目标的需求方面［如《健康中国行动（2019—2030年）》提到的主要指标］、在充分凸显预防工作的重要性方面，还是在移动健康方兴未艾以及积极视角下多学科融合发展的背景下，均呈现出了新的时代对健康心理学的重大需求和未来蓬勃发展的前景。

健康心理学是一门相当年轻又充满活力的心理学分支学科，经过40多年的发展，健康心理学在健康的促进与维持、疾病的预防与管理、导致身体疾病的心理社会因素的鉴别、健康护理系统的改善和健康政策的制定等方面均做出了重大贡献。尽管过去100多年间影响人类健康和死亡的因素发生了巨大变化，与生活方式紧密关联的慢性疾病已成为致病、致残和致死的主要元凶，但2019年底以来全球新冠疫情的流行提示我们，传染性疾病从未真正从历史舞台上退出。即使在科学技术和医疗水平如此发达的今天，急性传染性疾病也仍然可以全面、深刻地影响人类的健康和生活。在对抗慢性疾病和急性传染性疾病的过程中，健康心理学势必将发挥越来越重要的作用，为人类健康的促进、疾病的预防、传染性疾病的防控、患者生活质量的提高以及医疗卫生体系的改善做出其独特的贡献。同时，我们也应清醒地看到，健康心理学的发展仍然面临诸多挑战，例如：在持续提升人民健康水平、缩小健康不平等上，健康心理学可以发挥怎样的作用？健康心理学如何助力医疗制度的改革？在应激及其负面影响在现代社会越来越凸显的时候，健康心理学家可以通过哪些有效的工作减少应激带来的疾病负担？等等。同时，作为一门多领域的交叉学科，健康心理学未来应如何发展才能因应不同领域对健康和疾病防控的需求？

在本章，我们将详细论述健康心理学所面临的挑战和未来的发展趋势。

第一节　健康心理学所面临的挑战

一、人民健康需求持续提升的挑战

虽然人们的平均寿命不断增长，但这也使得我们注意到一个关键的挑战：延长人们健康生活的年限。这并不完全等同于增加**预期寿命**（life expectancy），而是使人们增加自己的**健康预期寿命**（health life expectancy），尤其是让老年人在更长的时间内保持或改善他们的身体机能。简单来说，预期寿命指的是预测当前人们从出生开始尚能生存的平均年数，而健康预期寿命是指平均预期寿命减去人们卧床不起等需要护理所需的时间。健康预期寿命是人们良好健康状况和长寿的综合指数。当我们比较世界上不同的社会经济群体和国家时，预期寿命与健康预期寿命之间的差异程度是不同的。例如，根据世界卫生组织 2018 年的数据，我国居民的预期寿命为 77 岁，然而我国人均健康预期寿命仅为 68.7 岁，二者间存在约 9 岁的差距。日本是全球拥有最高预期寿命的国家，世界卫生组织报告 2019 年日本预期寿命为 84 岁，而其健康预期寿命仅为 74 岁。即使是在日本，人们也面临 10 年的失能生活（WHO，2020a）。

研究发现，尽管人们的寿命随着医疗科技的不断发展在不断增加，但人们的健康预期寿命仍有改进的空间。例如，在美国，尽管人们预期自己有 66 年左右的健康生活，但就健康预期寿命而言，这一数据在全世界范围内仅排在第 69 名。在中国，人们预期自己拥有 69 年左右的健康生活，在全世界范围内为第 42 名。表 14 - 1 展示了不同国家的预期寿命以及健康预期寿命（WHO，2020a）。无论是在发达国家还是发展中国家，人们的健康预期寿命都与预期寿命存在差距。由此可见，人们的健康预期寿命在未来仍有进步与提高的空间。

表 14-1 2019 年部分国家的预期寿命和健康预期寿命

国家	预期寿命（岁）	健康预期寿命（岁）
日本	84.26	74.09
挪威	82.62	71.36
新西兰	81.96	70.24
英国	81.4	70.13
秘鲁	79.9	69.5
美国	78.5	66.12
中国	77.43	68.53
阿根廷	76.58	67.13
墨西哥	76.01	65.76
马来西亚	74.72	65.66
越南	73.74	65.3
叙利亚	72.67	62.87
印度	70.79	60.33
苏丹	69.15	59.91
乌干达	66.69	58.21
巴基斯坦	65.61	56.87
海地	64.05	55.8
赞比亚	62.45	54.4
津巴布韦	60.68	53.07
莱索托	50.75	44.24

来源：WHO，2020a。

影响人们预期寿命以及健康预期寿命的因素有很多。其中，经济水平可能是一个重要因素。如上所述，预期寿命与健康预期寿命是截然不同的，较低的社会经济地位与两者更大的差距有关（Jagger et al.，2008）。另外，影响人们预期寿命以及健康预期寿命的疾病类型也有所不同。致死类疾病是影响人们预期寿命的主要因素，而影响人们健康预期寿命的因素往往与人们的健康状态有关。心血管疾病、肿瘤等非传染性疾病会逐渐增加人们的残疾生活年数（years lived with disability）（Salomon et al.，2012）。此外，健康行为或不良的生活方式，如久坐不运动等也会逐渐影响人们的身体健康水平及健康预期寿命（Lee et al.，2012）。预期寿命和健康预期寿命对于评估人们整体健康水平都有重要的作用，在未来寻求干预措施时均不容忽视。

健康心理学关注行为如何影响健康，健康心理学家可以通过研究健康、疾病或与疾病相关的行为模式来帮助人们提高健康水平，改善预期寿命以及健康预期寿命。例如，心血管疾病是全球人口主要死亡原因之一。然而，影响心血管疾病的很多因素，例如高血压、肥胖、生活方式不健康等（不运动、吸烟等），都可以通过行为改变或预防加以减少（Appelman et al.，2015；May et al.，2012）。又如，如何提高失能老人的生活质量和心理健康水平，也是健康心理学家可以关注的重要问题。目前，越来越多的健康心理学家在预防领域工作，专注于帮助人们改善健康行为来减少健康问题的出现。例如，一些心理学家已经开始探索使用以移动端为载体的干预模式来帮助吸烟者戒烟（例如Whittaker et al.，2016）。在未来，健康心理学家在健康促进、疾病治疗和康复等方面可以持续做出贡献。

二、缩小健康差距的挑战

健康差距（health disparity）指的是与社会、经济或环境等相关的健康差异或不平等，它可能与种族和民族、收入水平、受教育程度等相联系；但多种因素之间可能交织影响人们的健康差距，如不同种族和民族人群的健康差距常常与不同社会经济地位人群的健康差距交织在一起（Do et al.，2012）。理解和缩小这些健康差距是十分重要的，只有探究不同因素如何交织影响人们的健康差距、确定其根源并找到预防的方法，减小健康差距，人们方可享受更平等的健康结果。

从历史上看，许多健康指标都显示出不同种族和民族之间的差异。总体来看，少数群体的健康状况相对较差。例如，美国黑人家庭比白人家庭有更高的婴儿死亡率（Hogue & Hargraves，1993）。自1950年以来，非裔美国人出生时的预期寿命有所上升，但是仍显著低于欧裔美国人（Kochanek et al.，2017）。研究发现，西班牙裔美国人的心血管疾病风险偏高，BMI也普遍差于白人（Winkleby et al.，1999）。在中国，少数民族通常生活在边疆地区，人口规模较小。少数民族人群的自评健康状况较差，慢性病患病率等也显著高于汉族人群（Wang et al.，2020b）。

社会经济地位与人们的健康差距有着紧密的关系。在各种发病率和死亡率方面，低社会经济地位人群的健康状况比高社会经济地位人群差一些（Chen et al.，2006）。在美国，平均来说，一个20岁的低收入男性报告的健康状况与一个60岁的高收入男性相似（Case & Deaton，2003）。不仅如此，不同社会经济地位的群体在其他健康相关指标上也存在较大的差异。例如，世界卫生组织2022年公布的数据显示，在世界范围内，不同社会经济地位人群在生育率、孕产妇数量、新生儿数量以及儿童健康状况上都存在显著差异，社会经济地位较高的群体在这些指标上都展现出一定的优势（见图14-1）。

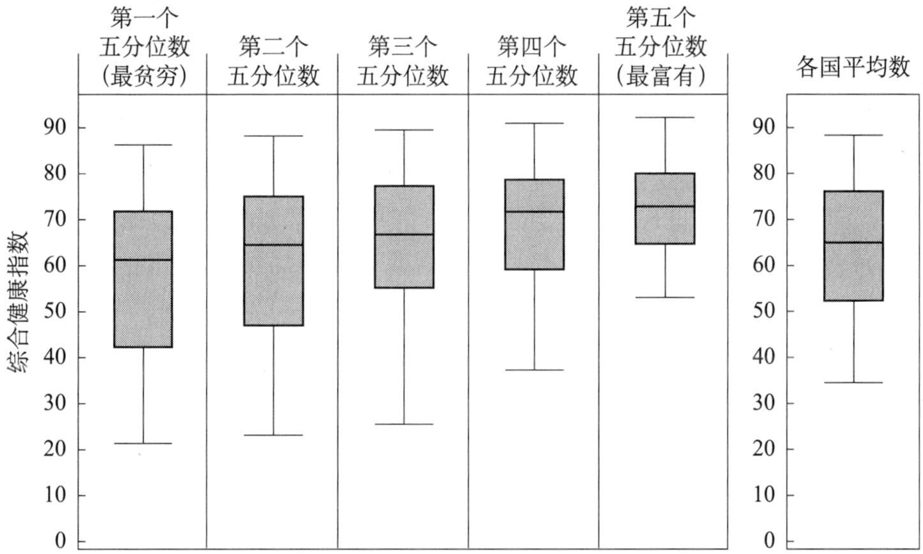

图 14-1　全球不同社会经济地位人群的生育率、孕产妇数量、新生儿数量
以及儿童健康方面的综合健康指数

来源：WHO，2022b。

另外，城乡居民间也存在类似的健康差距，尤其体现在特殊人群的健康状况上。例如，与农村儿童相比，城市儿童的整体健康状况更好、死亡率更低（Portner & Su，2018）。另外，美国农村地区的老年人罹患认知功能障碍（如痴呆）的风险也比城市老年人更高（Weden et al.，2018）。这些健康差距可能与医疗保健的可及性低、健康意识缺乏等因素息息相关（Ma et al.，2022）。然而，城市化进程对人们健康的影响犹如一把"双刃剑"。一些研究发现，生活在城市化程度高的社区的高收入者可能更容易罹患慢性疾病（如肥胖）或心血管疾病（Ford et al.，2017），而不健康的生活方式，如高脂饮食和身体活动减少等，可能是影响城市居民健康的重要因素（Miao & Wu，2016）。

不仅如此，不同受教育程度的人群之间也存在健康差距。研究发现，与受教育程度较低的同龄人相比，受教育程度较高的成年人更健康、寿命更长。这样的健康差距不仅很大，还在继续扩大（Zajacova & Lawrence，2018）。以美国为例，近年来美国人口的平均健康水平得到了提升，然而这些成果都主要归于受教育程度较高的群体（Masters et al.，2012），受教育程度较低的人群的健康状况却在不断恶化（Shiels et al.，2017）。在过去的几十年中，教育与人们的大部分健康结果，例如一般健康水平、慢性疾病风险、功能障碍和残疾状况等有很大的关系（Johnson-Lawrence et al.，2017；Mirowsky & Ross，2008；Seeman et al.，2010）。值得一提的是，受教育程度对人们健康差距的影响在不同性别以及种族的群体中都很明显，尤其是教育对女性的健康影响比男性更大（Ross et al.，2012）。那么，受教育程度是如何影响人们的健康水平的呢？健康行为无疑是其中一个重要的影响因素。受教育程度低的成年人有更多的不健康行为，如吸烟、不健康饮食、缺乏锻炼等（Lawrence，2017；Pampel et al.，2010）。

不同群体的健康差距也是健康心理学家关注的重要问题。在过去的几十年里，健康心理学家深入探索了导致健康差距的原因。例如，美国心理学会于 2012 年启动了一项健康差距项目，旨在增加对相关研究、公共教育以及干预措施的支持，改善人们的健康状况。在未来，健康心理学家也会持续关注这个重要问题，继续精准探索影响不同人群健康状况的核心因素，实施健康教育以及提供有效的干预措施，以缩小不同群体的健康差距。另外，健康心理学家也将从宏观层面助力政策和干预措施的改革以减少健康不平等，并通过在社会环境层面进行干预，改变人们的终身教育轨迹以缩小相应的健康差距（Zajacova & Lawrence，2018）。

三、医疗卫生事业面临的挑战

（一）控制医疗卫生费用

全球的健康与医疗卫生事业面临巨大的挑战。美国《健康公民 2030》战略提出了一系列目标，包括缩小健康差距、实现健康公平、避免可预防性疾病以及推动人在生命所有阶段的健康素养和健康行为。在实现这些目标之前，人们还有很长的路要走。例如，随着人口老龄化的加剧，慢性疾病等老年人常见疾病越来越普遍，增加人们的健康生活年限也成为一项艰巨的任务。

全球人口正在步入老龄化阶段。在过去的 20 年中，世界 65 岁以上的人口比例不断增加。2020 年，全球估计有 7.28 亿 65 岁以上的人口（见图 14 - 2）。在中国，2000 年仅有 10% 的中国人口年龄在 60 岁以上；到 2010 年，超过 13% 的中国人口年龄达到或超过60 岁；而到 2020 年，60 岁以上人口的比例已达到总人口的 18.7%（见图 14 - 3）。随着人口老龄化和预期寿命的增加，识别和改变那些增加中老年慢性病发病率的因素变得更为重要（Siegler et al.，2012）。

世界卫生组织于 1990 年提出了实现**健康老龄化**（healthy aging）的建设目标。健康老龄化指的是"发展和维持老年健康生活所需的功能和功能发挥的过程"。随着未来几十年人口老龄化的继续加剧，健康心理学在帮助老年人保持和提高健康水平、应对疾病困扰方面将发挥更重要的作用。例如，老年人慢性病患病率较高，然而很多慢性病可通过预防得到有效控制。健康心理学家在疾病预防方面取得了巨大的进步。例如，研究者已经开始探索通过信念和态度干预帮助老年人提高健康生活意识（Klusmann et al.，2021）。除了身体健康，老年人的心理健康也不容忽视。一些心理健康指标（如生活满意度）和老年人的健康结果、死亡风险等有着独特的联系（VanderWeele，2017）。健康心理学家已经开始将提升心理健康作为改善老年人健康问题的一种方法，例如为老年人量身定制基于网络的正念冥想干预，帮助他们提高心理健康水平、复原力以及增加社会联系（Hudson et al.，2020）。另外，将老年医学和心理学相结合，还有助于推动相关医疗保健政策的出台。

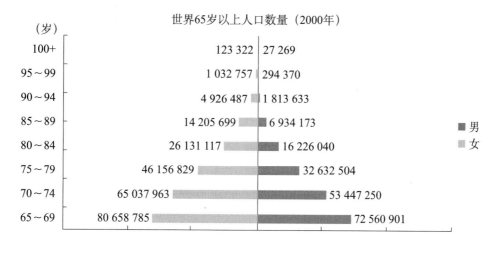

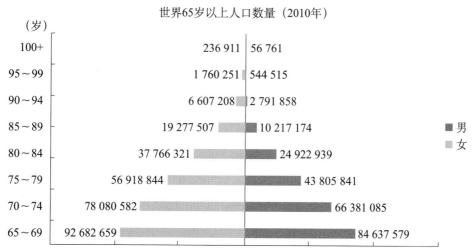

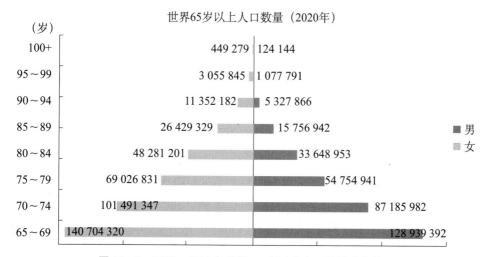

图 14 - 2 2000—2020 年世界 65 岁以上人口数量变化情况

来源：United Nations，2022。

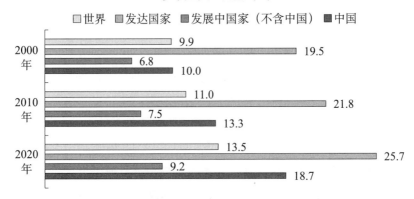

图 14 - 3　2000—2020 年 60 岁以上人口比重情况

来源：刘厚莲，2021；United Nations，2022。

世界范围内的卫生保健费用自 20 世纪中期以来急剧上升。1960 年，美国医疗保健费用仅占 GDP 的 5.1%；而到了 2017 年，美国医疗保健费用已占 GDP 的约 17.9%（Centers for Medicare and Medicaid Services［CMS］，2017）。在中国，医疗保健等卫生总费用也呈现出逐年增长的趋势，2021 年我国全国卫生总费用已超过 75 000 亿元（见图 14 - 4）。

2021年全国卫生总费用75 593.6（亿元）

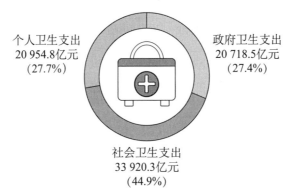

图 14 - 4　2021 年全国卫生总费用及其组成

来源：国家卫生健康委员会，2022。

医疗费用增加的原因有很多。老年人是医疗保健最大的消费者，与中老年人相关的疾病费用也逐年增加。例如，2017 年美国诊出的糖尿病总成本超过 3 200 亿美元。从 2012 年到 2017 年，糖尿病的医疗成本增加了 26% 左右（American Diabetes Association，2018）。另外，一项针对我国 10 000 多名中老年人进行的调查发现，2021 年 45 岁以上的中老年人慢性病患病率达 80.70%；同时，超过半数（57.34%）的中老年人为多种慢性病共病患者（范潇茹 等，2022）。中老年人的慢性病患病率和患病数量与更高的医疗总费用及自付费用相关，这揭示了该人群患病对医疗费用支出的巨大影响（Zhao et al.，2021）。

随着老龄化的加剧与慢性病患病人数的增加，相应的医疗支出以及医疗系统的负担可能会逐年增加。由此可见，老龄化对医疗系统卫生服务资源以及卫生费用的影响不容忽视。发展初级保健可能是解决这一问题的可行方案，我国未来也将会持续关注改善以及合理利用医疗服务与资源等。关注特殊人群的健康，采取围绕初级保健层面的应对措施，结合健康心理学助力我国未来的医疗体系改革、缓解医疗经济负担将是一个持续的挑战。

（二）助力医疗改革所带来的挑战

世界卫生组织将**初级卫生保健**（primary health care，PHC）定义为一种全社会参与卫生事业的方法，其内容涵盖健康促进、预防保健、身心康复和疾病治疗四个方面。二级和三级保健模式指的是人们经过初级卫生保健服务机构转诊去医院和门诊专家诊所，以接受更加专业的卫生保健服务。越来越多的证据表明了从三级保健模式向初级保健模式过渡或转型的重要性，在初级保健系统不发达或不完善的国家，对二级或三级保健的过度依赖也会导致国家医疗保健费用高昂（Starfield et al.，2005）。

建立完善的初级保健服务系统是重要且必要的。例如针对全球老龄化的日益加剧，由慢性病增加产生的医疗费用负担越来越大，相关研究认为为该群体提供初级保健服务是适宜且可行的方案，因为它可以为慢性病患者提供更好的连续性护理，最终减少该群体住院和急诊室就诊的频率以及总体医疗成本（Barnett et al.，2012）。

与此同时，健康心理学家也可能更多地作为医疗卫生服务者发挥越来越重要的作用。一方面，越来越多的研究呼吁将心理学与综合初级保健相结合（Runyan，2011）。例如，美国一些州开始邀请心理学工作者或社会工作者担任行为健康顾问。经过培训后的健康顾问们不仅可以帮助解决各类疾病患者的心理健康问题，也可以解决他们的身体健康问题，包括提供用药情况的监督、锻炼或戒烟等健康行为的咨询等。在医学院和健康中心工作的心理学工作者的数量逐年增加，这一趋势也将会在未来的一段时间内持续（Clay，2016）。

另一方面，健康心理学家可以应用认知和行为干预技术帮助患者提高治疗和康复的质量。例如，帮助患者减少对就医流程的焦虑、帮助慢性病患者建立支持小组以及帮助患者改变不良的健康习惯等，这样的心理干预也可以在实际意义上节省医疗成本。例如，当患者面临住院治疗或者即将进行的手术时，患者可能会产生过度焦虑等情绪。适当的心理干预（例如引导患者做一些放松练习、转移注意力等）可以减少患者住院时间和缓解疼痛药物的使用量，并有助于减少或防止患者的过激行为（Gorin et al.，2012）。同时，相应的心理社会干预也可以助力医患关系的改善以及医护人员的心理健康。例如，运用行为干预技能帮助改善患者和医护人员的沟通质量，可提高患者对治疗意见的接纳以及对护理的满意度（Salmon et al.，2007）。中国在 2009 年的医疗改革为初级卫生保健系统的建立奠定了基础，由医生、护士和其他卫生工作者组成的初级卫生保健团队已经初步建立起来。然而，目前阶段我们仍面临一些新的挑战。例如，初级卫生保健专业人员岗位流动性大、职业倦怠程度高，且心理健康问题日益突出（Li et al.，2017a）。一些研究发现，含有正念元素的心理干预对减少医护人员情绪衰竭等倦怠症状、提高他们的工作投入和幸福感，以及改善患者护理质量都有一定的持续性效果（Tement et al.，

2021）。在医疗改革进行时以及新冠疫情期间，医护人员本身以及卫生保健系统的有效运行都面临挑战，未来健康心理学在助力医疗改革中的角色不可替代。

四、应激和应激管理方面的挑战

应激或压力对人们生活、工作和健康的影响在过去的二十年间呈现不断加重的趋势。在美国，排名前六位的死因包括癌症、冠心病、意外伤害、呼吸系统疾病、肝硬化和自杀，而应激正是这些死因的主要影响因素之一。美国疾病控制与预防中心统计发现，应激相关疾病占到了 75% 的求医问诊数量，包括但不限于头痛、背痛、心脏问题、肠胃不适、胃溃疡、睡眠问题、疲劳和意外事故等（Salleh，2008）。而美国每年由工作压力导致的医疗成本则高达 1 900 亿美元（Goh et al.，2015）。

与之对应，应激及应激管理研究得到了前所未有的重视和关注，应激领域的研究取得了诸多实质性的进展且方兴未艾。一直以来，应激都是健康心理学的重要研究课题，当前有关应激的神经-生理-心理-行为机制及负面影响已得到充分的研究和论述，人们对应激和健康之间关系的认识正逐渐加深。大量研究表明，无论是早期逆境、日常应激还是创伤性应激、急性应激或慢性应激，均会对身体功能造成不利影响，进而增加罹患各类身心疾病的可能性。因此，理解应激的神经生物学和心理机制，在此基础上将研究结果充分运用到实践中，发展各种有效的量身定制的应激管理与干预技术和手段，已成为当前迫在眉睫的任务。

近年来对应激和炎症之间关系的研究，反映了应激领域的最新进展。研究者发现，急性和慢性应激都会对个体炎症反应产生影响。一项基于 34 个研究的元分析发现，实验室情境中应激下的炎症反应主要表现为外周血样本中促炎症因子（IL-6、IL-10 和 TNF-α）浓度显著增加（Marsland et al.，2017）。另一项基于 33 个研究的元分析对急性应激反应中的唾液炎症标志物进行分析后发现，IL-6、IL-10、TNF-α 和干扰素-γ（INF-γ）等促炎症因子的浓度均显著增加（Szabo et al.，2020）。同时，在慢性应激下个体更容易出现轻度炎症，与没有轻度炎症的个体相比，其血浆样本中 IL-6、TNF-α 和 C 反应蛋白的浓度均更高（Rohleder，2019）。另外，促炎症因子是重度抑郁常见的生物标志物（Nobis et al.，2020），它们还会损害个体的身体健康，增加罹患各种慢性疾病（如癌症、糖尿病和肥胖、动脉粥样硬化和阿尔茨海默病）的风险（Couzin-Frankel et al.，2010）。

不仅如此，有关环境和职业应激等方面的研究也取得了进展。研究发现，一些重要的职业特征（如低控制、高要求、低社会支持等）与应激和健康紧密相关。基于此，心理学家开发了有益于减少职场工作应激的方法和技术，并取得了较好的效果。近年来，研究者发现在面对同样的应激源时并非所有的人都出现相似的不利影响，应激对个体的影响具有突出的个体差异。环境敏感性理论指出，基因/特质与环境互动的个体差异会影响个体对环境的敏感性，进而导致个体在相同环境中出现不同的发展结果（Pluess，2015）。一些个体在面对环境刺激时更具敏感性，表现出"玻璃心"，而另一些个体则敏感性明显不高，看起来更"神经大条"。近年来的研究发现，"兰花型"儿童的环境敏感性高，其在积极环境中发展更好，而在消极环境中发展更差；"郁金香型"儿童的环境敏感性一般；而"蒲公英型"儿童的环境敏感性低，环境好坏对其发展影响也相对有限（Lionetti et al.，2018；Belsky et al.，2022）。因此，早期识别"敏感"个体，对提升和改善应激管理和干预技术及效果以及促进精准干预都具有非常重要的意义。

健康心理学家在应激及应激管理方面的工作应重点关注以下方面：第一，将神经生物学方面的重要研究发现运用到干预实践中。近年来，关于应激对大脑功能结构、肾上腺素、交感神经系统和免疫系统影响的研究取得了重要进展，这些研究发现提供了应激对健康的不利影响的机制和路径，从而为后续的干预研究奠定了坚实的基础。第二，识别对应激及应激相关障碍具有高敏感性的个体，揭示不同个体在应激敏感性上的差异，并基于此开展量身定制、个性化的应激管理和干预，优化应激管理和干预技术和手段，实现差异化的精准干预。第三，建立基于社会支持的线上线下及自助型团体干预。应激领域研究最重要的发现之一是深刻揭示了社会支持对应激缓解和管理的重要作用，社会支持对与应激有关的神经生理和心理反应均能起到很好的保护作用。因此，如何在一些脆弱人群（如孩子、老人、离异者等）和高职场压力人群中建立社会支持系统，指导人们使用身边的社会支持并给他人提供支持，这是应激预防性干预中非常重要的问题。此外，现实生活中和在线的自助团体也可以为高应激的个体提供社会支持，为一些特定人群面临的特定疾病和问题提供相互间的支持以及可利用的资源，如为罹患癌症、酗酒、肥胖、离异的人群提供支持和帮助等。而基于电子健康（eHealth）的应激管理和社会支持自助 App 的出现，亦为应激管理和干预打开了一扇新的大门，展现了该领域未来的发展趋势。

第二节　健康心理学的未来展望

在世界范围内，健康均是当前以及未来一段时间备受关注的重要问题。尽管过去几十年间世界各国均在以不同的方式宣传各类健康相关信息，有关吸烟、酗酒、不健康饮食、缺乏锻炼等不健康生活方式的危害已广为人知，人们的健康生活习惯正在逐步建立和改善，但健康知识转化为行动的过程并不简单，其内在作用机制和效果提升也待进一步深入探讨。而新冠疫情的全球蔓延也在不断地提醒我们，在未来相当长一段时间内，与突发公共卫生事件相关的心理行为因素（如新冠疫情流行下的疫苗接种犹豫、戴口罩等预防性健康行为的采用和对于社会隔离的态度等）在全球范围内均是需要高度重视的问题。

同时，与几十年前相比，当前的健康趋势和医疗实践也呈现出不断变化的态势。例如，人口老龄化导致疾病负担增加，与社会快速发展相关的高应激水平导致心脑血管疾病、癌症、糖尿病、呼吸道感染以及肠胃不适等各类疾病的发病率日益上升；等等。以上变化为健康心理学提供了前所未有的发展前景和空间，也要求健康心理学不断地做出调整和改变以满足健康促进和卫生保健的需要。例如，一些有预见性的健康心理学家正在深入探索为什么人们明知自己对某些疾病易感或处于高危状态却仍然不采取必要的预防或监控举措，并从心理学与医学等多学科融合的视角探讨有助于促进健康、预防和治疗疾病的方法和技术。

一、因应未来健康目标而不断调整的健康心理学

制定未来十年的全民健康目标是国家健康战略的体现，有助于国家健康水平的整体提升，对国家层面的健康促进和疾病预防具有重要的意义。为此，世界各国纷纷制定本国的未来健康行动计划，比如我国的《健康中国行动（2019—2030 年）》、美国的《健康公民 2030》等。这些健康行动计划均列出了国家层面的健康指标及健康目标，如表 14-2 所示。例如，《健康中国行动（2019—2030 年）》中的总体目标提到"到 2030 年，全民健康素养水平大幅提升，健康生活方式基本普及，居民主要健康影响因素得到有效控制，因重大慢性病导致的过早死亡率明显降低，人均健康预期寿命得到较大提高，居民主要健康指标水平进入高收入国家行列，健康公平基本实现"。而《健康中国行动（2019—2030 年）》中的具体指标则包括身心健康素养的提升、健康饮食、控烟酒、体育锻炼和心理健康促进等。很显然，这些总体目标和大多数指标与健康心理学有着紧密的关系，健康心理学家在其中大有作为。

表 14-2　《健康中国行动（2019—2030 年）》中的主要指标（部分）

主要行动及预期性指标	2030 年目标值
健康知识普及行动	
居民健康素养水平（%）	⩾30
中医医院设置治未病科室比例（%）	100
合理膳食行动	
成人肥胖增长率（%）	持续减缓
居民营养健康知识知晓率（%）	比 2022 年提高 10%
孕妇贫血率（%）	＜10
人均每日食盐摄入量（g）	⩽5
成人人均每日食用油摄入量（g）	25～30
人均每日添加糖摄入量（g）	⩽25
蔬菜和水果每日摄入量（g）	⩾500
每日摄入食物种类（种）	⩾12
成年人维持健康体重	18.5⩽BMI＜24
每万人营养指导员（名）	1
全民健身行动	
城乡居民达到《国民体质测定标准》合格以上的人数比例（%）	⩾92.17
经常参加体育锻炼人数比例（%）	⩾40
城市慢跑步行道绿道的人均长度（m/万人）	持续提升
每千人拥有社会体育指导员（人）	2.3
农村行政村体育设施覆盖率（%）	100
控烟行动	
15 岁以上人群吸烟率（%）	＜20
全面无烟法规保护的人口比例（%）	⩾80

续表

主要行动及预期性指标	2030 年目标值
心理健康促进行动	
居民心理健康素养水平（%）	30
失眠现患率（%）	上升趋势减缓
焦虑障碍患病率（%）	上升趋势减缓
抑郁症患病率（%）	上升趋势减缓
精神科执业（助理）医师（名/10 万人）	4.5
健康环境促进行动	
居民饮用水水质达标情况	持续改善
居民环境与健康素养水平（%）	≥25
妇幼健康促进行动	
婴儿死亡率（‰）	≤5
5 岁以下儿童死亡率（‰）	≤6
孕产妇死亡率（1/10 万）	≤12
产前筛查率（%）	≥80
新生儿遗传代谢性疾病筛查率（%）	≥98
新生儿听力筛查率（%）	≥90
农村适龄妇女宫颈癌和乳腺癌筛查覆盖率（%）	≥90
中小学健康促进行动	
国家学生体质健康标准达标优良率（%）	≥60
符合要求的中小学体育与健康课程开课率（%）	100
中小学生每天校内体育活动时间（小时）	≥1
学校眼保健操普及率（%）	100
配备专兼职心理健康工作人员的中小学校比例（%）	90
老年健康促进行动	
65～74 岁老年人失能发生率（%）	有所下降
65 岁及以上人群老年期痴呆患病率（%）	增速下降
二级以上综合性医院设老年医学科比例（%）	≥90
养老机构以不同形式为入住老年人提供医疗卫生服务比例（%）	持续改善

来源：健康中国行动推进委员会，2019。

　　首先，在健康促进和行为改变（如戒烟、锻炼、健康饮食等）上，健康心理学家可以充分发挥已被大量研究证实的心理社会因素在健康行为形成机制和预防干预中的重要作用，将已被证明有效的健康心理学理论（如计划行为理论、社会认知理论等）运用到预防和干预模式中。例如，戒烟干预绝不仅仅只是告知吸烟会带来长短期危害等健康知识，还包括态度、动机、信念、价值观、自我效能、社会支持以及更大的心理社会环境在其中所起的重要作用。众所周知，理论指导下的预防和干预实践的效果更有保障，并且预防和干预模式的推广性更强（林丹华 等，2005）。因此，健康心理学家应不断推进理论指导下的干预实践研究，并在此基础上进一步发展和完善健康心理学理论，将理论指导下的循证实践（evidence-based practice）更多运用到卫生保健系统中，为临床医疗工作者所使用，使有效的预防和干预实践更全面地发挥其功效，化证据为实践运用，以满足国家和民众对健康和健康实践不断增长的需求。

其次，在帮助患者及其家属有效应对和管理慢性疾病方面，健康心理学大有作为。例如，在心脏病、糖尿病、癌症或艾滋病等疾病的管理和治疗中，健康心理学的介入有助于提升患者对治疗的依从性、改善患者及其家属的情绪并提升心理健康水平，进而提高患者的生活质量和治疗预后。目前，大量的医疗实践将心理护理纳入其中，心理社会干预已被应用于更广泛的疾病护理（如类风湿性关节炎、糖尿病和肠应激综合征等）并收到了非常好的效果（National Institute for Health and Care Excellence ［NICE］，2004）。

再次，在卫生保健体系的改善上，健康心理学亦能发挥重要的作用。健康心理学需应用其理论、研究和循证实践提高卫生保健体系的有效性，使卫生保健体系更全面和完善，健康心理学家需要在不断改变的健康及健康需求中积极思考并努力投身于卫生保健系统的改善。例如，在增加宫颈癌等癌症的早期筛查中，健康心理学可以做些什么？如何改善卫生保健体系以更好地预防和应对传染性疾病的暴发？在疫苗接种等重要问题上，健康心理学可以发挥怎样的作用？面对以上的挑战和不断更新的需求，健康心理学必须有所作为。

最后，健康心理学需要采用最新的技术和手段以更好地助力国家健康战略目标的实现。例如，我们可以将**助推**（nudge）技术运用于健康领域。助推是指以非强制的可预期方式改变人们的动机、选择或行为。助推不同于强制命令，它给予人们自由选择的机会，温和地引导人们做出有利决策。助推这一概念由行为经济学家塞勒（Richard Thaler）于 2008 年提出。过去十几年，助推技术已被各国政府和各级机构用来解决包括健康、贫困、环保等在内的公共难题，因其低成本、高效益的特点，收到了较好的效果（Ledderer et al.，2020）。助推对人们健康行为的影响可分为增加健康行为和减少不健康行为。在增加健康行为方面，助推技术可以增加或改善健康饮食、疫苗接种、器官捐赠以及新冠疫情期间的健康行为等（Smith et al.，2022）。在减少不健康行为方面，助推技术被发现可以减少吸烟、暴饮暴食、患者不遵医嘱的行为等（Vlaev et al.，2016）。根据 MINDSPACE 策略框架，助推对健康行为的影响机制包括信息支持（Messenger）、激励（Incentives）、规范参照（Norms）、默认选项（Defaults）、显著性（Salience）、启动（Priming）、情感（Affect）、承诺（Commitments）与自我形象（Ego）九种方式（Smith et al.，2022）。未来可更多地研究和推进助推技术在人们健康选择和健康行为中发挥的重要作用。

二、充分凸显健康领域预防工作的重要性

在控制医疗成本的同时改善医疗保健服务是全世界医疗卫生事业的重要需求之一。健康心理学的基本理念之一是"医未病"，即认为预防和健康促进是最有效的成本控制战略，应当是医疗保健服务的重要组成部分。越来越多的证据表明，以健康心理学为基础的预防性干预能够以较低的成本减少疾病带来的健康损失，还可以提升人们的生活质量，促进人类的全面发展和繁荣（Fernandez et al.，2019）。其中第一种是传统的"防患于未然"，着重帮助高风险人群避免某些特定的疾病。例如，促进健康性行为的干预可以降低流动人口艾滋病的感染率（Maartens et al.，2014），一些口腔卫生教育可以显著降低龋

齿、牙周病等的发生率（Jih et al.，2016）。此类预防性干预尤其着重于对传染病、慢性病的防护，罹患这类疾病不仅会给人们的生活带来痛苦和不便，也会给医疗保健系统带来沉重的负担。第二种则是关注促进健康行为的预防性干预。这种干预注重帮助人们保持健康，了解健康相关知识，主动选择健康生活方式，并有能力做出健康的选择。例如，我们可以采用行为干预减少酒精和香烟使用，促进人们参与锻炼活动，建立减少职业倦怠的工作环境，营造良好婚姻家庭关系，等等（Head et al.，2013）。许多健康心理学家强调提升人们对自己健康负责的意识的重要性，以及家庭、社区、工作场所在健康促进过程中所扮演的重要角色（Kivimäki & Kawachi，2015）。未来可以将医院以外的场所纳入促进健康的重要场所，成为国家医疗保健体系中相互关联的服务网络的一部分。

美国《健康公民 2030》战略规划将增加健康行为与知识列为主要目标之一，同时为增加体育活动设置了多个方向的具体目标。在我国，《"健康中国 2030"规划纲要》呼吁目前的卫生体系从以疾病为中心的模式向以健康为中心的模式转变。例如，《健康中国行动（2019—2030 年）》中提到 2030 年我国居民中具备健康素养的人应达到 30% 以上，具备心理健康素养的比例应达到 30%。健康素养是个人获取和理解基本健康信息和服务，并运用这些信息和服务做出正确决策以维护和促进自身健康的能力，拥有健康素养对个体的健康促进和疾病预防都具有非常重要的作用。

当前，已有一些研究开始探索健康促进和疾病预防的可行性和有效性。随着数字化时代的到来，越来越多的研究开始关注基于移动端或网络的预防性干预方式（Head et al.，2013）。例如，为年轻吸烟者设计基于手机短信的个性化定制干预，为他们提供戒烟建议，帮助他们分散注意力，这样的干预方式可以提高吸烟者 6 个月以后的戒烟率（Rodgers et al.，2005）。再如，针对城市中久坐的上班族，以网络平台的方式开展预防性干预可以有效减少他们工作日的久坐时长，并提高锻炼时长（Blake et al.，2019）。未来，健康心理学可通过循证的方式探索和评估各种健康促进和干预措施的有效性，尤其是一些新型预防性干预方式的有效性，例如通过移动健康（mHealth）或大数据的方式进行干预，并在此过程中不断提高健康促进和疾病预防的效果。

健康心理学与生活

心理健康素养相关知识

提升**心理健康素养**（mental health literacy，MHL）是提高全民心理健康水平最根本、最经济、最有效的措施之一（明志军，陈祉妍，2020）。那么，什么是心理健康素养呢？

最初，心理健康素养是指"帮助人们识别、处理及预防心理疾病的相关知识和观念"；后来随着大量研究的开展，其内涵逐步扩展到自助和帮助技能（Jorm et al.，1997；Jorm，2012）、降低病耻感、提升求助效能（Kutcher et al.，2015），以及侧重于心理健康促进的积极心理健康素养等（Spiker & Hammer，2019）。心理健康素养为每一个人理解影响自身心理健康状况的因素提供了有效的结构框架（O'Connor et al.，2014）。高水平的心理健康素养有利于及早识别心理疾病，获取及时有效的支持和治疗，减少病耻感，从而达到改善心理健康的目的（Jorm，2012），并能提升个人和公众有效管理心理健康的能力（Kusan，2013）。

以下是国家卫健委提出的《心理健康素养十条》的主要内容：

1. 心理健康是健康的重要组成部分，身心健康密切关联、相互影响。
2. 适量运动有益于情绪健康，可预防、缓解焦虑抑郁。
3. 出现心理问题积极求助，是负责任、有智慧的表现。
4. 睡不好，别忽视，可能是心身健康问题。
5. 抑郁焦虑可有效防治，需及早评估，积极治疗。
6. 服用精神类药物需遵医嘱，不滥用，不自行减停。
7. 儿童心理发展有规律，要多了解，多尊重，科学引导。
8. 预防老年痴呆，要多运动，多用脑，多接触社会。
9. 要理解和关怀精神心理疾病患者，不歧视，不排斥。
10. 用科学的方法缓解压力，不逃避，不消极。

三、移动健康在健康心理学领域的运用

移动健康（mobile Health，mHealth），也被称为移动医疗，是电子健康（eHealth）的一个组成部分。世界卫生组织将移动健康定义为"利用手机、患者监护设备、个人数码助理（PDAs）和其他无线设备等移动装置开展医疗或健康实践，或为患者提供个性化、实时性的管理"（WHO，2017）。移动健康作为对传统健康领域手段的补充，在有效解决健康和医疗资源需求量高、现实资源短缺、分布不均等问题上，拥有其独特的优势。

移动健康与常规的线下医疗有着显著的不同，它主要基于网络与移动端为消费者提供医疗和健康服务，因此可不受时间与空间的限制，更加便捷、高效地整合医疗和健康资源。除此之外，随着经济水平的发展和互联网技术的不断更新与进步，移动健康的其他优势也愈发凸显，包括成本低、效率高，随时随地可以获得交互性、个性化的服务等。这些特点极大地满足了患者的需求，进一步促进了移动健康的发展。

随着全球信息化进程的日益加快，互联网与医疗健康领域深度跨界融合，极大地推动了移动健康的发展。手机短信、语音通话、手机App、小程序等都可以成为移动健康的媒介。除了提供疾病的诊断及救治，移动健康干预已被逐步应用到慢性病疾病监测、管理以及健康行为的培养中，有效地促进了医疗模式从以治病为中心向给予患者全方位健康服务转变。移动健康也已经成为一个比较热门的研究主题，涉及医学、健康学、心理学、社会学等多个学科的交叉。图 14-5 为 2012—2021 年移动健康领域发表的学术文章情况。

移动健康最初更多被用于心血管疾病、癌症、内分泌疾病、肥胖等非传染性慢性疾病的干预。由于慢性病患者数量众多、病程较长、治愈率较低、需要长期接受医疗管理，移动健康在这一领域可以更好地发挥其优势。研究发现，糖尿病患者接受短信、基于云平台的交互式语音互动、自动化电子邮件等方式的移动健康干预后，其血糖能得到有效控制；高血压患者可以通过短信、语音邮件和医生即时反馈有效地控制血压；超重或肥

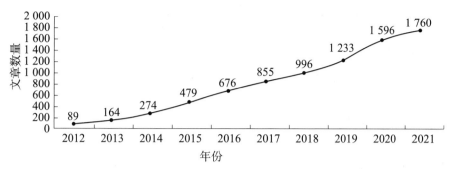

图 14 - 5　在 Web of Science 中检索"mHealth"的结果

胖的成年人也可以通过移动健康服务在短期内达成体重下降的目标（Head et al.，2013；Coorey et al.，2018；Marcolino et al.，2018）。

　　之后，移动健康医疗技术被进一步运用于传染性疾病或术后、产后等特殊时期状态的干预治疗。研究者可以运用短信来提醒、教育、激励患者遵守医嘱开展预防或治疗，可以运用手机传感器开展即时、远程的诊断，还可以运用语音邮件、视频、疾病管理呼叫、基于云平台的交互式语音互动、自动化电子邮件等多种方式开展医疗服务工作。这些方法在疾病症状缓解、化疗相关症状监测、用药依从性提升、急救转诊、心肺复苏指导等众多健康和疾病领域，都取得了一定的效果。同时，目前大量的移动健康 App 被运用在健康、饮食、营养以及生活方式优化等方面，这些 App 和基于小程序的移动健康项目可以通过 GPS 定位、摄像头记录等方式，监测、指导和鼓励用户有效减少健康危险行为（如吸烟或饮酒），形成科学运动的习惯，有效达成既定目标，促进健康生活方式的形成。

　　近几年，研究者开展了许多关于移动健康改善心理健康效果的研究。一项元分析发现，智能手机 App 是一种很有应用前景的自我管理工具，在改善成年癌症幸存者的疼痛、心理困扰、疲劳或失眠方面具有显著效果（Coorey et al.，2018；Silva et al.，2019）。

　　当前，正念疗法与移动健康的结合受到了广泛的关注与应用。研究者采用正念干预中最常见的正念呼吸、身体扫描、正念饮食、正念行走、正念自我关怀等技术，以手机短信、App、小程序、网站、电子邮件等作为媒介来开展干预工作。干预方式非常多样，包括为参与者提供正念音频、视频、图片、文本信息，为参与者提供交流平台、评估测试，有些项目还配备线上或线下的个体、团体专业指导，致力于提升特定疾病患者和普通大众的心理和身体健康水平。研究结果也发现，接受科学的正念移动健康干预的参与者在应激管理、专注力、自我同情、疼痛管理及疾病康复等多个领域，均取得了一系列显著的效果（Santesteban-Echarri et al.，2018；Sun et al.，2022b）。

　　移动健康相关应用在健康服务干预中具有显著的优势和效果。相比传统医疗模式，移动健康能够提供更为个性化、智能化、即时化的大规模的医疗服务，其干预效果也得到了许多研究的验证。近年来，智能手环、智能眼镜、智能跑步鞋、便携血压计等智能可穿戴设备得到了非常广泛的使用，技术水平也不断提升，已逐渐实现数据交互及云端交互，可以为用户提供健康监护及安全防护等全方位的服务。伴随着"互联网＋"时代的到来，移动健康作为互联网与医疗服务的结合型创新产业，获得了公众越来越高的认可度，在提高公众健康、自我健康管理方面具有巨大的潜力。

然而，当前移动健康的发展也有其局限性。例如在技术方面，健康信息理解偏差、程序安全性不受信任等因素会影响用户体验，数据报告不足、大量数据审查、干预反馈时间过长等原因也会降低用户的黏度和依从性。移动健康推广的过程中也遇到了产品技术众多但趋同、程序不兼容等问题。此外，关于移动健康干预有效性的研究也相对滞后，需要挖掘更多的理论依据。很多基于移动健康的干预都缺乏明确的理论指导，干预的方式也相对多元和整合，目前有线上多种形式多种功能相结合的干预，如同时提供听录音、看视频、做反思练习、论坛交流等服务；也有线上与线下相结合的干预，如在线上开展教育、互动或提醒服务而在线下提供干预或治疗等。究竟哪一种方式更为有效，怎样结合可以达到最大的效用，哪个部分的干预产生的效果最大，仍需更加精准的研究来探索。

▶ 学术前沿

新冠疫情隔离期间压力大？移动健康来帮忙！

2020 年春天，因为新冠疫情的暴发，中国各大高校的大学生都没办法回到学校正常开展线下的学习。不能随心出门，不适应线上教学模式，见不到想念的朋友，论文进度受影响，跟父母长期共处一室关系越来越紧张……诸多的压力让居家或在校隔离学习的很多大学生出现了焦虑和抑郁的症状。那么，怎样在隔离背景下帮助他们有效缓解压力呢？

移动健康在这种背景下就可以发挥它的优势了！北京师范大学和布朗大学的研究者尝试了两种方式来缓解这些处于隔离状态的大学生的压力（Sun et al.，2022b）。

针对其中一半的参与者，研究者借助一个微信小程序，让参与者通过视频学习正念练习的基础知识，指导这些参与者每天跟着专家录制的音频做正念练习，主要内容包括了解正念、促进身心觉察与联结、识别自动思维模式，以及参与身体扫描、慈悲冥想。此外，每周组织一次 1 小时的 ZOOM 会议，请专家为大家答疑解惑，鼓励参与者在疫情背景下应用正念应对各类挑战。

针对另一半参与者，研究者则建了微信群，鼓励大家遇到困惑时在群里相互交流，从同龄人那里获得信息、情感、方法上的支持。每周也有 1 小时的 ZOOM 视频会议，更直接地分享经验，彼此支持陪伴。

就这样持续 4 周之后，参与者的心理健康状态会不会发生变化呢？

结果让人非常欣慰。通过参与活动，这两组参与者的焦虑和抑郁症状都有明显的减轻，并且采用正念方法的那一组改善得更加明显，参与活动的积极性和感受到的获益程度也更高一些。

因此，如果你想要改善自己的情绪状态，给自己减减压，但囿于条件又无法参加面对面的活动，那么去参加那些科学设计的线上正念训练营也是一个不错的选择。就算你没办法坚持每天练习，通过手机跟朋友倾诉谈心，主动寻求一些支持和经验，也是有所助益的。

未来，研究者和临床工作人员需要共同努力，设计出更加匹配参与者的健康水平、功能-技术-数据多方面整合、自助活动和人工支持与指导相整合的精准干预项目。基于大数据健康相关行为的研究也需要突破行业、部门、机构间的壁垒，整合干预功能、技术、数据等多领域，提高信息安全度，加大产品的开发力度等，以促进移动健康在健康服务领域的高效利用，为患者和健康人群提供更为快捷、省时、智能化的全方位医疗和健康促进服务。

◤ 实践与应用

为了说服你改变自己的行为，App 设计者会采用哪些策略？

为了帮助用户更好地改善自己的生活行为方式，拥有更加健康的身心状态，基于 App 开展的移动健康干预会根据心理学的理论，采用一系列的策略来达成目标。

在主要任务设计方面，App 设计者会根据用户参与个性化评估的结果定制适合的应用内容；支持个性化头像甚至为用户定制动画头像，允许用户根据自己的喜好收藏列表、设置背景音乐或应用主题；运用 AI 聊天机器人邀请用户做相关的记录；提供练习后的评估量表并用可视化的形式帮助用户看到自己的变化；用植物的生长来同步呈现用户的进步；为用户寻找特定的功能，提供便利的登录或搜索条件；等等。

在对话支持方面，App 设计者会提供个性化的信息来提醒用户完成练习目标；结合用户的情况提供个性化的练习建议；在完成特定数量的任务之后会给出表扬或赞赏性的文字反馈，或发放电子徽章之类的奖励；采用简洁美观的对话页面，并为用户提供与专家或其他用户互动的机会；等等。

在社会支持方面，App 设计者会提供学习社区功能，让用户有机会分享困扰或进步；呈现参与特定的专题课程的数目和被点赞的数目；为有共同目标或喜好的用户提供群组聊天；引入排行榜等荣誉和竞争机制等；等等。

在应用信誉方面，App 设计者会明确数据收集、使用和保护方式等隐私条款；列出可以在现实生活中联系到工作人员的方式；呈现相关专家信息以体现专业性；展示软件开发者信息和成员相关信息及曾取得的证书或奖励；等等。

在商业运行方面：App 设计者会提供免费试用的机会；提供有吸引力的用户目标；提供折扣或代金券；等等。

来源：Alhasani et al.，2022。

四、积极视角下多学科交叉的健康心理学的发展

积极心理学是 20 世纪末兴起于美国的一个新的心理学研究领域，这一概念由美国心理学家马丁·塞利格曼（Martin E. P. Seligman）和米哈伊·契克森米哈赖（Mihaly Csikszentmihalyi）提出。与传统心理学不同，积极心理学强调从人类现有、潜在、建设性的积极力量和美德出发，研究人类积极的品质，充分挖掘人类固有的潜在的具有建设性的力量，促进个人和社会的发展。它的主要研究内容包括个体层面的积极品格

（如感恩、宽容等）、主观积极体验，以及群体层面的积极社会环境（如社区、家庭）等（Seligman & Csikszentmihalyi, 2000）。

积极心理学的发展对整个心理科学的发展产生了重要的影响。它在理论上填补了心理学知识体系上的不足和空白，丰富了心理学的研究对象，如积极情绪、主观幸福感、积极的个性特征和心理过程对健康的影响以及积极心理治疗等（Seligman & Csikszent-mihalyi, 2000），拓展了心理学的研究方法，并在实践方面扩展了心理学研究的视野。

积极心理学在健康领域的运用充分体现在**积极健康**（positive health）上。在塞利格曼等心理学家看来，过去几个世纪对健康的认识都是仅仅关注"没有生病"，这种对健康概念和内涵的认识是不充分的；他们认为，应关注"积极健康"（即幸福感），而不仅仅是"没有疾病"。他们通过一系列实证研究提出了"健康资源"（health assets）概念，这一概念超越了传统的仅注重"风险因素"的做法，以更全面地预测健康和疾病。例如，"生物层面的健康资源"可能包括高心率变异性、高水平的高密度脂蛋白和心肺健康等。"主观层面的健康资源"包括积极情绪、生活满意度、希望、乐观以及意义感和目标感等。而"功能层面的健康资源"包括亲密的朋友和家庭成员、稳定的婚姻、有意义的工作、参与社区活动，以及能较好完成工作、较好履行家庭和社会角色等（Seligman et al., 2013）。目前很多实证研究已发现生物层面和功能层面的健康资源对整体健康具有重要意义。例如，促进良好健康状况的"顶端指标"（如美满的婚姻、高生活满意度以及社会支持等）对健康的预测效果比以往所用的"底端指标"（如血压、胆固醇水平等）更好（邢采，2013）；积极心理资源方面的干预能显著改善癌症患者的生活质量（韩静 等，2021），提升患者的整体幸福水平（叶英惠 等，2021）；高主观幸福感往往与健康和长寿联系在一起（Gan, 2020）；等等。

近年来，积极视角下**多学科融合交叉**（multidisciplinary integration）的健康心理学已成为大势所趋。研究发现，从 21 世纪开始，心理学研究者开始与公共卫生、环境健康、职业健康以及儿科学等领域的研究人员开展合作。2005—2009 年，多学科合作的网络变得更加复杂和更加多样化。从 2010 年开始，随着积极心理学以及青少年积极发展领域相关文献的出版量的激增，这种多学科合作的网络不断扩大。在过去的几年中，心理学、医学、公共卫生、环境和职业健康、社会工作以及家庭研究等是跨学科合作方面最活跃的领域。这种多学科的合作在我国也呈现出蓬勃发展的势头。例如，中国心理学会相继成立了情绪与健康心理学专业委员会、行为与健康心理学专业委员会，从情绪、积极心理特征和行为方式等多个层面研究健康促进、预防和治疗疾病；中华预防医学会和北京妇产学会分别成立了多学科融合交叉的行为健康分会和心理分会，通过心理学与医学、公共卫生、社会学、人类学等多学科的交叉，共同商讨促进健康、预防和治疗疾病的多学科的途径和对策，切实为提升我国居民的健康福祉服务。

未来，在研究领域，可预见健康心理学与多个学科共同合作，在生物-心理-社会模式下开展多视角、长期、深入的研究，细致勾勒出生物-心理-社会因素及其相互作用对健康促进、疾病预防和治疗的重要作用；进一步探究生物、主观和功能三个层面的健康资源如何相互作用保护和缓冲对健康结果（包括寿命、发病率、疾病发生后的预后以及卫生保健的利用和成本等）的影响，以更深入地揭示健康资源对疾病预防、健康促进和疾病治疗等方面的全方位保护作用。在教育和人才培养领域，在综合院校、师范院校和医学院校开设更多包括本科生和研究生层面的"健康心理学"课程，建设开放共享的"健康心理学"慕课，并在全国层面与医学院校、综合院校一起设置面向心理学、医学、公共卫生学和社会学、人类学等学科专业教师的虚拟教研室，通过多学科共同研讨和合作交流促进更多高水平健康心理学人才的培养，真正为推进我国全民健康的大战略贡献心理学的力量。

最后，真诚地祝福每一个人都能拥有健康幸福的人生！

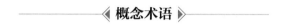

◀ **概念术语** ▶

　　预期寿命　健康预期寿命　健康差距　健康老龄化　初级卫生保健　助推　心理健康素养　移动健康　积极健康　多学科融合交叉

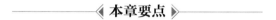

◀ **本章要点** ▶

1. 健康心理学当前和未来面临哪些重要的挑战？面对这些挑战，健康心理学家可以做哪些工作？

当前及未来一段时间，在面对人民健康需求持续提升、缩小健康差距、控制医疗卫生费用和助力医疗改革以及应激和应激管理等方面，健康心理学均面临巨大的挑战。但挑战同时也意味着机遇，健康心理学家在以上方面均可发挥重要的作用，在健康促进、疾病预防与治疗以及卫生保健体系的完善等方面持续做出贡献。

2. 健康心理学未来的发展前景如何？面对未来对健康的高需求，健康心理学应如何不断地加以调整？

健康心理学未来的发展前景非常光明，大有可为。在对抗慢性疾病和新冠疫情等急性传染性疾病的过程中，健康心理学都可以发挥重要的作用。在因应人民群众未来对健康的高需求方面，健康心理学可强有力地助力目标达成，在健康促进和行为改变、慢性疾病治疗和管理、最新技术和手段助力以及卫生保健体系改善等方面发挥重要作用。

3. 未来健康心理学的实践工作应朝着哪些方向发展？

健康心理学可将已被证明有效的行为改变理论运用到预防和干预模式中；将心理社会干预更多地运用到疾病护理和康复中，提高患者的治疗质量、预后并提升生活质量；运用助推、移动健康等技术促进健康以及疾病预防和治疗；发挥积极健康在提高人们幸福感和寿命方面的重要作用。

◀ **复习思考题** ▶

1. 面对当前和未来的各种挑战，健康心理学可以做哪些工作？
2. 如何看待健康心理学未来的发展前景？
3. 为了实现"健康中国2030"中的目标，健康心理学能发挥怎样的作用？

4. 如何运用各种新型技术和手段使健康心理学的作用更充分地发挥?

◀ **推荐阅读** ▶

Coorey，G. M.，Neubeck，L.，Mulley，J.，& Redfern，J.（2018）. Effectiveness，acceptability and usefulness of mobile applications for cardiovascular disease self-management：Systematic review with meta-synthesis of quantitative and qualitative data. *European Journal of Preventive Cardiology*，*25*（5），505-521.

Vlaev，I.，King，D.，Dolan，P.，& Darzi，A.（2016）. The theory and practice of "nudging"：Changing health behaviors. *Public Administration Review*，*76*（4），550-561.

"积极健康"网站：https：//positivehealthresearch. org

关联课程教材推荐

书号	书名	第一作者	定价（元）
978-7-300-28095-0	心理学基础	白学军	55.00
978-7-300-32716-7	普通心理学（第3版）	张钦	69.00
978-7-300-32948-2	发展心理学（第5版·数字教材版）	雷雳	59.00
978-7-300-30451-9	认知心理学（第3版）	丁锦红	58.00
978-7-300-25882-9	生理心理学（第2版）	隋南	49.90
978-7-300-32539-2	实验心理学（第3版）	白学军	59.90
978-7-300-30715-2	社会心理学（第4版·数字教材版）	乐国安	68.00
978-7-300-25588-0	变态心理学（第3版）	王建平	59.80
978-7-300-27212-2	教育心理学：原理与应用	刘儒德	58.00
978-7-300-32062-5	人格心理学导论（第2版）	许燕	59.00
978-7-300-32565-1	管理心理学（第2版）	孙健敏	65.00
978-7-300-28096-7	学校心理健康教育课程设计与教法	刘宣文	49.00
978-7-300-30670-4	学校心理健康教育（第2版）	郑希付	58.00
978-7-300-30251-5	心理咨询与治疗伦理	安芹	49.80
978-7-300-33225-3	助人技术：探索、领悟、行动三阶段模式（第5版）	克拉拉·希尔	99.00
978-7-300-15395-7	心理咨询的伦理与实践	莱恩·斯佩里	88.00
978-7-300-29975-4	儿童心理咨询	杨琴	59.00

配套教学资源支持

尊敬的老师：

衷心感谢您选择使用人大版教材！相关配套教学资源，请您到人大社网站（http：//www.crup.com.cn）下载，或是随时与我们联系，我们将向您免费提供。

欢迎您随时反馈教材使用过程中的疑问、修订建议，并提供您个人制作的课件。您的课件一经入选，我们将有偿使用。让我们与教材共成长！

联系人信息：

地址：北京海淀区中关村大街31号802室　　翟然 收　　邮编：100080

电子邮件：lgcbfs@crup.com.cn　　电话：010-62511967　　QQ：492788991

如有相关教材的选题计划，也欢迎您与我们联系，我们将竭诚为您服务！

选题联系人：张宏学　电子邮件：zhanghx@crup.com.cn　电话：010-62512127

人大社网站：http：//www.crup.com.cn

心理学专业教师QQ群：259019599

欢迎您登录人大社网站浏览，了解图书信息，共享教学资源

期待您加入专业教师QQ群，开展学术讨论，交流教学心得

图书在版编目（CIP）数据

健康心理学 / 林丹华主编；周广玉，任志洪副主编
. -- 北京：中国人民大学出版社，2023.9
新编 21 世纪心理学系列教材
ISBN 978-7-300-32143-1

Ⅰ．①健… Ⅱ．①林… ②周… ③任… Ⅲ．①健康心
理学－高等学校－教材 Ⅳ．①R395.1

中国国家版本馆 CIP 数据核字（2023）第 165817 号

新编 *21 世纪心理学系列教材*
健康心理学
林丹华　主编
周广玉　任志洪　副主编
Jiankang Xinlixue

出版发行	中国人民大学出版社			
社　　址	北京中关村大街 31 号		**邮政编码**	100080
电　　话	010 - 62511242（总编室）		010 - 62511770（质管部）	
	010 - 82501766（邮购部）		010 - 62514148（门市部）	
	010 - 62515195（发行公司）		010 - 62515275（盗版举报）	
网　　址	http://www.crup.com.cn			
经　　销	新华书店			
印　　刷	天津鑫丰华印务有限公司			
开　　本	787 mm×1092 mm　1/16		**版　　次**	2023 年 9 月第 1 版
印　　张	23.75 插页 1		**印　　次**	2024 年 12 月第 2 次印刷
字　　数	546 000		**定　　价**	59.00 元